秦汉晋隋名医全书大成

巢元方 医学全书

□王旭东 校证

中国中医药出版社
·北京·

图书在版编目（CIP）数据

巢元方医学全书/王旭东校证 . —北京：中国中医药出版社，2018. 12

（秦汉晋隋名医全书大成）

ISBN 978 – 7 – 5132 – 5071 – 9

Ⅰ. ①巢… Ⅱ. ①王… Ⅲ. ①《诸病源候总论》

Ⅳ. ①R228

中国版本图书馆 CIP 数据核字（2018）第 137421 号

中国中医药出版社出版

北京市朝阳区北三环东路 28 号易亨大厦 16 层

邮政编码　100013

传真　010 – 64405750

山东临沂新华印刷物流集团有限责任公司印刷

各地新华书店经销

开本 787 × 1092　1/16　印张　24. 75　字数　542 千字

2018 年 12 月第 1 版　2018 年 12 月第 1 次印刷

书号　ISBN 978 – 7 – 5132 – 5071 – 9

定价　88. 00 元

网址　www. cptcm. com

社 长 热 线　010 – 64405720

购 书 热 线　010 – 89535836

维 权 打 假　010 – 64405753

微信服务号　zgzyycbs

微商城网址　https：//kdt. im/LIdUGr

官 方 微 博　http：//e. weibo. com/cptcm

天猫旗舰店网址　https：//zgzyycbs. tmall. com

如有印装质量问题请与本社出版部联系（010 – 64405510）

秦汉壮阔，晋隋风流，医随国运典籍成
——《秦汉晋隋名医全书大成》序言

　　春秋战国，群雄逐鹿，战车烈马，铁血争雄。"秦王扫六合，虎视何雄哉！挥剑决浮云，诸侯尽西来"（李白《古风》）。秦始皇承先辈大志，灭六国，平天下，华夏一统，成就伟业。废封建，立郡县，严法令，律制度，书同文，车同轨，中央集权，八方臣服，中国文化得以整合，文化格局得以确立。中医药学，由此中兴。

　　《黄帝内经》，世代奉为祖典，医家顶礼膜拜。书虽成于东汉，文则积累千年。史称黄帝轩辕氏悯斯民之疾苦，悼养生之不及，问道广成，咨访岐伯，撰为《黄帝内经》。黄帝者，指代也，象征也，文化一统之标识也。《内经》者，实为众医之经，上古神农尝草木知百药，战国扁鹊治妇孺医老迈，都是《内经》源泉。征战壮烈之世，必有四野惨烈之民；刀兵疾病之下，必有济世名医。集天下名医之经验，合诸子百家之坟典，诊籍凝成医理，天地验之人物，始铸千年典范，成就医学根基。概《内经》之要，以一言可蔽之："通神明之德，类万物之情"（《宋徽宗圣济经》），"天人合一"而已矣！

　　秦虽二世而亡，汉则沿袭秦制，发扬其优秀文化，革除其暴政苛刑，百姓休养生息，朝廷崇文宣武，国力盛极一时。文景之治、汉武盛世、孝宣中兴、光武中兴、明章之治、永元之隆，无数辉煌历史，环球无人匹敌。东西两汉，享国四百零九年，非文明昌盛，怎能实现？盛世之下，人以五福是务。五福者：一曰寿，二曰富，三曰康宁，四曰攸好德，五曰考终命。养生之道，上下奉行，神仙与本草俱兴，佛经傍黄老共鸣，导引图、五禽戏、麻沸散、太医令，医药事业，欣欣向荣。

　　《神农本草经》（简称《本经》）者，集盛世医药之大成。药分三品，功效分明，君臣佐使，和合七情，四气五味，升降浮沉。上品之药，主养命以应天，轻身益气，不老延年；中品之药，主养性以应人，斟酌得宜，补羸遏病；下品之药，主治病以应地，以毒攻毒，破积攻坚。药性理论，已臻完备。中华本草，千载绵延，源头活水，始自《本经》。

　　又有问难之作，名曰《难经》。《难经》者，非经也。盖黄帝之书，文辞邈远，义理深邃，章句难辨。贤者以经文为难而释之也。旨在"推行经旨，发挥至道，剖晰疑义，垂示后学"（徐大椿《医学源流论》）。托名越人者，则是作者做好事不留名，宣行大道，浮名何求？是真名士自高贤也。其阐释经典之功，足与《内经》并垂千古。

　　迨至汉末，国运衰败，秩序沦丧，横夭莫救，哀鸿遍野，生民惶惶。乱世名医，经世辈出。仓公诊籍，涪翁渔钓；橘井泉香，杏林春暖；壶翁悬壶济世，郭玉难诊贵人；华佗性恶矜技，终以戮死；外科神技，因狱吏畏死而不受；《中藏》托名，亦名医应验之临床。唯有仲景，尊为医圣，《伤寒杂病》，万古流芳。

　　仲景之书，创六经辨证体系，立医学思维之纲。然东汉末年，辨证论治并非医学主流，诊病疗疾，皆凭经验，"各承家技，终始顺旧"，某方治某病，某病用某方，只知其常，不达其变，于是变证丛生，灾祸频发。"《伤寒论》所述，乃为庸医误治而设"（徐大椿《医学源流论》），可谓一语中的。仲景之书，常病不多，变证迭出。各种顺变之策，便是辨证论治思想所在，亦即仲景伟大之所在。概《伤寒论》之精要，"知犯何逆，随证治之"当为肯綮之节。

王叔和编次仲景书，有功亦有过；林亿校正古医书，增删又补改。存世医籍，历经斧凿修改或粉饰加工，甚或掺杂私见，不乏狗尾续貂。及至马王堆医书出土，十四种医籍横空出世，二十四正史未见著录，尘封土埋，委屈千年，一朝面世，惊人心目。今人得见汉代医书真迹原貌，实为我辈幸甚之事。

东汉末世，延及三国；汉魏三国，汉脉绵延，故王叔和《脉经》，皇甫谧《甲乙经》，实为汉医余蕴；叔和皇甫，亦为仲景一脉。《伤寒》《脉经》《甲乙经》，分别成于公元210、250、259年前后，仲景或为叔和师，叔和与士安同时，短短数十年间，出现内科、脉学、针灸学三位泰斗，诞生三个学科划时代巨著，彰显四百年大汉医学成就。

魏晋时期，豪杰争雄，改朝换代如家常便饭。政权更迭频繁，帝王忙于征战夺权，经济呈现中衰之态。三国以降，民众思想自由开放，社会文化高速发展，哲学、文学、史学、科技、美术、书法、音乐，各有巨星闪耀其间。草原游牧文化南下，撞击中原汉族文化，儒家道德风范不再崇高，道家精神气质争相效仿，美男子横行于世，五石散翕然传授。士大夫儒道兼修，面对世道衰乱，既不甘隐避，则托为放逸。功名难就，遂开清谈之议；世态炎凉，益尚玄学之风。衣冠不再整，烂衫过闹市，史称魏晋风流。自此，"欲上不能达志，欲下不甘认俗"成为中国知识分子特殊品质。道教葛洪："苟全性命于乱世，不求闻达于诸侯"，高仕不遂，转而内圣，由儒入道，追求仙道贵生，鼓吹神仙不死，强调"人人皆可成仙"，著《抱朴子》《肘后方》，为长寿学先导，传急救学仙方。

外科著作《刘涓子鬼遗方》，集晋以前外科学之大成。谓刘涓子郊猎，遇黄父鬼而得痈疽方一部。命曰"鬼遗"者，乃玄其说，冀取重于世，亦晋代倡导玄学之常用手法。

"六朝霸业成逝水，千古名山犹姓陶。"六朝陶弘景，承魏晋之风，号"山中宰相"，虽托为放逸，实不甘隐避。不甘隐避，则饱读诗书，勤于著述，成为著名道教思想家、医药学家；托为放逸，则结草为庐，读书采药，为民治病。所著《本草经集注》，为《本经》后又一本草学集大成者。

隋历二世，恍若流星。国虽短暂，民富兵强。一统天下，结束魏晋南北朝分裂乱象；赫赫武功，战胜天下最强大突厥帝国；凿大运河，派遣隋使，开千年科举；"开皇之治"，安居乐业，朝野欢娱，积财富无俦；"中外仓库，无不盈积；钱币丰盈，积于廊庑"，"古今国计之富莫如隋"（《文献通考》）。及至灭国之后，府库钱粮犹供李唐王朝二十年未竭！

国富则医杰，政和而民健。《诸病源候论》者，隋代太医巢元方奉诏所作也。是书"会粹群说，沉研精理，形脉之证，罔不赅集"。上稽圣经，宗《内经》之天人合一，阴阳五行，治病求本；旁摭奇道，详实证之细部观察；疥虫蛔虫，漆疮过敏，消渴专篇，还原思想初现端倪；内科外科，妇孺外伤，现代分科已具雏形。书成之后，列于医学"七经"之一；传播广远，比肩黄帝卢扁之书。

隋祚之继，是为盛唐。杨上善者，生于隋，卒于唐，晚年得官，奉唐高宗敕命撰注《黄帝内经太素》，故《太素》已属初唐医著。杨隋李唐，姻亲盘错，本是一家；隋人著书，成于大唐，两属皆可。隋唐之属，姑且不论；学术传承，骨血相连。《太素》撰成，传《内经》古本，补校正医书局之不足；编文章类次，无腐儒校书郎之过失；注可疑词句，增匠心独运者之心得。惜乎珍本早佚，失传千年；幸有东瀛旧抄，医家万幸；寺僧厥功甚伟，友邦必须诚谢！

秦汉晋隋，中医学已成大观；医随国运，本丛书可见一斑。无论分裂内乱，外族征战，列强争霸，饥馑灾荒，总有英雄豪杰一统江山，创造辉煌，成就"大秦壮烈""大汉昌盛""魏晋风流""隋唐富强"时代风貌。中医药学，与国家命运共沉浮：战争年代，在战火之中救死扶伤；太平盛世，为华夏儿女维护健康；名医大德，创理法方药载于典籍；医学宝库，增中华文明璀璨光芒。

如今国运日昌，力倡提高中华文化自信；助力中医振兴，中医药出版社整理出版中医古籍。秦汉晋隋，医书各有所长；今日繁荣，历史可鉴可参。永泰编审精心策划，精选历朝经典；众师长一艺通神，校订且优且良。书既已成，嘱吾赘言，吾乃学识浅陋，目光短浅，难测历史渊微，少读中医文献，无以概述精华所在，只知此本奥妙精深。好学深思之士，必得古书妙用，撷祖先智慧，为现代人类营建安康。若此者，弁言浅陋，亦不为无补尔。

王旭东

二〇一八年初冬

诸病源候论

[隋] 巢元方 等编撰

王旭东 校证

内 容 提 要

《巢元方医学全书》收录了隋·巢元方存世著作《诸病源候论》。《诸病源候论》，又名《巢氏诸病源候总论》《巢氏病源》。全书 50 卷，67 门，1739 候，是史上最早、内容最系统最全面的病因病理证候学专著。隋代太医博士巢元方等集体编撰，成书于隋大业六年（610）。全书收罗广远，门类齐备，以纲统目，内容涉及内、外、妇、儿、五官各科病证：卷一至二十七论内科诸病；卷二十八至三十论五官科诸病；卷三十一至三十六论外伤科诸病；卷三十七至四十四论妇产科诸病；卷四十五至五十论小儿科诸病。本书征引的典籍，保存了大量已佚隋以前古医书文献，所附载的养生方导引法，多出自道家秘籍而在本书中得以保留。本书宋代以来将其与《素》《难》等并称为"七经"，作为医生考试主课，除施以教学外，还直接用其指导医疗，有极其重要的科学史料价值和指导临床的实用价值。

本书首创对疾病的分类方法，后代所有大型著作如《太平圣惠方》《普济方》等，均以本书内容分类作为纲领。在病因理论上发展了六淫致病学说，提出"乖戾之气"等新的传染病病因学说。首次提出防病理论，开创了实证研究、细微观察的病因学研究方法，如对癫、疥、癣、肠道寄生虫等病，明确指出有虫寄生，成为寄生虫病学、病原微生物学的先驱。首次介绍了过敏性疾病、感染性疾病、遗传性疾病、地域性疾病的病因病机。在病理学方面，强调不同疾病的病理特点和症状要点，更加重视细微的变化。在证候归纳方面，至今仍是收罗最广、叙证最全、首载证候最多的著述。书中对临床症状描述简明切要，精确完整，对诊断疾病有很大帮助。对于证候分类，采用病因分类、病理分类、脏腑分类、病程分类，以及兼变症分类等，各有特点，又互为补充。而对疾病分科，已经基本接近现代临床分科，成为唐以后中医分为十三科的奠基著作。

本书采用元刻《重刊巢氏诸病源候总论》为底本进行整理，适合各类中医药从业人员、中医药院校师生、中医药爱好者、中国历史文化文献研究人员等阅读。

整 理 说 明

　　《巢元方医学全书》收录了隋·巢元方存世著作《诸病源候论》。《诸病源候论》是由隋代太医博士巢元方领衔，率当时名医集体编撰，成书于隋大业六年（610）。全书共50卷，67门，1739候，内容涉及内、外、妇、儿、五官各科病证，论述各种疾病的病因、病理与证候。部分证候并附有养生、导引等防治方法。该书条目清晰，内容丰富，是中国历史上最早，内容最系统、最全面的病因、病理、证候学专著，有极其重要的科学史料价值和指导临床的实用价值。

一、《诸病源候论》简况

　　《诸病源候论》是由国家组织，专家集体编写而成。收罗广远，门类齐备，以纲统目，纲举目张，是历史上对病因、病理、证候做出系统全面整理总结的大型著作。该书对疾病的分类方法是历史首创，影响亦很深远，后世几乎所有的大型著作，如《太平圣惠方》《圣济总录》《普济方》等，或按《诸病源候论》体例编撰，或以其论述来安排具体内容，或以此为全书蓝本，或以此作为全书之纲领。日本、朝鲜等海外国家的重要典籍，如《医心方》《医方类聚》等也都运用该书体例，以该书论述作为纲领。

　　据《宋史》记载，当时《诸病源候论》与《素问》《难经》等并列称为"七经"，并以此书作为医生考试的主课之一。宋代以后，金、元、明、清代均将此书视为中医经典，直接用其指导医疗和教学。

　　《诸病源候论》对病因病理证候做出划时代的整理总结，成为承先启后、具有历史意义的重要文献，取得了重大的学术成就。例如：

　　在病因理论上发展了六淫致病学说，提出"乖戾之气"等新的病因学说，对传染病的病因认识，已超过前代水平，并首次提出防病学说。在中医宏观、辨证的认知方法的基础上，开创了实证研究、细微观察的研究方法，如对癞、疥、癣、肠道寄生虫等病，明确指出有虫寄生，成为寄生虫病学、病原微生物学的先驱。另外，对过敏性疾病、感染性疾病、遗传性疾病、地域性疾病的发病原因，以及发病机理的认识，已远远超过《黄帝内经》《金匮要略》等中医典籍，发展了中医病因学说。

　　在病理学方面，除了遵循《内经》邪正相争等方面的传统认知外，强调不同疾病的病理特点和症状要点。强调病因作用于不同部位是导致不同症状的原因，比前代更加重视细部的变化。在病理生理的关系上也有较多创新，如提出"气脉闭塞，津液不通"理论，成为后世"治痰先治气"治则的理论渊源。再如水肿病理，《素问》责之"其本在肾，其末在肺"，而《诸病源候论》则着重在肾、脾二经，并与胃有关，对《内经》的理论有了较大的发展。

　　在证候归纳方面，《诸病源候论》至今仍然是中医书籍中收罗最广、叙证最多的著述。在所载病候中，如虚劳精血出候、急黄候、脑黄候、癖黄候、干霍乱候、呷嗽候、疸水候、水注候、温注候等大批证候，均首见于本书。对临床症状描述简明切要，精确完整，对诊断疾病有很大帮助。如"发时眼目相引，牵纵反强，羊鸣，食顷方解"，形象地描述癫痫发作的情状。更有多种疾病的证候表现在本书中首次记录，如消渴并发痈疽，或成水肿等。对于证候分类，本书分别采用病因分类、病理分类、脏腑分类、病程分类，以及兼变症分类等，各有特点，又互为补充。如中风、积聚，均以五脏分证，虚劳从五劳六极七伤论起，又归本于五脏。又如咳嗽病、心腹痛病、痢疾等，是从病程分类，详述新病、久病之相互关系和各种变化。即使以六经辨证的伤寒病，本书亦以证候为主，把六经诸证集中起来，增强比较分析的论证方法，如伤寒谬语候，就鉴别阳明热实、亡阳、热入血室三种不同病情之谵语，并指出其预后变化。如此比较分析，则又开创了证候鉴别诊断学的先河。

在疾病分科方面，内容涉及内、外、妇、儿、五官等各科。内科39病，包括时病、杂病、地方病、寄生虫病、急症等，是隋代以前诸书中最全面的。五官科中将鼻病、耳病、牙齿病、口唇咽喉病等汇为专篇，是《诸病源候论》的首创。外科手术的记载，反映当时水平已经相当成熟，如外伤的手术缝合"凡始缝其疮，各有纵横，鸡舌隔角，横不相当；缝亦有法，当次阴阳……"堪称伤口缝合的操作规范，加上以歌赋形式，便于传授，如同教材，是古医籍中关于外伤缝合术之最早记载。本书对各科疾病的特点，以及各自之所及范围，都已具备了相当水平，成为唐以后中医分为十三科的奠基著作。

《诸病源候论》是病因、病理、证候专著，不载治疗方法，但在有关病证下面却附载了养生方、养生方导引法。这些资料来源于道家著作《养生方真诰》《养生要集》《养生禁忌》及上清真人、赤松子、《无生经》等，现大多佚失，可见这部分内容尤为珍贵。

二、《诸病源候论》的版本系统

《诸病源候论》最早刊于宋代天圣四年（1206），由国子监颁行。该刊本早已失传。现存最早刊本为南宋重刊北宋天圣五年国子监本，存世三部，均藏于日本。国内现存版本，最早者为元代刊本，即《重刊巢氏诸病源总论》，该版本是根据宋本校勘而成。

《诸病源候论》的版本系统比较简单，即一源二流。一源是北宋刊本，二流是南宋坊刻本和元刻本两个流传系统。

南宋坊刻本系统：此版本"盖南宋人从天圣校刊本而重刻者"。该版本中国大陆已失传，存世者有：日本怀仙阁藏本（现存日本宫内厅书陵部）、日本酌源堂藏本（此本20世纪后下落不明）、日本天保四年（1833）丹波元坚据怀仙阁藏本配补酌源堂本影写本、小岛宝素据怀仙阁及酌源堂两本影写本（现存台湾"故宫博物院"）、日本无名氏据南宋本抄本（仅存卷14～19。存台湾"故宫博物院"）等。

南宋重刊本元刻系统：南宋刊本国内早已失传，明清以来的多种传本均据此而传承，如明代汪济川、江瓘校本、清嘉庆间胡益谦经义斋刊活字本、清光绪间周学海刊本和湖北官书处及崇文书局刊本，以及日本正保二年刊本等，现均流传于世。在这个意义上，其实《诸病源候论》只有一个版本系统，只是这个版本系统的版本比较多。

三、整理原则

1. 底本与校本

底本：《诸病源候论》最早的北宋刊本已佚。南宋刊本现存日本怀仙阁本与酌源堂本之配补本，但版本磨灭及虫蚀所致的缺卷、缺页、错讹现象非常普遍。元刻《重刊巢氏诸病源候总论》是国内现存的最早版本，来源于南宋重刊北宋天圣本，其源流清楚，字体工整，印刷精良。此后，明、清以下刻本，如汪本、胡本、周本，均源于此，故选定为底本。

主校本：以日本怀仙阁本藏南宋坊刻本（简称"宋本"）、明代汪济川、江瓘校刊本（简称"江本"）、清代周学海校刊本（简称"周本"）、清湖北官书局刊本（简称"湖本"）、日本正保二年刊本（简称"正保本"）为主校本。

旁校本：《永乐大典·医学篇》引《巢元方病源》，《医方类聚》引《巢氏病源》。

参校书目：《外台秘要》经余居刊本、《医心方》人民卫生出版社影印浅仓屋本、《太平圣惠方》人民卫生出版社排印本、《圣济总录》人民卫生出版社排印本、《普济方》人民卫生出版社排印本、《医方类聚》所引《巢氏病源》人民卫生出版社点校本、《黄帝内经素问》顾从德本、《灵枢经》赵府居敬堂本、《针灸甲乙经》人民卫生出版社影印本、《黄帝内经太素》人民卫生出版社影印本、《难经集注》商务印书馆排印本、《华氏中藏经》商务印书馆重印本、《伤寒论》重庆人民出版社排印本、《注解伤寒论》人民卫生出版社影印本、《金匮要略方论》人民卫生出版社影印本、《金匮玉函经》人民卫生出版社影印本衙藏版刊本、《脉经》人民卫生出版社影印本、《肘后备急方》人民卫生出版社影印本、《刘涓子鬼遗方》人民卫生出版社影印仿宋刻本、《备急千金要方》人民卫生出版社影印本、《千金翼方》人民卫生出版社影印本等。

2. 校注体例

原文：悉依底本全录，不另分段。原有注释以小一号另体标识。对底本全文进行标点。为保持元代重刊本原貌，目录、正文中《重刊巢氏诸病源候总论》书名未予改动，书眉亦保持统一。

校勘：采用"四校合参"法，以底本为主，校本择善而从。对底本原文中的误、脱、衍、倒、错简、疑义等，采用校改、校补、校删、乙正、并存校、存疑校等六类方法进行处理，均出校记说明。

撰写校记时，本校，写出卷次篇目，如"卷×××候作××"；对校，写出版本简称，如"周本作××"；他校，既出所校书名，又出卷次篇目，如《外台秘要》卷十七《五劳六极七伤》等。

原文有大段和整候脱漏者，如卷十"瘴气候"中"行青草瘴"以下文字，卷八"伤寒攻目生疮候"，卷十七"重下候"，卷四十五"食癥候""小儿形证论五脏惊传候"，卷四十八"小儿鬼舐头候"，均据校本补入。

统一体例：调整底本体例错乱：如"其汤熨针石，别有正方，补养宣导，今附于后"四句，是所有养生方的引导词，但在原文中位置不一，排列较乱，有的连接在正文之后，有的列于养生方之前，或在其后。养生方条文排列亦有窜乱，有时错入养生方导引法中。对此做了统一调整。四句引导词一律连接在正文之后；窜乱之养生方条文，一一理出，列于养生方导引法之前。

其他明显错乱的病候、条目，均据理一一校正。

增添序号：原书各病候标题均无序号，为方便阅读和检索，现以"卷"为单位给以编号。

3. 异文处理

异体字：径改，如"藏府"改作"脏腑"，"歧伯"改作"岐伯"。

通假字：径改，于首见处出注说明。

繁体字：一律改为简化字，但专用字保留，如"淡饮"不改作"痰饮"，"奭"不改作"软"等。

避讳字：缺笔避讳（如"恒"下少一横）则直接描正，不出注记；同义避讳（如"髆"与"肩"，"治"与"理"等），则原文不动，在首见处出注说明；重造避讳字（如"鞕"字），为避"坚"之讳字，则予改正，不出注说明。避讳字"圆"，径改为"丸"，不出注。

俗字、变体字：如涩—澁、澀、濇，体—體、躰、軆；"覩"为"睹"之古字，"申"为"伸"之古字；"舉"为"举"之俗字；"總"为"总"等，一律改用通行字，以便阅读。不同时期的著作，如本书"隐轸"，《太平圣惠方》作"瘾轸"，保持原貌不改。

至于文字笔画误者，如"若"与"苦"、"正"与"止"、"顷"与"项"之类，均加以改正，出校说明。这些字，虽然字形相近，但文义不同，所以均出校记，以示郑重。

王旭东

2018 年 5 月

巢氏诸病源候总论序

翰林学士兼侍读学士玉清昭应宫判官中散大夫尚书左司郎中知制诰史馆修撰
判馆事上护军常山郡开国侯食邑一千二百户赐紫金鱼袋臣宋绶奉勑撰

臣闻人之生也，陶六气之和，而过则为沴。医之作也，求百病之本，而善则能全。若乃分三部九候之殊，别五声五色之变，揆盈虚于表里，审躁静于性韵，达其消息，谨其攻疗，兹所以辅含灵之命，裨有邦之治也。

国家丕冒万宇，交修庶职。执技服于官守，宽疾存乎政典。皇上秉灵图而迪成宪，奉母仪而隆至化。明烛幽隐，惠绥动植。悯斯民之疚苦，矜嘉医之拯济。且念幅员之辽邈，间巷之穷陋，肆业之士，罕尽精良。传方之家，颇承疑舛。四种之书或阙，七年之习未周，以彼粗工，肆其亿度，夭害生理，可不哀哉！是形憪怛，或怀重慎，以为昔之上手，效应参神，前五日而逆知，经三折而取信，得非究源之微妙，用意之详密乎？

盖诊候之教，肇自轩祖。中古以降，论著弥繁。思索其精，博利于众，乃下明诏，畴咨旧闻，上稽圣经，旁撷奇道，发延阁之秘蕴，勑中尚而雠对。《诸病源候论》者，隋大业中太医巢元方等奉诏所作也。会粹群说，沉研精理，形脉之证[①]，罔不该集。明居处、爱欲、风湿之所感，示针镵、跻引、汤熨之所宜。诚术艺之楷模，而诊察之津涉。监署课试，固常用此，乃命与《难经》《素问》图镂方版，传布海内。洪惟祖宗之训，务惟存育之惠[②]。补《农经》之阙漏。班禁方于遐尔。逮今搜采，益穷元本，方论之要殚矣，师药之功备矣。将使后学优而柔之，视色毫而靡愆，应心手而胥验。大哉！味百草而救枉者，古皇之盛德，忧一夫之失所者，二帝之用心。弭兹札瘥，跻之仁寿，上圣爱人之旨，不其笃欤。

翰林医官副使赵拱等参校既终，缮录以献，爰俾近著，为之题辞。顾惟空疏，莫探秘赜。徒以述善诱之深意，用劝方来，扬勤恤之至仁，式昭大庇云尔。谨序。

---

① 之：周本作"治"。
② 惠：周本作"思"。

重刊巢氏诸病源候总论纲目

重刊巢氏诸病源候总论目录

重刊巢氏诸病源候总论卷之一

风病诸候上　凡二十九论

一、中风候

中风者，风气①中于人也。风是四时之气，分布八方，主长养万物。从其乡来者，人中少死病。不从其②乡来者，人中多死病。其为病者③，藏于皮肤之间，内不得通，外不得泄，其入经脉，行于五脏者，各随脏腑而生病焉。

心中风，但得偃卧，不得倾侧④，汗出⑤。若唇赤汗流者⑥可治，急灸心俞百壮。若唇⑦或青或黑，或白或黄⑧，此是心坏为水⑨。面目亭亭，时悚动者⑩，皆不可复治，五六日而死。

肝中风，但踞坐，不得低头⑪。若绕两目连额上⑫，色微有青，唇青、面黄者可治，急灸肝俞百壮。若大青黑，面一黄一白者，是肝已伤，不可复治，数日而死。

脾中风，踞而腹满，身通黄，吐咸汁出⑬者可治。急灸脾俞百壮。若⑭手足青者，不可复治。

肾中风，踞而腰痛⑮，视胁左右，未有黄色如饼糁大者可治，急灸肾俞百壮。若齿黄赤，鬓发直，面⑯土色者，不可复治。

肺中风，偃卧而胸满短气，冒闷汗出。视目下、鼻上下⑰两边，下行至口，

① 风气：本书卷三十七《中风候》作"虚风"。

② 其：原脱，据本书卷三十七《中风候》补。

③ 者：《外台秘要》卷十四《中风及诸风方》作"也"，义同。

④ 倾侧：《中藏经》卷上《风中有五生死论》作"转侧"。

⑤ 汗出：此上《千金要方》卷八《论杂风状》有"闷乱冒绝"四字，义长。又，《外台秘要》卷十四《中风及诸风方》无此二字。《中藏经》卷上《风中有五生死论》作"汗自出"。

⑥ 若唇赤汗流者：《千金要方》卷八《论杂风状》作"若唇正赤，尚"。

⑦ 唇：此下《中藏经》卷上《风中有五生死论》有"面"字，义长，能与下文唇面同举诸词相应。

⑧ 或白或黄：此下《中藏经》卷上《风中有五生死论》有"其色不定，眼眴动不休者"两句。

⑨ 此是心坏为水：《中藏经》卷上《风中有五生死论》作"心绝也"。

⑩ 面目亭亭，时悚动者：《中藏经》卷上《风中有五生死论》作"眼悚动不休者"。

⑪ 低头：《中藏经》卷上《风中有五生死论》作"倨偻"。

⑫ 上：原脱，据本书卷三十七《中风候》、卷四十三《中风候》、卷四十八《中风候》、《医心方》卷三《风病证候》补。

⑬ 吐咸汁出：本书卷三十七《中风候》作"吐咸水，汗出"，义长。汁，《医心方》卷三《风病证候》作"汗"。

⑭ 若：此下《千金要方》卷八《论杂风状》有"目下青"三字。

⑮ 腰痛：《中藏经》卷上《风中有五生死论》作"腰脚重痛"。

⑯ 面：此上原有"头"字，衍文，据本书卷三十七《中风候》、卷四十三《中风候》、卷四十八《中风候》删。

⑰ 下：《千金要方》卷八《论杂风状》无此字。

色白者①可治。急灸肺俞百壮。若色黄者②，为肺已伤，化为血，不可复治。其人当妄③，掇空指地，或自拈衣寻缝，如此数日而死。

诊其脉，虚弱者，亦风也，缓大者，亦风也，浮虚者，亦风也，滑散者，亦风也。

二、风癔候

风邪之气，若先中于阴，病发于五脏者，其状奄忽不知人，喉里噫噫然有声④，舌强不能言。发汗身软者可治，眼下及鼻人中左右白⑤者可治。一黑一赤，吐沫者，不可治。汗不出，体直者，七日死。

三、风口噤候

诸阳经筋，皆在于头。手⑥三阳之筋，并结⑦入颔颊。足阳明之筋，上夹于口⑧。诸阳为风寒所客，则筋急，故口噤不开也。

诊其脉迟者生⑨。

四、风舌强不得语候

脾脉络胃，夹咽，连舌本，散舌下。心之别脉系舌本。今心、脾二脏受风邪，故舌强不得语也。

五、风失音不语候

喉咙者，气之所以上下也。会厌者，音声之户。舌者，声⑩之机。唇者⑪，声之扇⑫。风寒客于会厌之间，故卒然无音⑬。皆由风邪所伤，故谓风失音不语。

养生方云：醉卧当风，使人发喑。

六、贼风候

贼风者，谓冬至之日，有疾风从南方来，名曰虚风。此风至能伤害于人，故言贼风也。其伤人也，但痛不可得按抑，不可得转动，痛处体卒⑭无热。伤风冷则骨解深痛，按之乃应骨痛也。但觉身内索索冷⑮，欲得热物熨痛处即小宽，时有汗。久不去，重遇冷气相搏，乃结

---

① 者：原脱，据本候体例、《千金要方》卷八《论杂风状》、《外台秘要》卷十四《中风及诸风方》补。

② 者：原脱，据《千金要方》卷八《论杂风状》补。

③ 妄：此下《千金要方》卷八《论杂风状》有"言"字。

④ 喉里噫噫然有声：湖本作"哕哕然有声"，《千金要方》卷八《论杂风状》作"咽中塞，窒窒然"。

⑤ 白：此上原有"上"字，衍文，据《千金要方》卷八《论杂风状》林亿校引《巢源》文、《太平圣惠方》卷十九《治风癔方》删。

⑥ 手：原脱，据本书卷三十七、卷四十三、卷四十八《中风口噤候》补。

⑦ 结：原作"络"，形误，据本书卷三十七、四十八改《中风口噤候》。

⑧ 足阳明之筋，上：原脱，据本书卷三十七、卷四十八补《中风口噤候》。

⑨ 脉迟者生：此下《中藏经》卷上《风中有五生死论》有"脉急而数者死"一句，可参。

⑩ 声：此上《灵枢·忧恚无言》有"音"字。

⑪ 唇者：此上《灵枢·忧恚无言》有"口"字。

⑫ 扇：《群书校补·诸病源候论校补》作"扉"。义同。

⑬ 无音：此下本书卷四十八《卒失音不能语候》有"不能语者，语声不出，非牙关噤也"。意更完整。

⑭ 卒：《外台秘要》卷十四《贼风方》、《太平圣惠方》卷二十《治贼风诸方》作"平"。

⑮ 索索冷：《外台秘要》卷十四《贼风方》作"凛凛冷"，《太平圣惠方》卷二十《治贼风诸方》作"涩涩冷"，义均同。

成瘰疬及偏枯。遇风热气相搏，乃变①附骨疽也。

七、风痉候

风痉者，口噤不开，背强而直，如发痫之状。其重者，耳中策策痛。卒然身体痉直者，死也。由风邪伤于太阳经，复遇寒湿，则发痉也。

诊其脉，策策如弦②，直上下者③，风痉脉也。

八、风角弓反张候

风邪伤人，令腰背反折，不能俯仰，似角弓者，由邪入诸阳经故也。

九、风口喝候

风邪入于足阳明、手太阳之经，遇寒则筋急引颊，故使口喝僻，言语不正，而目不能平视。

诊其脉，浮而迟者，可治。

养生方云：夜卧，当耳勿得有孔。风入耳中，喜令④口喝。

十、柔风候

血气俱虚，风邪并入，在于阳则皮肤缓，在于阴则腹里急。柔风之状，四肢不能收，里急不能仰⑤。

十一、风痱候

风痱之状，身体无痛，四肢不收，神智不乱，一臂不随者⑥，风痱也。时能言者可治，不能言者不可治。

十二、风猥退候

风猥退者，四肢不收，身体疼痛，肌肉虚满，骨节懈怠，腰脚缓弱，不自觉知是也。由皮肉虚弱，不胜四时之虚风，故令风邪侵于分肉之间，流于血脉之内，使之然也。经久不瘥，即变成水病⑦。

十三、风偏枯候

风偏枯者，由血气偏虚，则腠理开，受于风湿，风湿客于半身，在分腠之间，使血气凝涩，不能润养。久不瘥，真气去⑧，邪气独留，则成偏枯。其状半身不随，肌肉偏枯，小而痛⑨，言不变，智不乱是也。邪初在分腠之间，宜温卧取汗，益其不足，损其有余，乃可复也。

————

① 变：此下《外台秘要》卷十四《贼风方》有"作"字。

② 策策如弦：《金匮要略·痉湿暍病脉证并治》作"按之紧如弦"，《脉经》卷八《平痉湿暍脉证》作"筑筑如弦"。

③ 者：《金匮要略·痉湿暍病脉证并治》、《脉经》卷八《平痉湿暍脉证》作"行"，义较通俗。

④ 令：《外台秘要》卷十四风《口喝方》无此字。

⑤ 不能仰：《外台秘要》卷十四《柔风方》作"不得伸息者"，《医心方》卷三《治柔风方》作"里急不能仰息也"，与《外台秘要》义同。

⑥ 一臂不随者：《灵枢·热病》《千金要方》卷八《风痱》、《太平圣惠方》卷十九《治风痱诸方》均无此症状。

⑦ 水病：《外台秘要》卷十四《风猥退方》作"风水之病"。

⑧ 真气去：《外台秘要》卷十九《风偏枯方》作"生气去"，《太平圣惠方》卷二十三《治中风不遂诸方》作"真气渐少"。

⑨ 小而痛：《太平圣惠方》卷二十三《治中风不遂诸方》作"小小而痛"，《圣济总录》卷九《风偏枯方》作"细小而痛"。

诊其胃脉沉大，心脉小牢急，皆为偏枯。男子则发①左，女子则发右。若不暗，舌转者可治，三十日起。其中未满二十②者，三岁死。又左手尺中神门以后脉，足太阳经虚者，则病恶风、偏枯。此由愁思所致，忧虑所为。

其汤熨针石，别有正方，补养宣导，今附于后③。

养生方导引法云：正倚壁，不息行气，从头至足止，愈疝、疝、大风、偏枯、诸风痹。

又云：仰两足指，五息止，引腰背痹，偏枯，令人耳闻声。常行④，眼耳诸根，无有挂碍⑤。

又云：以背正倚，展两足及指，瞑心，从头上引气，想以达足之十趾及足掌心。可三七引，候掌心似受气止。盖谓上引泥丸，下达涌泉是也。

又云：正住⑥倚壁，不息行气，从口趣⑦令气至头始止，治疝、痹⑧、大风、偏枯。

又云：一足踏地，足不动，一足向侧相⑨，转身欹势，并手尽急回，左右迭互⑩二七。去脊风冷，偏枯不通润。

十四、风四肢拘挛 不得屈伸候

此由体虚，腠理开，风邪在于筋故也。春遇痹，为筋痹，则筋屈⑪，邪客关机⑫，则使筋挛。邪客于足太阳之络，令人肩背拘急也⑬。足厥阴，肝之经也。肝通主诸筋，王在春。其经络虚，遇⑭风邪则伤于筋，使四肢拘挛，不得屈伸。

诊其脉，急细如弦者，筋急足挛也。若筋屈⑮不已，又遇于邪，则移变入肝。其病状，夜卧则⑯惊，小便数⑰。

其汤熨针石，别有正方，补养宣导，今附于后。

养生方导引法云：手前后递互拓⑱，极势三七，手掌向下，头低面心⑲，气向下至涌泉、仓门。却努一时取势，散气

① 发：《外台秘要》卷十九《风偏枯方》作"废"，义通。

② 二十：湖本作"三十"。

③ 其汤熨针石，别有正方，补养宣导，今附于后：本书有关养生导引法的内容均有此四句引导语，原书所处位置不一，本次整理，统一集中在有关病候之后。

④ 常行：本卷《风痹候》、卷二十八《目暗不明候》养生方导引法作"久行"，义近。

⑤ 挂碍：《外台秘要》卷十九《偏枯方》作"障碍"。

⑥ 住：本书卷三十二《疝候》养生方导引法作"坐"，湖本作"柱"，《外台秘要》卷十九《偏枯方》无此字。"住"通"柱"。

⑦ 趣：本书卷三十二《痈疽病诸候》作"辄"。

⑧ 痹：此下本书卷三十二《痈疽病诸候》有"气不足"三字。

⑨ 相：本书卷二《风冷候》作"如丁字样"，文理较通顺。

⑩ 互：原脱，据本书卷二《风病诸候》补。

⑪ 则筋屈：《针灸甲乙经》卷十《阴受邪发痹下》作"在筋则屈而不伸"。

⑫ 关机：《太平圣惠方》卷二十三《治风四肢拘挛诸方》作"机关"。义同。

⑬ 邪客于……拘急也：此两句所述，与标题不合，与上下文亦不相类，疑是错简。《太平圣惠方》卷二十三《治风四肢拘挛诸方》此句作"邪客于足厥阴之经，令人拘急背强也"，《圣济总录》卷八《中风四肢拘挛不得屈伸候》作"干于经络，则肩背从而拘挛。"

⑭ 遇：此上《外台秘要》卷十九《风四肢拘挛不得屈伸方》有"春"字。

⑮ 筋屈：本卷风痹候、《针灸甲乙经》卷十《阴受邪发痹下》作"筋痹"。

⑯ 则：原脱，语义不顺，据《素问·痹论》《外台秘要》卷十九《风四肢拘挛不得屈伸方》补。

⑰ 小便数：此上本卷《风痹候》有"饮多"二字，《素问·痹论》作"多饮数小便"。

⑱ 递互拓：《外台秘要》卷十九《风四肢拘挛不得屈伸方》作"递互交拓"。

⑲ 头低面心：《外台秘要》卷十九《风四肢拘挛不得屈伸方》作"低头面心"。

放纵，身气平①，头动，髑前后欹侧，柔髑二七。去髑井冷血筋急，渐渐如消。

又云：两手抱左膝，伸腰②，鼻内气七息，展右足。除难屈伸拜起，胫中痛萎。

又云：两手抱右③膝着膺。除下重难屈伸。

又云：踑坐，伸右脚，两手抱左膝头，伸腰，以鼻内气，自极七息，展右④足着外。除难屈伸拜起，胫中疼痹⑤。

又云：立身，上下正直，一手上拓，仰手如似推物势，一手向下如捺物，极势，上下来去，换易四七。去髑内风，两髑井内冷血，两腋筋脉挛急。

又云：踑坐⑥，伸左脚，两手抱右膝，伸腰，以鼻内气，自极七息，展左足着外。除难屈伸拜起，胫中疼痹⑦。

十五、风身体手足不随候

风身体⑧手足不随者，由体虚腠理开，风气伤于脾胃之经络也。足太阴为脾之经，脾与胃合。足阳明为胃之经，胃为水谷之海也。脾候身之肌肉，主为⑨胃消行水谷之气，以养身体四肢。脾气弱，即肌肉虚，受风邪所侵，故不能为胃通行水谷之气，致四肢肌肉无所禀受。而风邪在经络，搏于阳经，气行则迟，机关缓纵⑩，故令身体手足不随也。

诊脾脉缓者，为风痿，四肢不用。又心脉、肾脉俱至，则难以言，九窍不通，四肢不举。肾脉来多，即死也。

其汤熨针石，别有正方，补养宣导，今附于后。

养生方导引法云：极力左右⑪振两臀，不息九通。愈臀痛劳倦，风气不随。振两臀者，更互蹋趺，犹言厥⑫。九通中间，偃伏皆为之，名虾蟆行气。久行⑬不

已，愈臀痛劳倦，风气不随，不觉痛痒，作种种形状。

又云：偃卧，合两膝，布两足，伸腰，口内气，振腹自极⑭七息。除壮热疼痛，两胫⑮不随。

又云：治四肢疼闷及不随⑯，腹内积气，床席必须平稳，正身仰卧，缓解衣带，枕高三寸，握固⑰。握固者，以两手

---

① 气平：《外台秘要》卷十九《风四肢拘挛不得屈伸方》作"体平"。

② 伸腰：原作"生腰"，义殊难解。本书卷五《消渴候》作"伸腰"，并解释其机理："伸腰，使肾无逼蹙"。故此据改。下同，不另出注。

③ 右：《外台秘要》卷十九《风四肢拘挛不得屈伸方》作"左"。

④ 右：原作"左"，形误，据《外台秘要》卷十九《风四肢拘挛不得屈伸方》改。

⑤ 胫中疼痹：《王子乔导引法》作："胫中痛，瘀痹病"。

⑥ 坐：原脱，据本候养生方导引法第四条文例补。

⑦ 痹：原脱，据《外台秘要》卷十九《风四肢拘挛不得屈伸方》补。又，此下《王子乔导引法》有"一本云除风目晦耳聋"句。

⑧ 风身体：原脱，据本候标题、《外台秘要》卷十四《风身体手足不随候》补。

⑨ 为：原脱，据《外台秘要》卷十四《风身体手足不随候》补。

⑩ 机关缓纵：原作"关以纵"，据本书卷四十三《产后中风不随候》、《外台秘要》卷十四《风身体手足不随候》改。《素问·生气通天论》注："机关缓纵，形容痿废"，可证。

⑪ 左右：原作"右掖"，与全套动作不合，据《外台秘要》卷十四《风身体手足不随候》改。

⑫ 厥：《外台秘要》卷十四《风身体手足不随候》作"蹶"，义通。

⑬ 久行：此二字原错简于下文"不觉痛痒"之前，文理不通，据文义乙正。

⑭ 自极：原脱，据本卷《风痹候》养生方导引法补。

⑮ 两胫：此上本书卷十二《病热候》养生方导引法有"通"字。

⑯ 不随：《外台秘要》卷十四《风身体手足不随候》作"四肢不随"。

⑰ 握固：原脱，语气不顺，据《外台秘要》卷十四《风身体手足不随候》补。

各自以四指把手拇指，舒臂，令去身各五寸，两脚竖指，相去五寸，安心定意，调和气息，莫思余事，专意念气，徐徐漱醴泉①。漱醴泉者，以舌舐略唇口牙齿，然后咽唾。徐徐以口吐气，鼻引气入喉。须微微缓作，不可卒急强作，待好调和，引气、吐气②，勿令自闻出入之声。每引气，心心念送之，从脚趾头使气出。引气五息、六息，一出之，为一息。一息数至十息，渐渐增益，得至百息、二百息，病即除愈。不用食生菜及鱼、肥肉。大饱食后，喜怒忧恚，悉不得辄行气。惟须向晓清静时行气，大佳，能愈万病。

十六、风湿痹身体手足不随候

风寒湿三气合而为痹。其三气时来，亦有偏多偏少，而风湿之气偏多者，名风湿痹也。人腠理虚者，则由风湿气伤之，搏于血气，血气不行，则不宣，真邪相击，在于肌肉之间，故其肌肤尽痛。然诸阳之经，宣行阳气，通于身体，风湿之气，客在肌肤，初始为痹。若伤诸阳之经，阳气行则迟缓③，而机关弛纵，筋脉不收摄，故风湿痹而复身体手足不随也。

十七、风痹手足不随候

风寒湿三气合而为痹。风多者为风痹。风痹之状，肌肤尽痛。诸阳之经，尽起于手足，而循行于身体。风寒之客肌肤，初始为痹，后伤阳经，随其虚处而停滞，与血气相搏，血气行则迟缓，使机关弛纵，故风痹而复手足不随也。

其汤熨针石，别有正方，补养宣导，今附于后。

养生方导引法云：左右拱两臂④，不息九通，治臂足痛，劳倦，风痹不随。

十八、风半身不随候

风⑤半身不随者，脾胃气弱，血气偏虚，为风邪所乘故也。脾胃为水谷之海，水谷之精，化为血气，润养身体。脾胃既弱，水谷之精润养不周，致血气偏虚，而为风邪所侵，故半身不随也。

诊其寸口沉细，名曰阳内之阴，病苦悲伤不乐，恶闻人声，少气，时汗出，臂偏不举。

又，寸口偏绝者，则偏不随。其两手尽绝者，不可治也。

十九、偏风候

偏风者，风邪偏客于身一边也。人体有偏虚者，风邪乘虚而伤之，故为偏风也。其状，或不知痛痒，或缓纵，或痹痛是也。

其汤熨针石，别有正方，补养宣导，今附于后。

养生方导引法云：一手长舒，令掌仰⑥，一手捉颏⑦，挽之向外，一时极势

---

①　漱醴泉：原脱，据《外台秘要》卷十四《风身体手足不随候》补。

②　吐气：原脱，据《外台秘要》卷十四《风身体手足不随候》补。

③　阳气行则迟缓：《太平圣惠方》卷十九《治风寒湿痹身体手足不遂诸方》作"则阳气行迟缓"，义长。

④　拱两臂：原作"拱手两臂"，"手"字衍，据本卷《风痹候》养生方导引法第九条删。

⑤　风：原脱，据本候标题、《外台秘要》卷十四《风半身不遂方》补。

⑥　令掌仰：原作"仰掌合掌"，无法按式施行，据本书卷二《风头眩候》养生方导引法改。

⑦　颏：本书卷二《风病诸候》作"颐"，义同。

二七。左右亦然。手不动，两向侧极①势，急挽之二七。去颈②骨急强，头风脑旋，喉痹，髀内冷注，偏风。

又云：一足踏地，一手向后，长舒努之，一手捉涌泉急挽，足努手挽，一时极势。左右易，俱二七。治上下偏风，阴气不和。

二十、风弹曳候

风③弹曳者，肢体弛缓不收摄也。人以胃气养于肌肉经络④也。胃若衰损，其气不实⑤，经脉虚，则筋肉懈惰，故风邪搏于筋，而使弹曳也。

二十一、风不仁候

风不仁者，由荣气虚，卫气实，风寒入于肌肉，使血气行不宣流。其状，搔之皮肤如隔衣是也。

诊其寸口脉缓，则皮肤不仁。不仁，脉虚数者生。牢急疾者死。

其汤熨针石，别有正方，补养宣导，今附于后。

养生方导引法云：赤松子曰：偃卧，展两胫两手，足外踵，指相向，以鼻内气，自极七息。除死肌、不仁、足寒。

又云：展两足上，除不仁、胫寒之疾也。

二十二、风湿痹候

风湿痹病之状，或皮肤顽厚，或肌肉酸痛。风寒湿三气杂至，合而成痹。其风湿气多，而寒气少者，为风湿痹也。由血气虚，则受风湿，而成此病。久不瘥，入⑥于经络，搏于阳经，亦变令身体手足不随。

其汤熨针石，别有正方，补养宣导，今附于后。

养生方导引法云：任臂⑦，不息十二通。愈足湿痹不任行，腰脊痹痛。又，正卧，叠两手着背下，伸两脚，不息十二通。愈足湿痹不任行，腰脊痛痹。有偏患者，患左压右足，患右压左足。久行。手亦如足用行⑧，满十方止。

又云：以手摩腹，从足至头。正卧，蜷⑨臂导引，以手持引足住，任臂，闭气不息十二通。以治痹湿不可任，腰脊痛。

二十三、风湿候

风湿者，是风气与湿气共伤于人也。风者，八方之虚风。湿者，水湿之蒸气也。若地下湿，复少霜雪，其山水气蒸，兼值暖，腠退人膝理开，便受风湿。其状，令人懈惰，精神昏愦。若经久，亦令人四肢缓纵不随。入脏则喑痖，口舌不收，或脚痹弱，变成脚气。

其汤熨针石，别有正方，补养宣导，今附于后。

养生方真诰云：栉头理发，欲得多

----

① 极：原脱，据卷二《风病诸候》补。

② 颈：原作"头"，形误，据卷二《风病诸候》改。

③ 风：原脱，据本候标题、《外台秘要》卷十四《风弹曳及挛躄方》补。

④ 经络：《外台秘要》卷十四《风弹曳及挛躄方》作"经脉"。

⑤ 其气不实：此下《外台秘要》卷十四《风弹曳及挛躄方》有"气不实则经脉虚"一句。

⑥ 入：原作"人"，形误，据汪本、正保本、周本改。

⑦ 任臂：《外台秘要》卷十九《风湿痹方》作"任纵臂"。

⑧ 用行：《外台秘要》卷十九《风湿痹方》作"周行"。

⑨ 蜷：《外台秘要》卷十九《风湿痹方》作"伸"。

过，通流血脉，散风湿。数易树，更番用之。

二十四、风痹候

痹者，风寒湿三气杂至，合而成痹。其状，肌肉顽厚，或疼痛。由人体虚，腠理开，故受风邪也。病在阳曰风，在阴曰痹，阴阳俱病，曰风痹。

其以春遇痹[1]者，为筋痹，则筋屈[2]。筋痹不已，又遇邪者，则移入肝。其状，夜卧则惊，饮多，小便数[3]。夏遇痹者，为脉痹，则血凝[4]不流，令人萎黄[5]。脉痹不已，又遇邪者，则移入心。其状，心下鼓，气暴上逆，喘不通，嗌干喜噫[6]。长夏[7]遇痹者[8]，为肌痹，在肉则不仁[9]。肌痹不已，复[10]遇邪者，则移入脾。其状，四肢懈惰，发咳呕汁[11]。秋遇痹者，为皮痹，则皮肤无所知[12]。皮痹不已，又遇邪，则移入于肺。其状，气奔痛[13]。冬遇痹者，为骨痹，则骨重不可举，不随而痛[14]。骨痹不已，又遇邪者，则移入于肾，其状喜胀[15]。

诊其脉，大而涩者为痹。脉来急者为痹[16]。

其汤熨针石，别有正方，补养宣导，今附于后。

养生方云：因汗入水，即成骨痹[17]。

又云：忍尿不便，膝冷成痹[18]。

又云：大汗勿偏脱衣，喜[19]偏风半身不随。

养生方要集云：大汗急傅粉。着汗湿衣，令人得疮，大小便不利[20]。

养生方导引法云[21]：一曰以右踵拘左足拇趾[22]，除风痹。二曰以左踵拘右足拇趾，除厥痹。三曰两手更引足跗置膝上，除体痹。

又云：偃卧，合两膝头，翻两足，

---

① 痹：《素问·痹论》《针灸甲乙经》卷十《阴受病发痹上》、《太素·痹论》均作"此"。

② 则筋屈：《素问·痹论》作"在于筋则屈不伸"，《针灸甲乙经》卷十《阴受病发痹上》作"在筋则屈而不伸"。

③ 饮多，小便数：《素问·痹论》作"多饮，数小便，上为引如怀。"

④ 凝：原作"淡"，形误，据《素问·痹论》《针灸甲乙经》卷十《阴受病发痹上》改。

⑤ 令人萎黄：《素问·痹论》《针灸甲乙经》卷十《阴受病发痹上》、《太素·痹论》均无此四字。

⑥ 心下鼓，气暴上逆，喘不通，嗌干喜噫：《素问·痹论》作"脉不通，烦则心下鼓，暴上气而喘，嗌干善噫，厥气上则恐"。

⑦ 长夏：原作"仲夏"，误，与四时五脏脾旺之时不合，据《素问·脏气法时论》文义改。

⑧ 者：原无，文气不足，据《素问·痹论》《针灸甲乙经》卷十《阴受病发痹上》、《太素·痹论》补，以下两个"者"字同。

⑨ 在肉则不仁：原脱，据《素问·痹论》《针灸甲乙经》卷十《阴受病发痹上》补。

⑩ 复：原作"后"，形误，据《素问·痹论》《针灸甲乙经》卷十《阴受病发痹上》、《太素·痹论》改。

⑪ 呕汁：此下《素问·痹论》有"上为大塞"，《太素》有"上为大寒"四字。

⑫ 则皮肤无所知：《素问·痹论》《针灸甲乙经》卷十《阴受病发痹上》、《太素·痹论》作"在皮则寒"，义长。

⑬ 气奔痛：《素问·痹论》作"烦满喘而呕"。

⑭ 不随而痛：《素问·痹论》《针灸甲乙经》卷十《阴受病发痹上》、《太素·痹论》无此四字。

⑮ 喜胀：《素问·痹论》作"善胀，尻以代踵，脊以代头"。

⑯ 脉来急者为痹：此下《太平圣惠方》卷十九《治风痹诸方》有"脉涩而紧者为痹也"八字。

⑰ 因汗入水，即成骨痹：《养性延命录》作"凡脚汗，勿入水，作骨痹。"

⑱ 忍尿不便，膝冷成痹：《养性延命录》作"久忍小便，脉冷，兼成冷痹。"

⑲ 喜：《养性延命录》作"不慎多"三字。

⑳ 大小便不利：《千金要方》卷二十七《道林养性》作"令人小便不利"。

㉑ 养生方导引法云：原脱，据本书体例补。

㉒ 以右踵拘左足拇趾：此上《王子乔导引法》有"偃卧"二字，此下有"以鼻内气，自极七息"二句。下句"以左踵拘右足拇趾"同。

伸腰①，口内气，振腹②，自极七息。除痹痛热痛③，两胫不随。

又云：踞坐，伸腰，以两手引两踵，以鼻内气，自极七息，引两手布两膝头。除痹呕。

又云：偃卧，端展两手足臂，以鼻内气，自极七息，摇足三十而止。除胸足寒，周身痹，厥逆。

又云：正倚壁，不息行气，从头至足止。愈大风、偏枯、诸痹。

又云：左右手夹据地，以仰引腰五息止。去痿痹，利九窍。

又云：仰两足指，五息止，引腰背痹，偏枯④，令人耳闻声。久行，眼耳诸根，无有挂碍。

又云：踞坐⑤，伸右脚，两手抱左膝头，伸腰，以鼻内气，自极七息，展右足着外⑥。除难屈伸拜起，胫中疼痛痹。

又云：左右拱两臂，不息九通。治臂足痛，劳倦，风痹不随。

又云：凡人常觉脊背皆⑦倔强而闷，不问时节，缩咽髓内⑧，仰面努髓并向上，头左右两向挪之，左右三七，一住，待血行气动定⑨，然始更用。初缓后急，不得先急后缓。若无病人，常欲得旦起、午时、日没三辰，如用，辰别二七⑩。除寒热病，脊、腰、颈项痛，风痹⑪。口内生疮，牙齿风，头眩尽除。

二十五、血痹候

血痹者，由体虚，邪入于阴经故也。血为阴，邪入于血而痹，故为血痹也。其状，形体如被微风所吹⑫。此由忧乐之人，骨弱肌肤盛，因⑬疲劳汗出，卧不时动摇，肤腠开⑭，为风邪所侵也。

诊其脉自微涩，在寸口、关⑮上小紧，血痹也。宜可⑯针引阳气，令脉和紧

去则愈。

二十六、风惊邪候

风惊邪者，由体虚，风邪伤于心之经也。心为手少阴之经，心气虚，则风邪乘虚伤其经，入舍于心，故为风惊邪也。其状，乍惊乍喜，恍惚失常是也。

---

① 伸腰：此下原有"坐"字，衍文，据本卷《风身体手足不随候》养生方导引法删。

② 振腹：原作"胀腹"，形误，据本卷《风身体手足不随候》、卷十二《病热候》养生方导引法改。

③ 热痛：本卷《风身体手足不随候》、卷十二《病热候》均作"壮热"。

④ 五息止，引腰背痹，偏枯：原作"引五息，止腰背痹枯"，误，据本卷《风偏枯候》养生方导引法改。

⑤ 坐：原脱，据本卷《风四肢拘挛不得屈伸候》养生方导引法第四条补。

⑥ 展右足着外：原脱，据本卷《风四肢拘挛不得屈伸候》补。

⑦ 背皆：原脱，据本书卷二十九《风齿候》、卷三十《口舌生疮候》养生方导引法补。

⑧ 不问时节，缩咽髓内：原脱，据本书卷二《风头眩候》、卷五《腰痛候》、卷二十九《风齿候》、卷三十《口舌生疮候》养生方导引法补。

⑨ 待血行气动定：本书卷三十《唇口病诸候》作"待血气行动定"。

⑩ 二七：本书卷五《腰背病诸候》、卷二十九《牙齿病诸候》作"三七"。

⑪ 风痹：此下原有"两膝颈头，以鼻内气，自极七息。除腰痹背痛"数句，与上下文无联系，据本书卷二、卷五、卷二十九、卷三十文例删。

⑫ 形体如被微风所吹：《金匮要略·血痹虚劳病脉证并治》作"身体不仁，如风痹状"。

⑬ 因：此上《金匮要略·血痹虚劳病脉证并治》有"重"字。

⑭ 肤腠开：《永乐大典》卷一三八七九引本书作"肤腠易开"。

⑮ 关：此上原衍"而"字，据《金匮要略·血痹虚劳病脉证并治》、《脉经》卷八《平血痹、虚劳脉证》删。

⑯ 可：《金匮要略·血痹虚劳病脉证并治》、《脉经》卷八《平血痹虚劳脉证》无此字。

二十七、风惊悸候

风惊悸者，由体虚，心气不足，心之腑①为风邪所乘。或恐惧忧迫，令心气虚，亦受于风邪。风邪搏于心，则惊不自安。惊不已，则悸动不定。其状，目精②不转，而不能呼③。

诊其脉④，动而弱者，惊悸也。动则为惊，弱则为悸。

二十八、风惊恐候

风惊恐者，由体虚受风，入乘脏腑。其状，如人将捕之。心虚则惊，肝虚则恐。足厥阴为肝之经，与胆合。足少阳为胆之经，主决断众事。心肝虚⑤而受风邪，胆气又弱，而为风所乘，恐如人捕之⑥。

二十九、风惊候

风惊者，由体虚，心气不足，为风邪所乘也。心藏神，而主血脉。心气不足则虚，虚则血乱，血乱则气并于血，气血相并，又被风邪所乘，故惊不安定⑦，名为风惊。

诊其脉至如数，使人暴惊，三四日自已。

其汤熨针石，别有正方，补养宣导，今附于后。

养生方云：精藏于玉房，交接太数，则失精。失精者，令人怅怅，心常惊悸。

---

① 心之腑：《外台秘要》卷十五《风惊悸方》作"心之经"。

② 目精：周本、《外台秘要》卷十五《风惊悸方》作"目睛"，义同，均指眼睛。"精"通"睛"。

③ 呼：《太平圣惠方》卷二十《治风惊悸诸方》作"言"，义近。

④ 脉：此上《金匮要略·惊悸吐血下血胸满瘀血病脉证治》有"寸口"二字。

⑤ 心肝虚：《外台秘要》卷十五《风惊恐方》作"心肝既虚"。

⑥ 恐如人捕之：《外台秘要》卷十五《风惊恐方》作"故惊恐如人将捕之"。

⑦ 故惊不安定：《太平圣惠方》卷二十《风惊悸诸方》作"故多惊，心神不安"。

重刊巢氏诸病源候总论卷之二

风病诸候下　凡三十论

一、历节风候

历节风之状，短气，白汗①出，历节疼痛不可忍，屈伸不得是也。由饮酒②腠理开，汗出当风所致也。亦有血气虚，受风邪而得之者。风历关节，与血气相搏交攻，故疼痛。血气虚，则汗也③。风冷搏于筋，则不可屈伸，为历节风也。

二、风身体疼痛候

风身体疼痛者，风湿搏于阳气故也。阳气虚者，腠理易开，而为风湿所折，使阳气不得发泄，而与风湿相搏于分肉之间，相击，故疼痛也。

诊其脉，浮而紧者，则身体疼痛。

三、风入腹拘急切痛候

风入腹拘急切痛者，是体虚受风冷，风冷客于三焦，经于脏腑，寒热交争，故心腹拘急切痛。

四、风经五脏恍惚候

五脏处于内，而气行于外。脏气实者，邪不能伤。虚则外气不足，风邪乘之。然五脏心为神，肝为魂，肺为魄，脾为意，肾为志。若风气经之，是邪干于正，故令恍惚。

五、刺风候

刺风者，由体虚肤腠开，为风所侵也。其状，风邪走遍于身，而皮肤淫跃。邪气与正气交争，风邪击搏，如锥刀所刺，故名刺风也。

养生方云：触寒来者④，寒未解，食热物，亦成刺风⑤。

六、蛊风候

蛊风者，由体虚受风。其风在于皮肤，淫淫跃跃，若画若刺，一身尽痛。侵伤气血，其动作，状如蛊毒，故名蛊风也。

七、风冷候

风冷者，由脏腑虚，血气不足，受

---

① 白汗：周本作"自汗"。

② 饮酒：此下《太平圣惠方》卷二十三《治历节风诸方》有"后"字。

③ 也：《外台秘要》卷十四《历节风方》作"出"。

④ 者：原无，据《千金要方》卷二十七《道林养性》补。

⑤ 刺风：原脱，据周本补。

风冷之气。血气得温则宣流，冷则凝涩。然风之伤人，有冷有热。若挟冷者，冷折于气血，使人面青心闷，呕逆吐沫，四肢痛冷，故谓之风冷。

其汤熨针石，别有正方，补养宣导，今附于后。

养生方导引法云：一足踏地，足不动，一足向侧，如丁字样，转身敧势，并手尽急回，左右迭互二七①。去脊风冷，偏枯不通润。

又云：蹲坐，身正头平，叉手安颏下，头不动，两肘向上振摇，上下来去七七。亦持手三七，放纵身心。去乳房风冷肿闷，鱼寸不调，日日损。

又云：坐，两足长舒，自纵身，内气向下，使心内柔和②适散，然始屈一足，安膝下，长舒一足，仰足趾向上使急，仰眠，头不至席，两手急努向前，头向上努挽，一时各各取势，来去二七，迭互亦然。去脚疼，腰髀冷，血冷，风痹③，日日渐损。

又云：长舒足，肚腹着席，安徐看气向下，知有去处，然始着两手掌拓席，努使臂直，散脊背气向下，渐渐尽势，来去二七。除脏腑内宿冷，脉急，腰髀风冷。

又云：欲以闭④气出汗，拳手，屈膝侧卧，闭气自极，欲息气定，复闭气，如此汗出乃止。复转卧，以下居上，复闭气如前，汗大出乃止。此主治身中有风寒。欲治股胫手臂痛法：屈一胫一臂，伸所病者，正偃卧，以鼻引气，令腹满，以意推之，想气行至上，温热，即愈。

又云：肚腹着席，长舒一足，向后急努足指，一手舒向前尽势，将一手向背上挽足倒急势，头仰蹙背，使急。先用手足斜长舒者，两向自相挽急，始屈手足共头，一时取势。常记动手足，先后交番，上下来去二七，左右亦然。去

背项腰膝髀井风冷疼闷，脊里倔强。

又云：正坐⑤，两手向后捉腕，反向拓席，尽势，使腹弦弦⑥，上下七，左右换手亦然。损⑦腹肚冷风宿气积⑧，胃口冷，食饮进退，吐逆不下。

又云：凡学将息人，先须正坐，并膝头、足。初坐，先足趾相对，足跟外扒。坐上，欲安稳，须两足根向内相对，足指外扒，坐上⑨。觉闷痛，渐渐举身似款⑩便，坐上。待共两坐⑪相似不痛，始⑫双竖足跟向上，坐上，足趾并反向外。每坐常学⑬。去膀胱内冷⑭，膝冷，两足冷痛，上气，腰痛，尽自消适。

又云：长舒一足，一脚屈，两手挽膝三里，努膝向前，身却挽，一时取势，气内散消，如似骨解。叠互换足，各别三七，渐渐去髀脊冷风冷血，筋急。

又云：两手向后，倒挽两足，极势。

---

① 二七：原脱，据本书卷一《风偏枯候》养生方导引法补。

② 柔和：《外台秘要》卷十八《脚气论》养生方导引法作"气和"。

③ 痹：原脱，据本书卷十三《脚气缓弱候》养生方导引法补。

④ 闭：原脱，据下文文义补。

⑤ 正坐：原作"坐正"，倒文，据本书卷二十一《呕吐候》养生方导引法乙正。

⑥ 弦弦：原作"眩眩"，形误，据本书卷二十一《呕吐候》改。

⑦ 损：本书卷二十一《呕吐候》作"除"，义近。

⑧ 积：《外台秘要》卷六《呕逆吐方》作"或"，属下句。

⑨ 坐上：原错置于"足指外扒"之前，据文义乙正。

⑩ 款：原作"疑"。形误，据本书卷五《腰痛候》、卷十三《上气候》养生方导引法改。

⑪ 两坐：原作"内坐"，形误，据文义改。

⑫ 始：原作"如"，形误，据本书卷五《腰痛候》、卷十三《脚气缓弱候》改。

⑬ 学：原脱，据本书卷五《腰痛候》补。

⑭ 冷：原作"气"，误，据本书卷五《腰痛候》、卷十三《脚气缓弱候》改。

头仰，足指向外努之，缓急来去七，始手向前直舒，足自摇，膝不动，手足各二七。去脊腰闷风冷。

又云：身平正，舒两手向后，极势，屈肘向后空捺，四七。转腰，垂手向下，手掌四面转之。去臂内筋急。

又云：两手长舒，令①掌向下，手高举与髀齐，极势，使髀闷痛，然始上下摇之二七。手下至髀还，上下缓急。轻手前后散振，双手前拓，努手合掌向下②。去髀内风冷疼，日消散。

又云，两手掌倒拓两髀井前，极势，上下傍两腋，急努振摇，来去三七，竟。手不移处，努两肘向③上，急势，上下振摇二七，欲得拳两手七，因④相将三七。去项髀筋脉急劳⑤。一手屈拳向后⑥，一手捉肘头，向内挽之，上下一时尽势。屈手散放，舒指三，方转手，皆极势四七。调肘髀骨筋急强。两手拓，向上极势，上下来去三七，手不动，将⑦两肘向上，极势七。不动手肘臂，侧身极势，左右回三七。去颈骨冷气风急。前一十二件有此法，能使气人⑧行之，须在疾中可量。

八、风热候

风热病者，风热之气先从皮毛入于肺也。肺为五脏上盖，候身之皮毛。若肤腠虚，则风热之气先伤皮毛，乃入肺也。其状，使人恶风寒战，目⑨欲脱，涕唾出。候之三日内及五日内，目⑩不精明者是也。七八日，微有青黄脓涕如弹丸大，从口鼻内出，为善也。若不出，则伤肺，变咳嗽唾脓血也。

九、风气候

风气者，由气虚受风故也。肺主气，气之所行，循经络，荣脏腑，而气虚则受风。风之伤气，有冷有热，冷则厥逆，热则烦惋。其因风所为，故名风气。

其汤熨针石，别有正方，补养宣导，今附于后。

养生方导引法云：一手前拓使急，一手发乳房，向后急挽之，不得努用力气，心开下散，迭互相换手三七，始将两手攀膝头，急捉身向后，极势三七。去惋⑪闷疼，风府、云门气散⑫。

十、风冷失声候

风冷失声者，由风冷之气，客于会厌，伤于悬痈之所为也。声气通发，事因关户。会厌是音声之户，悬痈是音声之关。风冷客于关户之间，所以失声也。

十一、中冷声嘶候

中冷⑬声嘶者，风冷伤于肺之所为也。肺主气，五脏同受气于肺，而五脏

---

① 令：原作"合"，形误，据本卷《风头眩候》养生方导引法改。

② 双手前拓努手合掌向下：原错简于本段结尾，据功理乙正。

③ 向：原脱，据本书卷二十二《霍乱病诸候》补。

④ 因：本书卷二十二《霍乱病诸候》作"自"。

⑤ 劳：原作"努"，形误，据本书卷二十二《霍乱病诸候》改。

⑥ 后：原脱，据本书卷二十二《霍乱病诸候》补。

⑦ 将：原作"时"，形误，据本书卷二十二《霍乱病诸候》改。

⑧ 人：疑是衍文。

⑨ 目：原脱，据《外台秘要》卷十五《风热方》补。

⑩ 目：原脱，据《外台秘要》卷十五《风热方》补。

⑪ 惋：原作"腕"，据上下文义改。

⑫ 气散：原脱，据正保本、周本补。

⑬ 冷：此前疑脱"风"字。

有五声，皆禀气而通之。气为阳，若温暖则阳气和宣，其声通畅。风冷为阴，阴邪搏于阳气，使气道不调流，所以声嘶也。

十二、头面风候

头面风者，是体虚，诸阳经脉为风所乘也。诸阳经脉，上走于头面，运动劳役，阳气发泄，腠理开而受风，谓之首风。病状，头面多汗，恶风，病甚则头痛。又，新沐中风，则为首风。又，新沐头未干，不可以卧①，使头重身热，反得风，则烦闷。

诊其脉，寸口阴阳表里互相乘。如风在首，久不瘥，则风入脑，变为头眩。

其汤熨针石，别有正方，补养宣导，今附于后。

养生方云：饱食仰卧，久成气病、头风。

又云：饱食沐发，作头风。

又云：夏不用露面卧②，露下堕面上，令面皮厚，喜成癣③。一云作面风。

又云：人常须日已没食讫，食讫即更不须饮酒，终天④不干呕。诸热食腻物，不饮冷醋浆，喜失声咽咽。热食枕手卧，久成头风目涩。

养生方导引法云：一手拓颐⑤，向上极势，一手向后长舒急努，四方显手掌，一时俱极势，四七。左右换手皆然。拓颐，手两向共头欹侧，转身二七。去臂髆风⑥，头风，眠睡⑦。

又云：解发，东向坐⑧，握固不息一通，举手左右导引，手掩两耳。以手复捋头五，通脉也⑨。治头风。令发不白⑩。

又云：端坐伸腰，左右倾侧，闭目，以鼻内气，自极七息止。除头风⑪。

又云：头痛，以鼻内气⑫，徐吐出气，三十过休。

又云：抱两膝，自弃于地，不息八通。治胸中上至头诸病，耳⑬目鼻喉痛。

又云：欲治头痛，偃卧⑭，闭气，令鼻极乃息，汗出乃止。

又云：又两手头后，极势，振摇二七，手掌翻覆安之，二七。头欲得向后仰之，一时一势，欲得款斜四角，急挽之，三七。去头腋髆肘风。

十三、风头眩候

风头眩者，由血气虚，风邪入脑，而引目系故也。五脏六腑之精气，皆上注于目，血气与脉并于上系⑮，上属于脑，后出于项中。逢身之虚，则为风邪

① 不可以卧：《太平圣惠方》卷二十二《治头面风诸方》作"不可便卧"。

② 夏不用露面卧：《医心方》卷十七《治癣疮方》作"夏不用屋而露面卧"。

③ 癣：此上《太平圣惠方》卷二十二《治头面风诸方》有"疮"字。

④ 终天：《千金要方》卷二十六《谷米》作"终身"，义同。

⑤ 颐：本书卷三十一《嗜眠候》养生方导引法作"颏"，义同。

⑥ 风：原脱，据本书卷三十一《嗜眠候》补。

⑦ 眠睡：此下本书卷三十一《嗜眠候》有"寻用，永吉日康"六字。

⑧ 坐：本书卷二十七《白发候》养生方导引法第四条、《宁先生导引养生法》无此字，义长。

⑨ 以手复捋头五通脉也：《彭祖导引法》作"以指捏两脉边五通"。

⑩ 治头风令发不白：《彭祖导引法》作"令人目明发黑不白，治头风"。又，此句原错置于"手掩两耳"句下，据《彭祖导引法》乙正。

⑪ 除头风：原错置于"自极七息止"前，据导引法功理乙正。

⑫ 气：原脱，据文义补。

⑬ 耳：原作"取"，形误，据正保本、周本改。

⑭ 偃卧：原错置于"令鼻极"之后，据本卷《风冷候》养生方导引法乙正。

⑮ 血气与脉并于上系：《外台秘要》卷十五《风头眩方》作"血与脉并上为系"。

所伤，人脑则脑转而目系急，目系急，故成眩也。

诊其脉，洪大而长者，风眩。又得阳维①浮者，暂起目眩也。风眩久不瘥，则变为癫疾②。

其汤熨针石，别有正方，补养宣导，今附于后。

养生方导引法云：以两手抱③右膝，着膺，除风眩。

又云：以两手承④辘轳倒悬，令脚反在其上元。愈头眩风癫。坐地，舒两脚，以绳绊之，大绳绊讫，拖辘轳上来下去⑤，以两手挽绳，使脚上头下，使离地，自极十二通。愈头眩风癫。久行，身卧空中，而不堕落。

又云：一手长舒，令⑥掌仰，一手捉颐⑦，挽之向外。一时极势，二七。左右亦然。手不动，两向侧，极势，急挽之二七。去颈骨⑧急强，头风脑旋，喉痹，髆内冷注，偏风。

又云：凡人常觉脊背倔强，不问时节，缩咽髆内，仰面努髆井向上，头左右两向挪之，左右三七，一住，待血行气动住⑨，然始更用，初缓后急，不得先急后缓。若无病人，常欲得旦起、午时、日没三辰，如用，辰别二七⑩。除寒热病，脊、腰、颈项痛，风痹，口内生疮，牙齿风，头眩⑪，众病尽除。

又云：坐地，交叉两脚，以两手从曲脚中入，低头，叉手⑫项上。治久寒不能自温⑬，耳不闻声。

又云：脚着项上，不息十二通，愈⑭大寒不觉暖热，久顽冷患，耳聋目眩病。久行即成法，法身五六，不能变也。

又云：低头，不息六通。治耳聋，目癫眩，咽喉不利。

又云：伏⑮前，侧牢，不息六通。愈耳聋目眩。随左右聋伏，并两膝，耳着

地，牢，强意多用力至大极。愈耳聋目眩病。久行不已，耳闻十方，亦能倒头则不眩也。八件有此术，亦在病疾难为。

十四、风癫候

风癫者，由血气虚。邪⑯入于阴经故也。人有血气少，则心虚而精神离散，魂魄妄行，因为风邪所伤，故邪入于阴，则为癫疾。又，人在胎⑰，其母卒大惊，

---

① 阳维：原作"阳经"，形误，据宋本、《脉经》卷二《平奇经八脉病》、《外台秘要》卷十五《风头眩方》改。

② 疾：原作"以"，误，据汪本、周本改。

③ 抱：宋本、《外台秘要》卷十五《风头眩方》作"拘"，义近。

④ 承：《宁先生导引养生法》作"捉绳"。

⑤ 上来下去：正保本作"上下来去"。

⑥ 令：原作"合"，形误，据周本改。

⑦ 颐：本书卷一《偏风候》养生方导引法作"颏"，义同。

⑧ 颈骨：原作"头骨"，据本书卷一《偏风候》改。

⑨ 住：本书卷一《风痹候》、卷二十九《风齿候》、卷三十《口舌疮候》养生方导引法均作"定"，义通。

⑩ 如用辰别二七："如用"二字原脱，据本书卷一《风痹候》、卷五《腰痛候》、卷二十九《风齿候》、卷三十《口舌疮候》养生方导引法补。"二七"，卷五、卷二十九《风齿候》作"三七"。

⑪ 头眩：此上原衍"颈"字，据本书卷一《风痹候》、卷二十九《风齿候》、卷三十删。

⑫ 手：原脱，据本书卷三《虚劳寒冷候》养生方导引法补。

⑬ 不能自温：原作"不然能自温"，据本书卷三《虚劳寒冷候》、卷二十九《耳聋候》养生方导引法删"然"字。

⑭ 愈：此下原有"又云"二字，据本书卷二十九《耳聋候》删。

⑮ 伏：原作"大"，误，据正保本、周本改。

⑯ 邪：此上《外台秘要》卷十五《风癫方》有"风"字。义长。

⑰ 胎：此下《外台秘要》卷十五《风癫方》有"时"字。

精气并居，令子发癫。其发则仆地，吐涎沫，无所觉是也。原其癫病，皆由风邪故也。

其汤熨针石，别有正方，补养宣导，今附于后。

养生方云：夫人见十步直墙，勿顺墙而卧[1]，风利吹人，必发癫痫及体重。人卧春夏向东，秋冬向西，此是常法。

养生方导引法云：还向反望[2]，不息七通。治咳逆，胸中病，寒热，癫疾，喉不利，咽干咽塞。

又云：以两手承[3]辘轳倒悬，令脚反在上元。愈头眩风癫。坐地，舒两脚，以绳绊之，以大绳绊讫，拖辘轳上来下去，以两手挽绳，使脚上头下，使[4]离地，自极十二[5]通。愈头眩风癫。久行，身卧空中，而不堕落。

十五、五癫病候

五癫者，一曰阳癫，发如死人[6]，遗尿，食顷[7]乃解。二曰阴癫，初生[8]小时，脐疮未愈，数洗浴，因此得之。三曰风癫，发时眼目相引，牵纵反强，羊鸣，食顷方解。由热作汗出当风，因房室过度，醉饮[9]，令心意逼迫，短气脉悸得之。四曰湿癫，眉头痛，身重。坐热沐头，湿结，脑沸[10]未止得之。五曰马癫[11]，发作时时[12]，反目口噤，手足相引，身体皆热[13]。

诊其脉，心脉微涩[14]，并脾脉紧而疾者，为癫脉也[15]。肾脉[16]急甚，为骨癫疾。脉洪大而长者，癫疾。脉浮大附阴者，癫疾。脉来牢[17]者，癫疾。三部脉紧急者可治[18]。发则仆地，吐沫无知，若强惊，起如狂，及遗粪者，难治。脉虚则可治，实则死。脉紧弦实牢者生，脉沉细小者死。脉搏大滑，久久[19]自已。其脉沉小急疾不治[20]，小牢急亦不可治。

十六、风狂病候

狂病者[21]，由风邪入并于阳所为也。

---

① 而卧：《养性延命录》作"坐卧"。

② 反望：此下本书卷十四《咳逆候》养生方导引法有"侧望"二字。

③ 承：《宁先生导引养生法》作"捉绳"。

④ 使：此上原衍"不"字，据本卷《风头眩候》养生方导引法删。

⑤ 二：原作"三"，据本卷《风头眩候》、宋本、周本改。

⑥ 发如死人：此下《千金要方》卷十四《风癫》、《外台秘要》卷十五《五癫方》作"发时如死人"，文理较顺。

⑦ 食顷：《千金要方》卷十四《风癫》、《外台秘要》卷十五《五癫方》作"有顷"，义同。

⑧ 初生：《外台秘要》卷十五《五癫方》作"坐"。《千金要方》卷十四《风癫》作"坐初生"。

⑨ 醉饮：此下《千金要方》卷十四《风癫》、《外台秘要》卷十五《五癫方》有"饱满行事"四字。

⑩ 沸：《千金要方》卷十四《风癫》作"汗"。

⑪ 马癫：本书卷三十七《癫狂候》作"劳癫"。

⑫ 时时：《外台秘要》卷十五《五癫方》作"时"。

⑬ 皆热：原作"皆然"，据《外台秘要》卷十五《五癫方》"身热"、《千金要方》卷十四《风癫》"身皆热"文义改。此下《外台秘要》卷十五《五癫方》尚有"坐小时膏气脑热不和，得之皆然"十三字。

⑭ 微涩：此下《外台秘要》卷十五《五癫方》有"为癫疾"三字。

⑮ 脾脉紧……为癫脉也："脾"疑为"肺"之误。《灵枢》《脉经》论脾脉时均无癫疾，而论肺脉时则谓"肺脉疾甚为癫疾"。

⑯ 肾脉：原脱，据《脉经》卷三《肾膀胱部》、《外台秘要》卷十五《五癫方》补。

⑰ 牢：此下《外台秘要》卷十五《五癫方》有"疾"字。

⑱ 可治：此上《外台秘要》卷十五《五癫方》有"癫"字。

⑲ 久久：《素问·通评虚实论》作"久"。

⑳ 其脉沉小急疾不治："急"字原书版蚀而脱，据宋本、《外台秘要》补。汪本、周本作"而"字。全句《素问·通评虚实论》新校正引本书作"脉沉小急实死不治"。

㉑ 狂病者：《外台秘要》卷十五《风狂方》作"风狂者"，与本候标题合。

风邪入血，使人阴阳二气虚实不调，若一实一虚，则令血气相并。气并于阳，则为狂发，或①欲走，或自高贤，称神圣是也。又肝藏魂，悲哀动中则伤魂，魂伤则狂忘不精明②，不敢正当人，阴缩③而挛筋，两胁骨不举。毛瘁色夭，死于秋。皆由血气虚，受风邪，致令阴阳气相并所致，故名风狂。

十七、风邪候

风邪者，谓风气伤于人也。人以身内血气为正，外风气为邪。若其居处失宜，饮食不节，致腑脏内损，血气外虚，则为风邪所伤。

故病有五邪：一曰中风，二曰伤暑，三曰饮食劳倦，四曰中寒④，五曰中湿。其病不同。

风邪者，发则不自觉知，狂惑妄言，悲喜无度是也。

其汤熨针石，别有正方，补养宣导，今附于后。

养生方导引法云：脾主土，土暖如人肉，始得发汗，去风冷邪气。若腹内有气胀，先须暖足，摩脐上下并气海，不限遍数，多为佳。如得⑤左回右转，三七。和气如用，要用身内一百一⑥十三法，回转三百六十骨节，动脉摇筋，血气布泽，二十四气和润，脏腑均调。和气在用，头动转摇振，手气向上⑦，心气则下，分明知去知来。莫问平手、欹腰，转身、摩气，屈蹙回动尽，心气放散，送至涌泉，一一不失气之行度，用之有益⑧。不解用者，疑如气乱。

十八、鬼邪候

凡邪气鬼物所为病也，其状不同。

或言语错谬，或啼哭惊走，或癫狂惛乱，或喜怒悲笑，或大怖惧如人来逐⑨，或歌谣咏啸，或不肯语。持针置发中，入病者门，取坍岸水，以三尺新白布覆之，横刀膝上。呼病者前，矜庄观视病者语言颜色，应对不精明，乃以含水噀之。勿令病者起，复低头视，满三噀后熟拭之。若病困劣惛冥，无令强起，就视之，惛冥遂不知人，不肯语，以指弹其额，近发际，曰：欲愈乎？犹不肯语，便弹之二七，曰：愈。愈即就鬼，受以情实。

若脉来迟伏，或如鸡啄，或去，此邪物也。若脉来弱，绵绵迟伏，或绵绵不知度数，而颜色不变，此邪病也。脉来乍大乍小，乍短乍长，为祸脉。两手脉浮之细微⑩，绵绵不可知，俱有阴脉，亦⑪细绵绵，此为阴跷、阳跷之脉也。此家曾有病痹风死⑫，苦恍惚，亡人为祸

---

① 或：《太平圣惠方》卷二十《治风狂诸方》作"时"。

② 明：宋本、《灵枢·本神》无。

③ 阴缩：原脱，据《灵枢·本神》补。

④ 中寒：《难经·四十九难》作"伤寒"。义同。

⑤ 如得：本书卷十六《腹胀候》养生方导引法第七条作"始得"，义同。

⑥ 一：原书版蚀致缺，据本书卷十六《腹胀候》、宋本、汪本、周本补。

⑦ 手气向上：疑为"肾气向上"，如此可与下文"心气则下"等句对举。

⑧ 有益：原作"导益"，形误，据本书卷十六改。

⑨ 逐：宋本作"录"，正保本作"捕"。

⑩ 两手脉浮之细微：《脉经》卷二《平奇经八脉病》作"两手阳脉浮而细微"。

⑪ 亦：此下《脉经》卷二《平奇经八脉病》有"复"字。

⑫ 病痹风死：《脉经》卷二《平奇经八脉病》作"病鬼魅风死"。

也。脉来洪大弱者①，社祟。脉来沉沉涩涩②，四肢重③，土祟。脉来如飘风，从阴趋阳，风邪也。一来调，一来速，鬼邪也。脉有表无里，邪之祟④上得鬼病也。何谓表里？寸尺为表，关为里。两头有脉，关中绝不至也。尺脉上不至关，为阴绝。寸脉下不至关，为阳绝。阴绝而阳微，死不治也。

其汤熨针石，别有正方，补养宣导，今附于后。

养生方云：《上清真人诀》曰：夜行常琢齿，杀鬼邪。

又云：封君达常乘青牛，鲁女生常乘驳牛，孟子绰常乘驳马，尹公度常乘青骡。时人莫知其名字为谁，故曰：欲得不死，当问青牛道士。欲得此色，驳牛为上，青牛次之，驳马又次之。三色⑤者，顺生之气也。故曰青牛者，乃柏木之精，驳牛者，古之神示之先。驳马者，乃神龙之祖也。云道士乘此以行于路，百物之恶精，疫气之疠鬼，长摄⑥之焉。

养生方导引法云⑦：《仙经》治百病之道，叩齿二七过，辄咽气二七过，如此⑧三百通乃止。为之二十日，邪气悉去。六十日，小病愈。百日，大病除，三蛊伏尸皆去，面体光泽。

又，《无生经》曰：治百病、邪鬼、蛊毒，当正偃卧，闭目闭气，内视丹田，以鼻徐徐内气，令腹极满，徐徐以口吐之，勿令有声。令人多出少，以微为之⑨，故存视五脏，各如其形色。又存胃中，令鲜明洁白如素。为之倦极，汗出乃止，以粉粉身，摩捋形体。汗不出而倦者，亦可止。明日复为之。又当存作大雷电，隆隆鬼鬼⑩，走入腹中。为之不止，病自除矣。

十九、鬼魅候

凡人有为鬼物所魅，则好悲而心自动，或心乱如醉，狂言惊怖，向壁悲啼，梦寐⑪喜魇，或与鬼神交通。病苦乍寒乍热，心腹满，短气，不能饮食，此魅之所持⑫也。

二十、恶风须眉堕落⑬候

大⑭风病，须眉堕落者，皆从风湿冷得之。或因汗出入水得之，或冷水入肌体得之，或饮酒卧湿地得之，或当风冲坐卧树下及湿草上得之，或体痒搔之，渐渐生疮，经年不瘥，即成风疾。八方之风，皆能为邪⑮。邪客于经络，久而不

----

① 弱者：《脉经》卷四《平杂病脉》作"袅袅者"。

② 涩涩：《脉经》卷四《平杂病脉》作"泽泽"。

③ 四肢重：《脉经》卷四《平杂病脉》作"四肢不仁而重"。

④ 祟：原书版蚀致缺，据汪本、周本补。

⑤ 三色：原作"二已"，形误，据本书卷十《疫疠候》养生方改。

⑥ 摄：本书卷十作"揖"。

⑦ 养生方导引法云：原作"又云"，据本书卷十八《三虫候》、卷二十三《伏尸候》改。

⑧ 此：原脱，据本书卷二十三《伏尸候》补。

⑨ 之：本书卷二十五《蛊毒候》养生方导引法无此字。

⑩ 隆隆鬼鬼：卷二十五《蛊毒候》作"隆晃"。

⑪ 寐：原作"瘠"，形误，据《外台秘要》卷十三《鬼魅精魅方》改。

⑫ 持：《太平圣惠方》卷五十六《治鬼魅诸方》作"致"。

⑬ 恶风须眉堕落：《太平圣惠方》卷二十四《治大风鬓眉堕落诸方》作"大风鬓眉堕落"。

⑭ 大：宋本作"夫"。

⑮ 邪：《太平圣惠方》卷二十四《治大风鬓眉堕落诸方》作"患"。

去，与血气相干，则使荣卫不和[1]，淫邪散溢[2]，故面色败，皮肤伤，鼻柱坏，须眉落。

西北方干为老公，名曰金风，一曰黑风，二曰旋风，三曰愒风，其状似疾。此风奄奄忽忽，不觉得时，以经七年，眉睫堕落。

东方震为长男，名曰青风，一曰终风，二曰冲风，三曰行龙风，其状似疾。此风手脚生疮，来去有时，朝发夕发，以经五年，眉睫堕落。

东北方艮为少男，名曰石风，一曰春风，二曰游风，三曰乱风，其状似疾。此风体肉顽，班白如癞，以经十年，眉睫堕落。

北方坎为中男，名曰水风，一曰面风，二曰瓦风，三曰敖风，其状似疾。春秋生疮，淫淫习习，类如虫行，走作无常，以经十年，眉睫堕落。

西南方坤为老母，名曰穴风，一曰吟风，二曰胪风，三曰脑风，其状似疾。不觉痛痒，体不生疮，真似白癞，以经十年，眉睫堕落。

东南方巽为长女，名曰角风，一曰因风，二曰历节风，三曰膀胱风，其状似疾。以此风有虫三色，头赤腹白尾黑，以经三年，眉睫堕落，虫出可治。

南方离为中女，名曰赤风，一曰水风，二曰摇风，三曰奸风，其状似疾。此风身体游游奕奕，心不肯定，肉色变异，以经十年，眉睫堕落。

西方兑为少女，名曰淫风，一曰缺风，二曰明风，三曰青风，其状似疾。此风已经百日，体内蒸热，眉发堕落。

二十一、恶风候

凡风病，有四百四种，总而言之，不出五种，即是五风所摄。一曰黄风，二曰青风，三曰赤风，四曰白风，五曰黑风。凡人身中有八万尸虫，共成人身。若无八万尸虫，人身不成不立。复有诸恶横病，诸风生害于人身，所谓五种风生五种虫，能害于人。黑风生黑虫，黄风生黄虫，青风生青虫，赤风生赤虫，白风生白虫。此五种风，皆是恶风，能坏人身，名曰疾风。入五脏，即与脏食。人虫生，其虫无量，在人身中，乃入骨髓，来去无碍。若食人肝，眉睫堕落。食人肺，鼻柱崩倒。食人脾，语声变散。食人肾，耳鸣啾啾，或如雷声。食人心，心不受触而死。

脉来徐去疾。上虚下实，此为恶风。

二十二、风瘙隐轸[3]生疮候

人皮肤虚，为风邪所折[4]，则起隐轸。热多则色赤[5]，风多则色白，甚者痒痛，搔之则成疮。

二十三、风瘙身体隐轸候

邪气客于皮肤，复逢风寒相折，则起风瘙隐轸。若赤轸者，由凉湿折[6]于肌

----

① 和：《太平圣惠方》卷二十四《治大风鬓眉堕落诸方》作"利"。

② 溢：《太平圣惠方》卷二十四《治大风鬓眉堕落诸方》作"逸"，义同。

③ 轸（zhěn疹）：通"疹"。宋·梅尧臣《戏作嫦娥责》诗："又将清光射我腹，但觉轸粟生枯皮。"

④ 人皮肤虚，为风邪所折：《太平圣惠方》卷三十四《风瘙瘾疹生疮诸方》作"夫风邪客热在皮肤，遇风寒所折"。

⑤ 热多：原作"寒多"，误，据本书卷四十九《风瘙隐轸候》"热节成赤轸"文义、《太平圣惠方》卷三十四《风瘙瘾疹生疮诸方》改。

⑥ 折：《外台秘要》卷十五《风搔身体瘾疹方》、《太平圣惠方》卷二十四《治风隐疹方》均作"搏"，义同。

中之热①，热结成赤疹也。得天热则剧，取冷则灭也。白疹者，由风气折于肌中热②，热与风相搏所为。白疹得天阴雨冷则剧，出风中亦剧，得晴暖则灭，着③衣身暖亦瘥也。

脉浮而洪，浮即为风，洪则为气强④。风气相搏，隐疹⑤，身体为痒。

养生方云：汗出不可露卧及浴，使人身振寒热，风疹。

二十四、风瘙痒候

此由游风⑥，在于皮肤，逢寒则身体疼痛，遇热则瘙痒。

二十五、风身体如虫行候

夫人虚，风邪中于荣卫，溢于皮肤之间，与虚热并，故游奕遍体，状若虫行也。

二十六、风痒候

邪气客于肌肉⑦，则令肌肉虚，真气散去，又被寒搏皮肤⑧，外发腠理，闭毫毛⑨，淫邪与卫气相搏，阳胜则热，阴胜则寒。寒则表虚，虚则邪气往来，故肉痒也。凡痹之类，逢热则痒，逢寒则痛。

二十七、风痦㿔候

夫人阳气外虚⑩则多汗，汗出当风，风气搏于肌肉，与热气并⑪，则生痦㿔。状如麻豆，甚者渐大，搔之成疮。

二十八、诸癞候

凡癞病，皆是恶风及犯触忌害得之。

初觉皮肤不仁，或淫淫苦痒如虫行，或眼前见物如垂丝，或隐疹輙⑫赤黑，此皆为疾始起，便急治之，断米谷肴鲑，专食胡麻松术辈，最善也。

夫⑬病之生，多从风起，当时微发，不将为害。初入皮肤里，不能自觉。或流通四肢，潜于经脉，或在五脏，乍寒乍热，纵横脾肾，蔽诸毛腠理，壅塞难通，因兹气血精髓乖离，久而不治，令人顽痹⑭。或汗不流泄，手足酸痛，针灸不痛。或在面目，习习奕奕。或在胸颈，状如虫行。或⑮身体遍痒，搔之生疮。或

---

① 热：此下原衍“极”字，据《外台秘要》卷十五《风搔身体瘾疹方》、《医心方》卷三《治中风隐疹方》删。

② 热：此上《外台秘要》卷十五《风搔身体瘾疹方》有“之”字。

③ 着：《外台秘要》卷十五《风搔身体瘾疹方》作“厚”。

④ 脉浮……为气强：《金匮要略·水气病脉证并治》无“强”字，《外台秘要》卷十五《风搔身体瘾疹方》作“脉浮而大，浮为风虚，大为气强”。

⑤ 隐疹：此上《金匮要略·水气病脉证并治》有“风强则为”四字。

⑥ 此由游风：本书卷三十七《风瘙痒候》为“风入腠理，与血气相搏而俱往来，在于皮肤之间”，义较全面。

⑦ 肉：原脱，据《太平圣惠方》卷二十四《治风瘙痒诸方》补。

⑧ 肤：此下原衍“皮”字，据《太平圣惠方》卷二十四《治风瘙痒诸方》删。

⑨ 闭毫毛：《太平圣惠方》卷二十四《治风瘙痒诸方》无此三字。

⑩ 阳气外虚：《圣济总录》卷十一《风痦㿔候》作“阳气外泄”，此上有“由腠理不密”句。

⑪ 与热气并：宋本作“共热气并”。

⑫ 輙：《太平圣惠方》卷二十四《治大风癞诸方》无此字。

⑬ 夫：《太平圣惠方》卷二十四《治大风癞诸方》作“大”字。

⑭ 顽痹：此上《太平圣惠方》卷二十四《治大风癞诸方》有“皮肤”二字，义长。

⑮ 或：原脱，据《外台秘要》卷三十《诸癞方》补。

身面肿，痛①彻骨髓。或顽如钱大②，状如蚝毒。或如梳，或如手，锥刺不痛。或青赤黄黑，犹如腐木之形。或痛无常处，流移非一。或如酸枣，或如悬铃。或似绳缚，拘急，难以俯仰，手足不能摇动，眼目流③肿，内外生疮④，小便赤黄，尿有余沥，面无颜色，恍惚多忘。其间变状多端。

毒虫若食人肝者，眉睫堕落。食人肺，鼻柱崩倒，或鼻生息肉⑤，孔气不通⑥。若食人脾，语声变散。若食人肾，耳鸣啾啾，或如雷鼓之音。若食人筋脉，肢节堕落。若食人皮肉，顽痹不觉痛痒，或如针锥所刺，名曰刺风。若虫乘风走于皮肉，犹若外有虫行。复有食人皮肉，彻外从头面即起为疱肉，如桃核、小枣。从头面起者，名曰顺风。病从两脚起者，名曰逆风。令人多疮，犹如癣疥，或如鱼鳞，或痒或痛，黄水流出。初起之时，或如榆荚，或如钱孔，或青或白，或黑或黄，变异⑦无定，或起或灭，此等皆病之兆状。

又云：风起之由，皆是冷热交通，流于五脏，彻入骨中，虚风因湿，和合虫生，便即作患。论其所犯，多因用力过度，饮食相违，行房太过，毛孔既开，冷热风入五脏，积于寒热，寒热之风，交过通彻，流行诸脉，急者即患，缓者稍远。所食秽杂肉，虫生日久，冷热至甚，暴虫遂多，食人五脏骨髓，及于皮肉筋节，久久皆令坏散，名曰癞风。若其欲治，先与雷丸等散，服之出虫。见其虫形，青赤黑黄白等诸色之虫，与药治者，无有不瘥。

然癞名不一。木癞者，初得先当落眉睫，面目痒，如复生疮，三年成大患。急治之愈，不治患成。火癞者⑧，如火烧疮，或断人肢节，七年落眉睫。急治可愈，八年成疾难治。金癞者，是天所为也，负功德祟⑨，初得眉落，三年食鼻⑩，

鼻⑪柱崩倒，叵治，良医能愈。土癞者，身体块磊⑫，如鸡子、弹丸许⑬。此病宜急治之，六年便成大患，十五年不可治。水癞者，先得水病，因即⑭留停，风触发动，落人眉须。不急治之，经年病成。蟋蟀癞者，虫如蟋蟀，在人⑮身体内，百节头皆欲⑯血出。三年叵治。面癞者⑰，

---

① 痛：宋本作"方"。

② 顽如钱大：此下《太平圣惠方》卷二十四《治大风癞诸方》有"或如羊掌，渐渐引阔"两句。

③ 流：《圣济总录》卷十八《大风癞病》作"浮"，义长。

④ 内外生疮：《圣济总录》卷十八《大风癞病》无此四字。

⑤ 肉：此下《外台秘要》卷三十《诸癞方》有"塞"字。

⑥ 不通：《外台秘要》卷三十《诸癞方》作"不得通"。

⑦ 变异：《外台秘要》卷三十《诸癞方》作"变易"。

⑧ 火癞者：此下《外台秘要》卷三十《诸癞方》、《太平圣惠方》卷二十四《治大风癞诸方》有"生疮"二字，《千金翼方》卷二十一《耆婆治恶病》有"先于身体生疮"六字。

⑨ 祟：原作"崇"，形误，据宋本、周本改。

⑩ 三年食鼻：《太平圣惠方》卷二十四《治大风癞诸方》作"经久则虫食于肺"；《外台秘要》卷三十《诸癞方》"三"作"二"。

⑪ 鼻：原脱，据《千金翼方》卷二十一《耆婆治恶病》、《外台秘要》卷三十《诸癞方》补。

⑫ 块磊：《千金翼方》卷二十一《耆婆治恶病》、《太平圣惠方》卷二十四《治大风癞诸方》作"痞瘰"。

⑬ 许：此下《太平圣惠方》卷二十四《治大风癞诸方》有"渐烂出于脓水"一句。

⑭ 因即：《太平圣惠方》卷二十四《治大风癞诸方》作"毒气"。

⑮ 人：原书版蚀脱落，据宋本、汪本、周本补。

⑯ 欲：《太平圣惠方》卷二十四《治大风癞诸方》作"有"。

⑰ 面癞：此下《千金翼方》卷二十一《耆婆治恶病》有"遍身有疮生虫"六字。

虫①如面，举体艾白，难治，熏药可愈，多年叵治。雨癞②者，斑驳或白或赤。眉须堕落，亦可治，多年难治。麻癞者③，状似癣瘑，身体狂痒。十年成大患，可急治之，愈。风癞者④，风从体入。或手足刺疮⑤，风冷痹痴。不治，二十年后，便成大患，宜急治之。蚼癞者，得之身体沉重，状似风癞⑥。积久成大患，速治之愈⑦。酒癞者，酒醉卧黍穰上，因汗体虚，风从外入，落人眉须，令人惶惧，小治大愈⑧。

养生禁忌云：醉酒露卧，不幸生癞。

又云：鱼无鳃不可食。食之，令人五月发癞。

二十九、乌癞候

凡癞病，皆是恶风及犯触忌害所得。初觉皮毛变异，或淫淫苦痒如虫行，或眼前见物如垂丝，言语无定，心常惊恐。皮肉中或如桃李子，隐轸赤黑，手足顽痹，针刺不痛⑨，脚下⑩不得踏地。凡食之时，开口⑪而鸣，语亦如是，身体疮痛⑫，两肘如绳缚，此名黑癞。

三十、白癞候

凡癞病，语声嘶破，目视不明，四肢顽痹，肢节火燃⑬，心里懊热⑭，手脚俱缓，背膂至急⑮，肉如遭劈⑯，身体手足隐轸起，往往正白在肉里⑰，鼻有息肉，目生白珠当瞳子，视无所见，此名白癞。

————

① 虫：此下《千金翼方》卷二十一《耆婆治恶病》有"形"字、《外台秘要》卷三十《诸癞方》有"出"字。

② 雨癞：《外台秘要》卷三十《诸癞方》作"白癞"。

③ 麻癞：《千金翼方》卷二十一《耆婆治恶病》、《外台秘要》卷三十《诸癞方》作"疥癞"，义长。

④ 风癞者：原脱，据《千金翼方》卷二十一《耆婆治恶病》、《外台秘要》卷三十《诸癞方》补。

⑤ 疮：《千金翼方》卷二十一《耆婆治恶病》作"痛"，义长。

⑥ 风癞：此下宋本、《外台秘要》卷三十《诸癞方》有"可治之"三字。

⑦ 愈：宋本、《外台秘要》卷三十《诸癞方》无此字。

⑧ 小治大愈：《千金翼方》卷二十一《耆婆治恶病》作"速治可差"。

⑨ 痛：此上《外台秘要》卷二十《乌癞方》有"觉"字。

⑩ 脚下：此下《太平圣惠方》卷二十四《治乌癞诸方》有"痛顽"二字。

⑪ 开口：此下《太平圣惠方》卷二十四《治乌癞诸方》有"取气"二字。

⑫ 疮痛：《太平圣惠方》卷二十四《治乌癞诸方》作"生疮痛痒而时如虫行"。

⑬ 肢节火燃：《太平圣惠方》卷二十四《治白癞诸方》作"身体大热"。又，此下《外台秘要》卷三十《白癞方》有注文"一作大热"。

⑭ 懊热：《太平圣惠方》卷二十四《治白癞诸方》作"懊憹"。

⑮ 至急：《太平圣惠方》卷二十四《治白癞诸方》、《圣济总录》卷十八《白癞》作"拘急"，义同。

⑯ 遭劈：《太平圣惠方》卷二十四《治白癞诸方》作"针刺"，《圣济总录》卷十八《白癞》作"刀劈"。

⑰ 肉里：《太平圣惠方》卷二十四《治白癞诸方》作"皮肉里"。

重刊巢氏诸病源候总论卷之三

虚劳病诸候上　凡三十九论

一、虚劳候

夫①虚劳者，五劳、六极、七伤是也。五劳者，一曰志劳，二曰思劳，三曰心劳，四曰忧劳，五曰瘦劳②。又，肺劳者，短气而面肿，鼻不闻香臭。肝劳者，面目干黑，口苦，精神不守，恐畏不能独卧，目视不明。心劳者，忽忽喜忘，大便苦难，或时鸭溏，口内生疮。脾劳者，舌本苦直，不得咽唾。肾劳者，背难以俯仰，小便不利，色赤黄而有余沥，茎内痛，阴湿，囊生疮，小腹满急。

六极者，一曰气极，令人内虚，五脏不足，邪气多，正气少，不欲言。二曰血极，令人无颜色，眉发堕落，忽忽喜忘。三曰筋极，令人数转筋，十指爪甲皆痛，苦倦不能久立。四曰骨极，令人酸削，齿苦痛，手足烦疼，不可以立，不欲行动。五曰肌极，令人羸瘦，无润泽，饮食不为肌肤。六曰精极，令人少气，嗡嗡然，内虚，五脏气不足，发毛落，悲伤喜忘。

七伤者，一曰阴寒，二曰阴萎，三曰里急，四曰精连连③，五曰精少，阴下湿，六曰精清，七曰小便苦数，临事不卒④。又，一曰大饱伤脾，脾伤，善噫，欲卧，面黄。二曰大怒气逆⑤伤肝，肝伤，少血目暗。三曰强力举重，久坐湿地伤肾，肾伤、少精，腰背痛，厥逆下冷。四曰形寒寒饮伤肺，肺伤，少气，咳嗽，鼻鸣。五曰忧愁思虑伤心，心伤，苦惊，喜忘善怒。六曰风雨寒暑伤形，形伤，发肤枯夭⑥。七曰大恐惧不节伤志，志伤，恍惚不乐。

男子平人，脉大为劳，极虚亦为劳。男子劳之为病，其脉浮大，手足烦，春夏剧，秋冬差。阴寒精自出，酸瘄⑦。寸口脉浮而迟，浮即为虚，迟即为劳，虚则卫气不足，劳⑧则荣气竭。脉直上者，迟⑨逆虚也。脉涩无阳，是肾气少。寸关涩，无血气，逆冷，是大虚。脉浮微缓，

---

① 夫：原作"大"，形误，据周本、《外台秘要》卷十七《五劳七伤六极方》改。

② 瘦劳：《千金要方》卷十九《补肾》作"疲劳"。"瘦劳"，疑为"痩劳"之形误。

③ 精连连：《普济方》卷二百二十七《虚劳门》作"精漏遗"。又，此下《千金翼方》卷十五《叙虚损论》有"而不绝"三字。

④ 卒："卒"，《外台秘要》卷十七《五劳七伤六极方》作"举"，《医心方》卷十三《治虚劳五劳七伤方》作"毕"，义均近似。

⑤ 逆：原作"道"，形误，据宋本、汪本、周本改。

⑥ 发肤枯夭：《外台秘要》卷十七《五劳七伤六极方》作"发落，肌肤枯夭"。

⑦ 酸瘄：《金匮要略·血痹虚劳病脉证并治》作"酸削不能行"。

⑧ 劳：原作"浮"，据《金匮要略·消渴小便不利淋病脉证并治》改。

⑨ 迟：《外台秘要》卷十七《五劳七伤六极方》无。义长。

皆为虚。缓而大者，劳也。脉微濡相搏，为五劳。微弱相搏，虚损，为七伤。

其汤熨针石，别有正方，补养宣导，今附于后。

养生方云[①]：唯欲嘿气养神，闭气使极，吐气使微。又不得多言语，大呼唤，令神劳损。亦云：不可泣泪，及多唾洟。此皆为损液漏津，使喉涩大渴。

又云：鸡鸣时，叩齿三十六通讫，舐唇漱口，舌聊上齿表，咽之三过。杀虫补虚劳，令人强壮。

养生方导引法云[②]：两手拓两颊，手不动，搂肘[③]使急，腰内亦然，住定。放两肘[④]头向外，肘髆腰[⑤]气散，尽势，大闷始起，来去七通。去肘臂劳。

又云：两手抱两乳，急努，前后振摇，极势二七。手不动，摇两肘头上下来去三七。去两肘内劳损，散心向下，众血脉遍身流布，无有壅滞。

又云：两足跟相对，坐上，两足指向外扒[⑥]。两膝头挂席，两向外扒使急，始长舒两手，两向取势，一一皆急三七。去五劳，腰脊膝疼，伤冷脾痹。

又云：跪一足，坐上，两手髀内卷足。努端向下，身外扒，一时取势，向心来去二七。左右亦然。去五劳、足臂疼闷，膝冷阴冷。

又云：坐抱两膝，下去三里二寸，急抱向身极势，足两向身，起，欲似胡床，住势，还坐。上下来去三七。去腰、足、臂内虚劳，膀胱冷。

又云：外转两脚，平踏而坐，意努动膝节，令骨中鼓，挽向外十度，非转也[⑦]。

又云：两足相踏，向阴端急蹙，将两手捧膝头，两向极势，捺[⑧]之二七，竟，身侧两向取势二七，前后努腰七。去心劳，痔病，膝冷。调和未损尽时，

须言语不瞋喜，偏跏，两手抱膝头，努膝向外，身手膝各两向[⑨]极势，挽之三七，左右亦然。头须左右仰扒。去背急臂劳。

又云：两足相踏，令足掌合也，蹙足极势。两手长舒，掌相向脑项之后，兼至髆，相挽向头髆，手向席，来去七。仰手七，合手七。始两手角上极势，腰正，足不动。去五劳七伤，脐下冷暖不和。数用之，常和调适。

又云：一足踏地，一足屈膝，两手抱犊鼻下，急挽向身极势。左右换易四七。去五劳，三里气不下。

又云：蛇行气，曲卧，以正身复起，踞。闭目随气所在，不息。少食裁通肠，服气为食，以舐为浆，春出冬藏，不财不养。以治五劳七伤。

又云：虾蟆行气。正坐[⑩]，动摇两臂[⑪]，不息十二通。以治五劳、七伤、水

---

①　养生方云：原作"养生方导引法云"，据文义改。

②　养生方导引法云：原作"又云"，据体例改。

③　搂肘：原作"楼肚肘"，"楼"，形误，据周本、《外台秘要》卷十七《五劳六极七伤方》改。"肚"，衍文，据本书卷三十《喉痹候》养生方导引法删。

④　肘：原作"肋"，形误，据《外台秘要》卷十七《五劳六极七伤方》改。

⑤　腰：原脱，据本书卷三十、《外台秘要》卷十七《五劳六极七伤方》补。

⑥　外扒：湖本作"下扒"。

⑦　非转也：本条导引法缺主治证，疑有误。《外台秘要》卷十七《五劳六极七伤方》则将本条与下条合二为一，"平踏"后紧接"向阴端急蹙"，无"而坐"至"两足相踏"等字样。

⑧　捺：本书卷三十四《诸痔候》养生方导引法作"捧"。

⑨　向：原脱，据文义补。

⑩　坐：原脱，据本书卷二十一《水肿候》养生方导引法补。

⑪　动摇两臂：《宁先生导引法》作"自动摇臂"，义同。

肿之病也。

又云：外转两足，十遍引，去心腹诸劳。内转两足①，十遍引，去心五息止②。去身一切诸劳疾疹。

二、虚劳羸瘦候

夫血气者，所以荣养其身也。虚劳之人，精髓萎竭，血气虚弱，不能充盛肌肤，此③故羸瘦也。

其汤熨针石，别有正方，补养宣导，今附于后。

养生方云：朝朝服玉泉④，使人丁壮，有颜色，去虫⑤而牢齿也。玉泉，口中唾也。朝未起，早漱口中唾，满口乃吞之⑥，辄琢齿二七过⑦。如此者三乃止，名曰练精。

又云：咽之三过乃止，补养虚劳，令人强壮。

三、虚劳不能食候

脾候身之肌肉，胃为水谷之海。虚劳则脏腑不和，脾胃气弱，故不能食也。

四、虚劳胃气虚弱不能消谷候

胃为府，主盛水谷，脾为脏，主消水谷。若脾胃温和，则能消化。今虚劳血气衰少，脾胃冷弱，故不消谷也。

五、虚劳三焦不调候

三焦者，谓上、中、下也。若上焦有热，则胸膈痞满，口苦咽干。有寒则吞酢而吐沫。中焦有热，则身重目黄。有寒则善胀而食不消。下焦有热，则大便难。有寒则小腹痛而小便数。三焦之气，主焦熟⑧水谷，分别清浊，若不调平，则生诸病。

六、虚劳寒冷候

虚劳之人，血气虚竭，阴阳不守，脏腑俱衰，故内生寒冷也。

其汤熨针石，别有正方，补养宣导，今附于后。

养生方导引法云：坐地交叉两脚，以两手从曲脚中入，低头，叉手项上。治久寒不能自温，耳不闻声。

七、虚劳痰饮候

劳伤之人，脾胃虚弱，不能克消水浆，故为痰饮⑨也。痰者，涎液结聚在于胸膈。饮者，水浆停积在膀胱也。

八、虚劳四肢逆冷候

经脉所行，皆起于手足。虚劳则血气衰损，不能温其四大⑩，故四肢逆冷也。

---

① 足：此下原衍"各"字，据《外台秘要》卷十七《五劳六极七伤方》删。

② 去心五息止：此句与上下文义不属，疑衍。

③ 此：《外台秘要》卷十七《虚劳羸瘦方》无此字，义长。

④ 玉泉：此下《千金要方》卷二十七《养性序》有"琢齿"二字。

⑤ 去虫：《千金要方》卷二十七《养性序》作"去三虫"。

⑥ 早漱口中唾，满口乃吞之：原作"早漱口吞之"，据本书卷二十九《齿虫候》养生方补全。"唾"，《千金要方》卷二十七《养性序》作"津"。

⑦ 过：《外台秘要》卷十七《虚劳羸瘦方》作"遍"，义同。

⑧ 焦熟：《难经·三十一难》作"腐熟"。

⑨ 饮：原脱，据本候标题及文义补。

⑩ 四大：汪本、周本作"四支"。

九、虚劳手足烦疼候

虚劳血气衰弱，阴阳不利①，邪气乘之，冷热交争，故以烦疼也。

十、虚劳积聚候

积聚者，腑脏之病也。积者，脏病也，阴气所生也。聚者，腑病也，阳气所成也。虚劳之人，阴阳伤损，血气凝涩②，不能宣通经络，故积聚于内也。

十一、虚劳癥瘕候

癥瘕病者，皆由久寒积冷，饮食不消所致也。结聚牢强，按之不能转动为癥。推之浮移③为瘕。虚劳之人，脾胃气弱，不能克消水谷，复为寒冷所乘，故结成此病也。

十二、虚劳上气候

肺主于气，气为阳，气有余则喘满逆上。虚劳之病，或阴阳俱伤，或血气偏损，今是阴不足，阳有余，故上气也。

十三、虚劳客热候

虚劳之人，血气微弱，阴阳俱虚，小劳则生热，热因劳而生，故以名客热也。

十四、虚劳少气候

虚劳伤于肺，故少气。肺主气，气为阳，此为阳气不足故也。

其汤熨针石，别有正方，补养宣导，今附于后。

养生方导引法云：人能终日不唾，恒含枣核而咽之，受气生津，此大要也④。

十五、虚劳热候

虚劳而热者，是阴气不足，阳气有余，故内外生于热，非邪气从外来乘也。

十六、虚劳无子候

丈夫无子者，其精清如水，冷如冰铁，皆为无子之候。又泄精精不射出，但聚于阴头，亦无子。无此之候，皆有子。交会当用阳时，阳时，从夜半至禺中是也。以此时有子，皆聪明长寿。勿用阴时，阴时，从午至亥。有子皆顽暗而短命，切宜审详之。凡妇人月候来时，候一日至三日，子门开，若交会则有子。过四日则闭，便无子也。

男子脉得微弱⑤而涩，为无子，精气清冷也。

十七、虚劳里急候

虚劳则肾气不足⑥，伤于冲脉。冲脉

---

① 利：正保本作"和"，义通。
② 凝涩：原作"涘涩"，据《太平圣惠方》卷二十八《治虚劳积聚诸方》改。
③ 浮移：《太平圣惠方》卷二十八《治虚劳癥瘕诸方》作"转移"。
④ 此大要也：本条养生导引法《养性延命录》作："人能终日不涕唾，随有漱漏咽之，若恒含枣核而咽之，令人受气生津，此大要也。"
⑤ 微弱：《金匮要略·血痹虚劳病脉证并治》作"浮弱"。
⑥ 虚劳则肾气不足：《太平圣惠方》卷二十七《治虚劳里急诸方》作"夫虚劳里急者，为肾气不足"。

为阴脉之海，起于关元，关元穴在脐下，随腹直上至咽喉。劳伤内损，故腹里拘急也。

上部之脉微细，而卧引里急①，心膈上有热者，口干渴。寸口脉阳弦下急，阴弦里急。弦为胃气虚，食难已饱②，饱则急痛不得息。寸微、关实、尺弦紧者，少腹腰背下苦拘急痛外③，如不喜寒，身愦愦也。

其汤熨针石，别有正方，补养宣导，今附于后。

养生方导引法④云：正偃卧，以口徐徐内气⑤，以鼻出之⑥。除里急。饱食后，小咽气数十，令温中⑦。寒者，干呕腹痛⑧，从口⑨内气七十所。大⑩填腹内，小咽气数十，两手相摩，令极热，以摩腹，令气下。

十八、虚劳伤筋骨候

肝主筋而藏血，肾主骨而生髓。虚劳损血耗髓，故伤筋骨也。

十九、虚劳筋挛候

肝藏血而候筋，虚劳损血，不能营养于筋，致使筋气极虚，又为寒邪所侵，故筋挛也。

二十、虚劳惊悸候

心藏神而主血脉。虚劳损伤血脉，致令心气不足，因为邪气所乘，则使惊而悸动不定。

二十一、虚劳风痿痹不随候

夫风寒湿三气合为痹。病在于阴，其人苦筋骨痿枯，身体疼痛，此为痿痹之病，皆愁思所致，忧虑所为。

诊其脉尺中虚小者，是胫寒痿痹也。

二十二、虚劳目暗候

肝候于目而藏血，血则荣养于目。腑脏劳伤，血气俱虚，五脏气不足，不能荣于目，故令目暗也。

二十三、虚劳耳聋候

肾候于耳。劳伤则肾气虚，风邪入于肾经，则令人耳聋而鸣；若膀胱有停水，浸渍于肾，则耳聋而气满。

二十四、虚劳不得眠候

夫邪气之客于人也，或令人目不得眠，何也？曰：五谷入于胃也，其糟粕、津液、宗气，分为三隧。故宗气积于胸中，出于喉咙，以贯心肺，而行呼吸焉。

---

① 里急：此下原重"里急"二字，属下句读，衍文，据《外台秘要》卷十七《虚劳里急方》、《太平圣惠方》卷二十七《治虚劳里急诸方》删。
② 已饱：《外台秘要》卷十七《虚劳里急方》"用饱"。义同。
③ 外：《太平圣惠方》卷二十七《治虚劳里急诸方》作"也"，义长。
④ 导引法：原无，据体例补。
⑤ 内气：《王子乔导引法》作"出气"。
⑥ 出之：《王子乔导引法》作"内之"。
⑦ 中：原脱：据本书卷十六《腹痛候》养生方导引法补。
⑧ 寒者，干呕腹痛：《王子乔导引法》作："若气寒者，使人干呕腹痛。"
⑨ 从口：《王子乔导引法》作"从鼻"。
⑩ 大：此上《王子乔导引法》有"咽即"二字。

荣气者，泌①其津液，注之于脉也，化为血，以荣四末，内注五脏六腑，以应刻数焉。卫气者，出其悍气之慓疾，而先行于四末、分肉、皮肤之间，而不休者②。昼行于阳，夜行于阴。其入于阴，常从足少阴之分肉③间，行于五脏六腑。今邪气客于脏腑，则卫气独营其外，行于阳，不得入于阴。行于阳，则阳气盛，阳气盛则阳跷满，不得入于阴，阴气虚，故目不得眠。

二十五、大病后不得眠候

大病之后，脏腑尚虚，荣卫未和，故生于冷热。阴气虚，卫气独行于阳，不入于阴，故不得眠。若心烦不得眠者，心热也。若但虚烦而不得眠者，胆冷也。

二十六、病后虚肿候

夫病后经络既虚，受于风湿，肤腠闭塞，荣卫不利，气不宣泄，故致虚肿。虚肿不已，津液涩，或变为微水也。

二十七、虚劳脉结候

脉动而暂止，因不能还而复动，是脉结也。虚劳血气衰少，脉虽乘气而动，血气虚，则不能连属，故脉为之结也。

二十八、虚劳汗候

诸阳主表，在于肤腠之间。若阳气偏虚，则津液发泄，故为汗。汗多则损于心，心液为汗故也。

诊其脉，寸口弱者，阳气虚，为多汗脉也。

二十九、虚劳盗汗候

盗汗者，因眠睡而身体流汗也，此由阳虚所致。久不已，令人羸瘠枯瘦，心气不足，亡津液故也。

诊其脉，男子平人脉虚弱细微，皆为盗汗脉也。

三十、诸大病后虚不足候

大病者，中风、伤寒、热劳④、温疟之类是也。此病之后，血气减耗，脏腑未和，使之虚乏不足。虚乏不足，则经络受邪，随其所犯，变成诸病。

三十一、大病后虚汗候

大病之后，复为风邪所乘，则阳气发泄，故令虚汗。汗多亡阳，则津液竭，令人枯瘦也。

三十二、风虚汗出候

夫人䐃肉⑤不牢，而无分理，理粗而皮不致者，腠理疏也。此则易生于风，风入于阳，阳虚则汗出也。

若少气口干而渴，近衣则身热如火，

---

① 泌：原作"秘"，形误，据周本、《外台秘要》卷十七《虚劳虚烦不得眠方》改。

② 者：《太素》卷十二《营卫气行》作"者也"，《外台秘要》卷十七《虚劳虚烦不得眠方》作"息也"。

③ 肉：《太素》卷十二《营卫气行》、《针灸甲乙经》卷十二《目不得眠不得视及多卧卧不安不得偃卧肉苛诸息有音及喘》无此字。

④ 热劳：《太平圣惠方》卷二十七《治虚劳不足诸方》作"热病劳损"，义长。

⑤ 䐃肉：原作"腘肉"，锓梓之误，据宋本改。

临食则流汗如雨，骨节懈惰，不欲自营[1]，此为漏风，由醉酒当风所致也。

三十三、虚劳心腹痞满候

虚劳损伤，血气皆虚，复为寒邪所乘，腑脏之气不宣发于外，停积在里，故令心腹痞满也。

三十四、虚劳心腹痛候

虚劳者，脏气不足，复为风邪所乘，邪正相干，冷热击搏，故心腹俱痛。

三十五、虚劳呕逆候

劳伤之人，五脏不安，六腑不调。胃为水谷之海，今既虚弱，为寒冷所侵，不胜于水谷，故气逆而呕也。

三十六、虚劳咳嗽候

虚劳而咳嗽者，脏腑气衰，邪伤于肺故也。久不已，令人胸背微痛，或惊悸烦满，或喘息上气，或咳逆唾血，此皆脏腑之咳[2]也。然肺主于气，气之所行，通荣脏腑，故咳嗽俱入肺也。

三十七、虚劳体痛候

劳伤之人，阴阳俱虚，经络脉[3]涩，血气不利。若遇风邪与正风相搏，逢寒则身体痛，值热则皮肤痒。

诊其脉，紧濡相搏，主体节痛[4]。

其汤熨针石，别有正方，补养宣导，今附于后。

养生方导引法云[5]：双手舒指向上，手掌从面向南，四方回之，屈肘上下尽势四七，始放手向下垂之，向后双振，轻散气二七，上下动两髀二七。去身内、臂、肋疼闷。渐用之，则永除。

又云：大蹲坐，以两手捉足五指，自极，低头不息九通。治颈、脊、腰、脚痛，劳疾。

又云：偃卧，展两足指右向，直两手身旁，鼻内气七息。除骨痛。

又云：端坐，伸腰，举右手，仰其掌，却左臂，覆左手[6]，以鼻内气，自极七息，息间，稍顿左手。除两臂、背痛。

又云：胡跪，身向下，头去地五寸，始举头，面向上，将两手一时抽出，先左手向身前[7]长舒，一手向身后长舒[8]，前后极势二七。左右亦然。去臂、骨、脊、筋阴阳不和，疼闷疹痛。

又云：坐一足上，一足横铺安膝下押之。一手捺上膝向下，急。一手反向取势长舒，头仰向前，共两手一时取势，捺摇二七。左右迭互亦然。去髀、胸、项、腋脉血迟涩，挛痛闷疼。双足互跪安稳，始抽一足向前，极势，头面过前两足指，上下来去三七，左右换足亦然。

---

① 营：《千金要方》卷八《论杂风状》作"劳"。

② 脏腑之咳：《太平圣惠方》卷二十七《治虚劳咳嗽诸方》作"脏腑之相克"。

③ 脉：《太平圣惠方》卷二十九《治虚劳身体疼痛诸方》作"凝"，义长。

④ 紧濡相搏，主体节痛：《太平圣惠方》卷二十九《治虚劳身体疼痛诸方》作"紧者，则肢体疼痛也"。

⑤ 云：原作"去"，形误，据宋本、汪本、周本改。

⑥ 左手：原作"右手"，与上文"举右手，仰其掌"的动作矛盾，据本书卷十三《结气候》养生方导引法第一条改。

⑦ 身前：原作"身用"，据下文"前后极势"之义改。

⑧ 一手向身后长舒：原作"一手向后身用长舒"，文理难通，据据下文"前后极势"之义改。

去臂、腰、背、髀、膝内疼闷不和，五脏六腑、气津调适。一足屈如向前，使膀胱着膝上，一足舒向后，尽势，足指急努，两手向后，形状欲似飞仙虚空，头昂，一时取势二七，足左右换易一过①。去遍身不和。

又云：长舒两足，足指努向上。两手长舒，手掌相向，手指直舒，仰头努脊，一时极势，满三通。动足相去一尺，手不移处，手掌向外七通。须臾②，动足二尺，手向下拓席，极势三通。去遍身内筋节劳虚③，骨髓疼闷。长舒两手④，向身角⑤上，两手捉两足指急搦心⑥，不用力，心气并在足下，手足一时努纵，极势三七。去端、臂、腰疼，解溪蹙气，日日渐损。

三十八、虚劳寒热候

劳伤则血气虚，使阴阳不和，互有胜弱故也。阳胜则热，阴胜则寒，阴阳相乘，故发寒热。

三十九、虚劳口干燥候

此由劳损血气，阴阳断隔，冷热不通，上焦生热，令口干燥也。

其汤熨针石，别有正方，补养宣导，今附于后。

养生方导引法云：东向坐，仰头不息五通，以舌撩口中⑦，漱满二七，咽。愈口干⑧。若引肾水，发醴泉，来至咽喉。醴泉甘美，能除口苦，恒香洁，食甘味和正。久行不已，味如甘露，无有饥渴。

又云：东向坐，仰头不息五通，以舌撩口，漱满二七，咽。治口苦干燥。

---

① 一过：原作"一寸"，误，据文义改。

② 须臾：本书卷五《腰痛候》养生方导引法作"更"。

③ 筋节劳虚：本书卷五《腰痛候》作"筋脉虚劳"，义长。

④ 手：本书卷五作"足"。

⑤ 角：原作"用"，形误，据本书卷五《腰痛候》改。

⑥ 两手捉两足指急搦心：原作"两手足足指急搦心"，据本书卷五《腰痛候》改。

⑦ 中：此下《宁先生导引养生法》有"沫"字，义长。

⑧ 干：此下《宁先生导引养生法》有"苦"，义长。

重刊巢氏诸病源候总论卷之四

虚劳病诸候下　凡三十六论

一、骨蒸虚劳候

夫蒸病有五，一曰骨蒸，其根在肾。旦起体凉，日晚即热，烦躁，寝不能安①，食②无味，小便赤黄，忽忽烦乱，细喘③无力，腰疼④，两足逆冷，手心常热。蒸盛伤内，则变为疳⑤，食人五脏。二曰脉蒸，其根在心，日增烦闷，掷手出足，翕翕思水，口唾⑥白沫，睡即浪言，或惊恐不定，脉数⑦。若蒸盛之时，或变为疳，脐下闷⑧，或暴利不止。三曰皮蒸，其根在肺。必大喘鼻干，口中无水，舌上白，小便赤如血。蒸盛之时，胸满，或自称得注热，两胁下胀，大嗽，彻背连胛疼，眠寐不安。或蒸毒伤脏，口内唾血。四曰肉蒸，其根在脾。体热如火，烦躁无汗，心腹鼓胀，食即欲呕，小便如血，大便秘涩。蒸盛之时，身肿目赤，寝卧不安。五曰内蒸，亦名血蒸。所以名内蒸者，必外寒而内热，把手附骨，而内热甚⑨，其根在五脏六腑。其人必因患后⑩得之，骨肉自消，饭食⑪无味，或皮燥而无光泽⑫。蒸盛之时，四肢渐细⑬，足跌肿起。

又有二十三蒸。一胞蒸，小便黄赤。二玉房⑭蒸，男则遗沥漏精，女则月候不调。三脑蒸，头眩闷热。四髓蒸，髓沸

热⑮。五骨蒸，齿黑。六筋蒸，甲焦。七

----

① 寝不能安：《太平圣惠方》卷三十一《治骨蒸劳诸方》作"四肢不安"。
② 食：此下《外台秘要》卷十三《虚劳骨蒸方》有"都"字，《太平圣惠方》卷三十一《治骨蒸劳诸方》作"饮食"二字。
③ 细喘：《太平圣惠方》卷三十一《治骨蒸劳诸方》作"喘促"。
④ 腰疼：《太平圣惠方》卷三十一《治骨蒸劳诸方》作"腰背多疼"。
⑤ 蒸盛伤内则变为疳："伤内"前原有"过"字，文理有碍，据《外台秘要》卷十三《虚劳骨蒸方》删。《太平圣惠方》卷三十一《治骨蒸劳诸方》全句作"蒸盛过伤，则内变为疳"。
⑥ 口唾：《太平圣惠方》卷三十一《治骨蒸劳诸方》作"多唾"。
⑦ 脉数：《太平圣惠方》卷三十一《治骨蒸劳诸方》作"其脉浮数"。
⑧ 闷：《太平圣惠方》卷三十一《治骨蒸劳诸方》作"胀痛"。
⑨ 把手附骨而内热甚：《外台秘要》卷十三《虚劳骨蒸方》作"把手附骨而热，是"，《太平圣惠方》卷三十一《治骨蒸劳诸方》作"把手附骨，而内热者"。
⑩ 患后：《太平圣惠方》卷三十一《治骨蒸劳诸方》作"热病后"。
⑪ 饭食：周本、《外台秘要》卷十三《虚劳骨蒸方》、《太平圣惠方》卷三十一《治骨蒸劳诸方》均作"饮食"。
⑫ 泽：原脱，据《医心方》卷十三《治骨蒸病方》补。
⑬ 渐细：《太平圣惠方》卷三十一《治骨蒸劳诸方》作"无力"。
⑭ 玉房：《太平圣惠方》卷三十一《治骨蒸劳诸方》无"玉"字。
⑮ 热：此下《太平圣惠方》卷三十一《治骨蒸劳诸方》有"心昏"二字。

血蒸，发焦①。八脉蒸，脉不调②。九肝蒸，眼黑。十心蒸，舌干③。十一脾蒸，唇焦④。十二肺蒸，鼻干。十三肾蒸，两耳焦。十四膀胱蒸，右耳偏焦。十五胆蒸，眼白失色⑤。十六胃蒸，舌下痛。十七小肠蒸，下唇焦⑥。十八大肠蒸，鼻右孔干痛。十九三焦蒸，亦杂病⑦乍寒乍热。二十肉蒸⑧，二十一肤蒸⑨，二十二皮蒸⑩，二十三气蒸，遍身热⑪。

凡诸蒸患，多因热病患愈后，食牛羊肉及肥腻，或酒或房，触犯而成此疾。久蒸不除，多变成疳，必须先防下部，不得轻妄治也⑫。

二、虚劳舌肿候

心候舌，养于血，劳伤血虚，为热气所乘。又，脾之大络，出于舌下。若心脾有热，故令舌肿。

三、虚劳手足皮剥候

此由五脏之气虚少故也。血行通荣五脏，五脏之气，润养肌肤。虚劳内伤，血气衰弱，不能外荣于皮，故皮剥也。

四、虚劳浮肿候

肾主水，脾主土。若脾虚则不能克制于水，肾虚则水气流溢，散于皮肤，故令身体浮肿。若气血俱涩，则多变为水病也。

五、虚劳烦闷候

此由阴阳俱虚，阴气偏少，阳气暴胜，则热乘于心，故烦闷也。

六、虚劳凝唾候

虚劳则津液减少，肾气不足故也。肾液为唾，上焦生热⑬，热冲咽喉，故唾凝结也。

七、虚劳呕逆唾血候

夫虚劳多伤于肾。肾主唾，肝藏血，胃为水谷之海。胃气逆则呕，肾肝伤损，故因呕逆唾血也。

八、虚劳呕血候

此内伤损于脏也。肝藏血，肺主气。劳伤于血气，气逆则呕，肝伤则血随呕

---

① 焦：此下《太平圣惠方》卷三十一《治骨蒸劳诸方》有"落"字。

② 调：此下《外台秘要》卷十三《虚劳骨蒸方》有"或急或缓"四字。

③ 舌干：原作"唇焦"，与下文"唇焦"互错，据《外台秘要》卷十三《虚劳骨蒸方》改。

④ 唇焦：原作"舌干"，与上文"舌干"互错，据《外台秘要》卷十三《虚劳骨蒸方》改。

⑤ 色：此下《太平圣惠方》卷三十一《治骨蒸劳诸方》有"无故常惊"四字。

⑥ 下唇焦：《太平圣惠方》卷三十一《治骨蒸劳诸方》作"下焦热，尿即痛"，义长。

⑦ 亦杂病：《太平圣惠方》卷三十一《治骨蒸劳诸方》作"生病"。

⑧ 蒸：此下《太平圣惠方》卷三十一《治骨蒸劳诸方》有"肌肉消瘦"四字。

⑨ 肤蒸：《太平圣惠方》卷三十一《治骨蒸劳诸方》作"气蒸，即喘息急"。

⑩ 皮蒸：此下《太平圣惠方》卷三十一《治骨蒸劳诸方》有"即筋皮挛缩"五字。

⑪ 热：《外台秘要》卷十三《虚劳骨蒸方》作"气热"。

⑫ 多变成疳……轻妄治也：《太平圣惠方》卷三十一《治骨蒸劳诸方》作"多致危笃，必须早疗也"。

⑬ 上焦生热：《太平圣惠方》卷二十九《治劳虚唾稠黏诸方》作"上焦若虚，虚则生热"。

出也。损轻则唾血，伤重则吐血。

九、虚劳鼻衄候

肺主气而开窍于鼻，肝藏血。血之与气，相随而行，俱荣于脏腑。今劳伤之人，血虚气逆，故衄。衄者，鼻出血也。

十、虚劳吐下血候

劳伤于脏腑，内崩之病也。血与气相随而行，外养肌肉，内荣脏腑。脏腑伤损，血则妄行。若胸膈气逆，则吐血也。流于肠胃，肠虚则下血也。若肠虚而气复逆者，则吐血、下血。素虚者，则汗血。皆由伤损极虚所致也。

十一、虚劳吐利候

夫大肠虚则泄利，胃气逆则呕吐。虚劳又肠虚胃逆者，故吐利。

十二、虚劳兼痢候

脏腑虚损，伤于风冷故也。胃为水谷之海，胃冷肠虚则痢也。

十三、虚劳秘涩候

此由肠胃间有风热故也。凡肠胃虚，伤风冷则泄利，若实，有风热，则秘涩也。

十四、虚劳小便利候

此由下焦虚冷故也。肾主水，与膀胱为表里，膀胱主藏津液。肾气衰弱，不能制于津液，胞内虚冷，水下不禁，故小便①利也。

十五、虚劳小便难候

膀胱，津液之腑。肾主水。二经共为表里。水行于小肠，入于胞而为溲便，今胞内有客热，热则水液涩，故小便难。

十六、虚劳小便余沥候

肾主水。劳伤之人，肾气虚弱，不能藏水，胞内虚冷，故小便后水液不止而有余沥。

尺脉缓细者，小便余沥也。

十七、虚劳小便白浊候

劳伤于肾，肾气虚冷故也。肾主水而开②窍在阴，阴为溲便之道。胞冷肾损，故小便白而浊也③。

十八、虚劳少精候

肾主骨髓，而藏于精。虚劳肾气虚弱，故精液少也。

诊其脉，左手尺中阴绝者，无肾脉也。苦足下热④，两髀里急⑤，主精气竭少，为劳伤所致也。

---

① 小便：原脱，据《外台秘要》卷十七《虚劳小便利方》补。

② 开：《外台秘要》卷十一《虚劳小便白浊如脂方》作"关"，亦通。

③ 浊也：《外台秘要》卷十一《虚劳小便白浊如脂方》作"如脂，或如麸片也"。

④ 下热：原脱，据《脉经》卷二《平三关阴阳二十四气脉》补。

⑤ 两髀里急：《太平圣惠方》卷三十《治虚劳少精诸方》作"体里拘急"。

十九、虚劳尿精候

虚劳尿精者①，肾气衰弱故也。肾藏精，其气通于阴。劳伤肾虚，不能藏于精，故因小便而精液出也。

二十、虚劳溢精、见闻精出候

肾气虚弱，故精溢也。见闻感触，则动肾气，肾藏精，今②虚弱不能制于精，故因见闻而精溢出也。

二十一、虚劳失精候

肾气虚损，不能藏精，故精漏失。其病小腹弦急，阴头寒，目眶痛③，发落。
诊④其脉，数而散者，失精脉也。凡脉芤动微紧，男子失精也。

二十二、虚劳梦泄精候

肾虚为邪所乘，邪客于阴，则梦交接。肾藏精，今肾虚不能制精，因梦感动而泄也。

二十三、虚劳喜梦候

夫虚劳之人，血气衰损，脏腑虚弱，易伤于邪。邪从外集内⑤，未有定舍，反⑥淫于脏，不得定处，与荣卫俱行，而与魂魄飞扬，使人卧不得安，喜梦。气⑦淫于腑，则有余于外⑧，不足于内。气淫于脏，则有余于内⑨，不足于外。

若阴气盛，则梦涉大水而恐惧。阳气盛，则梦大火燔焫⑩。阴阳俱盛，则梦相杀⑪。上盛则梦飞，下盛则梦坠⑫。甚饱则梦行⑬，甚饥则梦卧⑭。肝气盛则梦怒，肺气盛则梦恐惧哭泣飞扬⑮，心气盛则梦喜笑恐畏⑯，脾气盛则梦歌乐，体重身不举⑰，肾气盛则梦腰脊两解不属。凡

---

① 虚劳尿精者：原脱，据《外台秘要》卷十六《虚劳尿精方》补。

② 今：原作"令"，形误，据汪本、周本改。

③ 目眶痛：《金匮要略·血痹虚劳病脉证并治》作"目眩"。

④ 诊：原作"令"，据《外台秘要》卷十六《虚劳失精方》改。汪本作"今"。

⑤ 邪从外集内：此上《灵枢·淫邪发梦》《针灸甲乙经》卷六《正邪袭内生梦大论》有"正"字；"集"，《灵枢·淫邪发梦》《针灸甲乙经》卷六《正邪袭内生梦大论》作"袭"。

⑥ 反：原无，据《灵枢·淫邪发梦》《针灸甲乙经》卷六《正邪袭内生梦大论》补。

⑦ 气淫于腑：此上《灵枢·淫邪发梦》《针灸甲乙经》卷六《正邪袭内生梦大论》有"凡"字。

⑧ 则有余于外：《针灸甲乙经》卷六《正邪袭内生梦大论》作"则梦有余于外"。

⑨ 则有余于内：《针灸甲乙经》卷六《正邪袭内生梦大论》作"则梦有余于内"。

⑩ 燔焫：《素问·脉要精微论》作"燔灼"。《灵枢·淫邪发梦》《针灸甲乙经》卷六《正邪袭内生梦大论》作"燔炳"。义均同。

⑪ 相杀：此下《素问·脉要精微论》《针灸甲乙经》卷六《正邪袭内生梦大论》有"毁伤"二字。

⑫ 坠：《素问·脉要精微论》《灵枢·淫邪发梦》《针灸甲乙经》卷六《正邪袭内生梦大论》均作"堕"，义通。

⑬ 行：《素问·脉要精微论》《灵枢·淫邪发梦》《针灸甲乙经》卷六《正邪袭内生梦大论》均作"予"，义长。

⑭ 卧：《素问·脉要精微论》《灵枢·淫邪发梦》《针灸甲乙经》卷六《正邪袭内生梦大论》均作"取"，义长。

⑮ 恐惧哭泣飞扬：《素问·脉要精微论》作"哭"，《脉经》卷六《肺手太阴经病证》无"飞扬"二字，《针灸甲乙经》卷六《正邪袭内生梦大论》作"哭泣恐惧飞扬"，《太素》卷十四《四时脉诊》作"哀"。

⑯ 恐畏：《针灸甲乙经》卷六《正邪袭内生梦大论》作"及恐怖"。

⑰ 体重身不举：《灵枢·淫邪发梦》作"身体重不举"，《针灸甲乙经》卷六《正邪袭内生梦大论》作"体重手足不举"。

此十二盛者，至而泻之立已。

厥气客于心，则梦见山岳燍火①。客于肺，则梦飞扬，见金铁之器奇物②。客于肝，则梦见山林树木。客于脾，则梦见丘陵大泽，坏屋风雨。客于肾，则梦见临深③，没于④水中。客于膀胱，则梦游行。客于胃，则梦饮食。客于大肠，则梦田野。客于小肠，则梦游聚邑街衢。客于胆，则梦斗讼自割。客于阴⑤，则梦接内。客于项，则梦多⑥斩首。客于胫，则梦行走而不能前⑦，又居深地中⑧。客于股肱⑨，则梦礼节拜起⑩。客于胞䐗⑪，则梦溲便⑫。凡此十五不足者，至⑬而补之立已。寻其兹梦，以设法治，则病无所逃矣。

二十四、虚劳尿血候

劳伤⑭而生客热，血渗于胞故也。血得温而妄行，故因热流散，渗于胞而尿血也。

二十五、虚劳精血出候

此劳伤肾气故也。肾藏精，精者血之所成也。虚劳则生七伤六极，气血俱损，肾家偏虚，不能藏精，故精血俱出也。

二十六、虚劳膝冷候

肾弱髓虚，为风冷所搏故也。肾居下焦，主腰脚，其气荣润骨髓，今肾虚受风寒，故令膝冷也。久不已，则脚酸痛屈弱。

其汤熨针石，别有正方，补养宣导，今附于后。

养生方导引法云：两手反向拓席，一足跪，坐上，一足屈如，仰面，看气

道众处散适，极势振之四七。左右亦然。始两足向前双踏，极势二七。去胸腹病，膝冷脐闷。

又云：互跪，调和心气，向下至足，意想气索索然，流布得所，始渐渐平身⑮，舒手傍肋，如似手掌内气出气不止⑯，面觉急闷，即起背⑰至地，来去二

---

① 山岳燍火：《灵枢·淫邪发梦》《针灸甲乙经》卷六《正邪袭内生梦大论》作"丘山烟火"。"燍火"，迸飞之火焰。

② 金铁之器奇物：《灵枢·淫邪发梦》无"器"字，《针灸甲乙经》卷六《正邪袭内生梦大论》作"金铁之器及奇物"。

③ 临深：《灵枢·淫邪发梦》《针灸甲乙经》卷六《正邪袭内生梦大论》、《脉经》卷六《肺手太阴经病证》作"临渊"，义同。意谓身临深渊。

④ 于：《灵枢·淫邪发梦》《针灸甲乙经》卷六《正邪袭内生梦大论》作"居"。

⑤ 阴：此下《灵枢·淫邪发梦》《针灸甲乙经》卷六《正邪袭内生梦大论》有"器"字。

⑥ 多：《灵枢·淫邪发梦》《针灸甲乙经》卷六《正邪袭内生梦大论》无此字。

⑦ 前：此下《千金要方》卷一《序例》有"进"字。

⑧ 又居深地中：《灵枢·淫邪发梦》《针灸甲乙经》卷六《正邪袭内生梦大论》作"及居深地窌苑中"。

⑨ 肱：原脱，据《灵枢·淫邪发梦》《针灸甲乙经》卷六《正邪袭内生梦大论》补。

⑩ 起：《针灸甲乙经》卷六《正邪袭内生梦大论》、《千金要方》卷一《序例》作"跪"。

⑪ 䐗：原脱，据《灵枢·淫邪发梦》《针灸甲乙经》卷六《正邪袭内生梦大论》、《千金要方》卷一《序例》补。

⑫ 便：此下《针灸甲乙经》卷六《正邪袭内生梦大论》有"利"字。

⑬ 至：原脱，据《灵枢·淫邪发梦》《针灸甲乙经》卷六《正邪袭内生梦大论》、《千金要方》卷一《序例》补。

⑭ 劳伤：《太平圣惠方》卷二十九《治虚劳小便出血诸方》作"夫虚劳之人，阴阳不和"。

⑮ 身：原误作"手"，据本书卷十五《膀胱病候》养生方导引法改。

⑯ 止：原作"上"，形误，据本书卷十五《膀胱病候》改。

⑰ 背：周本作"脊"。

七[1]。微减去膝头冷，膀胱宿病，腰脊[2]强，脐下冷闷。

又云：舒两足坐，散气向涌泉，可三通。气彻到[3]，始收右足屈卷，将两手急捉脚涌泉，挽，足踏手挽，一时取势，手足用力，送气向下，三七，不失气之行度[4]。数寻[5]，去肾内冷气，膝冷脚疼。

又云：跪一足，坐上，两手髀内卷足，努踹向下，身外扒，一时取势，向心来去二七。左右亦然。去痔、五劳，足臂疼闷，膝冷阴冷。

又云：卧展两胫，足十指相柱，伸两手身旁，鼻内气七息。除两胫冷，腿骨中痛。

又云：偃卧，展两胫两手，足外踹，指相向[6]，以[7]鼻内气，自极七息。除两膝寒，胫骨疼，转筋。

又云：两足指向下柱席，两涌泉相拓，坐两足跟头，两膝头外扒，手身前向下，尽势，七通。去劳损阴疼，膝冷，脾瘦，肾干。

又云：两手抱两膝，极势，来去摇之七七，仰头向后。去膝冷。

又云：偃卧，展两胫，两足指左向，直两手身旁，鼻内气七息。除死肌及胫寒。

又云：立，两手捆腰遍，使身正，放纵，气下使得所，前后振摇七七，足并头两向，振摇二七，头上下摇之七，缩咽举两髀，仰柔脊，冷气散，令脏腑气向涌泉通彻。

又云：互跪，两手向后，手[8]掌合地，出气向下。始，渐渐向下，觉腰脊大闷，还上，来去二七。身正，左右散气，转腰三七。去脐下冷闷，膝头冷，解溪内病[9]。

二十七、虚劳阴冷候

阴阳俱虚弱故也。肾主精髓，开窍于阴。今阴虚阳弱，血气不能相荣，故使阴冷也。久不已，则阴萎弱。

二十八、虚劳髀枢痛候

劳伤血气，肤腠虚疏，而受风冷故也。肾主腰脚，肾虚弱，则为风邪所乘，风冷客于髀枢之间，故痛也。

二十九、虚劳偏枯候

夫劳损之人，体虚易伤风邪。风邪乘虚，客于半身，留在肌肤，未即发作。因饮水，水未消散，即劳于肾，风水相搏，乘虚偏发，风邪留止，血气不行，故半身手足枯细，为偏枯也。

三十、虚劳阴萎候

肾开窍于阴，若劳伤于肾，肾虚不

---

① 二七：周本作"三七"。

② 脊：此上原衍"内"字，据本书卷十五《膀胱病候》删。

③ 到：原作"倒"，形误，据周本、《外台秘要》卷十八《脚气论》改。

④ 不失气之行度：原作"不失气"，文义不尽，据本书卷二《风邪候》、卷十六《腹胀候》养生方导引法补足句。

⑤ 数寻：本书卷十三《脚气候》养生方导引法作"数行"，义同。

⑥ 足外踹，指相向：原作"外踹者相向"，据本书卷一《风不仁候》养生方导引法改。

⑦ 以：原作"亦"，据本书卷一改。

⑧ 手：原脱，据本书卷十二《冷热候》养生方导引法补。

⑨ 病：本书卷十二《冷热候》作"疼痛"，义长。

能荣于阴器，故萎弱也。

诊其脉，瞥瞥①如羹上肥，阳气微。连连②如蜘蛛丝，阴气衰。阴阳衰③微，而风邪入于肾经，故阴不起，或引小腹痛也。

其汤熨针石，别有正方，补养宣导，今附于后。

养生方云：水银不得近阴，令玉茎消缩。

三十一、虚劳阴痛候

肾气虚损，为风邪所侵，邪④气流入于肾经，与阴气相击，真邪交争，故令阴痛。但冷者唯痛，挟热则肿。

其汤熨针石，别有正方，补养宣导，今附于后。

养生方导引法云：两足指向下柱席，两涌泉相拓，坐两足跟头，两膝头外扒，手身前向下，尽势七通。去劳损，阴疼，膝冷。

三十二、虚劳阴肿候

此由风热客于肾经，肾经⑤流于阴器，肾虚不能宣散，故致肿也。

三十三、虚劳阴疝肿缩候

疝者，气痛也。众筋会于阴器。邪客于厥阴、少阴之经，与冷气相搏，则阴痛肿而挛缩。

三十四、虚劳阴下痒湿候

大虚劳损，肾气不足，故阴冷，汗液自泄⑥，风邪乘之，则瘙痒。

其汤熨针石，别有正方，补养宣导，今附于后。

养生方导引法云：偃⑦卧，令两手布膝头，取踵⑧置尻下，以口内气，腹胀自极⑨，以鼻出气，七息。除阴下湿，少腹里痛，膝冷不随。

三十五、虚劳阴疮候

肾荣于阴器⑩，肾气虚，不能制津液，则汗湿。虚则为风邪所乘，邪客腠理，而正气不泄，邪正相干，在于皮肤，故痒，搔之则生疮。

三十六、风虚劳候

风虚者，百痾之长。劳伤之人⑪，血气虚弱，其肤腠虚疏，风邪易侵，或游易皮肤，或沉滞脏腑，随其所感，而众病生焉。

其汤熨针石，别有正方，补养宣导，今附于后。

———————

① 瞥瞥：《脉经》卷四《辨三部九候脉证》作"潎潎"。

② 连连：《伤寒论·辨脉法》作"萦萦"。

③ 阴阳衰：原脱，文意不顺，据周本、《外台秘要》卷十七《虚劳阴萎方》补。

④ 邪：原脱，据《外台秘要》卷二十六《阴痛方》补。

⑤ 肾经：《医心方》卷七《治阴茎肿痛方》无此二字。

⑥ 故阴冷，汗液自泄：《外台秘要》卷二十六《阴下湿痒方》作"故阴汗阴冷，液自泄"，《太平圣惠方》卷三十《虚劳阴下湿痒生疮诸方》作"故阴汗自泄也"。

⑦ 偃：原脱，据本书卷十四《诸淋候》《气淋候》养生方导引法补足。

⑧ 取踵：本书卷十四《诸淋候》作"邪踵"。

⑨ 腹胀自极：本书卷十四《诸淋候》作"振腹"。

⑩ 器：宋本、《外台秘要》卷二十六《阴疮方》无。

⑪ 人：此下《太平圣惠方》卷二十七《治风劳诸方》有"表里多虚"四字。

养生方导引法云：屈一足，指向地努之，使急，一手倒挽足解溪向心，极势，腰、足解溪、头如似骨解，气散，一手向后拓席，一时尽势三七，左右换手亦然，去手足腰髆风热急闷。

又云：抑①头却背，一时极势，手向下至膝头，直腰，面身正。还上，来②去三七。始正身，纵手向下，左右动腰二七，上下挽背脊七。渐去背脊、臂髆、腰冷不和。头向下努，手长舒向背上高举，手向上，共头，渐渐五寸，一时极势，手还收向心前、向背后，去来和谐，气共力调，不欲气强于力，不欲力强于气，二七。去胸背前后筋脉不和，气血不调。

又云：伸③左胫，屈右膝内压之，五息止。引肺气④，去风虚，令人目明。依经为之，引肺中气，去风虚病，令人目明，夜中见色，与昼无异。

---

① 抑：原作"仰"，据周本改。
② 来：字原脱，与功法不谐，据上下文例补。
③ 伸：《彭祖导引法》作"掩"。
④ 气：原脱，据《彭祖导引法》补。

重刊巢氏诸病源候总论卷之五

腰背病诸候　凡十论

一、腰痛候

肾主腰脚。肾经虚损，风冷乘之，故腰痛也。又，邪客于足太①阴之络，令人腰痛引少腹，不可以仰息。

诊其尺脉沉，主腰背痛。寸口脉弱，腰背痛。尺寸俱浮，直上②直下，此为督脉腰强痛③。

凡腰痛有五：一曰少阴，少阴肾④也。七⑤月万物阳气伤，是以腰痛。二曰风痹，风寒着腰，是以痛⑥。三曰肾虚，役用伤肾，是以痛。四曰臀腰，坠堕伤腰，是以痛。五曰寝卧湿地⑦，是以痛。

其汤熨针石，别有正方，补养宣导，今附于后。

养生方云：饭了勿即卧，久成气病，令腰疼痛。

又曰：大便勿强努，令人腰疼、目涩。

又云：笑多，即肾转腰疼⑧。

又云：人汗次，勿企床悬脚，久成血痹，两足重及腰痛。

养生方导引法云：一手向上极势，手掌四方转回，一手向下努之，合手掌努指，侧身欹形，转身向似看，手掌向上，心气向下，散适，知气下缘上，始极势。左右上下四七亦然。去髓井、肋、腰、脊疼闷。

又云：互⑨跪，长伸两手，拓席向前，待腰脊须转，遍身骨解气散，长引腰极势。然始却跪使⑩急，如似脊内冷气出许，令臂搏痛，痛欲似闷痛，还坐，来去二七。去五脏不和，背痛闷。

又云：凡人常觉⑪脊强，不问时节，缩咽髆⑫内，仰面努搏井向上也⑬。头左

---

① 太：原作"少"，据《素问·缪刺论》《针灸甲乙经》卷五《缪刺》、《太素》卷二十三《量缪刺》、《医心方》卷六《治卒腰痛方》改。

② 直上：原脱，据《脉经》卷二《平奇经八脉病》补。

③ 腰强痛：《脉经》卷二《平奇经八脉病》作"腰背强痛，不得俯仰"，义长。

④ 肾：《太素》卷八《经脉病解》作"申"，并有"太阳寅、少阳戌、阳明午、太阴子、厥阴辰"等对应时辰，故义长。

⑤ 七：原作"十"，据《太素》卷八《经脉病解》"七月万物阳气皆伤"、《外台秘要》卷十七《腰痛方》"七月万物阳气皆衰"文意改。

⑥ 痛：《外台秘要》卷十七《腰痛方》、《千金要方》卷十九《腰痛》、《医心方》卷六《治卒腰痛方》均作"腰痛"。以下三个"痛"字同。

⑦ 寝卧湿地：《千金要方》卷十九《腰痛》作"取寒眠地，地气所伤"。

⑧ 笑多，即肾转腰痛：《外台秘要》卷十七《腰痛方》作"笑过多，即肾转动，令人腰痛。"义长。

⑨ 互：原作"平"，形误，据功理改。

⑩ 使：原作"便"，形误，据功法改。

⑪ 常觉：原作"常须觉"，据本书卷一《风痹候》养生方导引法删"觉"字。

⑫ 髆：原作"转"，形误，据本书卷一《风痹候》、卷二《风头眩候》养生方导引法改。

⑬ 仰面努搏井：原作"似回搏内似面努搏井"，文句不通，据本书卷一《风痹候》、卷二《风头眩候》删改。

右两向①挪之，左右三七，一住，待血行气动定，然始更用，初缓后急，不得先急后缓②。若无病人，常欲得旦起、午时、日没三辰如用，辰别三七③。除寒热，脊、腰、颈痛。

又云：长④舒两足，足指努向⑤上，两手长舒，手掌相向，手指直舒，仰头努脊，一时极势，满三通。动足相去⑥一尺，手不移处，手掌向外七通。更动足二尺，手向下拓席，极势，三通。去遍身内筋脉虚劳，骨髓疼闷。长舒两足，向身角上⑦，两手捉两足指急搦，心不用力，心气并在足下，手足一时努纵，极势三七。去踹、臂、腰疼，解溪蹙⑧气，日日渐损。

又云：凡学将息人，先须正坐，并⑨膝头足。初坐，先足指指向对，足跟外扒，坐上少欲安稳，须两足跟向内相对，坐上，足指外扒⑩，觉闷痛，渐渐举身似款便，坐⑪足上。待共两⑫坐相似，不痛，始双竖足跟向⑬上，坐上⑭足指并反而向外。每坐常学，去膀胱内冷、面冷风、膝冷、足疼、上气、腰疼，尽自消适也。

二、腰痛不得俛仰候

肾主腰脚，而三阴三阳十二经八脉⑮，有贯肾络于腰脊者。劳损于肾，动伤经络，又为风冷所侵，血气击搏，故腰痛也。阳病者不能俛，阴病者不能仰，阴阳俱受邪气者，故令腰痛而不能俛仰。

其汤熨针石，别有正方，补养宣导，今附于后。

养生方导引法云⑯：伸两足，两手指⑰着足五指上。愈腰折不能低着，唾血、久疼愈。

又云：长伸两脚，以两手捉足⑱五指

七遍。愈折腰不能低仰也⑲。

三、风湿腰痛候

劳伤肾气，经络既虚，或因卧湿当风，而风湿乘虚搏于肾⑳经，与血气相击

----

① 两向：原作"两句"，形误，据宋本、汪本、周本改。

② 不得先急后缓：原脱，据本书卷一《风痹候》、卷二《风头眩候》补。

③ 三七：本书卷一《风痹候》、卷二《风头眩候》、卷三十《口舌疮候》作"二七"。

④ 长：原脱，据本书卷三《虚劳体痛候》养生方导引法补。

⑤ 向：原脱，据本书卷三《口舌疮候》、正保本补。

⑥ 去：原作"向"，据本书卷三《口舌疮候》改。

⑦ 长舒两足，向身角上："两足"，本书卷三《口舌疮候》作"两手"。"向"字原脱，据卷三《口舌疮候》补。

⑧ 蹙：原作"足"，据本书卷三《口舌疮候》改。

⑨ 并：原脱，据本书卷二《风冷候》、卷十三《上气候》养生方导引法补。

⑩ 外扒：原作"指"，据本书卷二《风冷候》、卷十三《上气候》改。

⑪ 坐：原作"两"，据本书卷二《风冷候》、卷十三《上气候》改。

⑫ 两：原脱，据本书卷二《风冷候》、卷十三《上气候》补。

⑬ 向：原作"而"，据本书卷二《风冷候》、卷十三《上气候》改。

⑭ 坐上：原脱，据本书卷二《风冷候》、卷十三《上气候》补。

⑮ 八脉：此上《太平圣惠方》卷四十四《腰痛强直不能俯仰诸方》有"奇经"二字，义长。

⑯ 养生方导引法云：原作"又云"，据体例改。

⑰ 指：原脱，据本书卷二十七《唾血候》养生方导引法补。

⑱ 足：原脱，语义不明，据前条导引法补。

⑲ 也：此下本书卷二十七《唾血候》养生方导引法有"若唾血、久疼、血病，久行身则可卷转也"两句。

⑳ 肾：此下原衍一"肾"字，据下文久腰痛文例、《太平圣惠方》卷四十四《风湿腰痛诸方》删。

而腰痛，故云风湿腰痛。

四、卒腰痛候

夫劳伤之人，肾气虚损。而肾主腰脚，其经贯肾络脊，风邪乘虚，卒入肾经，故卒然而患腰痛。

五、久腰痛候

夫腰痛，皆由伤肾气所为。肾虚受于风邪，风邪停积①于肾经，与血气相击，久而不散，故久腰痛。

六、肾着腰痛候

肾主腰脚。肾经虚则受风冷，内有积水，风水相搏，浸积②于肾，肾气内着，不能宣通，故令腰痛。其病状，身重腰冷，腹重③如带五千钱，如坐于水④，形状如水⑤，不渴，小便自利，饮食如故。久久变为水病，肾湿故也。

七、臂腰候

臂腰者，谓卒然伤损于腰而致痛也。此由损血，搏于腰⑥脊所为，久不已，令人气息乏少，面无颜色，损肾故也。

八、腰脚疼痛候

肾气不足，受风邪之所为也。劳伤则肾虚，虚则受于风冷，风冷与真气交争，故腰脚疼痛。

九、背偻候

肝主筋而藏血。血为阴，气为阳。

阳气，精则养神，柔则养筋。阴阳和同，则血气调适，共相荣养也，邪不能伤。若虚则受风，风寒搏于脊膂之筋，冷则挛急，故令背偻。

十、胁痛候

邪气客于足少阳之络，令人胁痛，咳，汗出。阴气击于肝，寒气客于脉中，则血泣脉急，引胁与小腹⑦。

诊其脉弦而急，胁下如刀刺，状如飞尸⑧，至困不死。左手脉大，右手脉小，病右胁下痛。寸口脉双弦⑨，则胁下拘急，其人涩涩而寒。

其汤熨针石，别有正方，补养宣导，今附于后。

养生方导引法云：卒左胁痛，念肝为青龙，左目中魂神，将五营兵，千乘万骑，从甲寅直符吏，入左胁下取病去。

又云：右胁痛，念肺为白虎⑩，右目

----

① 停积：《外台秘要》卷十七《久腰痛方》作"滞"，义通。

② 积：《外台秘要》卷十七《肾着腰痛方》作"渍"，义通。

③ 腹重：《脉经》卷六《肾足少阴经病证》作"腰重"，《医心方》卷六《治肾着腰痛方》作"腰腹重"。

④ 于水：《金匮要略·五脏风寒积聚病脉证并治》第十一作"水中"。

⑤ 形状如水：《金匮要略·五脏风寒积聚病脉证并治》作"形如水状"。

⑥ 腰：原作"背"，与病机不合，据《医心方》卷六《治臂腰痛方》、《太平圣惠方》卷四十四《臂腰痛诸方》改。

⑦ 引胁与小腹：《素问·举痛论》作"胁肋与少腹相引痛矣"，义长。

⑧ 尸：原作"户"，形误，据宋本、汪本、周本改。

⑨ 双弦：《金匮要略·腹满寒疝宿食病脉证并治》作"弦者"。

⑩ 白虎：原作"白帝"，形误，据正保本改。

中魄神，将五营兵，千乘万骑，从①甲申直符吏，入右胁下取病去。

胁侧卧，伸臂直脚，以鼻内气，以口出之，除胁皮肤痛，七息止。

又云：端坐伸腰，右顾视目②，口内气，咽之三十。除左胁痛，开目。

又云：举手交项上，相握，自极。治胁下痛。坐地，交两手着不周遍握，当挽。久行，实身如金刚，令息调长，如风云，如雷。

消渴病诸候　凡八论

一、消渴候

夫消渴者，渴不止，小便多是也③。由少服五石诸丸散，积经年岁，石势结于肾中，使人下焦虚热。及至年衰，血气减少，不复能制于石。石势④独盛，则肾为之燥，故引水而不小便也。其病变多发痈疽，此坐热气留于经络不引⑤，血气壅涩，故成痈脓。

诊其脉，数大者生，细小浮⑥者死。又，沉小者生，实牢⑦大者死。

有病口甘者，名为何，何以得之？此五气之溢也，名曰脾瘅。夫五味入于口，藏于胃，脾为之行其精气⑧。溢⑨在脾，令人口甘，此肥美之所发。此人必数食甘美而多肥，肥者⑩令人内热，甘者令人中⑪满，故其气上溢，转⑫为消渴。

厥阴之病，消渴重⑬，心中疼⑭，饥而不欲食，甚则欲吐蛔⑮。

其汤熨针石，别有正方，补养宣导，今附于后。

养生法云：人睡卧，勿张口，久成消渴及失血色。

养生方导引法⑯赤松子云：卧，闭

目，不息十二通，治饮食不消⑰。

法云：解衣偃卧，伸腰膜⑱少腹，五息止。引肾气⑲，去消渴，利阴阳。解衣者，使无罣碍。偃卧者⑳，无外想，使气

---

① 从：原脱，据湖本补。

② 目：原作"月"，形误，据《王子乔导引法》改。

③ 小便多：本候下文、《外台秘要》卷十一《消渴方》、《医心方》卷十二《治消渴方》、《太平圣惠方》卷五十三《治消渴诸方》均作"不小便"。

④ 势：《医心方》卷十二《治消渴方》作"热"。

⑤ 留于经络不引：《外台秘要》卷十一《消渴方》、《医心方》卷十二《治消渴方》作"留于经络，经络不利"。

⑥ 浮：此下《脉经》卷四《诊百病死生决》有"短"字。

⑦ 牢：《脉经》卷四《诊百病死生决》作"坚"。"牢"通"坚"。

⑧ 精气：《太素》卷三十《脾瘅消渴》作"清气"。

⑨ 溢：《太素》卷三十《脾瘅消渴》作"液"，《素问·奇病论》作"津液"。

⑩ 肥者：原脱，据《素问·奇病论》《外台秘要》卷十一《消渴方》补。

⑪ 中：原脱，据《素问·奇病论》《针灸甲乙经》卷十一《五气溢发消渴黄瘅》、《外台秘要》卷十一《消渴方》补。

⑫ 转：原脱，据《素问·奇病论》《针灸甲乙经》《太素》补。

⑬ 重：《伤寒论·辨厥阴病脉证并治》作"气上撞心"，《外台秘要》卷十一《消渴方》作"气上冲"。

⑭ 疼：此下《伤寒论·辨厥阴病脉证并治》有"热"字。

⑮ 甚则欲吐蛔：《伤寒论·辨厥阴病脉证并治》作"食则吐蛔"。

⑯ 养生方导引法：原脱，据本书养生方导引法体例补。

⑰ 赤松子云：卧，闭目，不息十二通，治饮食不消：本条导引法疑为本书卷三《虚劳胃气虚弱不能消谷候》养生方错简于此。

⑱ 膜：原作"膜"，形误，据《外台秘要》卷十一《消渴方》改。下同。

⑲ 气：原脱，据《彭祖导引法》补。

⑳ 者：原脱，据《外台秘要》卷十一《消渴方》补。下一个"者"字同。

易行。伸腰者，使肾无逼蹙。膜者，大努。使气满少腹者，即摄腹牵气使上，息即为之①。引肾者，引水来咽喉，润上部，去消渴枯槁病。利阴阳者，饶气力也②。此中数虚，要与时节而为避。初食后、大饥时，此二时不得导引，伤人。亦避恶日，时节不和时亦避。导已，先行一百二十步，多者千步，然后食之。法不使大冷大热，五味调和。陈秽宿食，虫蝎余残，不得食。少眇着口中，数嚼少湍咽③。食已，亦勿眠。此名谷药，并与气和，即真良药。

二、渴病候

五脏六腑，皆有津液。若脏腑因虚实而生热者，热气在内，则津液竭少，故渴也。夫渴数饮④，其人必眩⑤，背寒而呕者，因利虚故也。

诊其脉，心脉滑甚，为善渴。其久病变，或⑥发痈疽，或成水疾。

三、大渴后虚乏候

夫人渴病者，皆由脏腑不和，经络虚竭所为。故病虽瘥，血气未复，仍虚乏也。

四、渴利候

渴利者，随饮小便⑦故也。由少时服乳石，石热盛时，房室过度，致令肾气虚耗，下焦生热，热则肾燥，燥⑧则渴，然⑨肾虚又不得传制水液，故随饮小便。以其病变，多发痈疽。以其内热，小便利故也。小便利，则津液竭，津液竭，则经络涩，经络涩，则荣卫不行，荣卫不行，则热气留滞，故成痈疽脓⑩。

五、渴利后损候

夫渴利病后，荣卫虚损，脏腑之气未和，故须各宣畅也。

六、渴利后发疮候

渴利之病，随饮小便也。此谓服石药之人，房室过度，肾气虚耗故也。下焦生热，热则肾燥，肾燥则渴。然肾虚又⑪不能制水，故小便利。其渴利虽瘥，热犹未尽，发于皮肤，皮肤先有风湿，湿热相搏，所以生疮。

七、内消候

内消病者，不渴而小便多是也。由少服五石，石热结于肾也，内热之所作。

---

① 摄腹牵气使上，息即为之：《外台秘要》卷十一《消渴方》作"摄腹牵气，使五息即止之"。"摄"，原作"膈"，形误，据《外台秘要》改。

② 也：原无，据《外台秘要》卷十一《消渴方》补，足句。

③ 咽：原作"洇"，形误，据周本改。

④ 饮：此下《太平圣惠方》卷五十三《治热渴诸方》有"水"字。

⑤ 必眩：《太平圣惠方》卷五十三《治热渴诸方》作"必头目眩"。

⑥ 或：原作"成"，形误，据《外台秘要》卷十一《渴后恐成水病方》改。

⑦ 随引小便：《医心方》卷十二《治渴利方》作"随饮随小便"，义长。下文"随引小便"同。

⑧ 燥：此上本卷《渴利后发疮候》、《外台秘要》卷十一《渴利虚经脉涩成痈脓方》有"肾"字。

⑨ 然：原脱，据本卷《渴利后发疮候》、《外台秘要》卷十一《渴利虚经脉涩成痈脓方》补，语气完整。

⑩ 痈疽脓：《外台秘要》卷十一《渴利虚经脉涩成痈脓方》作"痈脓"，汪本、周本作"痈疽"。

⑪ 又：原作"人"，形误，据上条渴利候、宋本改。

所以服石之人，小便利者，石性归肾，肾得石则实，实①则消水浆，故利。利多不得润养五脏，脏衰则生诸病。由肾盛之时，不惜其②气，恣意快情，致③使虚耗，石热孤盛，则作消利，故不渴而小便多也④。

出是也⑥。由少服五石，五石热住于肾中，下焦虚热⑦。少壮之时，血气尚丰，能制于五石，及至年衰，血气减少，肾虚不复能制精液。若精液竭，则诸病生矣。

八、强中候

强中病者，茎长兴盛不痿⑤，精液自

---

① 实，实：原作"石，石"，据周本、《外台秘要》卷十一《消中消渴肾消方》改。

② 其：《外台秘要》卷十一《消中消渴肾消方》作"真"。

③ 致：《外台秘要》卷十一《消中消渴肾消方》作"数"。

④ 多也：原脱，据汪本、周本、《外台秘要》卷十一《消中消渴肾消方》补。

⑤ 不痿：《千金要方》卷二十一《消渴》作"不交"，属下读。

⑥ 也：原脱，据《外台秘要》卷十一《强中生诸病方》补，足句。

⑦ 热：原脱，据本篇文例、《外台秘要》卷十一《强中生诸病方》补。

重刊巢氏诸病源候总论卷之六

解散病诸候　凡二十六论

一、寒食散发候

夫散脉，或洪实①，或断绝不足，欲似死脉。或细数，或弦骒。坐②所犯非一故也。脉无常投③，医④不能识。热多则弦快，有癖则洪实，急痛则断绝。凡寒食药率如是，无苦⑤，非死候也。勤从节度⑥，不从节度则死矣。

欲服散，宜诊脉候，审正其候，尔乃毕愈。脉沉数者难发，难发当数下之。脉浮大者，易发也。人有服散两三剂不发者，此人脉沉难发，发不令人觉，药势行已⑦，药但于内发，不出形于外⑧。欲候知其得力，人进食多，是一候。气下⑨，颜色和悦，是二候。头面身瘙痒⑩，是三候。策策⑪恶风，是四候。厌厌欲寐，是五候也。诸有此证候者，皆药内发五脏，不形出于外。但如方法服散，勿疑。但⑫数下之，则内虚，自当发也。

诸方互有不同，皇甫唯欲将冷，廪丘公欲得将暖⑬之意，其多有情致也。世人未能得其深趣，故鲜能用之。然其方法，犹多不尽。但论服药之始，将息之度，不言发动之后，治解之宜，多有阙略。江左有道弘道人，深识法体，凡所救疗，妙验若神。制《解散对治方》云：钟乳对术，又对栝蒌，其治主肺，

上通头胸。术动钟乳，胸塞短气。钟乳动术，头痛目疼。又，钟乳虽不对海蛤，海蛤能动钟乳⑭。海蛤动乳⑮，则目痛短气。有时术动钟乳，直头痛胸塞。然钟乳与术所可为患，不过此也。虽所患不同，其治亦一矣。发动之始，要其有由，始⑯觉体中有异，与上患相应，便速服葱

---

① 或洪实：《千金翼方》卷十五《解散发动》作"或洪或实"。

② 坐：《千金翼方》卷十五《解散发动》作"其"。

③ 投：《医心方》卷十九《服石得力候》作"度"。

④ 医：《医心方》卷十九《服石得力候》作"拙医"。

⑤ 无苦：《千金翼方》卷十五《解散发动》作"自无所苦"，义长。

⑥ 勤从节度：《千金翼方》卷十五《解散发动》作"动从节度，则不死矣"。

⑦ 行已：《千金翼方》卷十五《解散发动》作"已行"，义长。

⑧ 药但于内发不出形于外：《千金翼方》卷十五《解散发动》作"不出行于外，但以药治于内"。

⑨ 气下：《千金翼方》卷十五《解散发动》无此二字。

⑩ 瘙痒：原作"痒瘙"，据《千金翼方》卷十五《解散发动》乙正。

⑪ 策策：《千金翼方》卷十五《解散发动》作"涩涩"，义同。

⑫ 但：《千金翼方》卷十五《解散发动》作"宜"。

⑬ 将暖：原倒作"暖将"，据文例乙正。

⑭ 海蛤能动钟乳：原脱，据《千金要方》卷二十四《解五石毒》补。

⑮ 乳：原脱，据《外台秘要》卷三十七《乳食阴阳体性并草药触动形候》补。

⑯ 始：原与上句"由"字互倒，据周本、《千金要方》卷二十四《解五石毒》乙正。

白豉汤。

又云：硫黄对防风，又对细辛，其治主脾肾，通腰脚。防风、细辛①动硫黄，烦疼腰痛②，或嗔忿无常，或下利不禁。防风、细辛能动硫黄，硫黄不能动彼。始觉发，便服杜仲汤。

白石英对附子，其治主胃，通至脾肾。附子动白石英，烦满腹胀。白石英动附子，则呕逆不得食③，或口噤不开，或言语难，手脚疼痛。觉发，服生麦门冬汤。

紫石英对人参，其治主心肝，通至腰④脚。人参动紫石英，心急而痛，或惊悸不得眠卧，或恍惚忘误，失性狂发⑤，或黯黮⑥欲眠，或愦愦喜瞋，或瘥或剧，乍寒乍热，或耳聋目暗。又，防风虽不对紫石，而能动紫石⑦，紫石由防风而动人参。人参动，亦心痛烦热，头项强。始觉，便宜服麻黄汤⑧。

赤石脂对桔梗，其治主心，通至胸背。桔梗动赤石，心痛口噤，手足逆冷，心中烦闷。赤石动桔梗，头痛目赤，身体壮热。始觉发，即温酒饮之，随能数杯。酒势行则解。亦可服大麦麨良。复若不解，复服。

术对钟乳，术发则头痛目赤，或举身壮热，解与钟乳同。

附子对白石英，亦对赤石脂。附子发，则呕逆，手脚疼，体强，骨节痛，或项强，面目满肿，饮酒⑨食麨自愈。若不愈，与白石英同解。

人参对紫石英，人参发，则烦热，头项强，解与紫石英同。

桔梗对赤石脂，又对茯苓，又对牡蛎，桔梗发，则头痛目赤，身体壮热，解与赤石同⑩。

干姜无所偏对。

有说者云：药性，草木则速发而易歇，土石则迟发而难歇也。夫服药，草、石俱下于喉，其势厉盛衰，皆有先后，其始得效，皆是草木先盛耳，土石方引日月也。草木少时便歇⑪，石势犹自未成。其疾者不解消息，便谓顿休，续后更服。或谓病痼药微，倍更增石。或更杂服众石，非一也。

石之为性，其精华之气，则合五行，乃益五脏，其滓秽便同灰土也。夫病家气血虚少，不能宣通，杂石之性，卒相和合，更相尘瘀，便成牢积。其病身不知是石不和，精华不发，不能致热消疾，便谓是冷盛牢剧，服之无已。不知石之为体，体冷性热，其精华气性不发，其冷如冰。而疾者，其石入腹即热，既不即热，服之弥多。是以患冷癖之人，不敢寒食，而大服石，石数弥多，其冷癖

---

① 细辛：原脱，据《外台秘要》卷三十七《乳食阴阳体性并草药触动形候》补。

② 烦疼腰痛：《千金要方》卷二十四《解五石毒》作"烦热、脚疼、腰痛"，义长。

③ 附子动……不得食：《外台秘要》卷三十七《乳食阴阳体性并草药触动形候》作"若白石英先发，令人烦热腹胀。若附子先发，令人呕逆不食"。

④ 腰：原作"肾"，于理不通，据《千金要方》卷二十四《解五石毒》改。

⑤ 狂发：《千金要方》卷二十四《解五石毒》、《外台秘要》卷三十七《乳食阴阳体性并草药触动形候》作"发狂"。

⑥ 黯黮：《千金要方》卷二十四《解五石毒》、《外台秘要》卷三十七《乳食阴阳体性并草药触动形候》作"惛惛"，义长。

⑦ 防风……能动紫石：《外台秘要》卷三十七《乳食阴阳体性并草药触动形候》作"防风虽不动紫石，而紫石犹动防风"，义长。

⑧ 麻黄汤：《千金要方》卷二十四《解五石毒》作"人参汤"。

⑨ 饮酒：此上《千金要方》卷二十四《解五石毒》有"发则"二字。

⑩ 同：此下《千金要方》卷二十四《解五石毒》有"茯苓发，则壮热烦闷，宜服大黄芩汤方。牡蛎发，则四肢烦热，心腹烦闷，极渴，解与赤石脂同"一段文字。

⑪ 歇：周本作"老"。

尤剧，皆石性不发而积也。亦有杂饵诸石丸酒，单服异石，初不息，唯以大散为数而已。有此诸害，其证甚多。

《小品方》云：道弘道人制《解散对治方》，说草石相对之和，有的能发动为证。世人逐易，不逆思寻古今方说，至于动散，临急便就服之，既不救疾，便成委祸。大散由来是难将之药，夫以大散难将，而未经者，乃前有慎耳。既心期得益，苟就服之。已服之人，便应研习救解之宜，异日动之，便得自救也。夫身有五石之药，而门内无解救之人，轻信对治新方，逐易服之，从非弃是，不当枉命误药邪？

检《神农本草经》，说草石性味，无对治之和，无指的发动之说。按其对治之和，亦依本草之说耳。且《大散方》说主患，注药物，不说其所主治，亦不说对和指的发动之性也。览皇甫士安撰《解散说》及将服消息节度，亦无对和的发之说也。复有廪丘家，将温法以救变败之色，亦无对和的动之说。若以药性相对为神者，栝蒌恶干姜，此是对之大害者。道弘说对治而不辨此，道弘之方焉可从乎？今不从也，当从皇甫节度，自更改栝蒌，便为良矣。患热则不服其药，惟患冷者服之耳，自可以除栝蒌。若虚劳脚弱者，以石斛十分代栝蒌。若风冷上气咳者，当以紫苑十分代栝蒌。二法极良。若杂患常疾者，止除栝蒌而已，慎勿加余物。

皇甫云：然寒食药者，世莫知焉。或言华佗，或言仲景。考之于实：佗之精微，方类单省，而仲景经有侯氏黑散、紫石英方，皆数种相出入，节度略同。然则寒食草、石二方，出自仲景，非佗也。且佗之为治，或刳断肠胃，涤洗五脏，不纯任方也。仲景虽精，不及于佗。至于审方物之候，论草石之宜，亦妙绝众医。

及寒食之疗者，御之至难，将之甚苦。近世尚书何晏，耽声好色，始服此药，心加开朗，体力转强，京师翕然，传以相授。历岁之困，皆不终朝而愈。众人喜于近利，未睹后患。晏死之后，服者弥繁，于时不辍，余亦豫焉。或暴发不常，夭害年命，是以族弟长互，舌缩入喉。东海王良夫，痈疮陷背。陇西辛长绪，脊肉烂溃。蜀郡赵公烈，中表六丧。悉寒食散之所为也。远者数十岁，近者五六岁。余虽视息，犹溺人之笑耳。而世人之患病者，由不能以斯为戒，失节之人，多来问余，乃喟然欢曰：今之医官，精方不及华佗，审治莫如仲景，而竞服至难之药，以招甚苦之患，其夭死者，焉可胜计哉！咸宁四年，平阳太守刘泰，亦沉斯病，使使问余救解之宜，先时有姜子者，以药困绝，余实生之，是以闻焉。然身自荷毒，虽才士不能书，辨者不能说也。苟思所不逮，暴至不旋踵，敢以教人乎？辞不获已，乃退而惟之，求诸《本草》，考以《素问》，寻故事之所更，参气物之相使，并列四方之本，注释其下，集而与之。匪曰我能也，盖三折臂者为医，非生而知之，试验亦其次也。

服寒食散，二两为剂，分作三贴。清旦温醇酒服一贴，移日一丈，复服一贴，移日二丈，复服一贴，如此三贴尽。须臾，以寒水洗手足，药气两行者[1]，当小痹，便因[2]脱衣，以冷水极浴，药势益行[3]，周体凉了，心意开朗，所患即瘥。虽赢困着床，皆不终日而愈。

---

[1] 药气两行者：《千金翼方》卷二十二《飞炼研煮五石及和草药服疗》作"药力行者"。

[2] 因：《千金翼方》卷二十二《飞炼研煮五石及和草药服疗》作"自"。

[3] 药势益行：《千金翼方》卷二十二《飞炼研煮五石及和草药服疗》作"药力尽行"。

人有强弱，有耐药。若人羸弱者，可先小食，乃服。若人强者，不须食也。有至三剂，药不行者，病人有宿癖者，不可便服也，当先服消石大丸①下去，乃可服之。

服药之后，宜烦劳。若羸着床不能行者，扶起行之。常当寒衣、寒饮、寒食、寒卧，极寒益善。

若药未散②者，不可浴。浴之则矜寒，使药噤不发，令人战掉，当更温酒饮食③，起跳踊，舂磨出力，令温乃浴，解则止，勿过多也。又当数令④食，无昼夜也。一日可六七食，若失食，饥⑤亦令人寒，但食则温矣。若老小不耐药者，可减二两，强者过二两。

少小气盛⑥，及产妇卧不起⑦，头不去巾帽，厚衣对火者，服散之后，便去衣巾，将冷如法，勿疑也。虚人亦⑧治，又与此药相宜。实人勿服也。药虽良，令人气力兼倍，然甚难将息⑨。适大要在能善消息节度，专心候察，不可失意，当绝人事。唯病⑩着床，虚所不能言⑪，厌病者，精意能尽药意者，乃可服耳。小病不能自劳者，必废失节度，慎勿服也。

若伤寒者，大⑫下后乃服之，便极饮冷水。若产妇中风寒，身体强痛，不得动摇者，便温服⑬一剂，因以寒水浴即瘥。以浴后身有痹处者，便以寒水洗，使周遍。初得小冷，当数食饮酒于意，后⑭愦愦不了快者，当复冷水浴，以病⑮甚者，水略不去体也。若药⑯偏在一处，偏痛、偏冷、偏热、偏⑰痹，及眩、烦、腹满者，便以水⑱逐洗，于水下即了了矣。如此昼夜洗，药力尽乃止。

凡服此药，不令人吐下也，病皆愈。若膈上大满欲吐者，便铺食⑲即安矣。服药之后，大便当变于常，故⑳小青黑色，

是药染耳，勿怪之也。若亦温温欲吐，当遂吐之，不令极也，明旦当更服。

若浴晚者，药势必不行，则不堪冷浴，不可强也，当如法更服之。凡洗太

---

① 消石大丸：《千金翼方》卷二十二《飞炼研煮五石及和草药服疗》作"消石大黄丸"。

② 散：《千金翼方》卷二十二《飞炼研煮五石及和草药服疗》作"发"，义同。

③ 饮食：《千金翼方》卷二十二《飞炼研煮五石及和草药服疗》作"饮之"。

④ 令：原作"冷"，误，据《千金翼方》卷二十二《飞炼研煮五石及和草药服疗》改。

⑤ 饥：《千金翼方》卷二十二《飞炼研煮五石及和草药服疗》作"饮"，属上读。

⑥ 少小气盛：《千金翼方》卷二十二《飞炼研煮五石及和草药服疗》作"若老小上气"，义长。

⑦ 不起：《千金翼方》卷二十二《飞炼研煮五石及和草药服疗》作"不能起"。

⑧ 亦：《千金翼方》卷二十二《飞炼研煮五石及和草药服疗》作"易"，义长。

⑨ 将息：《千金翼方》卷二十二《飞炼研煮五石及和草药服疗》无"息"字，与下文"适"字连读，义长。

⑩ 病：《千金翼方》卷二十二《飞炼研煮五石及和草药服疗》作"久病"。

⑪ 虚所不能言：宋本作"虚所不能治"，《千金翼方》卷二十二《飞炼研煮五石及和草药服疗》作"医所不治"。

⑫ 大：原错于"伤寒者"之前，据《千金翼方》卷二十二《飞炼研煮五石及和草药服疗》乙正。

⑬ 温服：《千金翼方》卷二十二《飞炼研煮五石及和草药服疗》作"温酒"。

⑭ 后：《千金翼方》卷二十二《飞炼研煮五石及和草药服疗》作"复"。

⑮ 以病：原脱，据《千金翼方》卷二十二《飞炼研煮五石及和草药服疗》补。

⑯ 药：《千金翼方》卷二十二《飞炼研煮五石及和草药服疗》作"病"，义长。

⑰ 偏：原脱，据《千金翼方》卷二十二《飞炼研煮五石及和草药服疗》补。

⑱ 水：《千金翼方》卷二十二《飞炼研煮五石及和草药服疗》作"冷水"。

⑲ 铺食：《千金翼方》卷二十二《飞炼研煮五石及和草药服疗》作"铺少冷食"，义长。

⑳ 故：《千金翼方》卷二十二《飞炼研煮五石及和草药服疗》作"或"，义长。

早，则药禁寒。太晚，则吐乱，不可失过①也。寒则出力洗，吐则速冷食。若以②饥为寒者，食自温。常当将冷，不可热炙③之也。若温衣、温食、温卧，则吐逆颠覆矣，但冷饮食、冷浴则瘥矣。

凡服药者，服食皆冷，唯酒冷热自从。或一月④而解，或二十余日解，常饮酒，令体中醺醺不绝。当饮醇酒，勿饮薄白酒也，体内重，令人变乱。若不发⑤者，要当先下，乃服之也。

寒食药得节度者，一月转⑥解，或二十日解。堪温不堪寒，即以解之候也。

其失节度者，头痛欲裂，坐⑦服药食温作癖，急宜下之。

或两目欲脱，坐犯热在肝，速下之，将冷自止。

或腰痛欲弊⑧，坐衣厚体温，以冷洗浴，冷石熨也。

或眩冒欲蹶，坐衣裳⑨犯热，宜淋头⑩，冷洗之。

或腰痛欲折，坐久坐下温，宜常令床上冷水洗也。

或腹胀欲决⑪，甚者断衣带，坐寝处久下热，又得温⑫，失食、失洗、不起行，但冷食、冷洗、当风立⑬。

或心痛如刺，坐当食而不食，当洗而不洗，寒热相结⑭，气⑮不通，结⑯在心中，口噤⑰不得息，当校口。但与⑱热酒，任本⑲性多少，其令酒气两得行⑳，气自通。得噫，因以冷水浇淹手巾，着所苦处，温复易之，自解。解便速冷食，能多益善。于诸痛之内，心痛最急，救之㉑若赴汤火，乃可济耳。

或有气断绝，不知人，时蹶，口不得开，病者不自知，当须傍人救之，要以热酒为性命之本。不得下者，当斲齿，

① 失过：《千金翼方》卷二十二《飞炼研煮五石及和草药服疗》作"失适"。

② 以：原作"不"，据《千金翼方》卷二十二《飞炼研煮五石及和草药服疗》改。

③ 炙：原作"灸"，形误，据正保本改。

④ 一月：原作"一日"，形误，据下文"一月转解"文义、《千金翼方》卷二十二《飞炼研煮五石及和草药服疗》改。

⑤ 不发：《千金翼方》卷二十二《飞炼研煮五石及和草药服疗》作"病癥瘕"。

⑥ 转：《外台秘要》卷三十七《饵寒食五石诸杂石等解散论并法》作"輈"。

⑦ 坐：《千金翼方》卷二十二《服诸石药及寒食散已违失节度发病疗之法合四十五条》作"由"，《外台秘要》卷三十七《饵寒食五石诸杂石等解散论并法》作"为"，义同。

⑧ 弊：《千金翼方》卷二十二《服诸石药及寒食散已违失节度发病疗之法合四十五条》作"折者"。

⑨ 衣裳：《千金翼方》卷二十二《服诸石药及寒食散已违失节度发病疗之法合四十五条》、《外台秘要》卷三十七《饵寒食五石诸杂石等解散论并法》作"衣厚"，义长。

⑩ 淋头：原作"断头"，据《外台秘要》卷三十七《饵寒食五石诸杂石等解散论并法》改。

⑪ 决：《千金翼方》卷二十二《服诸石药及寒食散已违失节度发病疗之法合四十五条》作"死"，《外台秘要》卷三十七《饵寒食五石诸杂石等解散论并法》作"裂"。

⑫ 温：此上《外台秘要》卷三十七《饵寒食五石诸杂石等解散论并法》有"衣"字。

⑬ 当风立：《千金翼方》卷二十二《服诸石药及寒食散已违失节度发病疗之法合四十五条》、《外台秘要》卷三十七《饵寒食五石诸杂石等解散论并法》作"当风取冷"。

⑭ 相结：《千金翼方》卷二十二《服诸石药及寒食散已违失节度发病疗之法合四十五条》、《外台秘要》卷三十七《饵寒食五石诸杂石等解散论并法》作"相击"。

⑮ 气：此下《千金翼方》卷二十二《服诸石药及寒食散已违失节度发病疗之法合四十五条》、《外台秘要》卷三十七《饵寒食五石诸杂石等解散论并法》、《医心方》卷十九《服石发动救解法》有"结"字。

⑯ 结：《千金翼方》卷二十二《服诸石药及寒食散已违失节度发病疗之法合四十五条》作"聚"。

⑰ 噤：原脱，据《医心方》卷十九《服石发动救解法》补。

⑱ 但与：《外台秘要》卷三十七《饵寒食五石诸杂石等解散论并法》作"宜数饮"。

⑲ 本：《千金翼方》卷二十二《服诸石药及寒食散已违失节度发病疗之法合四十五条》、《外台秘要》卷三十七《饵寒食五石诸杂石等解散论并法》无此字。

⑳ 其令酒气两得行：《千金翼方》卷二十二《服诸石药及寒食散已违失节度发病疗之法合四十五条》改"令酒势得行"，义长。

㉑ 救之：此上《外台秘要》卷三十七《饵寒食五石诸杂石等解散论并法》有"宜速"二字。

以酒①灌咽中。咽中塞②逆，酒入腹③还出者，但与勿止也。出复内之，如此或半日，酒下气苏④，酒不下者，便杀人也。

或下利如寒中，坐行止食饮⑤犯热所致，人多疑冷病⑥。人又滞癖⑦，皆犯热所为，慎勿疑也，速脱衣、冷食饮、冷洗也。

或百节酸疼，坐卧太厚，又入温被中，衣温不脱衣故也。卧下当极薄⑧，单衣不着棉也。当⑨薄且垢故，勿着新衣，多着故也。虽冬寒，常当被头⑩受风，以冷石熨，衣带不得系也。若犯此酸闷者，但入冷水浴，勿忍病而畏浴也。

或矜战恶寒⑪，如伤寒，或发热如疟，坐失⑫食忍饥，洗冷不行。又坐食臭⑬故也。急冷洗起行。

或恶食如臭物，坐温食⑭，作癖也，当急下之。若不下，万救终不瘥也。

或咽中痛，鼻塞，清涕出，坐温衣近火故也。但脱衣，冷水洗，当风，以冷石熨咽颡⑮，五六遍自瘥。

或胸胁气逆，干呕，坐饥而不食，药气熏膈故也，但冷食、冷饮、冷洗即瘥。

或食下便出，不得安，坐有癖，但下之。

或淋不得小便，为久坐温处⑯，及骑马鞍，热入膀胱也。冷食，以冷水洗小腹，以冷石熨，一日即止。

或大行⑰难，腹中牢固如蛇盘，坐犯温，久积腹中，干粪不去故也。消酥若

① 酒：《医心方》卷十九《服石发动救解法》作"热酒"。

② 塞：原作"穴"，误，据宋本、周本改。

③ 腹：《医心方》卷十九《服石发动救解法》作"复"，亦通。

④ 气苏：《医心方》卷十九《服石发动救解法》作"气通乃苏"，义长。

⑤ 食饮：此下原衍重"饮"字，据《外台秘要》卷三十七《饵寒食五石诸杂石等解散论并法》、《医心方》卷十九《服石发动救解法》删。

⑥ 疑冷病：《千金翼方》卷二十二《服诸石药及寒食散已违失节度发病疗之法合四十五条》作"疑是卒疾"，《医心方》卷十九《服石发动救解法》作"疑是本疾"。

⑦ 人又滞癖：此下《千金翼方》卷二十二《服诸石药及寒食散已违失节度发病疗之法合四十五条》有"作者"二字。《医心方》卷十九《服石发动救解法》作"又有滞癖"。

⑧ 卧下当极薄：《外台秘要》卷三十七《饵寒食五石诸杂石等解散论并法》作"但单床薄被"，《医心方》卷十九《服石发动救解法》此下有"大要也，被当"五字。

⑨ 当：此上《医心方》卷十九《服石发动救解法》有"衣亦"二字，义长。

⑩ 被头：《千金翼方》卷二十二《服诸石药及寒食散已违失节度发病疗之法合四十五条》、《外台秘要》卷三十七《饵寒食五石诸杂石等解散论并法》作"散发"，义同。

⑪ 矜战恶寒："矜战"，《千金翼方》卷二十二《服诸石药及寒食散已违失节度发病疗之法合四十五条》、《外台秘要》卷三十七《饵寒食五石诸杂石等解散论并法》作"兢战"，义通。"恶"，原作"患"，形误，据《千金翼方》《外台秘要》卷三十七《饵寒食五石诸杂石等解散论并法》改。

⑫ 失：原脱，据《千金翼方》卷二十二《服诸石药及寒食散已违失节度发病疗之法合四十五条》补。

⑬ 又坐食臭："又"，原作"便"，误，据《千金翼方》卷二十二《服诸石药及寒食散已违失节度发病疗之法合四十五条》改。"臭"下，《千金翼方》卷二十二《服诸石药及寒食散已违失节度发病疗之法合四十五条》、《外台秘要》卷三十七《饵寒食五石诸杂石等解散论并法》有"秽"字，义长。

⑭ 食：原作"衣"，文义不合，据《千金翼方》卷二十二《服诸石药及寒食散已违失节度发病疗之法合四十五条》、《外台秘要》卷三十七《饵寒食五石诸杂石等解散论并法》改。

⑮ 颡：《外台秘要》卷三十七《饵寒食五石诸杂石等解散论并法》作"鼻"。

⑯ 为久坐温处：原作"久坐温"，文义难明，据《外台秘要》卷三十七《饵寒食五石诸杂石等解散论并法》补。

⑰ 大行：《千金翼方》卷二十二《服诸石药及寒食散已违失节度发病疗之法合四十五条》作"大便"，义同。

膏^①，便寒服^②一二升，浸润则下。不下，更服即瘥。

或寒栗头掉，不自支任，坐食少，药气行于肌肤，五脏失守，百脉摇动，与正^③气争竞故也。弩力强饮热酒，以和其脉。强冷食^④，冷饮，以定其脏。强起行，以调其关节^⑤。酒行食充，关节以调，则洗了^⑥矣。云了者，是瑟然病除，神明了然之状也。

或关节强直，不可屈伸，坐久停息，不自^⑦烦劳，药气停止，络结不散越^⑧，沉滞于血中^⑨故也。任力自温，便冷洗即瘥。云任^⑩力自温者，令行动出力，从劳则发温也，非厚衣近火之温也。

或小便稠数，坐热食及啖诸含热物饼黍^⑪之属故也。以冷水洗少腹，服栀子汤即瘥。

或失气不可禁止者^⑫，坐犯温不时洗故也。冷洗自寒即止。

或遗粪不自觉，坐久坐下温，热气上入胃，大肠^⑬不禁故也。冷洗即瘥。

或目痛如刺，坐热^⑭，热气冲肝，上奔两眼故也。勤冷食，清旦温^⑮小便洗，不过三日^⑯即瘥。

或耳鸣如风声，汁出^⑰，坐自劳出力过矣^⑱，房室不节，气逆奔耳故也。勤好饮食，稍稍行步，数食节情^⑲即止。

① 酥若膏：《千金翼方》卷二十二《服诸石药及寒食散已违失节度发病疗之法合四十五条》、《外台秘要》卷三十七《饵寒食五石诸杂石等解散论并法》作"酥蜜膏"。

② 便寒服：《千金翼方》卷二十二《服诸石药及寒食散已违失节度发病疗之法合四十五条》作"适寒温调服"。

③ 正：原脱，据《千金翼方》卷二十二《服诸石药及寒食散已违失节度发病疗之法合四十五条》、《外台秘要》卷三十七《饵寒食五石诸杂石等解散论并法》补。

④ 食：原作"令"，形误，据周本、《千金翼方》卷二十二《服诸石药及寒食散已违失节度发病疗之法合四十五条》改。

⑤ 关节：此下《千金翼方》卷二十二《服诸石药及寒食散已违失节度发病疗之法合四十五条》、《外台秘要》卷三十七《饵寒食五石诸杂石等解散论并法》有"强洗以宣其壅滞"一句，义长。

⑥ 洗了：《千金翼方》卷二十二《服诸石药及寒食散已违失节度发病疗之法合四十五条》作"了了心明"。

⑦ 不自：原作"不息"，形误，据《外台秘要》卷三十七《饵寒食五石诸杂石等解散论并法》、《医心方》卷十九《服石发动救解法》改。又，《千金翼方》卷二十二《服诸石药及寒食散已违失节度发病疗之法合四十五条》作一个"不"字。

⑧ 散越：原作"敢越"，形误，据周本、《医心方》卷十九《服石发动救解法》改。

⑨ 血中：《千金翼方》卷二十二《服诸石药及寒食散已违失节度发病疗之法合四十五条》作"筋血"。

⑩ 任：原作"住"，形误，据周本、《医心方》卷十九《服石发动救解法》改。

⑪ 黍：《千金翼方》卷二十二《服诸石药及寒食散已违失节度发病疗之法合四十五条》作"果肉"，《外台秘要》卷三十七《饵寒食五石诸杂石等解散论并法》作"肉"。

⑫ 止者：原无，据《外台秘要》卷三十七《饵寒食五石诸杂石等解散论并法》补。

⑬ 大肠：原作"少腹"，文理不合，据《外台秘要》卷三十七《饵寒食五石诸杂石等解散论并法》改。

⑭ 热：《千金翼方》卷二十二《服诸石药及寒食散已违失节度发病疗之法合四十五条》、《外台秘要》卷三十七《饵寒食五石诸杂石等解散论并法》无。

⑮ 温：《千金翼方》卷二十二《服诸石药及寒食散已违失节度发病疗之法合四十五条》作"以"。

⑯ 日：原脱，据《千金翼方》卷二十二《服诸石药及寒食散已违失节度发病疗之法合四十五条》补。

⑰ 汁出：《千金翼方》卷二十二《服诸石药及寒食散已违失节度发病疗之法合四十五条》、《外台秘要》卷三十七《饵寒食五石诸杂石等解散论并法》作"又有汁出者"。

⑱ 矣：周本、《千金翼方》卷二十二《服诸石药及寒食散已违失节度发病疗之法合四十五条》、《外台秘要》卷三十七《饵寒食五石诸杂石等解散论并法》作"度"，义长。

⑲ 数食节情：《千金翼方》卷二十二《服诸石药及寒食散已违失节度发病疗之法合四十五条》作"数数冷食，禁房室"。

或口伤舌强烂燥①，不得食②，坐食③少，谷气不足，药在胃脘④中故也。急作栀子豉汤⑤。

或手足偏痛，诸节解身体发痈疮坚结⑥，坐寝处久不自移徙⑦，暴热偏并，聚在一处。或鞕结核痛，甚者，发如痈，觉便以冷水洗，冷石熨。微者，食顷散也。剧者，数日水不绝乃瘥。洗之无限，要瘥为期。若乃⑧不瘥，即取磨刀石，火烧令热赤，以石投苦酒中，石入苦酒皆破裂，因捣以汁，和涂痈上，三即瘥⑨。取粪中大蛴螬，捣令熟，以涂痈上，亦不过三再即瘥，尤良。

或饮酒不解，食不复⑩下，乍寒乍热，不洗便热，洗复寒，甚者数十日，轻者数日，昼夜不得寐，愁忧恚怒，自惊跳悸恐，恍惚忘误者，坐犯温积久，寝处失节，食热作癖内实，使热与药并行，寒热交争。虽以法救之，终不可解也。吾尝如此，对食垂涕，援刀欲自刺，未及得施，赖家亲见迫夺，故事不行。退而自惟⑪，乃强食冷、饮水⑫，遂止，祸不成，若丝发矣。凡有寒食散药者，虽素聪明，发皆顽嚚，告舍难喻⑬。以此死者，不可胜计。急饮三黄汤下之。当吾之困也，举家知亲，皆以见分别⑭，赖亡兄⑮士元，披方得三黄汤方，合使吾服，大下即瘥。自此常以救急也。

或脱衣便寒，着衣便热，坐脱着之间无适，故小寒自可着，小温便脱，即洗之即⑯慧矣。慎勿忍，使病发也。洗可得了然瘥，忍之则病成矣。

① 口伤舌强烂燥：《千金翼方》卷二十二《服诸石药及寒食散已违失节度发病疗之法合四十五条》、《外台秘要》卷三十七《饵寒食五石诸杂石等解散论并法》作"口中伤烂，舌强而燥"。

② 不得食：《千金翼方》卷二十二《服诸石药及寒食散已违失节度发病疗之法合四十五条》、《外台秘要》卷三十七《饵寒食五石诸杂石等解散论并法》作"不得食味者"。

③ 坐食：原脱，据《医心方》卷十九《服石发动救解法》补。

④ 药在胃脘：《千金翼方》卷二十二《服诸石药及寒食散已违失节度发病疗之法合四十五条》、《外台秘要》卷三十七《饵寒食五石诸杂石等解散论并法》作"药气积在胃管"。

⑤ 栀子豉汤：《千金翼方》卷二十二《服诸石药及寒食散已违失节度发病疗之法合四十五条》作"栀子汤"，《外台秘要》卷三十七《饵寒食五石诸杂石等解散论并法》作"豉汤"。

⑥ 诸节解身体发痈疮坚结：《千金翼方》卷二十二《服诸石药及寒食散已违失节度发病疗之法合四十五条》作"诸骨节解身体发痈及疮结核者"，《医心方》卷十九《服石发动救解法》作"诸节欲解，身体发痈疮坚结"。坚，原作"鞕"，该字在《灵枢》《针灸甲乙经》《太素》《脉经》《千金翼方》《医心方》中均作"坚"，《外台秘要》《医方类聚》等作"硬"或"鞕"。可知"鞕"是为避隋文帝杨坚之讳字。以下径改，不另出注。

⑦ 徙：原作"从"，形误，据《千金翼方》卷二十二《服诸石药及寒食散已违失节度发病疗之法合四十五条》改。

⑧ 乃：原作"大"，误，据《千金翼方》卷二十二《服诸石药及寒食散已违失节度发病疗之法合四十五条》改。

⑨ 三即瘥：《千金翼方》卷二十二《服诸石药及寒食散已违失节度发病疗之法合四十五条》作"日二三止"。

⑩ 复：《千金翼方》卷二十二《服诸石药及寒食散已违失节度发病疗之法合四十五条》、《医心方》卷十九《服石发动救解法》作"得"。

⑪ 惟：原作"佳"，据《千金翼方》卷二十二《服诸石药及寒食散已违失节度发病疗之法合四十五条》改。

⑫ 食冷、饮水：《千金翼方》卷二十二《服诸石药及寒食散已违失节度发病疗之法合四十五条》作"食饮冷水洗"。

⑬ 难喻：原作"难愈也"，据《外台秘要》卷三十七《饵寒食五石诸杂石等解散论并法》改。

⑭ 分别：原作"分刺"，形误，据正保本、周本改。

⑮ 亡兄：《千金翼方》卷二十二《服诸石药及寒食散已违失节度发病疗之法合四十五条》作"三兄"，《外台秘要》卷三十七《饵寒食五石诸杂石等解散论并法》作"家兄"。

⑯ 即：《千金翼方》卷二十二《服诸石药及寒食散已违失节度发病疗之法合四十五条》作"又"，《医心方》卷十九《服石发动救解法》作"即止"。

或齿①肿唇烂，齿牙摇痛，颊车噤，坐犯热不时救故也。当风张口，使冷气入咽，漱寒水即瘥。

或周体患肿②，不能自转徙，坐久停息，久不饮酒③，药气沉在皮肤之内，血脉不通故也。饮酒冷洗，自劳行，即瘥。极④不能行，使人扶曳行之⑤。事宁违意，勿听从之，使肢节柔调⑥乃止，勿令过差⑦。过则使极，更为失度，热者复洗也⑧。

或患冷，食不可下，坐久冷食⑨，口中不知味故也。可作白酒糜，益着酥，热食一两顿。闷者，冷饮还冷食。

或阴囊臭烂，坐席厚下热故也。坐冷水中即瘥。

或脚趾间生疮，坐着履温故也。脱履着屐，以冷水洗足即愈。

或两腋下烂作疮，坐臂胁相亲也。以悬手离胁⑩，冷熨之即瘥。

或嗜寐不能自觉，坐久⑪坐热闷故也。急起洗浴饮冷，自精了。或有癖也，当候所宜下之。

或夜不得眠，坐食少，热在内故也。当服栀子汤，数进冷食。

或咳⑫逆，咽中伤，清血出，坐卧温故也，或食温故也。饮冷水、冷熨咽外也⑬。

或得伤寒，或得温疟，坐犯热所为也。凡常服寒食散，虽以久⑭解而更病者，要先以寒食救之，终不中冷也。若得伤寒及温疟者，卒⑮可以常药治之，无咎也。但不当饮热药耳。伤寒药皆除热，疟药皆除癖，不与寒食相妨，故可服也。

或药发辄屏卧⑯，不以语人⑰，坐热气盛，食少，谷不充，邪干正性故也。饮热酒、冷食、自劳便佳。

① 齿：此下《千金翼方》卷二十二《服诸石药及寒食散已违失节度发病疗之法合四十五条》、《外台秘要》卷三十七《饵寒食五石诸杂石等解散论并法》、《医心方》卷十九《服石发动救解法》有"龈"字，义长。

② 患肿：《医心方》卷十九《服石发动救解法》作"悉肿"，《千金翼方》卷二十二《服诸石药及寒食散已违失节度发病疗之法合四十五条》作"患肿痛"。

③ 坐久停息，久不饮酒：《外台秘要》卷三十七《饵寒食五石诸杂石等解散论并法》作"为久坐不行，又不饮酒"。

④ 极：《外台秘要》卷三十七《饵寒食五石诸杂石等解散论并法》作"若"。

⑤ 使人扶曳行之：原作"使人扶或车行之"，误，据《医心方》卷十九《服石发动救解法》改。《外台秘要》卷三十七《饵寒食五石诸杂石等解散论并法》作"遣人扶持强行"。

⑥ 柔调：《千金翼方》卷二十二《服诸石药及寒食散已违失节度发病疗之法合四十五条》作"调柔"，《外台秘要》卷三十七《饵寒食五石诸杂石等解散论并法》作"调畅"。

⑦ 过差：《外台秘要》卷三十七《饵寒食五石诸杂石等解散论并法》作"过度"。义同。

⑧ 热者复洗也：《外台秘要》卷三十七《饵寒食五石诸杂石等解散论并法》作"使反发热，或反发热者还当洗之"，义长。

⑨ 食：此下原衍一"食"字，据《千金翼方》卷二十二《服诸石药及寒食散已违失节度发病疗之法合四十五条》、《外台秘要》卷三十七《饵寒食五石诸杂石等解散论并法》、《医心方》卷十九《服石发动救解法》删。

⑩ 以悬手离胁：《千金翼方》卷二十二《服诸石药及寒食散已违失节度发病疗之法合四十五条》作"以物隔之"。

⑪ 久：此上《千金翼方》卷二十二《服诸石药及寒食散已违失节度发病疗之法合四十五条》有"由"字。

⑫ 咳：《千金翼方》卷二十二《服诸石药及寒食散已违失节度发病疗之法合四十五条》作"呕"。

⑬ 冷熨咽外也：《千金翼方》卷二十二《服诸石药及寒食散已违失节度发病疗之法合四十五条》作"冷石熨咽即止"。

⑭ 以久：《外台秘要》卷三十七《饵寒食五石诸杂石等解散论并法》作"已热"，义长。

⑮ 卒：《医心方》卷十九《服石发动救解法》作"亦"，义长。

⑯ 屏卧：原作"并卧"，为"屏"字缺笔致误，据《医心方》卷十九《服石发动救解法》改。

⑰ 不以语人：《千金翼方》卷二十二《服诸石药及寒食散已违失节度发病疗之法合四十五条》作"不识人者"，《外台秘要》卷三十七《饵寒食五石诸杂石等解散论并法》作"不与人语"。

或寒热累月①，张口大呼②，眼视高，精候不与人相当，日用水百余石浇③，不解者，坐不能自劳，又饮冷酒，复食温食。譬如喝人，心下更寒，以冷救之愈剧者，气结成冰，得热熨饮，则冰销气通，喝人乃解。令药热④聚心，乃更寒战，亦如喝人之类也。速与热酒，寒解气通，酒气⑤两行于四肢，周体悉温，然后以冷水三斗洗之，尽然了了矣。

河东裴季彦，服药失度，而处三公之尊，人不敢强所欲，已错之后，其不能自知，左右人不解救之之⑥法，但饮冷水，以水洗之，用水数百石，寒遂甚，命绝于水中，良可痛也。夫以十石焦炭，二百石水沃之，则炭灭矣。药热虽甚，未如十石之火也。沃之不已，寒足杀人，何怨于药乎？不可不晓此意。世人失救者，例多如此。欲服此药者，不唯己自知也，家人皆宜习之，使熟解其法，乃可用相救也。吾每一发，气绝不知人，虽复自知有方，力不复施也。如此之弊，岁有八九，幸家人大小以法救之，犹时有小违错，况都不知者哉！

或大便稠数，坐久失节度，将死候也，如此难治矣。为可与汤下之⑦，傥十得一生耳。不与汤必死，莫畏不与也，下已致死，令人不恨也⑧。

或人困已⑨，而脉不绝，坐药气盛行于百脉，人之真气已尽，唯有药气尚自独行，故不绝，非生气也。

或死之后，体故温如人肌⑩，腹中雷鸣，颜色不变，一两日乃似⑪死人耳。或灸之寻死，或不死，坐药气有轻重，故有死生。虽灸之得生，生⑫非已疾之法，终当作祸，宜慎之，大有此故也。

或服药心中乱⑬，坐服温药与疾争结⑭故也。法当大吐下，若不吐下当死。若吐不绝⑮，冷饮自了然瘥。

或偏臂脚急痛，坐⑯久藉持卧温，不自转移，热气入肌附骨⑰故也。勤以布冷水淹揭之，温复易之⑱。

<hr>

① 月：《千金翼方》卷二十二《服诸石药及寒食散已违失节度发病疗之法合四十五条》作"日"，义长。

② 大呼：《千金翼方》卷二十二《服诸石药及寒食散已违失节度发病疗之法合四十五条》作"吐舌"。

③ 浇：《千金翼方》卷二十二《服诸石药及寒食散已违失节度发病疗之法合四十五条》作"洗浇"，《医心方》卷十九《服石发动救解法》作"浇洗"。

④ 令药热：《千金翼方》卷二十二《服诸石药及寒食散已违失节度发病疗之法合四十五条》作"药气"。"令"，疑为"今"之形误。

⑤ 气：原脱，据前文文例补。

⑥ 之：此上原衍"救"字，据文义删。

⑦ 为可与汤下之：《外台秘要》卷三十七《饵寒食五石诸杂石等解散论并法》作"可与前大黄黄芩栀子芒硝汤下之"，义长。

⑧ 令人不恨也：《外台秘要》卷三十七《饵寒食五石诸杂石等解散论并法》作"可为必死之疗，不可不利致死，令人恨也"。

⑨ 困已：《外台秘要》卷三十七《饵寒食五石诸杂石等解散论并法》、《医心方》卷十九《服石发动救解法》作"已困"。

⑩ 体故温如人肌：《外台秘要》卷三十七《饵寒食五石诸杂石等解散论并法》作"体因温如生人肌"。

⑪ 似：《外台秘要》卷三十七《饵寒食五石诸杂石等解散论并法》作"作"。

⑫ 生：《医心方》卷十九《服石发动救解法》无。

⑬ 心中乱：《外台秘要》卷三十七《饵寒食五石诸杂石等解散论并法》《医心方》卷十九《服石发动救解法》作"心闷乱"，义长。

⑭ 结：《外台秘要》卷三十七《饵寒食五石诸杂石等解散论并法》作"力"。

⑮ 吐不绝：原作"不吐死者"，文义不通，据《外台秘要》卷三十七《饵寒食五石诸杂石等解散论并法》改。

⑯ 坐：原作"生"，形误，据宋本、周本改。

⑰ 入肌附骨：《外台秘要》卷三十七《饵寒食五石诸杂石等解散论并法》作"入肺脾胃"。

⑱ 之：此下《千金翼方》卷二十二《服诸石药及寒食散已违失节度发病疗之法合四十五条》有"不过三日止"五字，义长。

或肌皮坚如木石枯①，不可得屈伸，坐食热卧温作癖，久不下，五脏隔闭，血脉不周通故也。但下之②，冷食、饮酒、自劳行即瘥。

或四肢面目皆浮肿，坐食饮温，又不自劳，药与正气停并③故也。饮热酒、冷食、自劳、冷洗之则瘥。

或瞑④无所见，坐饮食居处温故也。脱衣自洗，但冷饮食，须臾自明了。

或鼻中作臊鸡子臭，坐着衣温故也。脱衣冷洗即瘥。

或身皮⑤楚痛，转移不在一处，如风⑥，坐犯热所为，非得风⑦也。冷洗、冷石⑧熨之即瘥。

或脚痛欲折⑨，由久坐下温，宜坐单床上，以冷水洗即愈。

或苦头眩目疼，不用食，由食及犯热，心膈有澼故也。可下之。

或臂脚偏急⑩，苦痛者，由久坐卧席温下热，不自移转，气入肺胃脾骨⑪故也。勤以手巾淹冷水迫之，温则易之，如此不过两日即瘥。

凡治寒食药者，虽治得瘥，师终不可以治为恩，非得治人后忘得效也。昔⑫如文挚治齐王病，先使王怒，而后病已。文挚以是虽愈王病，而终为王所杀。今救寒食者，要当逆常理，反正性，或⑬犯怒之，自非达者，得瘥之后，心念犯怒之怨，不必得治之恩，犹齐王杀文挚也，后与太子不能救，况于凡人哉。然死生，大事也，如知可生，而不救之，非仁者也。唯仁者心不已，必冒犯怒而治之，为亲戚之故，不但其人而已。

凡此诸救，皆吾所亲更也。试之不借问于他人也，要当违人理，反常性。

重衣更寒，一反⑭也。饥则生臭，二反也。极则自劳，三反也。温则滞利⑮，四反也。饮食欲寒，五反也。痛疮水洗，六反也。

当洗勿失时，一急也。当食不忍饥，二急也。酒必淳清令温，三急也。衣温便脱，四急也。食必极⑯冷，五急也。卧

---

① 肌皮坚如木石枯：《千金翼方》卷二十二《服诸石药及寒食散已违失节度发病疗之法合四十五条》作"肌肉坚如木石"，《外台秘要》卷三十七《饵寒食五石诸杂石等解散论并法》作"肌肤坚如木石"。

② 但下之：《医心方》卷十九《服石发动救解法》作"促下之"，《外台秘要》卷三十七《饵寒食五石诸杂石等解散论并法》作"急服前三黄汤下之"。

③ 停并：《千金翼方》卷二十二《服诸石药及寒食散已违失节度发病疗之法合四十五条》、《外台秘要》作"相隔"。

④ 瞑：《千金翼方》卷二十二《服诸石药及寒食散已违失节度发病疗之法合四十五条》作"目暗"，《外台秘要》卷三十七《饵寒食五石诸杂石等解散论并法》作"卒目暗"。

⑤ 皮：《千金翼方》卷二十二《服诸石药及寒食散已违失节度发病疗之法合四十五条》作"肉"。

⑥ 如风：《千金翼方》卷二十二《服诸石药及寒食散已违失节度发病疗之法合四十五条》作"如似游风者"，义长。

⑦ 得风：《医心方》卷十九《服石发动救解法》作"真风"。

⑧ 冷石：原脱，据《千金翼方》卷二十二《服诸石药及寒食散已违失节度发病疗之法合四十五条》补。

⑨ 或脚疼欲折：此下至本段末，与上文"腰痛欲折"一段义近，疑是重出。

⑩ 或臂脚偏急：此下至本段结束，与上文"或偏臂脚急痛"一段义近，疑是重出。

⑪ 骨：《外台秘要》卷三十七《饵寒食五石诸杂石等解散论并法》无。

⑫ 昔：原作"皆"，形误，据周本改。

⑬ 或：原作"成"，形误，据周本改。

⑭ 反：《外台秘要》卷三十七《张文仲论服石法要当违人常性五乖七急八不可兼备不虞药并论》作"乖"，以下诸"反"同。

⑮ 滞利：《外台秘要》卷三十七《张文仲论服石法要当违人常性五乖七急八不可兼备不虞药并论》作"泄利"。

⑯ 极：《千金翼方》卷二十二《服诸石药及寒食散已违失节度发病疗之法合四十五条》作"须"。

必衣①薄，六急也。食不厌多，七急也。

冬寒欲火，一不可也。饮食欲热，二不可也。常②疹自疑，三不可也。畏避风凉③，四不可也。极不能行，五不可也。饮食畏多，六不可也。居贪④厚席，七不可也。所欲从意，八不可也。

务违常理，一无疑也。委心弃本，二无疑也。寝处必寒，三无疑也。

二、解散痰癖候

服散而饮过度，将适失宜，衣厚食温，则饮结成痰癖。其状，痰多则胸膈痞满，头眩痛。癖结则心胁结急是也。

三、解散除热候

夫服散之人，觉热则洗，觉饥则食。若洗、食不时，失其节度，令石势壅结，否塞不解而生热，故须以药除之。

四、解散浮肿候

服散而浮肿者，由食饮温而久不自劳，药势与血气相并，使气壅在肌肤，不得宣散，故令浮肿。或外有风湿，内有停水，皆与散势相搏，致令烦热而气壅滞，亦令浮肿。若食饮温，不自劳而肿者，但烦⑤热虚肿而已。其风湿停水而肿⑥者，则必⑦肿而烦热，或小便涩而肿。

五、解散渴候

夫服石之人，石势⑧归于肾，而势冲腑脏，腑脏既热，津液竭⑨燥，肾恶燥，故渴而引饮也。

六、解散上气候

服散将适失所，取温太过，热搏荣卫而气逆上。其状，胸满短气是也。

七、解散心腹痛心瘭⑩候

膈间有寒，胃脘有热，寒热相搏，气逆攻腹乘心，故心腹痛。其寒气盛，胜于热气，荣卫秘⑪涩不通，寒气内结于心，故心腹痛而心瘭寒也。其状，心腹痛而战瘭，不能言语是也。

---

① 衣：《千金翼方》卷二十二《服诸石药及寒食散已违失节度发病疗之法合四十五条》作"底"，《外台秘要》作"楬"。

② 常：周本、《千金翼方》卷二十二《服诸石药及寒食散已违失节度发病疗之法合四十五条》、《外台秘要》卷三十七《张文仲论服石法要当违人常性五乖七急八不可兼备不虞药并论》作"当"，义通。

③ 凉：《千金翼方》卷二十二《服诸石药及寒食散已违失节度发病疗之法合四十五条》、《外台秘要》卷三十七《张文仲论服石法要当违人常性五乖七急八不可兼备不虞药并论》作"湿"。

④ 贪：原作"贫"，形误，据《外台秘要》卷三十七《张文仲论服石法要当违人常性五乖七急八不可兼备不虞药并论》改。

⑤ 烦：《圣济总录》卷一八四《乳石发身体肿》作"体"。

⑥ 肿：原作"已"，据周本改。

⑦ 必：原作"心"，据文义改。又，本书卷二十一风水候作"身"。

⑧ 势：《医心方》卷二十第《治服石热渴方》作"热"，下一个"势"字亦作"热"。

⑨ 竭：原作"渴"，形误，据《医心方》卷二十《治服石热渴方》改。

⑩ 瘭：原作"漂"，据文义改，下同。又，《医心方》卷二十《痛方》作"噤"。

⑪ 秘：《医心方》卷二十《痛方》作"痞"，义通。

八、解散大便秘难候

将适失宜，犯温过度，散势①不宣，热气积在肠胃，故大便秘难也。

九、解散虚冷小便多候

将适失度，热在上焦，下焦虚冷，冷气乘于胞，故胞冷不能制于小便，则小便多。

十、解散大便血候②

将适失度，或取热，或伤冷，触动于石，冷热交击，俱乘于血，致动血气，血渗入于大肠，肠虚则泄，故大便血。

十一、解散卒下利候

行止违节，饮食失度，犯触解散，而肠胃虚弱，故卒然下利也。

十二、解散下利后诸病候

服散而饮食失度，居处违节，或霍乱，或伤寒，或服药而下利，利虽断而血气不调，石势因动，致生诸病。其状，或手足烦热，或口噤，或呕逆之类是也，随其病证而解之。

十三、解散大小便难候

积服散，散势盛在内，热气乘于大小肠，大小肠否涩，故大小便难也。

十四、解散小便不通候

夫服散石者，石势③归于肾，而内生热，热结小肠，胞内否涩，故小便不通。

十五、解散热淋候

夫服散石，石势归于肾。若肾气宿虚者，今因石热，而又将适失度，虚热相搏，热乘于肾。肾主水，水行小肠，入胞为小便。肾虚则小便数，热结则小便涩，涩则茎内痛，故淋沥不快也。

十六、解散发黄候

饮酒内热，因服石，石势又热，热搏脾胃。脾胃主土，其色黄，而候于肌肉，积热蕴结，蒸发于肌肤，故成黄也。

十七、解散脚热腰痛候

肾主腰脚。服石，热归于肾。若将适失度，发动石热，气乘腰脚，石与血气相击，故脚热腰痛也。其状，脚烦热而腰挛痛。

十八、解散鼻塞候

石发则将冷，其热尽之后④，冷气不退者，冷乘于肺。肺主气，开窍于鼻。

———————

① 散势：《医心方》卷二十《治服石大便难方》作"热"。

② 候：原作"脉"，误，据本书目录改。

③ 势：《医心方》卷二十《治服石小便不通方》作"热"。

④ 后：原作"候"，据正保本、周本改。

其冷滞结，气①不宣通，故鼻塞。

十九、解散发疮候

将适失宜，外有风邪，内有积热，热乘于血，血气壅滞，故使生疮。

二十、解散痈肿候

六腑不和而成痈。夫服散之人，若将适失宜，散动热气，内乘六腑。六腑血气，行于经脉，经脉为热所搏，而外有风邪乘之，则石热痈结，血气否涩，而成痈肿。

二十一、解散烦闷候

将适失宜，冷热相搏，石势不得②宣化，热气乘于脏③，故令烦闷也。

二十二、解散呕逆候

将适失宜，脾胃虚弱者，石势结滞，乘于脾胃，致令脾胃气不和，不胜于谷，故气逆而呕，调之即愈。

二十三、解散目无所见目疼候

将适失宜，饮食乖度，膈内生痰热，痰热之气熏肝，肝候目，故目无所见而疼痛。

二十四、解散心腹胀满候

居处犯温，致令石势不宣，内壅腑脏，与气相搏，故心腹胀满。

二十五、解散挟风劳候

本患风劳，而服散石，风劳未尽，石势因④发。解石之后，体尚虚羸，故犹挟风劳也。

二十六、解散饮酒发热候

服散而积饮酒，石因酒势而盛，敷散经络，故烦而发热也。

---

① 气：原脱，据《医心方》卷二十《治服石鼻塞方》补。

② 得：原脱，据《太平圣惠方》卷三十八《治乳石发动烦闷诸方》补。

③ 脏：《太平圣惠方》卷三十八《治乳石发动烦闷诸方》作"腑脏"。

④ 因：原作"固"，形误，据周本改。

重刊巢氏诸病源候总论卷之七

伤寒病诸候上　凡三十三论

一、伤寒候

经言，春气温和，夏气暑热，秋气清凉，冬气冰寒，此则四时正气之序也。冬时严寒，万类深藏，君子固密①，则不伤于寒。夫触冒之者，乃为伤寒②耳。其伤于四时之气，皆能为病，而以伤寒为毒者，以其最为杀厉之气也。即病③者，为伤寒，不即病者，其寒毒藏于肌骨中④，至春变为温病，夏⑤变为暑病。暑病者，热⑥重于温也。是以辛苦之人，春夏必有温病者⑦，皆由其冬时触冒⑧之所致，非时行之气也。其时行者，是春时应暖而反寒⑨，夏时应热而反冷⑩，秋时应凉而反⑪热，冬时应寒而反温，非⑫其时而有其气。是以一岁之中，病无少长，多相似者，此则时行之气也。

夫伤寒病者，起自风寒，入于腠理，与精气交⑬争，荣卫否隔，周行不通。病一日至二日，气在孔窍皮肤之间，故病者头痛恶寒，腰背强重，此邪气在表，洗浴⑭发汗即愈。病三日以上，气浮在上部，胸心填塞，故头痛、胸中满闷，当吐之则愈。病五日以上，气深结在脏，故腹胀身重，骨节烦疼，当下之则愈。

夫热病者，皆伤寒之类也。或愈或死，其死⑮皆以六七日间，其愈皆以十日以上，何也？巨阳者，诸阳之属也，其脉连于风府，故为诸阳主气。人之伤于寒也，则⑯为病热，热⑰虽甚不死。其两感于寒而病者，必死。

两感于寒者，其脉应与其病形何如？两伤于寒者，病一日，则巨阳与少阴俱病，则头痛、口干、烦满。二日，则阳明与太阴俱病。则腹满、身热、不食⑱、

---

① 固密：《外台秘要》卷一《诸论伤寒八家》作"周密"，义同。

② 乃为伤寒："寒"字原脱，据《伤寒论·伤寒例》补；"为"，《伤寒论·伤寒例》作"名"。

③ 即病：此上《伤寒论·伤寒例》有"中而"二字。

④ 肌骨中：《伤寒论·伤寒例》作"肌肤"。

⑤ 夏：此上《伤寒论·伤寒例》有"至"字。

⑥ 热：此下《伤寒论·伤寒例》有"极"字。

⑦ 必有温病者：《伤寒论·伤寒例》作"多温热病"。

⑧ 触冒：《伤寒论·伤寒例》作"触寒"，《外台秘要》卷一《诸论伤寒八家》作"触冒寒冷"。

⑨ 应暖而反寒：《伤寒论·伤寒例》作"应暖而复大寒"。

⑩ 应热而反冷：《伤寒论·伤寒例》作"应大热而反大凉"。

⑪ 反：此下《伤寒论·伤寒例》有"大"字。

⑫ 非：此上本书卷四十五《伤寒候》、《伤寒论·伤寒例》有"此"字。

⑬ 交：《千金要方》卷九《伤寒例》作"分"。

⑭ 洗浴：《千金要方》卷九《伤寒例》无。

⑮ 其死：原脱，据《素问·热论》补。

⑯ 则：此上原衍"故"字，据周本、《素问·热论》《太素》卷二十五《热病诀》删。

⑰ 热：原脱，据《素问·热论》《太素》卷二十五《热病诀》补。

⑱ 不食：《素问·热论》作"不欲食"。

谵言。三日，则少阳与厥阴俱病，则耳聋、囊缩，厥逆①，水浆不入，则不知人，六日而死。夫五脏已伤，六腑不通，荣卫不行，如是之后，三日乃死，何也？阳明者，十二经脉之长也，其气血盛，故不知人，三日其气乃尽，故死。

其不两伤于寒者，一日巨阳受之，故头项痛，腰脊强②。二日阳明受之，阳明主肉，其脉夹鼻络于目，故身热目疼③而鼻干，不得卧也。三日少阳受之，少阳主骨④，其脉循胁络于耳，故胸胁痛、耳聋。三阳经络皆受病，而未入通于脏也⑤，故可汗而已。四日太阴受之，太阴脉布于胃⑥，络于嗌，故腹满而嗌干。五日少阴受之，少阴脉贯肾络肺，系舌本，故口热⑦、舌干而渴。六日厥阴受之，厥阴脉循阴器而络于肝，故烦满而囊缩。三阴三阳，五脏六腑皆病，荣卫不行，五脏⑧不通则死矣。

其不两感于寒者，七日巨阳病衰，头痛少愈。八日阳明病衰，身热少愈。九日少阳病衰，耳聋微闻。十日太阴病衰，腹减⑨如故，则思饮食。十一日少阴病衰，渴止不满⑩，舌干已而咳⑪。十二日厥阴病衰，囊从少腹微下。大气皆去，病日已矣。

治之奈何？治之各通其脏脉，病日衰⑫。其病未满三日者，可汗而已。其病三日过者，可泄之而已。太阳病，头痛至七日已上，并自当愈⑬，其经竟故也⑭。若欲作再经者，当针补⑮阳明，使经不传则愈矣。

相病之法，视色听声，观病之所⑯。候脉要决，岂不微乎。脉洪大者，有热⑰，此伤寒病也。夫伤寒脉洪浮，秋佳春成病。寸口脉紧者，伤寒头痛。脉来洪大，伤寒病。

少阴病，恶寒身⑱拳而利，手足四逆⑲者，不治。其人吐利，躁逆⑳者死。

---

① 厥逆：《素问·热论》作"而厥"，《太素》卷二十五《热病诀》作"厥"。

② 头项痛，腰脊强：《太素》卷二十五《热病诀》作"头项腰脊皆痛"。

③ 目疼：原脱，据《素问·热论》《针灸甲乙经》卷七《六经受病发伤寒热病》补。

④ 少阳主骨：《素问·热论》作"少阳主胆"，《新校正》注："全元起本'胆'作'骨'。元起注云：少阳者，肝之表。肝候筋，筋会于骨，是少阳之气所荣，故言主于骨"。

⑤ 入通于脏也：《素问·热论》《针灸甲乙经》卷七《六经受病发伤寒热病》无"通"字。"脏"，《针灸甲乙经》卷七《六经受病发伤寒热病》、《太素》卷二十五《热病诀》作"腑"。"也"，《素问·热论》作"者"。

⑥ 于胃：《针灸甲乙经》卷七《六经受病发伤寒热病》、《太素》卷二十五《热病诀》作"胃中"。

⑦ 热：《素问·热论》《针灸甲乙经》卷七《六经受病发伤寒热病》作"燥"。

⑧ 五脏：《太素》卷二十五《热病诀》作"腑脏"。

⑨ 减：原作"满"，据《素问·热论》《针灸甲乙经》卷七《六经受病发伤寒热病》改。

⑩ 不满：《针灸甲乙经》卷七《六经受病发伤寒热病》无。

⑪ 已而咳：《针灸甲乙经》卷七《六经受病发伤寒热病》作"乃已"；"咳"，《素问·热论》作"嚏"。

⑫ 衰：此下《素问·热论》《针灸甲乙经》卷七《六经受病发伤寒热病》有"已矣"二字。

⑬ 并自当愈：《伤寒论·辨太阳病脉证并治上》作"自愈者"，连上句读。

⑭ 其经竟故也：《伤寒论·辨太阳病脉证并治上》作"以行其经尽故也"。

⑮ 补：《伤寒论·辨太阳病脉证并治上》作"足"。

⑯ 所：此下《脉经》卷五《扁鹊脉法》有"在"字。

⑰ 脉洪大者，有热：《脉经》卷五《扁鹊脉法》作"脉洪大者，又两乳房动脉复数，加有寒热"。

⑱ 身：原脱，据《伤寒论·辨少阴病脉证并治》补。

⑲ 四逆：《伤寒论·辨少阴病脉证并治》作"逆冷"。

⑳ 躁逆：《伤寒论·辨少阴病脉证并治》作"躁烦，四逆"。

利止而眩，时时自冒者死。四逆，恶寒
而身拳，其脉不至，其人不烦而躁者死。
病六日①，其息高者死。

伤寒热盛，脉浮大者生，沉小者死。
头痛，脉短涩者死，浮滑者生。未得汗，
脉盛大者生，细小者死。诊人瀼瀼大热，
其脉细小者，死不治。伤寒热病，脉盛
躁不得汗者，此阳之极，十死不治。未
得汗，脉躁疾，得汗生，不得汗难瘥。
头痛脉反涩，此为逆，不治。脉浮大而
易治，细微为难治。

发汗若吐下者②，若亡血无津液者，
而阴阳自和必愈③。夫下后发汗，其人小
便不利，此亡津液，勿治，其小便利④，
必自愈。

阳已虚，尺中弱者，不可发其汗也。
咽干者，不可发其汗也。

伤寒病，脉弦细，头痛而发热，此
为属少阳。少阳不可发汗，发汗则诚
语⑤，为属胃。胃和则愈，不和则烦
而悸。

少阴病，脉细沉而微⑥，病在里，不
可发其汗。少阴病，脉微，亦不可发汗，
无阳⑦故也。阳已虚，尺中弱涩者，复不
可下。

太阳病，发热而恶寒，热多而寒少，
脉微弱，则无阳，不可发其汗。脉浮，
可发其汗。发热自汗出而不恶寒，关上
脉细数，不可吐⑧。若诸四逆病厥者，不
可吐⑨，虚家亦然。寒多热少，可吐者，
此谓痰多也。治疟亦如之。头项不强痛，
其寸脉微浮⑩，胸中愊牢⑪，气上⑫冲喉
咽，不得息，可吐之。

治伤寒欲下之，切其脉牢，牢实之
脉，或不能悉解，宜摸视手掌，濈濈汗
湿者，便可下矣。若掌不汗，病虽宜下，
且当消息，温暖身体，都皆津液通，掌
亦自汗，下之即了矣。

太阴之为病，腹满吐食，不可下，
下之益甚⑬，时腹自痛，下之，胸下结
牢，脉浮，可发其汗。阳明病，心下牢
满，不可下，下之遂利，杀人，不可不
审，不可脱尔，祸福正在于此。

太阳与少阳并病⑭，心下牢，头项强
眩，不可下。三阳合病⑮，腹满身重，大
小便调，其脉浮牢而数，渴欲饮水，此
不可下。

其汤熨针石，别有正方，补养宣导，
今附于后。

<hr />

① 六日：《伤寒论·辨少阴病脉证并治》作"六
七日"。

② 下者：此上《伤寒论·辨太阳病脉证并治》
有"若"字，无"者"字。

③ 愈：此上《伤寒论·辨太阳病脉证并治》有
"自"字。

④ 利：原脱，据《伤寒论·辨太阳病脉证并治》
补。

⑤ 诚语：《伤寒论·辨太阳病脉证并治》、《脉
经》卷七《病不可吐证》作"谵语"，义同。

⑥ 微：《伤寒论·辨太阴病脉证并治》作
"数"。

⑦ 无阳：《伤寒论·辨太阴病脉证并治》作"亡
阳"。

⑧ 不可吐：《伤寒论·辨太阳病脉证并治》、《脉
经》卷七《病不可吐证》作"吐之过也"。

⑨ 诸四逆病厥者，不可吐：《伤寒论·辨太阳病
脉证并治》、《脉经》卷七《病不可吐证》作"诸四逆
厥者，不可下之"。

⑩ 寸脉微浮：原作"脉微"，据《伤寒论·辨太
阳病脉证并治》改。

⑪ 愊牢：《伤寒论·辨太阳病脉证并治》作"痞
鞕"，《脉经》卷七《病可吐证》作"痞坚"。

⑫ 气上：原脱，据《伤寒论·辨太阳病脉证并
治》、《脉经》卷七《病可吐证》补。

⑬ 腹满吐食，不可下，下之益甚：《伤寒论·辨
太阴病脉证并治》作"腹满而吐，食不下，自利益
甚。"

⑭ 并病：原作"合病"，据《伤寒论·辨太阳病
脉证并治》改。

⑮ 合病：原作"并病"，据《伤寒论·辨太阳病
脉证并治》改。

养生方导引法云：端坐伸腰，徐徐①以鼻内气，以右手持②鼻，徐徐③闭目吐气。治伤寒头痛洗洗，皆当以汗出为度。

又云：举左手，顿左足④，仰掌，鼻内气四十息止⑤。除身热背痛。

二、伤寒发汗不解候

伤寒初一日至二日，病在皮肤，名为在表。表者阳也，法宜发汗。今发汗而不解者，此是阳不受病。阳受病者，其人身体疼痛，发热而恶寒，敕啬拘急，脉洪大者，有此证候，则为病在表，发汗则愈。若但烦热，不恶寒，身不疼痛，此为表不受病，故虽强发其汗，而不能解也。

三、伤寒取吐候

伤寒大法，四日病在胸膈，当吐之愈。有得病二三日，便心胸烦闷，此为毒气已入，有痰实者，便宜取吐。

四、中风伤寒⑥候

中风伤寒之状，阳浮而阴弱⑦，阳浮热自发，阴弱汗自出，啬啬恶寒，淅淅恶风，翕翕⑧发热，鼻鸣干呕，此其候也。

太阳病中风，以火劫发其汗，邪风被火热，血气流溢失常，两阳相熏灼，其身⑨发黄。阳盛即欲衄，阴⑩虚则小便难。阴阳俱虚竭，身体则枯燥，但头汗出，齐颈而还。腹满微喘，口干咽烂，或不大便，久则谵言，甚者至哕，手足躁扰，循衣摸床。小便利者，其人可治。

阳明中风，口苦而咽干，腹满微喘，发⑪热恶寒，脉浮紧⑫，若下之则腹满，

小便难。阳明病，能食为中风。不能食，为中寒。

少阳中风，两耳无闻，目赤，胸中满而烦，不可吐之⑬。吐之则悸而惊。

太阴中风，四肢烦疼，其脉阳微阴涩而长，为欲愈。

少阴中风，其脉阳微阴浮，为欲愈。

厥阴中风，其脉微浮，为欲愈。不浮，为未愈。

五、伤寒一日候

伤寒一日，太阳受病。太阳者，膀胱之经也，为三阳之首，故先受病。其脉络于腰脊，主于头项。故得病一日，而头项、背膊、腰脊痛也。

---

① 徐徐：原作一个"徐"字，据本书卷二十九《鼻息肉候》养生方导引法补足。

② 持：本书卷二十九《鼻息肉候》作"捻"。

③ 徐徐：原脱，据本书卷二十九《鼻息肉候》补。

④ 足：宋本作"手"。

⑤ 止：原作"之"，据周本改。

⑥ 中风伤寒：《外台秘要》卷二《伤寒门》、《太平圣惠方》卷十《治伤寒中风诸方》作"伤寒中风"。下一个"中风伤寒"同。

⑦ 阳浮而阴弱：原脱，与下文不相连属，据《伤寒论·辨太阳病脉证并治上》补。

⑧ 翕翕：《伤寒论·辨太阳病脉证并治上》作"翕翕"，义同。

⑨ 身：此下《外台秘要》卷二《中风方》有"即"字。

⑩ 阴：原脱，据《伤寒论·辨太阳病脉证并治上》《外台秘要》卷二《中风方》补。

⑪ 喘发：原脱，据《伤寒论·辨阳明病脉证并治》补。

⑫ 紧：下文"若"字原错置于"紧"上，据《伤寒论·辨阳明病脉证并治》、《外台秘要》卷二《中风方》乙正。

⑬ 吐之：《伤寒论·辨少阳病脉证并治》《外台秘要》二《中风方》作"吐下"。下一个"吐之"同。

六、伤寒二日候

伤寒二日，阳明受病。阳明者①，胃之经也，主于肌肉，其脉络鼻入目。故得病二日，肉热②鼻干，不得眠也。诸阳在表，表始受病，在皮肤之间，可摩膏、火灸，发汗而愈。

七、伤寒三日候

伤寒三日，少阳受病。少阳者。胆之经也，其脉循于胁，上于颈耳。故得病三日，胸胁热③而耳聋也。三阳经络始相传，病未入于脏，故皆可汗而解。

八、伤寒四日候

伤寒四日，太阴受病。太阴者，脾之经也，为三阴之首。是故三日已前，阳受病讫，传之于阴，而太阴受病焉。其脉络于脾，主于喉嗌④。故得病四日，腹满而嗌干也。其病在胸膈，故可吐而愈。

九、伤寒五日候

伤寒五日，少阴受病。少阴者，肾之经也，其脉贯肾络肺，系于舌，故得病五日，口热舌干，渴而引饮⑤也。其病在腹，故可下而愈。

十、伤寒六日候

伤寒六日，厥阴受病。厥阴者，肝之经也，其脉循阴器，络于肝。故得病六日，烦满而囊缩也。此则阴阳俱受病，毒气在胃，故可下而愈。

十一、伤寒七日候

伤寒⑥七日，病法当小愈，阴阳诸经，传病竟故也。今七日已后，病反甚⑦者，欲为再经病也。再经病者，是阴阳诸经络，重受病故也。

十二、伤寒八日候

伤寒⑧八日，病不解者，或是诸阴阳经络重受于病，或因发汗吐下之后，毒气未尽，所以病证犹有⑨也。

十三、伤寒九日已上候

伤寒⑩九日已上病不除者，或初一经

---

① 者：原脱，据《外台秘要》卷一《论伤寒日数病源并方》补。

② 肉热：《素问·热论》作"身热"。

③ 热：本卷《伤寒候》、《素问·热论》《太素》卷二十五《热病诀》、《外台秘要》卷一《论伤寒日数病源并方》作"痛"。

④ 络于脾，主于喉嗌：本卷《伤寒候》作"布于胃，络于嗌"，《素问·热论》作"布胃中，络于嗌"。

⑤ 口热舌干，渴而引饮："口热"，《素问·热论》《针灸甲乙经》卷七《六经受病发伤寒热病》、《外台秘要》卷一《伤寒日数病源并方》作"口燥"。全句《太素》卷二十五《热病诀》作"口热舌干而渴"。

⑥ 伤寒：此上《外台秘要》卷一《论伤寒日数病源并方》有"伤寒七日，太阳病衰，头痛少愈"数句。

⑦ 反甚：此下《外台秘要》卷一《论伤寒日数病源并方》有"不除"二字。

⑧ 伤寒：此上《外台秘要》卷一《论伤寒日数病源并方》有"伤寒八日，阳明病衰，身热少愈"数句。

⑨ 有：周本作"在"，《外台秘要》卷一《论伤寒日数病源并方》作"存"，义均通。

⑩ 伤寒：此上《外台秘要》卷一《论伤寒日数病源并方》有"又伤寒九日，少阳病衰，耳聋微闻"数句。

受病，即不能相传，或已传三阳讫，而不能传于阴，致停滞累日，病证不罢者。或三阳三阴传病已竟，又重感于寒，名为两感伤寒，则腑脏俱病①，故日数多而病候改变。

十四、伤寒咽喉痛候

伤寒病，过经而不愈，脉反沉迟，手足厥逆者，此为下部脉不至，阴阳隔绝，邪客于足少阴之络②，毒气上熏，故咽喉不利，或痛而生疮。

十五、伤寒斑疮候

伤寒病，证在表，或未发汗，或经发汗未解，或吐下后而热不除，此毒气盛故也。毒既未散，而表已虚，热毒乘虚出于皮肤，所以发斑疮隐轸如锦文，重者，喉口身体皆成疮也。

十六、伤寒口疮候

夫伤寒，冬时发其汗，必吐利，口中烂生疮，以其表里俱热③，热不已，毒气熏上焦故④也。

十七、伤寒豌豆疮候

伤寒热毒气盛，多发疱疮，其疮色白或赤，发于皮肤，头作瘭浆，戴白脓者，其毒则轻。有紫黑色作根，隐隐在肌肉里，其毒则重⑤。甚者，五内七窍皆有疮。其疮形如豌豆，故以名焉。

十八、伤寒豌豆疮后灭瘢候

伤寒病发豌豆⑥疮者，皆是热毒所为。其病折则疮愈，而毒气尚未全散，故疮痂虽落，其瘢犹黯，或凹凸肉起，所以宜用消毒灭瘢之药以傅之。

十九、伤寒谵语候

伤寒四五日，脉沉而喘满者，沉为在里，而反发其汗⑦，津液越出，大便为难，表虚里实，久久⑧则谵语。

发汗后，重发其汗，亡阳谵语⑨，其脉反和者，不死。

阳明病，下血而谵语者，此为热入血室，但头汗出，当刺期门穴，随其实者而泻之，濈然汗出者则愈。

病若谵言妄语，身当有热，脉当得洪大，而反手足四厥，脉反沉细而微者，死病也。

谵言妄语，身热，脉洪大者生。沉细微，手足四逆者死。

---

① 名为……腑脏俱病：《外台秘要》卷一《论伤寒日数病源并方》无此句，义长。

② 络：《外台秘要》卷二《伤寒咽喉痛方》作"经"。

③ 以其表里俱热：《外台秘要》卷二《伤寒口疮方》作"以其热毒在脏，心脾烦壅，表里俱热"。又，"热"前原有"虚"字，文义不洽，据《外台秘要》卷二《伤寒口疮方》删。

④ 故：此下《外台秘要》卷二《伤寒口疮方》有"令口舌干燥生疮"一句。

⑤ 则重：原倒作"重则"，据周本乙正。

⑥ 豌豆：原脱，据本候标题、《太平圣惠方》卷十四《治伤寒发豌豆疮灭瘢痕诸方》补。

⑦ 反发其汗：原作"发汗其"，据《伤寒论·辨阳明病脉证并治》改、补。

⑧ 久久：《伤寒论·辨阳明病脉证并治》作一个"久"字。

⑨ 发汗后……亡阳谵语：《伤寒论·辨阳明病脉证并治》作"发汗多，若重发汗者，亡其阳谵语，脉短者死"。

二十、伤寒烦候

此由阴气少，阳气胜，故热而烦满也。

少阴病，恶寒而拳，时自烦，欲去其衣被者，可治也。

病脉已解，而反发烦①者，病新瘥，又强与谷，脾胃气尚弱，不能消谷，故令微烦，损谷即愈。

少阴病，脉微细而沉，但欲卧，汗出不烦，欲自吐，五②六日，自利后③，烦躁不得卧寐者死。

发汗后下之，脉平而小烦，此新虚不胜谷气故也。

二十一、伤寒虚烦候

伤寒发汗、吐、下已后，腑脏俱虚，而热气不散，故虚烦也。

二十二、伤寒烦闷候

伤寒毒气攻胃，故烦闷。或服药已后，表不解，心下有水气，其人微呕，热满而烦闷也。

二十三、伤寒渴候

伤寒渴者，由热气入于脏，流于少阴之经。少阴主肾，肾恶燥，故渴而引饮。

厥阴，渴欲饮水者，与之愈④。

二十四、伤寒呕候

伤寒阳明病，热入胃与谷气并，故令呕。或已经吐下，虚热在脏，必饮水，水入则胃家虚冷，亦呕也。

伤寒发热无汗，呕不能食，而反汗出濈然，是为转在⑤阳明。

伤寒呕多，虽有阳明证，不可攻也。

少阴病，下利，脉微涩，呕而汗出者，必数更衣，反少者⑥，当温其上，灸之⑦。

二十五、伤寒干呕候

此谓热气在于脾胃也。或发汗解后，胃中不和，尚有蓄热，热气上熏，则心下痞结，故干呕。

二十六、伤寒吐逆候

伤寒少阴病，其人饮食入口⑧则吐，或心中温温，欲吐不能⑨，当遂吐之。若始得之，手足寒，脉弦迟，此中有寒饮，不可吐也，当温之⑩。

---

① 反发烦：《伤寒论·辨阴阳易瘥后劳复病脉证并治》作"日暮微烦"。

② 五：此上《伤寒论·辨阴阳易瘥后劳复病脉证并治》有"至"字。

③ 后：《伤寒论·辨阴阳易瘥后劳复病脉证并治》作"复"字，属下读，义长。

④ 厥阴……与之愈：原错置于下文《伤寒呕候》之末，因该条论渴而非论呕，故当为错简，今据文义乙正。

⑤ 在：《伤寒论·辨阳明病脉证并治》作"属"。

⑥ 呕而汗出……反少者：原作"者，即呕汗者，必数更衣反少"，据《伤寒论·辨少阴病脉证并治》改。

⑦ 灸之：原作"灸其"，据《伤寒论·辨少阴病脉证并治》改。

⑧ 口：原脱，据《伤寒论·辨少阴病脉证并治》补。

⑨ 欲吐不能：《伤寒论·辨少阴病脉证并治》作"欲吐复不能吐"。

⑩ 若始得之……不可吐也，当温之：《伤寒论·辨少阴病脉证并治》作"始得之，手足寒，脉弦迟者，此胸中实，不可下也，当吐之。若膈上有寒饮，干呕者，不可吐也，当温之，宜四逆汤。"

病人脉数，数为有热，当消谷引食。反吐者，师发其汗，阳微①，膈气虚，脉则为数，数为客阳②，不能消谷，胃中虚冷故也。

二十七、伤寒哕候

伤寒大吐下之后，极虚，复极汗出者③，其水郁④以发其汗者，因得哕。所以然者，胃中寒⑤冷故也。

伤寒哕而腹⑥满者，视其前后，知何部不利，利之即愈。

阳明病能食，下之不解，其人不能食，攻其热必哕，所以哕者，胃中虚冷故也。又病人本虚，伏热在胃，则胸满，胸满则气逆，气逆不可攻其热，攻其热，必哕。

二十八、伤寒喘候

伤寒太阳病，下之微喘者，外未解故也。

夫发汗后，饮水多⑦者，必喘。以水停心下，肾气乘心故喘也。以水灌之，亦令喘也。

二十九、伤寒厥候

厥者，逆也。逆者，谓手足逆冷也。此由阳气暴衰，阴气独盛，阴胜于阳，故阳脉为之逆，不通于手足，所以逆冷也。

伤寒一二⑧日至四五日厥者，必发热。前发热者后必厥，厥深热亦深，厥微热亦微。厥应⑨下之，而反⑩发其汗者，口⑪伤烂赤。

伤寒，先厥后⑫发热，下利必自止。而反汗出，必咽喉中强痛，其⑬为喉痹。

发热无汗，而利必自止，不止，便脓血⑭。便脓血者，其喉不痹。

伤寒先厥者，不可下之。后⑮发热而利者，必自⑯止，见厥复利。

伤寒病，厥五日，热亦五日，设六日，当复厥，不厥之者，自愈。厥终不过五日，以热五日⑰，故知愈也。发热而厥，七日而下利者，为难治。

其脉促⑱，手足厥逆者，可灸之。

---

① 师发其汗，阳微：《伤寒论·辨太阳病脉证并治》作"此以发汗，令阳气微"。

② 客阳：《伤寒论·辨太阳病脉证并治》作"客热"，义同。

③ 复极汗出者：原作"复虚极"，据《伤寒论·辨厥阴病脉证并治》改。

④ 其水郁：《伤寒论·辨厥阴病脉证并治》作"其人外气怫郁，复与之水"。

⑤ 胃中寒：原作"背寒中"，据《伤寒论·辨厥阴病脉证并治》改。

⑥ 腹：原脱，据《伤寒论·辨厥阴病脉证并治》补。

⑦ 多：原脱，据《伤寒论·辨太阳病脉证并治》补。

⑧ 二：原脱，据《伤寒论·辨厥阴病脉证并治》补。

⑨ 应：原脱，据《伤寒论·辨厥阴病脉证并治》补。

⑩ 而反：原脱，据《伤寒论·辨厥阴病脉证并治》补。

⑪ 口：此上《伤寒论·辨厥阴病脉证并治》有"必"字。

⑫ 后：原脱，据《伤寒论·辨厥阴病脉证并治》补。

⑬ 其：原作"甚"，据《伤寒论·辨厥阴病脉证并治》改。

⑭ 不止，便脓血：《伤寒论·辨厥阴病脉证并治》作"若不止，必便脓血"。

⑮ 后：原脱，据《伤寒论·辨厥阴病脉证并治》补。

⑯ 自：原脱，据《伤寒论·辨厥阴病脉证并治》补。

⑰ 厥终……以热五日：原作"厥不过热五日"，据《伤寒论·辨厥阴病脉证并治》改。

⑱ 促：原作"从"，形误，据《伤寒论·辨厥阴病脉证并治》改。

下利，手足厥，无脉，灸之不温，反微喘者，死。

下利，厥，烦躁不能卧者，死。

病六七日，其脉数①，手足厥，烦躁，灸厥②阴，厥不还者，死。

发热，下利至甚③，厥不止者，死。

下利后，其脉绝，手足厥，卒时脉还，手足温者为生，不还者死。

三十、伤寒悸候

悸者，动也，谓心下悸动也。此由伤寒病发汗已后，因又下之，内有虚热则渴，渴则饮水，水气乘心，必振寒而心下悸也。

太阳病，小便不④利者，为多饮水，心下必悸。小便少者，必苦里急。

夫脉浮数，法当汗出而愈，而下之，身体重，心悸，不可发汗，当自汗出而解。所以然者，尺中微，里虚，须表里实⑤，津液自和，便自汗出愈也。

三十一、伤寒痓候

痓⑥之为状，身热足寒，项颈强，恶寒，时头热，面目热⑦，摇头，卒口噤，背直身体反张⑧是也。此由肺移热于肾，传而为痓。痓有刚柔，太阳病，发热无汗，而反恶寒，为刚痓。发热汗出而恶寒，为柔痓。诊其脉沉细，此为痓也。

三十二、伤寒心痞候

太阳、少阳⑨并病，脉浮⑩紧，而下之，紧反入里，则作痞。痞者，心下满也。

病发于阴者，不可下，下之则心下痞，按之自濡，但气痞耳，不可复下也。

若热毒乘心，心下痞满，面赤目黄，狂言恍惚者，此为有实，直速吐下之。

三十三、伤寒结胸候

结胸者，谓热毒⑪结聚于心胸也。此由病发于阳，而早下之，热气乘虚而否结不散也。按之痛，其脉寸口浮，关上反自沉是也。脉大⑫，不可下，下之即死。脉浮而大，下之为逆。

若阳脉浮，关上小⑬细沉紧，而饮食如故，时小便利者⑭，名为脏结。脏结病，舌上白胎滑，为难治。不往来寒热，其人反静，舌上不胎⑮者，不可攻之。

---

① 数：《伤寒论·辨厥阴病脉证并治》《脉经》卷七《病可灸证》作"微"。

② 灸厥：原脱，据《伤寒论·辨厥阴病脉证并治》补。

③ 甚：原脱，据《伤寒论·辨厥阴病脉证并治》补。

④ 不：《伤寒论·辨太阳病脉证并治》无此字。

⑤ 须表里实：原作"表实"，据《伤寒论·辨太阳病脉证并治》改。

⑥ 痓：宋本、《金匮要略》卷上《痓湿暍病脉证》作"痉"，义同。《伤寒论·辨太阳病脉证并治》成无己注："痓，当作痉，传写之误也。"下同。

⑦ 面目热：《金匮要略》卷上《痓湿暍病脉证》作"面赤目赤"。

⑧ 背直身体反张：《金匮要略》卷上《痓湿暍病脉证》作"背反张"。

⑨ 少阳：原作"少阴"，形误，据《伤寒论·辨太阳病脉证并治》改。

⑩ 浮：原作"数"，误，据《伤寒论·辨太阳病脉证并治》改。

⑪ 热毒：此下《外台秘要》卷二《伤寒结胸方》有"气"字。

⑫ 大：《伤寒论·辨太阳病脉证并治》作"浮大"。

⑬ 小：原脱，据《伤寒论·辨太阳病脉证并治》《外台秘要》卷二《伤寒结胸方》补。

⑭ 时小便利者：《伤寒论·辨太阳病脉证并治》作"时时下利"。

⑮ 不胎：《伤寒论·辨太阳病脉证并治》作"胎滑"，义长。

重刊巢氏诸病源候总论卷之八

伤寒病诸候下　凡四十四论

一、伤寒余热候

伤寒病，其人或未①发汗吐下，或经服药已后，而脉洪大实数，腹内胀满，小便赤黄，大便难，或烦或渴，面色变赤，此为腑脏有结热故也。

二、伤寒五脏热候

伤寒病，其人先苦身热②，嗌干而渴，饮水即心下满，洒淅身热，不得汗，恶风，时咳逆者，此肺热也。若其人先苦身热嗌干，而小腹绕脐痛，腹下满，狂言默默，恶风欲呕者，此肝热也。若其人先苦手掌心热，烦心欲呕，身热心下满，口干不能多饮，目黄，汗不出，欲得寒水，时妄笑者，此心热也。若其人先苦身热，四肢不举，足胫寒，腹满欲呕而泄，恶闻食臭者，此脾热也。若其人先苦嗌干，内热连足胫，腹满大便难，小便赤黄，腰脊痛者，此肾热也。

三、伤寒变成黄候

阳明病，无汗，小便不利，心中懊恼，必发黄。

若被火，额上微汗出，而但小便不利③，亦发黄。

其人状，变黄如橘色，或如桃枝色，腹微满。此由寒湿气不散，瘀热在于脾胃故也。

四、伤寒心腹胀满痛候

此由其人先患冷癖，因发热病，服冷药及饮冷水，结在心下，此为脏虚动于旧癖故也。或吐下已后，病不解，内外有热，故心腹胀满痛，此为有实也。

五、伤寒宿食不消候

此谓被下后，六七日不大便，烦热不解，腹满而痛，此为胃内有干粪，挟宿食故也。或先患寒癖，因有宿食，又感于伤寒，热气相搏，故宿食不消。

六、伤寒大便不通候

伤寒，阳脉微，而汗出少，为自和④，汗出多为太过。阳明脉实⑤，因发

---

① 或未：《太平圣惠方》卷十二《治伤寒余热不退诸方》作"已经"。

② 身热：宋本作"腹热"。

③ 而但小便不利：《伤寒论·辨阳明病脉证并治》作"而小便不利者"。

④ 和：原作"始"，据《伤寒论·辨阳明病脉证并治》改。

⑤ 阳明脉实：《伤寒论·辨阳明病脉证并治》作"阳脉实"。

其汗，汗出多者，亦为太过。太过者，阳气绝于里，阳气绝于里，则津液竭，热结在内，故大便牢而不通也。

七、伤寒小便不通候

伤寒，发汗后而汗出不止，津液少，胃内极干，小肠有伏热，故小便不通。

八、伤寒热毒利候

此由表实里虚，热气乘虚而入，攻于肠胃，则下黄赤汁，此热毒所为也。

九、伤寒脓血利候

此由热毒伤于肠胃，故下脓血如鱼脑，或如烂肉汁，壮热而腹①痛，此湿毒气盛故也。

十、伤寒利候

伤寒病，若表实里虚，热乘虚而入，攻于肠胃，则下黄赤汁。若湿毒②气盛，则腹痛壮热，下脓血如鱼脑，或③如烂肉汁。

若寒毒入胃，则腹满，身热，下清谷④。下清谷者，不可攻其表，汗出必胀满，表里俱虚故也。

伤寒六七日不利，更发热而利者，其人汗出不止者死，但有阴无阳故也。

下利有微热，其人渴，脉弱者，今自愈。脉沉⑤弦者，下重，其脉大者，为未止。脉微弱数者，为欲自止，虽发热不死。

少阴病，八九日，而⑥身手足尽热，热在膀胱，必便血。下利，脉浮数⑦，尺中自滑⑧，其人必清脓血。少阴病下利⑨，

若利止⑩，恶寒而拳，手足温者，可治也。

阳明病，下利，其脉浮大，此皆为虚弱强下之故。

伤寒下利，日十余行，其脉反实死。

十一、伤寒病后胃气不和利候

此由初受病时，毒热气盛，多服冷药，以自泻下⑪，病折已后，热势既退，冷气乃动，故使心下愊牢，噫哕食臭，腹内雷鸣而泄利⑫，此由脾胃气虚冷故也。

十二、伤寒上气候

此由寒毒气伤于太阴经也。太阴者，

---

① 腹：原作"肠"，形误，据下文《伤寒利候》改。

② 湿毒：《外台秘要》卷二《伤寒下痢及脓血黄赤方》作"温毒"。

③ 或：原脱，据本卷《伤寒脓血痢候》、《外台秘要》卷二《伤寒下痢及脓血黄赤方》补。

④ 谷：原脱，据《伤寒论·辨厥阴病脉证并治》《外台秘要》卷二《伤寒下痢及脓血黄赤方》补。下文"谷"字同。

⑤ 沉：此下原有"弱"字，错简，据《伤寒论·辨厥阴病脉证并治》移于下文"脉微"之下。

⑥ 而：《伤寒论·辨少阴病脉证并治》作"一"。

⑦ 脉浮数：《伤寒论·辨厥阴病脉证并治》作"寸脉反浮数"，《外台秘要》卷二《伤寒下痢及脓血黄赤方》作"脉反浮数"。

⑧ 滑：《伤寒论·辨厥阴病脉证并治》《外台秘要》卷二《伤寒下痢及脓血黄赤方》作"涩"。

⑨ 少阴病下利：原脱，据《伤寒论·辨少阴病脉证并治》、《外台秘要》卷二《伤寒下痢及脓血黄赤方》补。

⑩ 利止：《伤寒论·辨少阴病脉证并治》作"利自止"。

⑪ 多服冷药以自泻下：《外台秘要》卷二《伤寒呕哕方》作"多服冷药泻下，及饮冷水"。

⑫ 泄利：《太平圣惠方》卷十三《治伤寒后脾胃气不和诸方》作"不能饮食，四肢无力"。

肺也。肺主气，肺虚为邪热所客，客则胀，胀则上气也。

十三、伤寒咳嗽候

此由邪热客于肺也。上焦有热，其人必饮水，水停心下，则肺为之浮，肺主于咳，水气乘之，故咳嗽。

十四、伤寒衄血候

伤寒病衄血[①]者，此由五脏热结所为也。心主于血，肝藏于血，热邪伤于心肝，故衄血也。衄者，鼻血出[②]也。肺主于气，而开窍于鼻，血随气行，所以从鼻出。

阳明病口燥，但欲漱水，不欲咽者，必衄。

衄家不可攻其表，汗出额上脉急而紧[③]，直视而不能眴，不得眠。亡血，不可攻其表，汗出[④]则寒栗而振。脉浮紧，发热，其身无汗，自衄者愈。

十五、伤寒吐血候

此由诸阳受邪，热初在表，应发汗而汗不发，致使热毒入深，结于五脏，内有瘀积，故吐血。

十六、伤寒阴阳毒候

夫欲辨阴阳毒病者，始得病时，可看手足指，冷者是阴，不冷者是阳。若冷至一二三寸者，病微，若至肘膝，为病极，过此难治。

阴阳毒病无常也，或初得病便有毒，或服汤药，经五六日以上，或十余日后不瘥，变成毒者。其候身重背强，喉咽痛，糜粥不下。毒气攻心，心腹烦痛，短气，四肢厥逆，呕吐。体如被打，发斑，此皆其候。重过三日则难治。

阳毒者，面目赤，或便脓血。阴毒者，面目青而体冷。若发赤斑，十生一死，若发黑斑，十死一生。阳毒为病，面赤[⑤]斑斑如锦纹，喉咽痛，清便脓血，七日不治，五日可治，九日死，十一日亦死。

十七、坏伤寒候

此谓得病十二日已上，六经俱受病讫，或已发汗吐下，而病证不解，邪热留于腑脏，致令病候多变，故曰坏伤寒。

本太阳病不解，转入少阳，胁下牢满，干呕不能食，往来寒热，尚未吐下，其脉沉紧，与小柴胡汤。若已吐下发汗温针，谵语[⑥]，饮柴胡证罢[⑦]，此为坏病。知犯何逆，以法治之。

寸口脉洪而大，数而滑，洪大荣气长，滑数胃气实。荣长阳即盛，郁怫[⑧]不

---

① 衄血：原倒作"血衄"，据《外台秘要》卷二《伤寒衄血方》乙正。

② 血出：《外台秘要》卷二《伤寒衄血方》作"出血"。

③ 汗出额上脉急而紧："汗出额上"，《伤寒论·辨太阳病脉证并治》作"汗出必额上陷"。"脉"，原作"菹"，据《伤寒论·辨太阳病脉证并治》改；"急而紧"，《伤寒论·辨太阳病脉证并治》作"急紧"。

④ 汗出：《伤寒论·辨太阳病脉证并治》作"发汗"。

⑤ 赤：原作"目"，据《金匮要略·百合狐惑阴阳毒病证治》、《脉经》卷八《平阳毒阴毒百合狐惑脉证》改。

⑥ 温针谵语：原脱，据《伤寒论·辨少阳病脉证并治》补。

⑦ 饮柴胡证罢：《伤寒论·辨少阳病脉证并治》作"柴胡汤证罢"义长。

⑧ 郁怫：《脉经》卷七《病可水证》作"怫郁"。

得出，胃实即牢，大便难即干燥。三焦闭塞，津液不通，医发其汗①，阳气盛不用②，复重下之，胃燥热③蓄，大便遂牏，小便不利。荣卫相搏，烦心④发热，两目如火，鼻干面正赤，舌燥齿黄焦，大渴，故⑤过经成坏病。

十八、伤寒百合候

百合病者，谓无经络⑥，百脉一宗，悉致病也。多因伤寒虚劳，大病之后不平复，变成斯疾也。其状，意欲食，复不能食，常默默。欲得卧，复不得卧。欲出行，复不能行。饮食或有美时，或有不用饮时⑦。如⑧强健人，而卧不能行⑨。如有寒，复如无寒。如有热，复如无热。口苦⑩，小便赤黄。

百合之病，诸药不能治，得药即剧吐利，如有神灵者⑪。身形如和，其人脉微数，每尿辄头痛，其病六十日乃⑫愈。若尿⑬头不痛，淅淅然⑭者，四十日愈。若尿快然，但眩者，二十日愈。

体证或未病而预见⑮，或病四五日而出，或病二十日、一月微见⑯。其状恶寒而呕者，病在上焦也，二十三日当愈。其状腹满微喘，大便鞕，三四日一大便，时复小溏者，病在中焦也，六十三日当愈。其状小便淋沥难者，病在下焦也，四十三日当愈。各随其证，以治之耳。

十九、伤寒狐惑候

夫狐、惑二病者，是喉、阴之为病也。初得状如伤寒，或因伤寒而变成斯病。其状，默默欲眠，目瞑不得卧⑰，卧起不安。虫食于喉咽为惑，食于阴、肛为狐。恶饮食，不欲闻食臭，其人面目翕⑱赤翕黑翕白。食于上部，其声嗄。食

① 医发其汗：原作"医已发"，据《脉经》卷七《病可水证》、《金匮玉函经》卷六《辨可水病形证治》改。

② 用：《脉经》卷七《病可水证》、《金匮玉函经》卷六《辨可水病形证治》作"周"。

③ 热：原脱，据《脉经》卷七《病可水证》、《金匮玉函经》卷六《辨可水病形证治》补。

④ 烦心：《脉经》卷七《病可水证》作"心烦"。

⑤ 故：原错置于"大渴"之上，据文义及《太平圣惠方》卷十三《治坏伤寒诸方》乙正。

⑥ 谓无经络：《金匮要略·百合狐惑阴阳毒病证治》无此四字，《太平圣惠方》卷十三《治伤寒百合病诸方》作"谓经络"。

⑦ 饮时：《金匮要略·百合狐惑阴阳毒病证治》作"闻食臭时"。

⑧ 如：此上《脉经》卷八《平阳毒阴毒百合狐惑脉证》、《外台秘要》卷二《伤寒百合病方》有"或"字，《太平圣惠方》卷十三《治伤寒百合病诸方》有"卧时"二字。

⑨ 而卧不能行：《外台秘要》卷二《伤寒百合病方》作"而欲卧，复不得眠"，义长。《太平圣惠方》卷十三《治伤寒百合病诸方》无"卧"字。

⑩ 苦：原作"若"，据《金匮要略·百合狐惑阴阳毒病证治》改。《千金要方》卷十《伤寒不发汗变成狐惑》、《外台秘要》卷二《伤寒百合病方》作"至朝口苦"。

⑪ 如有神灵：《外台秘要》卷二《伤寒百合病方》作"如有神灵所加也"。

⑫ 乃：原作"不"，据《金匮要略·百合狐惑阴阳毒病证治》、《千金要方》卷十《伤寒不发汗变成狐惑》《外台秘要》卷二《伤寒百合病方》改。

⑬ 尿：此下《千金要方》卷十《伤寒不发汗变成狐惑》、《外台秘要》卷二《伤寒百合病方》有"时"字。

⑭ 然：此下《外台秘要》卷二《伤寒百合病方》有"如寒"二字。

⑮ 体证或未病而预见："体"，《金匮要略·百合狐惑阴阳毒病证治》、《外台秘要》卷二《伤寒百合病方》作"其"，全句《千金要方》卷十《伤寒不发汗变成狐惑》作"其人或未病而预见其候者"。

⑯ 微见：《千金要方》卷十《伤寒不发汗变成狐惑》作"后见"，《外台秘要》卷二《伤寒百合病方》作"复见"。

⑰ 目瞑不得卧：原作"目挛不得卧"，据《外台秘要》卷二《伤寒狐惑病方》改。《金匮要略·百合狐惑阴阳毒病证治》、《千金要方》卷十《伤寒发黄》作"目不得闭"。

⑱ 翕：《金匮要略》卷上《百合狐惑阴阳毒病证治》作"乍"字，义同。

于下部，其咽干。此皆由湿毒气所为也。

二十、伤寒湿𪾷候

凡得伤寒、时气、热病[1]，腹内有热，又人食少，肠胃空虚，三虫行作求食，食人五脏及下部。𪾷病之候，齿龈[2]无色，舌上尽白，甚者唇里有疮，四肢沉重，忽忽喜眠，如此皆为虫食其肛。肛烂[3]见五脏即死。当数看其上唇内有疮，唾血，唇内如粟疮者，则心内懊憹痛，此虫在上，食其五脏。下唇内生疮者，其人不寤，此虫食下部。皆能杀人。

二十一、伤寒下部痛候

此由大肠偏虚，毒气冲于肛门。故下部卒痛，甚者痛如鸟啄。

二十二、伤寒病后热不除候

此谓病已间，五脏尚虚，客邪未散，真气不复，故旦暮犹有余热如疟状。此非真实，但客热也。

二十三、伤寒病后渴候

此谓经发汗、吐、下已后，腑脏空虚，津液竭绝，肾家有余热，故渴。

二十四、伤寒病后不得眠候

夫卫气昼行于阳，夜行于阴。阴主夜，夜主卧，谓阳气尽，阴气盛，则目瞑矣[4]。今[5]热气未散，与诸阳并，所以阳独盛，阴偏虚，虽复病后，仍不得眠者，阴气未复于本故也。

二十五、伤寒病后虚羸候

其人血气先虚，复为虚邪所中，发汗、吐、下之后，经络损伤，阴阳竭绝，热邪始散，真气尚少，五脏犹虚，谷神未复，无津液以荣养，故虚羸而生病焉。

二十六、伤寒病后不能食候

此由阳明、太阴受病，被下之后，其热已除，而脾胃为之虚冷，谷气未复，故不能食也。

二十七、伤寒病后虚汗候

夫诸阳在表，阳气虚则自汗。心主于汗，心脏偏虚，故其液妄出也。

二十八、伤寒内有瘀血候

夫人先瘀结在内，因伤寒病，若热搏于久瘀，则发热如狂。若有寒，则小腹满，小便反利，此为血瘀，宜下之。其脉沉结者，血证谛也。

二十九、伤寒毒攻眼候

肝开窍于目。肝气虚，热乘虚上冲

----

[1] 热病：此下《外台秘要》卷二《伤寒𪾷疮方》有"日数较多"四字。

[2] 龈：原脱，据《外台秘要》卷二《伤寒𪾷疮方》补。

[3] 烂：原作"乱"，据周本、《外台秘要》卷二《伤寒𪾷疮方》改。

[4] 矣：原作"失"，形误，据周本、《外台秘要》卷二《伤寒不得眠方》改。

[5] 今：原作"令"，形误，据周本、《外台秘要》卷二《伤寒不得眠方》改。

于目，故目赤痛。重者生疮翳、白膜、息肉。

三十、伤寒毒攻手[①]足候

此由热毒气从内而出，循经络攻于手足也。人五脏六腑井荥[②]俞，皆出于手足指，故毒从脏腑而出。

三十一、伤寒毒流肿候

人阴阳俱虚，湿毒气与风热相搏，则荣卫涩，荣卫涩则血气不散，血气不散则邪热致壅，随其经络所生而流肿也。

三十二、伤寒病后脚气候

此谓风毒湿气，滞于肾经。肾主腰脚，今肾既湿，故脚弱而肿[③]。其人小肠有余热，即小便不利，则气上，脚弱而气上，故为脚气也。

三十三、伤寒病后霍乱候

霍乱吐下，利止后，更发热。伤寒其脉微涩，本是霍乱，今是伤寒，却四五日，至阴经上，转入阴当利，本素呕下利者不治。若其人似[④]欲大便，但反失气而仍[⑤]不利，是为更[⑥]属阳明，便必[⑦]强，二十二[⑧]日愈。所以然者，经竟故也。

下利后便[⑨]当强，强则[⑩]能食者愈。今反不能食，到后经中颇能食，复过[⑪]一经能食，过之一日当愈。若不愈者，不属阳明也。

恶寒脉浮而复[⑫]利，利止必亡血[⑬]。

三十四、伤寒病后疟候

病后邪气未散，阴阳尚虚，因为劳事，致二气交争，阴胜则发寒，阳胜则发热，故寒热往来，有时休作，而成疟也。

三十五、伤寒病后渴利候

此谓大渴饮水，而小便多也。其人先患劳损，大病之后，肾气虚则热，热乘之，则肾燥，肾燥则渴，渴则引水，

---

① 手：原脱，据《外台秘要》卷二《伤寒手足欲脱疼痛方》、《太平圣惠方》卷十二《伤寒毒气攻手足诸方》补。下文"手"字同。

② 井荥：原作"并荣"，形近之误，据经穴名改。

③ 肿：宋本作"满"，义同。

④ 似：原作"即"，据《金匮玉函经》卷四《辨厥利呕哕病形证治》改。

⑤ 仍：原脱，据《伤寒论·辨霍乱病脉证并治》、《金匮玉函经》卷四《辨厥利呕哕病形证治》补。

⑥ 更：《伤寒论·辨霍乱病脉证并治》、《金匮玉函经》卷四《辨厥利呕哕病形证治》无。

⑦ 便必："便"，原脱，"必"，原作"心"，形误，据《伤寒论·辨霍乱病脉证并治》、《金匮玉函经》卷四《辨厥利呕哕病形证治》补、改。

⑧ 二十二：《伤寒论·辨霍乱病脉证并治》、《金匮玉函经》卷四《辨厥利呕哕病形证治》均作"十三"。

⑨ 便：原脱，据《伤寒论·辨霍乱病脉证并治》、《金匮玉函经》卷四《辨厥利呕哕病形证治》补。

⑩ 则：原脱，据《伤寒论·辨霍乱病脉证并治》、《金匮玉函经》卷四《辨厥利呕哕病形证治》补。

⑪ 过：原脱，据《伤寒论·辨霍乱病脉证并治》、《金匮玉函经》卷四《辨厥利呕哕病形证治》补。

⑫ 复：原作"后"，形误，据《伤寒论·辨霍乱病脉证并治》、《金匮玉函经》卷四《辨厥利呕哕病形证治》改。

⑬ 必亡血：《伤寒论·辨霍乱病脉证并治》、《金匮玉函经》卷四《辨厥利呕哕病形证治》均作"亡血也"。

肾虚则不能制水，故饮水数升，小便亦数升，名曰渴利也。

三十六、伤寒肺萎候

大发汗后，因复下之，则亡津液，而小便反利者，此为上虚不能制于下也。虚邪中于肺，肺萎之病也。欲咳而不能，唾浊涎沫，此为肺痿之病也。

三十七、伤寒失声候

邪客于肺，肺主声，而通于气。今外邪与真气相搏，真气虚而邪气胜，故声为之不通也。

三十八、伤寒梦泄精候

邪热乘于肾，则阴气虚，阴气虚则梦交通。肾藏精，今肾虚不能制于精，故因梦而泄。

三十九、伤寒劳复候

伤寒病新瘥，津液未复，血气尚虚，若劳动早，更复成病，故劳[1]复也。若言语思虑则劳神，梳头澡洗则劳力。劳则生热，热气乘虚还入经络，故复病也。

其脉沉紧[2]者，宜下之。

四十、伤寒病后食复候

伤寒病新瘥，及大病之后，脾胃尚虚，谷气未复，若食猪肉、肠、血、肥鱼及油[3]腻物，必大下利，医所不能治也，必至于死。若食饼饵[4]糍黍、饴铺、炙鲙、枣、栗诸果脯物，及牢强难消之物，胃气虚弱，不能消化，必更结热。

适以药下之，则胃气[5]虚冷，大利难禁。不下[6]之必死，下之亦危，皆难救也。大病之后，多坐此死，不可[7]不慎护也。

夫病之新瘥后，但得食糜粥，宁少食乃饥[8]，慎勿饱，不得他有所食，虽思之勿与，引日转久，可渐食羊肉糜若羹[9]，慎不可食猪狗等肉。

四十一、伤寒病后令不复候

伤寒病后，多因劳动不节，饮食过度，更发于病，名之为复。复者，谓复病如初也。此由经络尚虚，血气未实，更致于病耳。令预服药及为方法以防之，故云令不复也。

四十二、伤寒阴阳易候

阴阳易病者，是男子、妇人伤寒病新瘥未平复，而与之交接得病者，名为阴阳易也。其男子病新瘥未平复，而妇人与之交接得病者，名阳易。其妇人得

① 劳：宋本、《外台秘要》卷二《伤寒劳复食复方》作“云”。
② 沉紧：“沉”字原脱，据《外台秘要》卷二《伤寒劳复食复方》补。又，《伤寒论·辨阴阳易差后劳复病》作“沉实”。
③ 油：原作“久”，据《外台秘要》卷二《伤寒劳复食复方》改。
④ 饵：原脱，据《外台秘要》卷二《伤寒劳复食复方》补。
⑤ 气：原脱，据《外台秘要》卷二《伤寒劳复食复方》补。
⑥ 下：此上原衍“可”字，据《外台秘要》卷二《伤寒劳复食复方》删。
⑦ 不可：原脱，据《外台秘要》卷二《伤寒劳复食复方》补。
⑧ 少食乃饥：《外台秘要》卷二《伤寒劳复食复方》作“可少食令饥”。
⑨ 若羹：此下《外台秘要》卷二《伤寒劳复食复方》有“汁”字。

病新瘥未平复，而男子与之交接得病者，名阴易。若二男二女，并不相易。所以呼为易者，阴阳相感，动其毒，度着于人，如换易也①。其得病之状，身体重，小腹里急，或引阴中拘挛，热上冲胸②，头重不能举，眼内生眵，四肢拘急，小腹疠痛，手足拳，皆即死。其亦有不即死者，病苦小腹里急，热上冲胸，头重不欲③举，百节解离，经脉缓弱，气血虚，骨髓空竭④，便悦悦⑤吸吸，气力转少，着床不能摇动，起居仰人，或引岁月方死。

四十三、伤寒交接劳复候

夫伤寒病新瘥，未满百日，气力未平复而以房室者，略无不死也⑥。有得此病，愈后六十日，其人已能行射猎，因而房室，即吐涎而死。病虽云瘥，若未平复，不可交接，必小腹急痛，手足拘拳，二时之间亡。《范汪方》云：故督邮顾子献，得病已瘥未健，诣华旉视脉，旉曰：虽瘥尚虚，未平复，阳气不足，勿为劳事也。余⑦劳尚可，女劳即死。临死当吐舌数寸。献妇闻⑧其瘥，从百余里来省之，住数宿止，交接之间，三日死。

妇人伤寒，虽瘥未满百日，气血骨髓未牢实，而合阴阳快者，当时乃未即觉恶，经日则令百节解离，经络缓弱，气血虚，骨髓空竭，便悦悦吸吸，气力不足，着床不能动摇，起居仰人，食如故，是其证也。丈夫亦然。其新瘥，虚热未除而快意交接者，皆即死。

若瘥后与童男交接者，多不发复。复者亦不必死。

四十四、伤寒令不相染易候

伤寒之病，但人有自触冒寒毒之气生病者，此则不染着他人。若因岁时不和，温凉失节，人感其乖戾之气而发病者，此则多相染⑨易。故须预服药，及为方法以防之。

---

① 度着于人如换易也：原作"度着如人之换易也"。据本书卷九《时气病阴阳易候》、卷十《温病阴阳易候》、《外台秘要》卷二《伤寒阴阳易方》改。

② 身体重小腹里急或引阴中拘挛热上冲胸：原作"身体热冲胸"，据《外台秘要》卷二《伤寒阴阳易方》补。又，《伤寒论·辨阴阳易差后劳复病》篇在"身体重"下有"少气"二字。

③ 欲：《外台秘要》卷二《伤寒阴阳易方》作"能"。

④ 气血虚骨髓空竭：《外台秘要》卷二《伤寒阴阳易方》作"血气空虚，骨髓枯竭"。

⑤ 悦悦：《外台秘要》卷二《伤寒阴阳易方》作"嘘嘘"。

⑥ 死也：原倒作"也死"，据宋本、汪本、周本乙正。

⑦ 余：原作"能"，误，据《千金要方》卷十《劳复》、周本改。

⑧ 闻：此下至本候末原脱，据宋本、汪本、周本补。

⑨ 染：原书为空格，据宋本、汪本、周本补。

重刊巢氏诸病源候总论卷之九

时气病诸候　凡四十三论

一、时气候

时行病者，是春时应暖而反寒①，夏时应热而反冷②，秋时应凉而反热③，冬时应寒而反温，此④非其时而有其气，是以一岁之中，病无长少，率⑤相似者，此则时行之气也。

从立春节⑥后，其中无暴大寒，不冰雪，而人有壮热为病者，此则属春时阳气发于冬时，伏寒变为温病也。

从春分以后至秋分节前，天有暴寒者，皆为时行寒疫也。一名时行伤寒。此是节候有寒伤于人，非触冒之过也。若三月、四月有暴寒，其时阳气尚弱，为寒所折，病热犹小⑦轻也。五月、六月，阳气已盛，为寒所折，病热则重也。七月、八月，阳气已衰，为寒所折，病热亦小微也。其病与温及暑病相似，但治有殊耳。

然得时病，一日在皮毛，当摩膏火灸愈。不解者，二日在肤⑧，法⑨针，服行解散⑩汗出愈。不解，三日在肌⑪，复发汗，若大汗即愈。不解，止勿复发汗也。四日在胸⑫，服藜芦丸微吐愈。若病固⑬，藜芦丸不吐者，服赤豆瓜蒂散，吐已解⑭，视病者尚未了了者，复一法针之当解。不愈者⑮，六日热已入胃，乃与鸡子汤⑯下之愈。百无不如意，但当谛视节度与病耳。

食不消病，亦如时行病⑰，俱发热头

① 反寒：《伤寒论·伤寒例》作"复大寒"。

② 热而反冷：《伤寒论·伤寒例》作"大热而反大凉"。

③ 热：此上《伤寒论·伤寒例》有"大"字。

④ 此：原脱，据《伤寒论·伤寒例》补。

⑤ 率：《伤寒论·伤寒例》作"多"，义近。

⑥ 立春节：原作"春分"，据《伤寒论·伤寒例》改。

⑦ 小：《伤寒论·伤寒例》无此字。下一个"小"字同。

⑧ 在肤：原脱，据《千金要方》卷九《伤寒例》、《外台秘要》卷三《天行病发汗等方》补。

⑨ 法：此上《千金要方》卷九《伤寒例》有"可依"二字。

⑩ 行解散：正保本作"汗解散"，《千金要方》卷九《伤寒例》、《外台秘要》卷三《天行病发汗等方》作"解肌散"。

⑪ 在肌：原脱，据《千金要方》卷九《伤寒例》补。

⑫ 在胸：原脱，据《千金要方》卷九《伤寒例》补。

⑬ 固：《千金要方》卷九《伤寒例》作"困"。

⑭ 吐已解：《外台秘要》卷三《天行病发汗等方》作"吐之即愈"。

⑮ 不愈者：《千金要方》卷九第一作"五日在腹"。

⑯ 鸡子汤：《外台秘要》卷三《天行病发汗等方》作"利汤"。

⑰ 病：原脱，据《外台秘要》卷三《天行病发汗等方》补。下一个"时行病"同。

痛。食病，当速下之。时行病，当待六七日下之。

时行病始得，一日在皮，二日在肤，三日在肌，四日在胸，五日入胃，入胃乃可下也。热在胃外而下之，热承虚便入胃，然病要当复下之。不得下①，胃中余热致②此为病，二③死一生。此辈不愈④，胃虚热入胃烂。微者⑤赤斑出，五死一生。剧者黑斑出，十死一生。病人有强弱相倍也⑥。

若得病无热，但狂言，烦躁不安，精神语言与人不相主当者，勿以火迫，但以猪苓散一方寸匕，水和服⑦，当以新汲水，强令饮一升，若升半水，可至二升益佳⑧，以指刺喉中吐之，随手愈。不时⑨吐者，此病皆多不瘥，勿以余药治也。不相主当必危。若此病不时⑩以猪苓散吐解之者，其殆速死。亦可先以⑪法针之，尤佳。以病者过日，不以时⑫下之，热不得泄，亦胃烂⑬矣。

其汤熨针石，别有正方，补养宣导，今附于后。

养生方导引法云：清旦初起，以左右手交互从头上挽两耳，举，又引鬓发，即面气⑭流通，令头不白，耳不聋。

又，摩手掌令热，以摩面，从上下二七止⑮，去𩓡⑯气，令面有光。

又，摩手令热，摩身体从上至下⑰，名曰干浴。令人胜风寒时气，寒热头痛，百病皆愈。

二、时气一日候

时气病一日，太阳受病。太阳为三阳之首，主于头项，故得病一日，头项腰脊痛。

三、时气二日候

时气病二日，阳明受病。阳明主于肌肉，其脉络鼻入目，故得⑱病二日，肉

---

① 不得下：《外台秘要》卷三《天行病发汗等方》作"不得留于胃也"。

② 余热致：《外台秘要》卷三《天行病发汗等方》作"实热致"。"致"，原作"置"，据《外台秘要》卷三《天行病发汗等方》改。

③ 二：《千金要方》卷九《伤寒例》、《外台秘要》卷三《天行病发汗等方》作"三"。

④ 不愈：此上《外台秘要》卷三《天行病发汗等方》有"皆多"二字。

⑤ 微者：此下《外台秘要》卷三《天行病发汗等方》有"其热"二字。

⑥ 病者有强弱相倍也：《外台秘要》卷三《天行病发汗等方》作"但论人有强弱，病有难易，功效相倍耳"。

⑦ 水和服之：原作"已上饮之"，据《外台秘要》卷三《天行病发汗等方》改。

⑧ 当以……二升益佳：原作"以一升，若升半水，可至二升益佳，当以新汲水强令饮"，倒文，据《外台秘要》卷三《天行病发汗等方》乙正。

⑨ 不时：《千金要方》卷九《伤寒例》作"不能"，《外台秘要》卷三《天行病发汗等方》作"不即"。

⑩ 不时：《外台秘要》卷三《天行病发汗等方》作"不急"。

⑪ 先以：此下《千金要方》卷九《伤寒例》、《外台秘要》卷三《天行病发汗等方》有"去毒物及"四字。

⑫ 时：此下原衍"得"字，据《千金要方》卷九《伤寒例》、《外台秘要》卷三《天行病发汗等方》删。

⑬ 烂：此下《外台秘要》卷三《天行病发汗等方》有"斑出"二字。

⑭ 面气：原脱，据《千金翼方》卷十二《养性禁忌》补。

⑮ 止：原作"正"，形误，据周本、《外台秘要》卷三《天行病发汗等方》改。

⑯ 𩓡：原作"肝"，形误，据《千金翼方》卷十二《养性禁忌》改。

⑰ 摩身体从上至下：原作"令热从体上下"，据《养性延命录》改。

⑱ 得：原脱，据文例补。

热，鼻干不得眠。夫诸阳在表，始受病①，故可摩膏、火灸，发汗而愈。

四、时气三日候

时气病三日，少阳受病。少阳脉循于胁，上于颈耳，故得病三日，胸胁热②而耳聋也。三阳经络始相传病③，未入于脏④，故可汗而愈。

五、时气四日候

时气病四日，太阴受病，太阴为三阴之首。三日已后，诸阳受⑤病讫，即传之于阴。太阴之脉，络于脾⑥，主于喉嗌，故得病四日，腹满而嗌干。其病在胸膈，故可吐而愈也。

六、时气五日候

时气病五日，少阴受病。少阴脉贯肾、络肺、系于舌，故得病五日，口热⑦、舌干而引饮。其病在腹，故可下而愈。

七、时气六日候

时气病六日，厥阴受病。厥阴脉循阴器，络于肝，故得病六日，烦满而阴⑧缩。此为三阴三阳俱受病，毒气入于肠胃，故可下而愈。

八、时气七日候

时气病七日，法当小愈，所以然者，阴阳诸经传病竟故也。今病不除者，欲为再经病也。再经病者，谓经络⑨重受病也。

九、时气八九日已上候

时气病八、九日已上不解者，或是诸经络⑩重受于病，或已发汗、吐、下之后，毒气未尽，所以病不能除。或一经受病，未即相传，致使停滞累日，病证不改者，故皆当察其证候而治之。

十、时气取吐候

夫得病四日，毒在胸膈，故宜取吐。有得病二、三日，便心胸烦满，此为毒气已入。或有五、六日已上，毒气犹在上焦者，其人有痰实故也，所以复宜取吐也。

十一、时气烦候

夫时气病，阴气少，阳气多，故身热而烦。其毒气在于心而烦者，则令人闷而欲呕。若其人胃内有燥粪而烦者，

---

① 病：此下《外台秘要》卷三《天行病发汗等方》有"皮肤之间"四字。

② 热：《素问·热论》《太素》卷二十五《热病诀》作"痛"。

③ 始相传病：《素问·热论》《太素》卷二十五《热病诀》作"皆受其病"。

④ 脏：《太素》卷二十五《热病诀》作"腑"。

⑤ 受：原作"乎"，据宋本、汪本、周本改。

⑥ 络于脾：原脱，据本书卷七伤寒四日候补。

⑦ 热：《素问·热论》《针灸甲乙经》卷七《六经受病发伤寒热病》作"燥"。

⑧ 阴：本书卷七《伤寒六日候》、《针灸甲乙经》卷七《六经受病发伤寒热病》、《太素》卷二十五《热病诀》、《外台秘要》卷三《天行病发汗等方》均作"囊"。

⑨ 经络：《外台秘要》卷三《天行病发汗等方》作"阴阳诸经"。

⑩ 诸经络：《外台秘要》卷三《天行病发汗等方》作"阴阳诸经"。

则谵语，时绕脐痛，腹为之满①，皆当察其证候②也。

十二、时气狂言候

夫病甚③则弃衣而走，登高而歌，或至不食数日，逾垣上屋，所上非其素时所能也，病反能者，皆阴阳④争而外并于阳。四肢者，诸阳之本也，邪盛⑤则四肢实，实则能登高而歌。热盛于身，故弃衣而走。阳盛，故妄言骂詈，不避亲戚⑥。大热遍身，狂言而妄见妄闻也。

十三、时气呕候

胃家有热，谷气入胃，与热相并，气逆则呕。或吐、下后，饮水⑦多，胃虚冷，亦为呕也。

十四、时气干呕候

热气在于脾胃，或发汗解后，或大下之后，胃内不和，尚有蓄热，热气上熏，故心烦而呕也。

十五、时气哕候

伏热在胃，令人胸满，胸满⑧则气逆，气逆则哕。若大下后，胃气虚冷，亦令致哕也。

十六、时气嗽候

热邪客于肺，上焦有热，其人必饮水，水停心下，则上乘于肺，故上气而嗽也。

十七、时气渴候

热气入于肾⑨脏，肾恶燥，热气盛则肾燥，肾燥故渴而引饮也。

十八、时气衄血候

时气衄血者，五脏热结所为。心主于血，邪热中于手少阴经，客于足阳明之络，故衄血也。衄者，血从鼻出也。

十九、时气吐血候

诸阳受病，不发其汗，热毒入深，结在五脏，内有瘀血积，故令吐血也。

二十、时气口疮候

发汗下后，表里俱虚，而毒气未尽，熏于上焦，故喉口生疮也。

————

① 腹为之满：《太平圣惠方》卷十六《治时气烦躁诸方》作"其腹胀满"。
② 证候：此下《太平圣惠方》卷十六《治时气烦躁诸方》有"而治之"三字。
③ 甚：此上《外台秘要》卷三《天行狂语方》有"热"字。
④ 阳：此下《外台秘要》卷三《天行狂语方》有"气"字。
⑤ 邪盛：《素问·阳明脉解》《外台秘要》卷三《天行狂语方》作"阳"。
⑥ 戚：《素问·阳明脉解》《外台秘要》卷三《天行狂语方》作"疏"。
⑦ 水：原作"食"，据本书卷十《温病呕候》、《外台秘要》卷三《天行呕逆方》改。
⑧ 胸满：原脱，据本书卷七伤寒哕候、《外台秘要》卷三《天行呕哕方》补。
⑨ 肾：原作"胃"，据正保本、周本改。

二十一、时气喉咽痛候

阴阳隔绝，邪客于足少阴之络，毒气上熏，攻于咽喉，故痛或生疮也。

二十二、时气发斑候

夫热病在表，已发汗未解，或吐、下后，热毒气不散，烦躁谬言[1]语，此为表虚里实。热气燥[2]于外，故身体发斑如锦文。凡发斑不可用发表药，令疮开泄，更增斑烂，表虚故也。

二十三、时气毒攻眼候

肝开窍于目，肝气虚，热毒[3]乘虚上冲于目，故赤痛，或生翳[4]、赤白膜、息肉及疮也。

二十四、时气毒攻手足候

热毒气从脏腑出，攻于手足，手足则燋热、赤肿、疼痛也。人五脏六腑井[5]荥俞，皆出于手足指，故此毒从内而出[6]也。

二十五、时气疱疮候

夫表虚里实，热毒内盛[7]，则多发疱疮[8]。重者周匝[9]遍身，其状如火疮。若根赤头白者，则毒轻。若色紫黑，则毒重。其疮形如豌豆，亦名豌豆疮[10]。

二十六、时气瘑疮候

夫病新瘥，血气未复，皮肤尚虚疏，而触冒风日，则遍体起细疮，瘙痒如癣

疥状，名为逸风。

二十七、时气䘌候

毒气[11]结在腹内，谷气衰，毒气盛，三虫动作，食人五脏，多令泄利，下部疮痒。若下[12]唇内生疮，但欲寐者，此虫食下部也，重者肛烂，见五脏也。

二十八、时气热利候

此由热气在于肠[13]胃，挟毒则下黄赤汁也。

二十九、时气脓血利候

此由热毒[14]伤于肠胃，故下脓血如鱼

---

① 言：《外台秘要》卷三《天行发斑方》无此字，义长。

② 燥：原作"躁"，据《外台秘要》卷三《天行发斑方》改。

③ 毒：此下《太平圣惠方》卷十六《治时气热毒攻眼诸方》有"气则"二字。

④ 或生翳：本书卷八《伤寒毒攻眼候》作"重者生疮翳"。

⑤ 井：原作"并"，形误，据宋本、周本改。

⑥ 而出：此下《外台秘要》卷三《天行热毒攻手足方》有"攻于手足"四字。

⑦ 盛：此下《外台秘要》卷三《天行发疮豌豆疱疮方》有"攻于脏腑，余气流于肌肉，遂于皮肤毛孔之中"数句。

⑧ 则多发疱疮：《外台秘要》卷三《天行发疮豌豆疱疮方》作"结成此疮"。

⑨ 匝：汪本、周本作"布"，义同。

⑩ 疮：此下《外台秘要》卷三《天行发疮豌豆疱疮方》有"脉洪数者，是其候也"，义长。

⑪ 毒气：《外台秘要》卷三《天行热疮方》作"热"。

⑫ 下：原脱，据本书卷八《伤寒湿䘌候》补。

⑬ 肠：原作"腹"，形误，据本卷《时气脓血利候》、周本、《外台秘要》卷三《天行热痢及诸痢方》改。

⑭ 毒：原脱，据《外台秘要》卷三《天行热痢及诸痢方》补。

脑，或如烂肉汁，壮热而腹疗痛，此湿毒气①所为也。

三十、时气䘌利候

夫热蓄在脏，多令人下利。若毒气盛，则变脓血，因而成䘌。䘌者，虫食人五脏及下部也。若食下部，则令谷道生疮而下利，名为䘌利。若但生疮而不利者，为䘌也。

三十一、时气大便不通候

此由脾胃有热，发汗太过，则津液竭，津液竭，则胃干，结热在内，大便不通也。

三十二、时气小便不通候

此由汗后津液虚少，其人小肠有伏热，故小便不通也。

三十三、时气阴阳毒候

此谓阴阳二气偏虚，则受于毒。若病身重腰脊痛，烦闷，面赤斑出，咽喉痛，或下利狂走，此为阳毒。若身重背强，短气呕逆，唇青面黑，四肢逆冷，为阴毒。或得病数日，变成毒者，或初得病，便有毒者，皆宜依证急治。失候则杀人。

三十四、时气变成黄候

夫时气病，湿毒气盛，蓄于脾胃，脾胃有热，则新谷郁蒸，不能消化，大小便结涩，故令身面变黄，或如橘柚②，或如桃枝色。

三十五、时气变成疟候

病后邪气未散，阴阳尚虚，因为劳事，致二气交争，阴胜则发寒，阳胜则发热，故令寒热往来，有时休作而成疟。

三十六、时气败候

此谓病后余毒未尽，形证变转，久而不瘥，阴阳无复纲纪，名为败病。

三十七、时气劳复候

夫病新瘥者，血气尚虚，津液未复，因即劳动，更成病焉。若言语思虑则劳③于神，梳头澡洗则劳于力，未堪劳而强劳之，则生热，热气还经络④，复为病者，名曰劳复。

三十八、时气食复候

夫病新瘥者，脾胃尚虚，谷气未复，若即食肥肉，鱼鲙、饼饵、枣、栗之属，则未能消化，停积在于肠胃，使胀满结实，因更发热，复为病者，名曰食复也。

三十九、时气病瘥后交接劳复候

夫病新瘥者，阴阳二气未和，早合

---

① 湿毒气：《外台秘要》卷三《天行热痢及诸痢方》作"温毒热气"。

② 橘柚：宋本作"橘状"，《太平圣惠方》卷十六《治时气发黄诸方》作"橘色"。

③ 劳：此下《外台秘要》卷三《天行劳复食复方》有"伤"字。

④ 热气还经络：《外台秘要》卷三《天行劳复食复方》作"热气既还入经络"，《太平圣惠方》卷十六《治时气劳复诸方》作"热气还于经络"。

房室，则令人阴肿入腹，腹内疞痛，名为交接劳复。

四十、时气病后阴阳易候

阴阳易病者，是男子、妇人伤寒病新瘥未平复，而与之交接得病者，名阴阳易也。其男子病新瘥未平复，而妇人与之交接得病者，名阳易。其妇人得病新瘥未平复，而男子与之交接得病者，名阴易。若二男二女，并不相易。所以呼为易者，阴阳相感，动其毒，度着于人，如换易也。其病之状，身体重，小腹里急，或引阴中拘挛，热上冲胸①，头重不能举，眼内生眵②，四肢拘急，小腹疞痛，手足拳，皆即死。其亦有不即死者，病苦小腹里急，热气上冲胸，头重不欲举，百节解离，经脉缓弱，气血虚，骨髓竭，便悗悗吸吸③，气力转少，着床不能摇动，起居④仰人，或引岁月方死。

四十一、时气病后虚羸候

夫人荣卫先虚，复为邪热所中，发汗、吐、下之后，经络损伤，阴阳竭绝，虚邪始散，真气尚少，五脏犹虚，谷神未复，无津液以荣养，故虚羸而生众病焉。

四十二、时气阴茎肿候

此由肾脏虚所致。肾气通于阴，今肾为热邪所伤，毒气下流，故令阴肿。

四十三、时气令不相染易候

夫时气病者，此皆因岁时不和，温凉失节，人感乖戾⑤之气而生病者，多相染易，故预服药及为方法以防之。

热病诸候 凡二十八论

一、热病候

热病者，伤寒之类也。冬伤于寒，至春变为温病，夏变为暑病。暑病者，热⑥重于温也。

肝热病者，小便先黄，腹痛多卧，身热。热争则狂言及惊，胁满痛⑦，手足躁，不⑧安卧。庚辛甚，甲乙大汗，气逆则庚辛死。心热病者，先不乐，数日乃热。热争则卒心痛，烦冤善呕，头痛面赤无汗。壬癸⑨甚，丙丁大汗，气逆则壬癸死。脾热病者，先头重颊痛⑩，烦心⑪

———————

① 身体重……上冲胸：原作"身体热冲胸"，据《外台秘要》卷二《伤寒阴阳易方》补。又，《伤寒论·辨阴阳易差后劳复病》在"身体重"下有"少气"二字。

② 眵：原作"眯"，据《外台秘要》卷三《天行阴阳易方》改。《伤寒论·辨阴阳易差后劳复病》作"花"。

③ 便悗悗："便"，原作"使"，形误，据本书卷八《伤寒交接劳复候》、卷十《温病阴阳易候》改。"悗悗"，《外台秘要》卷三《天行阴阳易方》作"嘘嘘"。

④ 起居：《外台秘要》卷三《天行阴阳易方》作"起止"，义同。

⑤ 乖戾：宋本作"乖候"。

⑥ 热：此下《伤寒论·伤寒例》有"极"字。

⑦ 胁满痛：《针灸甲乙经》卷七《六经受病发伤寒热病》作"胸中胁满痛"。《太素》卷二十五《五脏热病》作"胁痛"。

⑧ 不：《素问·刺热》《针灸甲乙经》卷七《六经受病发伤寒热病》作"不得"。

⑨ 壬癸：此上原衍"至"字，据《素问·刺热》《针灸甲乙经》卷七《六经受病发伤寒热病》删。

⑩ 颊痛：《太素》卷二十五《五脏热病》作"颜青"。

⑪ 烦心：此下《素问·刺热》有"颜青"二字。《太素》卷二十五《五脏热病》作"心烦"，无"颜青"二字。

欲呕，身热。热争则腰痛[1]，腹满泄，两颔痛。甲乙甚，戊己大汗，气逆则甲乙死。肺热病者，先淅然起毛恶风[2]，舌上黄，身热。热争则喘咳，痹走胸应背[3]，不得太息，头痛不甚[4]，汗出而寒。丙丁甚，庚辛大汗，气逆则丙丁死。肾热病者，先腰痛胻酸，苦渴数饮，身热，热争则项痛而强，胻寒[5]且酸，足下热，不欲言，其项痛淖澹[6]。戊己甚，壬癸大汗，气逆则戊己死。

肝热病者，左颊先赤。心热病者，额[7]先赤。脾热病者，鼻先赤。肺热病者，右颊先赤。肾热病者，颐先赤。凡病虽未发，见其赤色者刺之，名曰治未病。

热病不可刺者有九[8]：一曰[9]，汗不出，大颧发赤，哕者死[10]。二曰，泄而腹满甚者死。三曰，目不明，热不已者死。四曰，老人婴儿，热而腹满者死。五曰，汗不出，呕血[11]者死。六曰，舌本烂，热不已者死。七曰，咳血[12]衄血，汗不出，出不至足者死。八曰，髓热者死。九曰，热而痉者死[13]。凡此九[14]者，不可刺也。

热病已得汗，而脉尚躁盛，此阴脉之极也，死。其得汗而脉静者，生。热病脉尚盛躁[15]，而不得汗者，此阳脉之极也，死。脉盛躁，得汗静[16]者，生。

热病七八日，脉微小，病者溲血，口中干，一日半死。脉代一日死。热病已得汗，脉尚数，躁而喘，且复热，勿庸刺[17]，喘甚者死。热病七八日[18]，脉不躁，躁不数[19]，后三日中有汗，三日不汗，四日死。未常汗者[20]，勿庸刺也。

① 腰痛：此下《素问·刺热》《针灸甲乙经》卷七《六经受病发伤寒热病》有"不可用俯仰"五字，《太素》卷二十五《五脏热病》有"不用"二字。

② 起毛恶风：《素问·刺热》作"厥起毫毛，恶风寒"。

③ 痹走胸应背：《素问·刺热》《针灸甲乙经》卷七《六经受病发伤寒热病》作"痛走胸膺背"，义长。

④ 不甚：《素问·刺热》作"不堪"，义长。

⑤ 寒：此下原衍"骨"字，据《素问·刺热》《针灸甲乙经》卷七《六经受病发伤寒热病》、《太素》卷二十五《五脏热病》删。

⑥ 其项痛淖澹：《素问·刺热》作"其逆则项痛员员澹澹然"，《针灸甲乙经》卷七《六经受病发伤寒热病》作"其逆则项痛员员"，《太素》卷二十五《五脏热病》作"其项痛员员澹澹"。

⑦ 额：《素问·刺热》《太素》卷二十五《热病说》作"颜"。

⑧ 热病不可刺者有九：原脱，据《灵枢·热病》《太素》卷二十五《热病说》补。该句《针灸甲乙经》卷七《六经受病发伤寒热病》作"热病死候有九"。

⑨ 曰：原作"日"，形误，据《灵枢·热病》《太素》卷二十五《热病说》改。下同。

⑩ 大颧发赤，哕者死：原作"大灌发者死"，文有脱讹，据《灵枢·热病》《太素》卷二十五《热病说》补、改。

⑪ 呕血：《灵枢·热病》《太素》卷二十五《热病说》作"呕下血"。

⑫ 血：《灵枢·热病》《太素》卷二十五《热病说》作"而"。

⑬ 死：此下《灵枢·热病》有"腰折、瘛疭、齿噤齘也"八字。

⑭ 九：原脱，据《灵枢·热病》《太素》卷二十五《热病说》补。

⑮ 热病脉尚盛躁："热病"下原衍"者"字，据《灵枢·热病》《脉经》卷七《热病阴阳交并少阴厥逆阴阳竭尽生死证》删。"尚"，原作"常"，形误，据《灵枢·热病》《脉经》卷七《热病阴阳交并少阴厥逆阴阳竭尽生死证》改。盛躁，《脉经》卷七《热病阴阳交并少阴厥逆阴阳竭尽生死证》作"躁盛"，下同。

⑯ 静：原脱，据《灵枢·热病》《太素》卷二十五《热病说》补。

⑰ 勿庸刺：《灵枢·热病》作"勿刺肤"，《脉经》卷七《热病阴阳交并少阴厥逆阴阳竭尽生死证》作"勿肤刺"。

⑱ 日：原作"脉"，据宋本、汪本、周本改。

⑲ 躁不数：《灵枢·热病》作"躁不散数"，《脉经》卷七《热病阴阳交并少阴厥逆阴阳竭尽生死证》作"不躁数"，《针灸甲乙经》卷七《六经受病发伤寒热病》作"不躁不散数"。

⑳ 未常汗者：《太素》卷二十五《热病说》作"未曾刺者"。"常"，周本作"尝"，义通。

诊人热病七八日，其脉微小①，口干，脉代，舌焦黑者死。诊人热病七八日，脉不数不喘者，当瘖，之②后三日，温汗不出者死，热病已得汗，常大热③不去者，亦死不治也。热病已得汗④，脉静安者生，脉躁者难治。脉尚躁盛⑤，此阴⑥气之极，亦死也。腹满⑦常喘，而热不退者死。多汗，脉虚小者生，坚实者死。

养生方云：三月勿食陈菹，必遭热病。

二、热病一日候

热病一日，病在太阳，太阳主表，表谓皮肤也。病在皮肤之间，故头、项、腰、脊疼痛。

三、热病二日候

热病二日，阳明受病。病在肌肉，故肉热鼻干不得眠。故可摩膏火灸⑧发汗而愈。

四、热病三日候

热病三日，少阳受病⑨。诸阳相传病讫，病犹在表，未入于脏，故胸胁热而耳聋，故可发汗而愈。

五、热病四日候

热病四日，太阴受病。太阴者，三阴之首也。三阳受病讫，传入于阴，故毒气已入胸膈。其病喉干腹满，故可吐而愈。

六、热病五日候

热病五日，少阴受病，毒气入腹内，其病口舌干而⑩引饮，故可⑪下而愈。

七、热病六日候

热病六日，厥阴受病。毒气入肠胃，其人烦满而阴⑫缩，故可下而愈。

八、热病七日候

热病七日，三阴三阳传病讫，病法当愈，今病不除者，欲为再经病也。再经者，谓经络重受病也。

————————

① 其脉微小：《脉经》卷四《诊百病死生决》、《千金要方》卷二十八《诊百病死生要诀》作"其脉微细，小便不利"。

② 之：《脉经》卷四《诊百病死生决》作"瘖"。

③ 常大热：原作"当热"，据《脉经》卷四《诊百病死生决》、《千金要方》卷二十八《诊百病死生要诀》改。

④ 热病已得汗：原脱，据《太素》卷二十五《热病说》、《脉经》卷四《诊百病死生决》、《千金要方》卷二十八《诊百病死生要诀》补。

⑤ 尚躁盛："尚"，原作"常"，据文例改。"盛"，原作"静"，据《千金要方》卷二十八《诊百病死生要诀》改。

⑥ 阴：原脱，据《千金要方》卷二十八《诊百病死生要诀》改。

⑦ 满：原作"𬮿"，据《太平圣惠方》卷十七《热病论》改。

⑧ 灸：原作"炙"，形误，据周本改。

⑨ 少阳受病：原脱，据文例补。

⑩ 口舌干而："口"下本书卷七《伤寒五日候》、本卷《时气五日候》均有"热"字，《素问·热论》有"燥"字。"而"上《太平圣惠方》卷十七《治热病五日诸方》有"渴"字。

⑪ 可：原脱，据周本及前后文例补。

⑫ 阴：本书卷七《伤寒六日候》作"囊"。

痛而脓汁出，甚者一痤一剧，此风热所为也。

九、热病八九日已上候

热病八、九日已上不解者，皆由毒气未尽，所以病证不除也。

十、热病解肌发汗候

此谓得病三日已还，病法[1]在表，故宜发汗。或病已经五六日，然其人喉口不焦干，心腹不满，又不引饮，但头痛，身体壮热，脉洪大者，此为病证在表，未入于脏。故虽五六日，犹须解肌发汗，不可苟依日数，辄取吐下。

十一、热病烦候

此由阳胜于阴，热气独盛，否结于脏，则三焦隔绝，故身热而烦也。

十二、热病疱疮候

夫热病疱疮者，此由表虚里实，热气盛则发疮，重者周匝遍身。若疮色赤、头白，则毒轻，色紫黑，则毒重。其形如豌豆，故名豌豆疮。

十三、热病斑疮候

夫热[2]病在表，或未发汗，或已发汗、吐、下后，表证未解，毒气不散，烦热而渴，渴而[3]不能饮，表虚里实，故身体发斑如锦文。

十四、热病热疮候

人脏腑虚实不调，则生于客热。表有风湿，与热气相搏，则身体生疮，痒

十五、热病口疮候

此由脾脏有热，冲于上焦，故口生疮也。

十六、热病咽喉疮候

上实下虚，热气内盛，熏于咽喉，故生疮也。

十七、热病大便不通候

夫经发汗，汗出多则津液少，津液少则胃干结，热在胃，所以大便不通。又有腑脏自生于热者，此由三焦否隔，脾胃不和，蓄热在内，亦大便不通也。

十八、热病小便不通候

热在膀胱，流于小肠，热盛则脾胃干，津液少，故小便不通也。

十九、热病下利候

热气攻于肠胃，胃虚则下赤黄汁，挟毒则成脓血。

二十、热病䘌候

热气攻于肠胃，则谷气衰，所以三

---

① 法：湖本作"发"。
② 热：原脱，据《太平圣惠方》卷十八《治热病发斑诸方》补。
③ 渴而：《太平圣惠方》卷十八《治热病发斑诸方》作"得水"。

虫动作，食人五脏及下部，重者肛烂见
腑脏。

二十一、热病毒攻眼候

肝脏开窍于目，肝气虚，热毒乘虚
则上冲于目，重者生疮翳及赤白膜也。

二十二、热病毒攻手足候

夫热病毒①攻手足，及入五脏六腑井
荥②俞，皆出于手足指。今毒气从腑脏而
出，循于经络，攻于手足，故手足指皆
肿赤③焮痛也。

二十三、热病呕候

胃内有热，则谷气不和，新谷入胃，
与热气相搏，胃气不平，故呕。或吐下
已后，脏虚④亦令呕也。

二十四、热病哕候

伏热在胃，则令胸满，胸满则气逆，
气逆则哕。若大下已后，饮水多，胃内
虚冷，亦令哕也。

二十五、热病口干候

此由五脏有虚热，脾胃不和，津液
竭少，故口干也。

二十六、热病衄候

心脏⑤伤热所为也。心主血，肺主
气，开窍于鼻，邪热与血气并，故衄也。
衄者，血从鼻出也。

二十七、热病劳复候

夫热病新瘥，津液未复，血气尚虚，
因劳动早，劳则生热，热气乘虚还入经
络，故复病也。

二十八、热病后沉滞候

凡病新瘥后，食猪肉及肠、血、肥
鱼、脂腻，必大下利，医所不能复治也，
必至于死。若食饼饵，糍饴，哺炙脍、
枣、栗诸果物脯，及牢实难消之物，胃
气尚虚弱，不能消化，必结热复病，还
以药下之。

---

① 毒：原脱，据本候标题补。
② 荥：原作"荣"，据宋本改。
③ 赤：原则"亦"，形误，据本卷《时气毒攻
足候》、周本改。
④ 脏虚：本卷《时气呕候》作"胃"。
⑤ 心脏：《普济方》卷一五三《热病鼻衄门》
作"肺"，义长，能与下文相洽。

重刊巢氏诸病源候总论卷之十

温病诸候　凡三十四论

一、温病候

经言春气温和，夏气暑热，秋气清凉，冬气冰寒，此四时正气之序也。冬时严寒，万类深藏，君子固密，则不伤于寒。触冒之者，乃为伤寒①耳。其伤于四时之气，皆能为病，而以伤寒为毒者，以其最为杀厉之气焉。即②病者，为伤寒③，不即病者，为寒毒藏于肌骨④中，至春变为温病。是以辛苦之人，春夏必⑤有温病者，皆由其冬时触冒⑥之所致也。

凡病伤寒而成温者，先夏至日者为病温，后夏至日者为病暑。其冬复有非节之暖⑦，名为冬温之⑧毒，与伤寒大异也。

有病温者，汗出辄复热，而脉躁疾⑨，不为汗衰，狂言不能食，病名为何？曰：病名曰阴阳交，阴阳交者死也⑩。人所以汗出者，皆生于谷，谷生于精。今邪气交争于骨肉之间，而得汗者，是邪却而精胜，则当食⑪而不复热。复⑫热者，邪气也，汗者，精气也。今⑬汗出而辄复热者，是邪胜也⑭。汗出而脉尚躁盛者死。今脉不与汗相应，此不称⑮其病也，其死明矣。狂言者，是失志，失志者死。今见三死，不见一生，虽愈必死。

凡皮肤⑯热甚，脉盛躁者，病温也。其脉盛而滑者，汗且出也。凡温病人⑰，

---

① 寒：原脱，据《伤寒论·伤寒例》《外台秘要》卷四《温病论》补。

② 即：此上《伤寒论·伤寒例》《外台秘要》卷四《温病论》有"中而"二字。

③ 为伤寒：《伤寒论·伤寒例》作"名曰伤寒"。

④ 为寒毒藏于肌骨："为"，《伤寒论·伤寒例》无，《外台秘要》卷四《温病论》作"其"。"肌骨中"，《伤寒论·伤寒例》作"肌肤"。

⑤ 必：《伤寒论·伤寒例》作"多"。

⑥ 触冒：此下《外台秘要》卷四《温病论》有"寒气"二字。

⑦ 其冬复有非节之暖：《外台秘要》卷四《温病论》作"又有冬时伤非节之暖"。

⑧ 之：原脱，据宋本、《外台秘要》卷四《温病论》补。

⑨ 疾：原作"病"，据《素问·评热病论》《针灸甲乙经》卷七《六经受病发伤寒热病》、《太素》卷二十五《热病说》改。

⑩ 也：原错置于"病名为何"下，据《素问·评热病论》乙正。

⑪ 则当食：《素问·评热病论》《针灸甲乙经》卷七《六经受病发伤寒热病》、《外台秘要》卷四《温病论》作"精胜则当能食"。

⑫ 复：原脱，据《素问·评热病论》《针灸甲乙经》卷七《六经受病发伤寒热病》补。

⑬ 今：原作"令"，据宋本改。

⑭ 也：此下《素问·评热病论》有"不能食者，精无俾也，病而留者，其寿可立而倾也"数句，可参。

⑮ 称：《素问·评热病论》《外台秘要》卷四《温病论》作"胜"，义通。

⑯ 皮肤：《灵枢·论疾诊尺》作"尺肤"，义长。

⑰ 人：《脉经》卷四《诊百病死生决》无此字。

二三日，身躯热。腹满①，头痛，食欲如故，脉直疾，八日死。四五日，头痛，腹满而吐②，脉来细强③，十二日死，此病不治④。八九日，头不疼⑤，身不痛，目不赤，色不变，而反利，脉来牒牒，按不弹手，时大，心下坚，十七日死。病三、四日以下不得汗，脉大疾者生。脉细小难得者，死不治也。下利，腹中痛甚者，死不治。

其汤熨针石，别有正方，补养宣导，今附于后。

养生方导引法云：常以鸡鸣时，存心念四海神名三遍，辟百邪止鬼，令人不病。

东海神名阿明，南海神名祝融，西海神名巨乘，北海神名禺强。

又云：存念⑥心气赤，肝气青，肺气白，脾气黄，肾气黑，出周其身，又兼辟邪鬼。欲辟却众邪百鬼。常存心为炎火如斗，煌煌光明，则百邪不敢干之。可以入温疫之中。

二、温病一日候

温病一日，太阳受病。太⑦阳主表，表谓皮肤也。病在皮肤之间，故头项、腰脊痛。

三、温病二日候

温病二日，阳明受病。病在于肌肉，故肉热鼻干，不得眠，故可摩膏火灸，发汗而愈。

四、温病三日候

温病三日，少阳受病，故胸胁热⑧而耳聋，三阳始传病讫，未入于脏⑨，故可发汗而愈。

五、温病四日候

温病四日，太阴受病。太阴者，三阴之首也。三阳受病讫，传入于阴，故毒气入胸膈之内，其病咽干腹满⑩，故可吐而愈。

六、温病五日候

温病五日，少阴受病，毒气入腹，其病口热⑪、舌干而引饮，故可下而愈。

七、温病六日候

温病六日，厥阴受病，毒气入肠⑫

---

① 腹满：原作"脉疾"，与下文"脉直疾"重复，据《脉经》卷四《诊百病死生决》、《千金要方》卷二十八《诊百病死生要诀》改。

② 腹满而吐：原作"脉疾喜吐"，句《脉经》卷四《诊百病死生决》改。

③ 强：原无，据《脉经》卷四《诊百病死生决》、《千金要方》卷二十八《诊百病死生要诀》补。

④ 此病不治：《脉经》卷四《诊百病死生决》无。

⑤ 头不疼：原作"脉不疾"，与下文"脉来牒牒"重复，据《脉经》卷四《诊百病死生决》、《千金要方》卷二十八《诊百病死生要诀》改。

⑥ 存念：此上本卷《疫疠病候》有"延年之道"一句，义长。

⑦ 太：原作"诸"，据本书卷九《热病一日候》改。

⑧ 热：《素问·热论》《太素》卷二十五《热病诀》作"痛"。

⑨ 脏：《太素》卷二十五《热病诀》作"腑"。

⑩ 咽干腹满：《太平圣惠方》卷十七《治热病四日诸方》作"咽喉干，胸膈满"，义长，与上文"毒气入胸膈"、下文"可吐而愈"相洽。

⑪ 热：《素问·热论》《针灸甲乙经》卷七《六经受病发伤寒热病》作"燥"。

⑫ 肠：原作"腹"，据本书卷九《时气六日候》、《热病六日候》改。

胃，其病烦满而阴[1]缩，故可下而愈。

八、温病七日候

温病七日，病法当愈，此是三阴三阳传病竟故也。今七日病不除者，欲为再经病也。再经病者，是经络重受病也。

九、温病八日候

温病八日已上病不解者，或是诸经络重受于病，或经发汗、吐、下之后，毒气未尽，所以病证不罢也。

十、温病九日已上候

温病九日已上病不除者，或初一经受病即不能相传，或已传三阳讫而不能传于三阴，所以停滞累日，病证不罢，皆由毒气未尽，表里受邪，经络损伤，腑脏俱病也。

十一、温病发斑候

夫人冬月触冒寒毒者，至春始发病，病初在表，或已发汗、吐、下而表证未罢，毒气不散，故发斑疮。又冬月天时温暖，人感乖戾[2]之气，未即发病，至春又被积寒所折，毒气不得发泄，至夏遇热[3]，温毒始发出于肌肤，斑烂隐轸如锦文也。

十二、温病烦候

此由阴气少，阳气多，故身热而烦。其毒气在于心[4]而烦者，则令人闷而欲呕；

若其胃内有燥粪而烦者，则谬语而

绕脐痛也。

十三、温病狂言候

夫病甚[5]则弃衣而走，登高而歌，或至不食数日，逾垣上屋，所上，非其素所能也，病反能者，皆阴阳[6]争而并于阳。四肢者，诸阳之本也。邪[7]盛则四肢实，实则能登高而歌。热盛于身，故弃衣欲走。阳盛，故妄言骂詈，不避亲戚[8]，大热遍身，狂言而妄闻视也。

十四、温病嗽候

邪热客于胸腑，上焦有热，其人必饮水，水停心下，则上乘于肺，故令嗽。

十五、温病呕候

胃中有热，谷气入胃，与热相并，气逆则呕。或吐下后，饮水多，胃虚冷，亦为呕也。

十六、温病哕候

伏热在胃，令人胸满，胸满则气逆，

----

① 阴：本书卷七《伤寒六日候》作"囊"。

② 戾：《外台秘要》卷四《温病发斑方》作"候"。

③ 热：此下《外台秘要》卷四《温病发斑方》有"其春寒解，冬"五字。

④ 心：此下原有"腑"字，据本书卷九《时气烦候》删。

⑤ 甚：《外台秘要》卷三《天行狂语方》作"热盛"。

⑥ 阳：此下《外台秘要》卷三《天行狂语方》有"气"字。

⑦ 邪：《素问·阳明脉解》作"阳"。

⑧ 戚：《素问·阳明脉解》作"疏"，义长。

气逆则哕。若大下后，胃气①虚冷，亦令致哕。

十七、温病渴候

热气入于肾脏，肾脏恶燥，热盛则肾躁，肾躁则渴引饮。

十八、温病取吐候

温病热发四日，病在胸膈，当吐之愈。有得病一二日便心胸烦满，为毒已入，兼有痰实，亦吐之。

十九、温病变成黄候

发汗不解，温毒气瘀结在胃，小便为之不利，故变成黄，身如橘色。

二十、温病咽喉痛候

热毒在于胸腑，三焦隔绝，邪客于足少阴之络，下部脉不通，热气上攻喉咽，故痛或生疮也。

二十一、温病毒攻眼候

肝开窍于目，肝气虚，热毒乘虚上冲于目，故赤痛，重者生疮翳也。

二十二、温病衄候

由五脏热结所为。心主血，肺主气而开窍于鼻，邪热伤于心，故衄。衄者，血从鼻出也。

二十三、温病吐血候

诸阳受邪，热初在表，应发汗而不发，致热毒入深，结于五脏，内有瘀血积，故吐血也。

二十四、温病下利候

风热入于肠胃，故令洞泄，若挟毒，则下黄赤汁及脓血。

二十五、温病脓血利候

热毒甚者，伤于肠胃，故下脓血如鱼脑，或如烂肉汁，此由温毒气盛故也。

二十六、温病大便不通候

脾胃有积热，发汗太过，则津液少，使胃干，结热在内，故大便不通。

二十七、温病小便不通候

发汗后，津液少，膀胱有结热，移入于小肠，故小便不通也。

二十八、温病下部疮候

热攻肠胃，毒气既盛，谷气渐衰，故三虫动作，食人五脏，则下部生疮，重者，肛烂见腑脏。

二十九、温病劳复候

谓病新瘥，津液未复，血气尚虚，

---

① 气：《外台秘要》卷四《温病哕方》作"中"。

因劳动早，更生于热，热气还入经络，复成病也。

三十、温病食复候

凡得温毒病新瘥，脾胃尚虚，谷气未复，若食犬、猪、羊肉，并肠、血及肥鱼炙①脂腻食，此必大下利。下利则不可复救。又禁②食饼饵、炙脍、枣、粟诸生果难消物，则不能消化，停积在于肠胃，便胀满结实，大小便不通，因更发热，复成病也。非但杂食，梳头、洗浴、诸劳事等，皆须慎之。

三十一、温病阴阳易候

阴阳易病者，是男子、妇人温病新瘥未平复，而与之交接，因得病者，名为阴阳易也。其男子病新瘥未平复，而妇人与之交接得病者，名阳易。其妇人得病虽瘥未平复，男子与之交接得病者，名阴易。若二男二女，并不自相易。所以呼为易者，阴阳相感动，其毒度着于人，如换易也。其病之状，身体重，少腹里急，或引阴中拘挛，热上冲胸③，头重不举，眼中生眵④，四肢拘急，小腹疼痛，手足拳，皆即死。其亦有不即死者⑤，病苦小腹里急，热上冲胸，头重不欲举，百节解离，经脉缓弱，气血虚，骨髓竭，便悒悒吸吸，气力转少，着床不能摇动，起居仰人，或引岁月方死。

三十二、温病交接劳复候

病虽瘥，阴阳未和，因早房室，令人阴肿缩入腹，腹疼痛，名为交接之劳复也。

三十三、温病瘥后诸病候

谓其人先有宿痰，或患虚劳、风冷、积聚、寒疝等疾，因温热病，发汗、吐、下之后，热邪虽退，而血气损伤，腑脏皆虚，故因兹而生诸病。

三十四、温病令人不相染易候

此病皆因岁时不和，温凉失节，人感乖戾之气而生病，则病气转相染易，乃至灭门，延及外人，故须预服药及为法术以防之。

疫疠病诸候 凡三论

一、疫疠病候

其病与时气、温、热等病相类，皆由一岁之内，节气不和，寒暑乖候，或有暴风疾雨，雾露不散，则民多疾疫。病无长少，率皆相似，如有鬼厉之气，故云疫疠病。

养生方云：封君达常乘青牛，鲁女生常乘驳⑥牛，孟子绰常乘驳马，尹公度常乘青骡。时人莫知其名字为谁，故曰：

---

① 炙：原作"炙"，形误，据汪本、周本改。下同。

② 禁：《外台秘要》卷四《温病劳复方》无此字，义长。

③ 身体重，少腹里急，或引阴中拘挛，热上冲胸：原作"身体热冲胸"，据《伤寒论·辨阴阳易差后劳复病证》改。

④ 眵：原作"眯"，据《外台秘要》卷三《天行阴阳易方》改。

⑤ 不即死者：原倒作"即不死者"，据本书卷九《时气病后阴阳易候》乙正。

⑥ 驳：原作"駮"，据本书卷二《鬼邪候》改。

欲得不死，当问青牛道士。欲得此色，驳牛为上，青牛次之，驳马又次之。三色者，顺生之气也。云古之青牛者，乃柏木之精也。驳牛者，古之神宗①之先也。驳马者，乃神龙之祖也。云道士乘此以行于路，百物之恶精，疫气之厉鬼，将长揖②之焉。

养生方导引法云③：延年之道，存念心气赤，肝气青，肺气白，脾气黄，肾气黑，出周其身，又兼辟邪鬼。欲辟却众邪百鬼，常存心为炎火如斗，煌煌光明，则百邪不敢干之。可以入温疫之中。

二、疫病疱疮候

热毒盛，则生疱疮，疮周匝遍身，状如火疮。色赤头白者，毒轻。色黑紫黯者，毒重。亦名为豌豆疮。

三、瘴气候

夫岭南青草黄芒瘴，犹如岭北伤寒也。南地暖，故太阴之时，草木不黄落，伏蛰不闭藏，杂毒因暖而生。故岭南从仲春讫仲夏，行青草④瘴，季夏讫孟冬，行黄芒瘴。量其用药体性，岭南伤寒，但节气多温，冷药小寒于岭北。时用热药，亦减其缁铢，三分去二。但此病外候小迟，因经络之所传，与伤寒不异。然阴阳受病，会同表里，须明识患源，不得妄攻汤艾。

假令宿患痼热，今得瘴毒，毒得热更烦，虽形候正盛，犹在于表，未入肠胃，不妨温而汗之。已入内者，不妨平而下之。假令本有冷，今得温瘴，虽暴壮热烦满，视寒正须温药汗之，汗之不歇，不妨寒药下之。

夫下利治病等药在下品，药性凶毒，

专主攻击，不可恒服，疾去即止。病若日数未入于内，不可预服利药，药尽胃虚，病必承虚而进。此不可轻治。治不瘥，成黄疸。黄疸不瘥，为尸疸。尸疸疾者，岭南中瘴气，土人连历不瘥，变成此病，不须治也。岭北客人，犹得斟酌救之。

病前热而后寒者，发于阳。无热而恶寒者，发于阴。发于阳者，攻其外。发于阴者，攻其内。其一日、二日，瘴气在皮肤之间，故病者头痛恶寒，腰背强重。若寒气在表，发汗及针必愈。三日以上，气浮于上，填塞心胸，使头痛胸满而闷，宜以吐药，吐之必愈。五日已上，瘴气深结在脏腑，故腹胀身重，骨节烦疼，当下之。或人得病久，方告医，医知病深，病已成结，非可发表解肌，所当问病之得病本末，投药可专依次第也。

①　宗：本书卷二《鬼邪候》作"示"。
②　揖：本书卷二《鬼邪候》作"摄"。
③　养生方导引法云：原脱，据本卷温病候补。
④　青草：此下至本候结束一大段文字原脱，据正保本、周本补。

重刊巢氏诸病源候总论卷之十一

疟病诸候　凡十四论

一、疟病候

夏日伤暑，秋必病疟。疟之发以时者，此是①邪客于风府，循膂而下。卫气一日一夜常大会于风府，其明日②下一节，故其作③则腠理开，腠理开则邪气入，邪气入则病作，此所以日作常晏也④。卫气之行风府⑤，日下一节，二十一日下至尾骶，二十二日入脊内，注于伏冲，伏冲脉其行九日⑥出于缺盆之中，其气既上⑦，故其病稍早发⑧。其间日发者，由邪气内薄五脏，横连募原，其道远，其气深，其行迟，不能日作⑨，故间日蓄积乃作。夫卫气每至于风府，腠理而开，开则邪入⑩焉。其卫气日下一节，则不当风府奈何⑪？然，风府无常⑫，卫气之所应⑬，必开其腠理，气之所舍，则其病已⑭。风之与疟也，相与⑮同类，而风独常在也，而疟特以时休何也？由风气留其处，疟气随经络沉以内薄，故卫气应乃作。阳当陷而不陷，阴当升而不升，为邪所中，阳遇邪⑯则卷，阴遇邪则紧，卷则恶寒，紧则为栗，寒栗相薄，

①　是：本书卷三十九《疟候》、《外台秘要》卷五《疗疟方》作"由"。

②　日：此下《素问·疟论》衍一"日"字。

③　作：此下《素问·疟论》《外台秘要》卷五《疗疟方》、《太素》卷二十五《疟解》有"也晏此先客于脊背也每至于风府"十四字，可参。

④　常晏也：《素问·疟论》《太素》卷二十五《疟解》、《外台秘要》卷五《疗疟方》均作"稍益晏也"。

⑤　卫气之行风府：《素问·疟论》《太素》卷二十五《疟解》、《外台秘要》卷五《疗疟方》作"其出于风府"。

⑥　其行九日：《素问·疟论》《针灸甲乙经》卷七《阴阳相移发三疟》、《太素》卷二十五《疟解》、《外台秘要》卷五《疗疟方》均作"其气上行九日"。

⑦　既上：《素问·疟论》《针灸甲乙经》卷七《阴阳相移发三疟》、《太素》卷二十五《疟解》、《外台秘要》卷五《疗疟方》作"日高"。

⑧　故其病稍早发：《素问·疟论》作"故作日益早也"。

⑨　不能日作：《素问·疟论》《外台秘要》卷五《疗疟方》作"不能与卫气俱行不能皆出"。

⑩　入：《素问·疟论》此下有"入则病作"。

⑪　则不当风府奈何：《素问·疟论》《外台秘要》卷五《疗疟方》作"其气之发也，不当风府，其日作者奈何"。

⑫　风府无常：《素问·疟论》《针灸甲乙经》卷七《阴阳相移发三疟》、《太素》卷二十五《疟解》、《外台秘要》卷五《疗疟方》均作"风无常府"。

⑬　应：《素问·疟论》《太素》卷二十五《疟解》、《外台秘要》卷五《疗疟方》均作"发"。

⑭　已：《针灸甲乙经》卷七《阴阳相移发三疟》、周本作"作"。

⑮　与：《素问·疟论》《针灸甲乙经》卷七《阴阳相移发三疟》、《太素》卷二十五《疟解》作"似"。

⑯　遇邪：《千金要方》卷十七《肺脏脉论》作"中邪"。下句"遇邪"同。

故名疟。弱乃发热，浮乃汗①出，旦中旦发，暮中暮发。夫疟，其人形瘦，皮必栗②。病③疟，以月一日发，当以十五日愈。设不愈，月尽解。

足太阳疟，令人腰痛，头重，寒从背起，先寒后热，渴，渴然后热止，汗而出难已④，刺⑤郄中出血。

足少阳疟，令人身体解倦⑥，寒不甚，热不甚，恶见人，见人心惕惕然，热，多汗出，其⑦刺足少阳。

足阳明疟，令人先寒，洒淅洒淅，寒甚久乃热，热去汗出，喜见日光火气乃快然，刺足阳明脚肤上⑧。

足太阴疟，令人不乐，好太息，不思食，多寒热⑨，汗出，病至则善呕，呕已乃衰，即取之⑩。

足少阴疟，令人吐呕甚，久寒热⑪，热多寒少，欲闭户而处，其病难止⑫。

足厥阴疟，令人腰痛，少腹满，小便不利，如癃状，非癃也⑬，数小便，意恐惧，气不足，肠中悒悒，刺足厥阴。

肺疟者，令人心寒，寒甚热间，善惊，如是有见者⑭，刺手太阴、阳明。

心疟者，令人烦心甚，欲得清水乃寒，多寒不甚热⑮，刺手少阴。

肝疟，令人色苍苍然，太息甚⑯，状若死者，刺足厥阴见血。

脾疟，令人疾寒，腹中痛，热则肠中鸣，已汗出⑰，刺足太阴。

肾疟，令人洒洒，腰脊痛宛转，大便难，目眩眴眴然，手足寒，刺足太阳、少阴。

胃疟，令人且病也，善饥而不能食，食而支满腹大，刺足阳明、太阴横脉出血。

肺病为疟，乍来乍去，令人心寒，寒甚则热发，善惊，如有所见，此肺疟证也。若人本来语声雄，恍惚尔不亮⑱，拖气用力，方得出言，而反于常人，呼共语，直视不应，虽曰未病，势当不久。此即肺病声之候也。察病⑲观疾，表里相

---

① 汗：原作"来"，据《外台秘要》卷五《疗疟方》改。

② 栗：《外台秘要》卷五《疗疟方》作"粟起"，义胜。

③ 病：此上原衍"问曰"二字，据《金匮要略·疟病脉证并治》、《医心方》卷十四《治诸疟方》删。

④ 渴然后……难已：《素问·刺疟》新校正作"渴止汗出"。

⑤ 刺：此上《针灸甲乙经》卷七《阴阳相移发三疟》有"间日作"三字。

⑥ 解倦：《素问·刺疟》《太素》卷二十五《疟解》作"解㑊"。

⑦ 其：《太素·刺疟》卷二十五《疟解》、《外台秘要》卷五《疗疟方》作"甚"，亦通。

⑧ 肤上：《素问·刺疟》《太素》卷二十五《疟解》均作"跗上"。

⑨ 多寒热：《针灸甲乙经》卷七《阴阳相移发三疟》作"多寒少热"，义长。

⑩ 之：此下《针灸甲乙经》卷七《阴阳相移发三疟》有"足太阴"三字，可参。

⑪ 久寒热：《素问·刺疟》《太素》卷二十五《疟解》作"多寒热"，《针灸甲乙经》卷七《阴阳相移发三疟》作"多寒少热"，其下无"热多寒少"四字。

⑫ 止：此下《针灸甲乙经》卷七《阴阳相移发三疟》有"取太溪"三字。

⑬ 如癃状非癃也：原作"如癃非癃状也"，据《素问·刺疟》《针灸甲乙经》卷七《阴阳相移发三疟》、《太素》卷二十五《疟解》改。

⑭ 如是有见：下文肺病为疟、《素问·刺疟》、周本皆作"如有所见"，义胜。

⑮ 热：此下《太素》卷二十五《疟解》有"甚"字。

⑯ 甚：《素问·刺疟》《太素》卷二十五《疟解》、《外台秘要》卷五《疗疟方》作"其"，属下读，亦通。

⑰ 已汗出：下文脾病为疟、《素问·刺疟》、《外台秘要》卷五《疗疟方》作"鸣已汗出"。

⑱ 语声雄恍惚尔不亮：周本作"语声雄而恍惚不亮"，《千金要方》卷十七《肺脏脉论》作"语声雄烈，忽尔不亮"，义长。

⑲ 病：原脱，据《外台秘要》卷五《疗疟方》补。

应，依源审治，乃不失也。

心病为疟者，令人心烦，其病欲饮清水，多寒少热。若人本来心性和雅，而急卒反于常伦，或言未竟便住，以手剔脚爪，此久必死，祸虽未及，呼曰行尸。此心病声之候也，虚则补之，实则泻之，不可治者，明而察之。

肝病为疟者，令人色苍苍然，气息喘闷，战掉，状如死者。若人本来少于悲患，忽尔嗔怒，出言反常，乍宽乍急，言未竟，以手向眼，如有所思①，若不即病，祸必至矣。此肝病声之证也，其人若虚，则为寒风所伤。若实，则为热气所损。阳则泻之，阴则补之。

脾病为疟者，令人寒，腹中痛，肠中鸣②，鸣已汗出。若其人本来少于喜怒，而忽反常，嗔喜无度，正言鼻笑，不答于人，此是脾病声之候证。不盈旬月，祸必至也。

肾病为疟者，令人凄凄然，腰脊痛而宛转，大便涩，自掉不定，手足而寒。若人本来不喜不怒③，忽然睿④而好嗔怒，反于常性，此肾已伤，虽未发觉，是其候也。见人未言而前开口笑，还闭不声，举手栅腹，此是肾病声之证。虚实表里，浮沉清浊，宜以察之，逐以治之。

夫疟脉者自弦，弦数多热，弦迟多寒。弦小紧者，可下之。弦迟者，温药已。脉数而紧者，可发其汗，宜针灸之。脉浮大者，不可针，可吐之。凡疟先发如食倾，乃可以治之，过之则失时。

二、温疟候

夫温疟与寒疟安舍？温疟者，得之冬中于风寒，寒气藏于骨髓之中，至春则阳气大发，邪气不能出，因遇大暑，脑髓烁，脉肉消释⑤，膜理发泄，因有所

用力，邪气与汗偕出。此病藏于肾，其气先从内出之于外，如此则阴虚而阳盛，则热⑥。衰则气复反入，入则阳虚，阳虚则寒矣。故先热而后寒，名曰温疟。

疟先寒而后热，此由夏伤于暑，汗大出，膜理开发，因遇夏气凄沧之水寒，寒之藏于膜理皮肤之中，秋⑦伤于风，则病盛⑧矣。夫寒者阴气也，风者阳气也。先伤于寒而后伤于风，故先寒而后热，病以时作，名曰寒疟⑨。先伤于风而后伤于寒，故先热而后寒，亦以时作，名曰温疟。夫病疟六七日，但见热者，温疟矣。

三、痎疟候

夫痎疟者，夏伤于暑也。其病秋则寒甚，冬则寒轻，春则恶风，夏则多汗者，然其蓄作有时。以疟之始发，先起于毫毛，伸欠乃作，寒栗鼓颔，腰脊痛，寒去则内外皆热，头痛而渴欲饮⑩，何气使然？此阴阳上下交争，虚实更作，阴阳相移也。阳并于阴，则阴实阳虚，阳

①　思：《千金要方》卷十一《肝脏脉论》作"畏"。

②　令人寒腹中痛肠中鸣：《外台秘要》卷五《疗疟方》作"令人寒则腹中痛，热则肠中鸣"。

③　不喜不怒：《千金要方》卷十一《肝脏脉论》作"不吃"（吃，口吃）。

④　睿：此下《千金要方》卷十一《肝脏脉论》有"吃"。

⑤　脉肉消释：《素问·疟论》作"肌肉消"。

⑥　热：原作"病"，据周本改。

⑦　秋：此下原衍"气"字，据《素问·疟论》《外台秘要》卷五《疗疟方》及周本删。

⑧　盛：《素问·疟论》《外台秘要》卷五《疗疟方》、汪本及周本作"成"，义同。

⑨　病以时作名曰寒疟：原脱，据《素问·疟论》《外台秘要》卷五《疗疟方》及周本补。

⑩　头痛而渴欲饮：《素问·疟论》作"头痛如破渴欲冷饮"。

明虚则寒栗鼓颔，巨阳虚则腰背头项痛，三阳俱虚，阴气胜，胜则骨寒而痛，寒生于内，故中外皆寒。阳盛则外热，阴虚则内热，内外皆热，则喘而渴欲饮①。此得之夏伤于暑，热气盛，藏之于皮肤之间，肠胃之外，此荣气之所舍。此令汗出空疏，腠理开，因得秋气，汗出遇风乃得之，及以浴②，水气舍于皮肤之内，与卫气并居。卫气者，昼日行阳③。此气得阳如外出，得阴如④内薄，是⑤以日作。其间日而作者，谓其气之舍深⑥，内薄于阴，阳气独发，阴邪内着，阴与阳争不得出，是以间日而作。

四、间日疟候

此由邪气与卫气俱行于六腑⑦，而有时相失不相得，故邪气内薄五脏，则道远气深，故其行迟，不能与卫气偕出，是以间日而作也。

五、风疟候

夫疟皆生于风。风者，阳气也，阳主热，故卫气每至于风府则腠理开，开则邪入，邪入则病作。先伤于风，故发热而后寒。

六、瘅疟候

夫瘅疟者，肺素⑧有热，气盛于身，厥逆上冲⑨，中气实而不外泄，因有所用力，腠理开，风寒舍于皮肤之内，分肉之间而发。发则阳气盛，阳气盛而不衰则病矣。其气不及⑩之阴，故但热而不寒。寒⑪气内藏于心，而外舍分肉之间，令人消铄脱⑫肉，故命曰瘅疟。其状，但热不寒，阴气先⑬绝，阳气独发，则少气

烦惋，手足热而呕也。

七、山瘴疟候

此病生于岭南，带山瘴之气。其状，发寒热，休作有时，皆由山⑭溪源岭瘴⑮湿毒气故也。其病重于伤暑之疟。

八、痰实疟候

痰实疟者，谓患人胸鬲先有停痰结

---

① 欲饮：《外台秘要》卷五《疗疟方》作"故欲冷饮"。

② 乃得之及以浴：《素问·疟论》作"及得之以浴"，《太素》卷二十五《疟解》作"乃得之以浴"。

③ 昼日行阳：此下《素问·疟论》《针灸甲乙经》卷七《阴阳相移发三疟》、《外台秘要》卷五《疗疟方》有"夜行于阴"四字。

④ 如：《素问·疟论》《太素》卷二十五《疟解》、《外台秘要》卷五《疗疟方》均作"而"，通。

⑤ 是：此上《素问·疟论》《太素》卷二十五《疟解》、《外台秘要》卷五《疗疟方》有"内外相薄"四字。

⑥ 深：原作"写"，据《素问·疟论》、汪本、周本改。

⑦ 俱行于六腑：《太素》卷二十五《疟解》作"客于六腑"。《素问识》云："考上文并无客于六府之说，疑是风府之讹。"

⑧ 素：原作"系"，据《素问·疟论》《太素》卷二十五《疟解》、《外台秘要》卷五《疗疟方》、汪本及周本改。

⑨ 上冲：原作"上下"，据汪本、周本改。

⑩ 及：《针灸甲乙经》卷七《阴阳相移发三疟》、《太素》卷二十五《疟解》作"反"，亦通。

⑪ 寒：《外台秘要》卷五《疗疟方》作"热"，《金匮要略·疟病脉证并治》作"邪"。

⑫ 脱：汪本、周本作"肌"。

⑬ 先：《金匮要略·疟病脉证并治》作"孤"，义长。

⑭ 山：《外台秘要》卷五《疗疟方》作"挟"。

⑮ 岭瘴：《太平圣惠方》卷五十二《治山瘴疟方》作"中于"。

实，因成疟病，则令人心下胀满①，气逆烦呕也。

九、寒热疟候

夫疟者，风寒之气也。邪并于阴则寒，并于阳则热，故发作者皆寒热也。

十、往来寒热疟候

此由寒气并于阴则发寒，风气并于阳则发热，阴阳二气更实更虚，故寒热更往来也。

十一、寒疟候

此由阴阳相并，阳虚则阴胜，阴胜则寒。寒发于内而并于外，所以内外俱寒，故病发但战栗而鼓颔颐也。

十二、劳疟候

凡疟积久不瘥者，则表里俱虚，客邪未散，真气不复，故疾虽暂间，小劳便发。

十三、发作无时疟候

夫卫气一日一夜大会于风府，则腠理开，开则邪入，邪入则病作。当其时，阴阳相并，随其所胜，故生寒热，故动作皆有早晏者。若腑脏受邪，内外失守，邪气妄行，所以休作无时也。

十四、久疟候

夫疟，皆由伤暑及伤风所为。热盛之时，发汗吐下过度，腑脏空虚，荣卫伤损，邪气伏藏，所以引日不瘥，仍故休作也。夫疟岁岁发，至三岁发，连月②发不解，胁下有癖，治之不得攻其癖，但得虚其津液。先其时发其汗，服汤已，先小寒者，引衣自温覆汗出，小便自引③利，即愈也。

---

① 胀满：《医心方》卷十四《治痰实疟方》、《太平圣惠方》卷五十二《治痰实疟诸方》作“支满”。

② 月：宋本、《外台秘要》卷五《疗疟方》作“日”。

③ 引：《外台秘要》卷五《疗疟方》无此字。

重刊巢氏诸病源候总论卷之十二

黄病诸候　凡二十八论

一、黄病候

黄病者，一身尽疼，发热，面色洞黄。七八日后壮热①，在里有血，当下之，法如豚肝状。其人少腹内急。若其人眼睛涩疼，鼻骨疼，两膊及项强，腰背急，即是患黄。多大便涩，但令得小便快，即不虑死。不用大便多，多即心腹胀不存。此由寒湿在表，则热蓄于脾胃，腠理不开，瘀热与宿谷相搏，烦郁不得消，则大小便不通，故身体面目皆变黄色。凡黄候，其寸口近掌无脉，口鼻冷气②，并不可治也。

二、急黄候

脾胃有热，谷气郁蒸，因为热毒所加，故卒然发黄，心满气喘，命在顷刻，故云急黄也。有得病即身体面目发黄者，有初不知是黄，死后乃身面黄者。其候，得病但发热心战者③，是急黄也。

三、黄汗候

黄汗之为病，身体洪肿，发热，汗出不渴④，状如风水，汗染衣，正⑤黄如蘗汁，其脉自沉。此由脾胃有热，汗出而入水中浴，若水入汗孔中，得成黄汗也。

四、犯黄候

有得黄病已差，而将息失宜，饮食过度，犯触禁忌，致病发胃⑥，名为犯黄候。

五、劳黄候

脾脏中风，风与瘀热相搏，故令身体发黄。额上黑，微汗出，手足中热，薄暮发，膀胱急，四肢烦，小便自利，名为劳黄。

六、脑黄候

邪热在骨髓，而脑为髓海，故热气从骨髓流入于脑，则身体发黄，头脑痛，

----

① 壮热：《外台秘要》卷四《诸黄方》作"结热"。

② 冷气：《外台秘要》卷四《诸黄方》、《太平圣惠方》卷五十五《黄病论》作"气冷"，义长。

③ 得病但发热心战者：《太平圣惠方》卷五十五《治急黄诸方》作"初得黄病但发热心战者"。

④ 不渴：《金匮要略·水气病脉证并治》、《外台秘要》卷四《黄汗方》作"而渴"。

⑤ 正：《金匮要略》卷中《水气病脉证并治》、《千金要方》卷十《伤寒发黄》、《外台秘要》卷四《黄汗方》此前有"色"字。

⑥ 胃：疑为"黄"之误。

眉疼，名为脑黄候。

七、阴黄候

阳气伏，阴气盛，热毒加之，故但身面色黄，头痛而不发热，名为阴黄。

八、内黄候

热毒气在脾胃，与谷气相薄，热蒸在内，不得宣散，先心腹胀满气急，然后身面悉黄，名为内黄。

九、行黄候

瘀热在脾脏，但肉微黄而身不甚热，其人头痛心烦，不废行立，名为行黄。

十、癖①黄候

气水饮停滞，结聚成癖。因热气相薄，则郁蒸不散，故胁下满痛而身发黄，名为癖黄。

十一、噤黄候

心脾二脏有瘀热所为。心主于舌，脾之络脉出于舌下。若身面发黄，舌下大脉起青黑色，舌噤强，不能语，名为噤黄也。

十二、五色黄候

凡人着黄，五种黄皆同，其人至困，冥漠不知东西者，看其左手脉，名手肝脉，两筋中，其脉如有如无。又看近手屈肘前臂上，当有三歧脉，中央者名手肝脉，两厢者名歧脉。看时若肝脉全无，两厢坏，其人十死一生，难可救济。若中央脉近掌三指道有如不绝，其人必不死。脉经三日，渐彻至手掌，必得汗，汗罢必愈。妇人患黄，看右手脉。眼青黄，视其瞳子青，脉亦青，面色青者是，其由脾移热于肝，肝色青也。其人身热而发黄赤，视其眼赤，高视，心腹胀满，脉赤便是，此由脾移热于心，心色赤，故其人身热而发赤黄，不可治，治之难差。其人身热发黄白，视其舌下白垢生者是，此由脾移热于肺，肺色白也。其人身热发黑黄，视其唇黑眼黄，舌下脉黑者是，此由脾移热于肾，肾色黑也，故其身热而发②黄也。

十三、风黄候

凡人先犯风湿，复与冷气相薄，则举身疼痛，发热而体黄也。

十四、因黄发血候

此由脾胃大热，热伤于心，心主于血，热气盛，故发黄而动血③，故因名为发血。

十五、因黄发痢候

此由瘀热在于脾胃，因而发黄，挟毒即下痢，故名为发痢。

十六、因黄发痔候

此病由热伤于心，心④主血，热盛则

---

① 癖：原作"辩"，据宋本、周本改。
② 发：此下疑脱"黑"。
③ 血：原作"热"，据文义改。
④ 心：原脱，据正保本补。

血随大便而下，名为血痔。

十七、因黄发癖候

夫黄病皆是大热所为，热盛之时，必服冷药，冷药多则动旧癖。

十八、因黄发病后小便涩兼石淋候

黄病后，小便涩，兼石淋，发黄疸，此皆由蓄热所为。热流小肠，小便涩少而痛，下物如沙石也。

十九、因黄发吐候

黄病吐下之后，胃气虚冷，其人宿病有寒饮，故发吐。

二十、黄疸候

黄疸之病，此由酒食过度，腑脏不和，水谷相并，积于脾胃，复为风湿所抟，瘀结不散，热气郁蒸，故食已如饥，令身体面目及爪甲小便尽黄，而欲安卧。若身体多赤黑、多青皆见者，必寒热身痛。面色微黄，齿垢黄，爪甲上黄，黄疸也。渴而疸者，其病难治，疸而不渴，其病可治。发于阴部，其人必呕，发于阳部，其人振寒而微热。

二十一、酒疸候

夫虚劳之人，若饮酒多，进谷少者，则胃内生热。因大醉当风入水，则身目发黄，心中懊痛，足胫满，小便黄，面发赤斑。若下之，久久变为黑疸，面目黑，心中如啖蒜齑状，大便正黑，皮肤

爪之不仁。其脉浮弱，故知酒疸。心中热，欲呕者，当吐之则愈。其小便不利，其候当心中热，足不热，是其候证明也。脉浮先吐之，沉弦先下之。

二十二、谷疸候

谷疸之状，食毕头眩，心忪怫郁不安而发黄，由失饥大食，胃气冲熏所致。阳明病，脉迟，食难用①饱，饱则发②烦头眩者，必小便难，此欲为谷疸。虽下之，其腹必满③，其脉迟故也。

二十三、女劳疸候

女劳疸之状，身目皆黄，发热恶寒，小腹满急，小便难。由大劳大热而交接，交接竟入水所致也。

二十四、黑疸候

黑疸之状，若小腹满，身体尽黄，额上反黑，足下热，大便黑是。夫黄疸、酒疸、女劳疸，久久多变为黑疸。

二十五、九疸候

夫九疸者，一曰胃疸，二曰心疸，三曰肾疸，四曰肠疸，五曰膏疸，六曰舌疸，七曰体疸，八曰肉疸，九曰肝疸。凡诸疸病，皆由饮食过度，醉酒劳伤，脾胃有瘀热所致。其病，身面皆发黄，

---

① 用：原作"因"，据周本、《伤寒论·辨阳明病脉证并治》《外台秘要》卷四《谷疸方》改。

② 发：《伤寒论·辨阳明病脉证并治》作"微"。

③ 其腹必满：《伤寒论·辨阳明病脉证并治》作"腹满如故"。

但立名不同耳。

二十六、胞疸候

胞疸之病，小肠有热，流于胞内，故大小便皆如蘖汁，此为胞疸。

二十七、风黄疸候

夫风湿在于腑脏，与热气相薄，便发于黄，即小便或赤或白，好卧而心振，面虚黑，名为风黄疸。

二十八、湿疸候

湿疸病者，脾胃有热，与湿气相薄，故病苦身体疼，面目黄，小便不利，此为湿疸。

冷热病诸候 凡七论

一、病热候

夫患热者，皆由血气有虚实。邪在脾胃，阳气有余，阴气不足，则风邪不得宣散，因而生热，热搏于腑脏，故为病热也。诊其脉，关上浮而数，胃中有热。滑而疾者，亦为有热。弱者无胃气，是为虚热。趺阳脉数者，胃中有热，热则消谷引食。趺阳脉粗而浮者，其病难治。若病者苦[1]发热，身体疼痛，此为表有病，其脉自当浮，今脉反沉而迟，故知难差。其人不得即愈，必当死，以其病与脉相反故也。

其汤熨针石，别有正方，补养宣导，今附于后。

养生方导引法云：偃卧，合两膝，布两足而伸腰，口内气，振腹七息。除壮热疼痛，通两胫不随。

又云：覆卧去枕，立两足，以鼻内气四十所，复以鼻出之，极令微气入[2]鼻中，勿令鼻知。除身中热、背痛。

又云：两手却据，仰头向日，以口内气，因而咽之数十。除热、身中伤、死肌。

二、客热候

客热者，由人腑脏不调，生于虚热。客于上焦则胸膈生痰实、口苦舌干，客于中焦则烦心闷满、不能下食，客于下焦则大便难、小便赤涩。

三、病冷候[3]

夫虚邪在于内，与卫气相搏，阴胜者则为寒。真气去，去则虚，虚则内生寒。视其五官[4]，色白为有寒。诊其脉，迟则为寒，紧则为寒，涩则为寒，微则为寒，迟而缓为寒，微而紧为寒，寸口虚为寒。

其汤熨针石，别有正方，补养宣导，今附于后。

养生方导引法云：一足向下踏地，一足长舒向前，极势，手掌四方取势，左右换易四七。去肠冷、腰脊急闷、骨疼，令使血气上下布润。

又云：两足相合，两手仰捉两脚，向上急挽，头向后振，势极三七。欲得努足，手两向舒张，身手足极势二七。

---

① 苦：原作"若"，形误，据周本改。
② 入：原作"人"，据周本改。
③ 病冷候：原作"冷热候"，据原本目录改。
④ 官：官，原作"宫"，形误，据周本改。

去窍中生百病、下部虚冷。

又云：又跌，两手反向拓席，渐渐向后，努脐腹向前散气，待火急还放，来去二七。去脐下冷，脚疼、五脏六腑不和。

又云：两手向后拓腰，蹙膊极势，左右转身来去三七。去腹肚脐冷、两膊急、胸腋不和。

又云：互跪①，两手向后，手掌合地，出气向下。始渐渐向下，觉腰脊大闷还上，来去二七。身正，左右散气，转②腰三七。去脐下冷闷③，解溪内疼痛。

四、寒热候

夫阳虚则外寒，阴虚则内热，阳盛则外热，阴盛则内寒。阳者受气于上焦，以温皮肤分肉之间，今④寒气在外，则上焦不通，不通则寒独留于外，故寒栗也。阴虚内生热者，有所劳倦，形气衰少，谷气不盛，上焦不行，下脘不通，胃气热，熏胸中，故内热也。阳盛而外热者，上焦不通利，皮肤致密，腠理闭塞不通，卫气不得泄越，故外热也。阴盛而内寒者，厥气上逆，寒气积于胸中而不写，不写则温气去，寒独留，则血凝⑤泣，血凝泣则脉不通，其脉不通，脉则盛大以涩。故阴阳之要，阴密阳固⑥，若两者不和，若春无秋，若冬无夏，因而和之，是谓圣度。故阳强不能密⑦，阴气乃绝。因于露风，乃生寒热。凡小儿骨弱者，善病寒热。骨寒热，病⑧无所安，汗注不休。齿未⑨槁，取其少阴于阴股之络。齿爪⑩槁，死不治。诊其脉，沉细数散也。

五、寒热往来候

夫寒气并于阴则发寒，阳气并于阳

则发热，阴阳二气虚实不调，故邪气更作，寒热往来也。脉紧而数，寒热俱发，必当止⑪乃愈。脉急如弦者，邪入阳明，寒热。脾脉小甚为寒热。养生方云：已醉饱食，发寒热也。

六、冷热不调候

夫人荣卫不调，致令阴阳否塞，阳并于上则上热，阴并于下则下冷。上焦有热，或喉口生疮，胸膈烦满。下焦有冷，则腹胀肠鸣，绞痛泄痢。

七、寒热厥候

夫厥者，逆也，谓阴阳二气卒有衰绝，逆于常度。若阳气衰于下则为寒厥，阴气衰于下则为热厥。

热厥之为热也，必起于足下者，阳起于五指之表，集于足下而聚于足心故也。故阳胜则足下热。热厥者，酒入于胃，则络脉满而经脉虚。脾主为胃行其津液，阴气虚则阳气入，阳气入则胃不

---

① 互跪：原作"牙跪"，据原本卷四《虚劳膝冷候》改。

② 转：原作"膊"，据原本卷四《虚劳膝冷候》改。

③ 闷：原脱，据原本卷四《虚劳膝冷候》补。

④ 今：原作"令"，据宋本改。

⑤ 凝：原作"泆"，据《素问·调经论》改。

⑥ 阴密阳固：《素问·生气通天论》作"阳密乃固"。

⑦ 密：原脱，据《素问·生气通天论》补。

⑧ 病：《针灸甲乙经》卷八《五脏传病发寒热》作"痛"。

⑨ 未：原作"本"，据《灵枢·寒热病》《太素》卷二十六《寒热杂说》改。

⑩ 爪：《灵枢·寒热病》《太素》卷二十六《寒热杂说》作"已"，义长。

⑪ 止：原作"上"，据周本改。又宋本作"下"，可参。

和，胃不和则精气竭，精气竭则不营其四支。此人必数醉若饱已入房，气聚于脾中未得散，酒气与谷气相并①，热起于内②，故③遍于身，内热则尿赤。夫酒气盛而慓悍，肾气有衰，阳气独胜，故手脚为之热。

寒厥之为寒，必从五指始，上于膝下。阴气起于五指之里，集于膝下，聚于膝上，故阴气胜则五指至膝上寒。其寒也，不从外，皆从内寒。寒厥何失而然？阴④者，宗筋之所聚，太阴阳明之所合也。春夏则阳气多而阴气衰，秋冬阴气盛而阳气衰。此人者质壮，以秋冬夺其⑤所用，下⑥气上争未能复，精气溢下，邪气因从之而上，气因于中⑦，阳气衰，不能渗⑧荣其经络，故阳气日损，阴气独在，故手足为之寒。

夫厥者，或令人腹满，或令人暴不知人，或半日远至一日乃知人者，此由阴气盛于上⑨，则下气重上，而邪气逆，逆则阳气乱，乱则不知人。太阳之厥，踵⑩首头重，足不能行，发为眴仆。阳明之厥，则癫疾欲走呼⑪，腹满不卧⑫，卧则⑬面赤而热，妄见妄言。少阳之厥，则暴聋颊肿，胸⑭热胁痛，骺支⑮不可以运。太阴之厥，腹满䐜胀，后不利⑯，不欲食，食之则呕，不得卧也。少阴之厥者，则舌干尿赤，腹满心痛。厥阴之厥者，少腹肿痛，䐜胀不利⑰，好卧屈膝，阴缩肿，胫内⑱热。

其汤熨针石，别有正方，补养宣导，今附于后。

养生方导引法云：正偃卧，展两足，鼻内气自极⑲，摇足三十过止。除足寒厥逆也。

① 相并：《素问·厥论》作“相薄”，《太素》卷二十六《寒热厥》作“相搏”，义同。

② 热起于内：《素问·厥论》作“热盛于中”，《太素》卷二十六《寒热厥》作“热于中”。

③ 故：此下《素问·厥论》《太素》卷二十六《寒热厥》有“热”字。

④ 阴：《素问·厥论》作“前阴”，义恰。

⑤ 其：《素问·厥论》《太素》卷二十六《寒热厥》作“于”，义通。

⑥ 下：《太素》卷二十六《寒热厥》作“阴”。

⑦ 邪气……因于中：《太素》卷二十六《寒热厥》前“因”字作“且”，后“因”字作“居”，并注云：“寒邪之气因虚上乘，以居其中”。

⑧ 渗：原作“添”，据周本及《素问·厥论》《太素》卷二十六《寒热厥》改。

⑨ 阴气盛于上：此下《素问·厥论》《太素》卷二十六《寒热厥》有“则下虚下虚则腹胀满阳气盛于上”十四字。《针灸甲乙经》卷七《阴衰发热厥阳衰发寒厥》“阳气盛于上”句作“腹满”二字。《素问》新校正云：“当从《甲乙》之说。何以言之？别按《甲乙》云：阳脉下坠，阴脉上争，发尸厥。焉有阴气盛于上而又言阳气盛于上？”此说可从。

⑩ 踵：《素问·厥论》《针灸甲乙经》卷七《阴衰发热厥阴衰发寒厥》作“肿”。

⑪ 呼：此上原衍“则”字，据《素问》《针灸甲乙经》卷七《阴衰发热厥阳衰发寒厥》、《太素》卷二十六《寒热厥》删。

⑫ 卧：此上《素问·厥论》有“得”字，《太素》卷二十六《寒热厥》有“能”字。

⑬ 卧则：《素问·厥论》《针灸甲乙经》卷七《阴衰发热厥阳衰发寒厥》《太素》卷二十六《寒热厥》均无此二字。

⑭ 胸：《素问·厥论》《针灸甲乙经》卷七《阴衰发热厥阳衰发寒厥》《太素》卷二十六《寒热厥》作“而”。

⑮ 支：原作“此”，据周本改。又，《素问·厥论》《针灸甲乙经》卷七《阴衰发热厥阳衰发寒厥》无此字，亦通。

⑯ 利：此下原衍“以”字，据《素问·厥论》《针灸甲乙经》卷七《阴衰发热厥阳衰发寒厥》《太素》卷二十六《寒热厥》删。

⑰ 䐜胀不利：《素问·厥论》作“腹胀泾溲不利”。

⑱ 内：原作“外”，据《素问·厥论》《针灸甲乙经》卷七《阴衰发热厥阳衰发寒厥》改。

⑲ 自极：此下《王子乔导引法》有“七息”二字。

重刊巢氏诸病源候总论卷之十三

气病诸候 凡二十五论

一、上气候

夫百病皆生于气，故怒则气上，喜则气缓，悲则气消，恐则气下，寒则气收聚，热则腠理开而气泄，忧①则气乱，劳则气耗，思则气结，九气不同。怒则气逆，甚则呕血及食，而气逆上也②。喜则气和，荣卫行通利③，故气缓焉。悲则心系急，肺布叶举，使上焦不通，荣卫不散，热气在内，故气消也。恐则精却，精却则上焦闭，闭则气还，还则下焦胀，故气不行④。寒则经络凝⑤涩，故气收聚也。热则腠理开窍⑥，荣卫通，故汗大泄⑦也。忧⑧则心无所寄，神无所归，虑无所定，故气乱矣。劳则喘且汗，外内皆越⑨，故气耗矣。思则身心有所止⑩，气流不行，故气结矣。诊寸口脉伏，胸中逆气，是诸气上冲胸中，故上气。面胕肿、膊息，其脉浮大不治。脉躁而喘者属肺，肺胀欲作风水，发汗愈。脉洪则为气。其脉虚宁伏匿者生，牢强者死。喘息低仰，其脉滑手足温者生也，涩而四末寒者死也。数者死也，谓其形损故。

其汤熨针石，别有正方，补养宣导，今附于后。

养生方云：饮水勿急咽，久成气病。

养生方导引法云：两手向后，合手拓腰向上，急势，振摇臂肘，来去七始得。手不移，直向上向下，尽势，来去二七，去脊、心、肺气，壅闷消散。正坐，并膝头、足。初坐，先足指相对，足跟外扒。坐上少⑪欲安稳，须两足跟向内相对坐，足指外扒，觉闷痛，渐渐举身似款，便坐足上。待共内坐相似不痛，始双竖脚跟向上，坐上，足指并反向外。每坐常觉。去膀胱内冷、膝风冷、足疼、上气、腰痛，尽自消适也。

———————

① 忧：《素问·举痛论》作"惊"。
② 食而气逆上也：《素问·举痛论》作"飧泄上气矣"，《针灸甲乙经》卷一《精神五脏论》作"食而气逆故气上"。
③ 荣卫行通利：《素问·举痛论》《针灸甲乙经》卷一《精神五脏论》作"志达荣卫通利"。
④ 气不行：《素问·举痛论》新校正："详气不行，当作气下行也。"可参。
⑤ 凝：原作"浚"，据《太平圣惠方》卷四十二《上气论》改。
⑥ 窍：疑为衍文，《素问·举痛论》《太素》卷二《九气》无此字。
⑦ 故汗大泄：《素问·举痛论》作"汗大泄故气泄"，义胜。
⑧ 忧：《素问·举痛论》《针灸甲乙经》卷一《精神五脏论》均作"惊"。
⑨ 皆越：原作"迅"，据《素问·举痛论》《针灸甲乙经》卷一《精神五脏论》、《太素》卷二《九气》改。
⑩ 身心有所止：《素问·举痛论》作"心有所存神有所归"；《针灸甲乙经》卷一《精神五脏论》作"心有所伤神有所止"；《太素》卷二《九气》作"身心有所存神有所止"。
⑪ 上少：原作"止"，据本书卷五《腰痛候》改。少，疑为衍文，本书卷五《腰痛候》无。

又云：两足两指相向，五息，正引心肺，去厥逆上气。极用力，令两足相向，意止引肺中气出。病人行，肺内外展转屈伸，随适①，无有违逆。

二、卒上气候

肺主于气。若肺气虚实不调，或暴为风邪所乘，则腑脏不利，经络否涩，气不宣和，则上气也。又因有所怒，则气卒逆上，甚则变呕血，气血俱伤。

其汤熨针石，别有正方，补养宣导，今附于后。

养生方导引法云：两手交叉颐下，自极，致补气，治暴气咳。以两手交颐下，各把两颐脉，以颐句交中，急牵来着喉骨，自极三通，致补气充足，治暴气上气、写喉等病，令气调长，音声弘亮。

三、上气鸣息候

肺主于气，邪乘于肺则肺胀，胀则肺管不利，不利则气道涩，故气上喘逆，鸣息不通。诊其肺脉滑甚，为息奔上气。脉出鱼际者，主喘息。其脉滑者生，快者死也。

四、上气喉中如水鸡鸣候

肺病令人上气，兼胸膈痰满，气行壅滞，喘息不调，致咽喉有声如水鸡之鸣也。

五、奔气候

夫气血循行经络，周而复始，皆有常度。肺为五脏上盖，主通行于腑脏之气。若肺受邪则气道不利，气道不利则诸脏气壅，则失度，故气奔急也。

六、贲豚气候

夫贲豚气者，肾之积气，起于惊恐、忧思所生。若惊恐则伤神，心藏神也。忧思则伤志，肾藏志也。神志伤动，气积于肾，而气②上下游走，如豚之奔，故曰贲豚。其气乘心，若心中踊踊如事③所惊，如人所恐，五脏不定，食饮辄呕，气满胸中，狂痴不定，妄言妄见，此惊恐贲豚之状。若气满支心，心下闷乱，不欲闻人声，休作有时，乍瘥乍极④，呼吸短气，手足厥逆，内烦结痛温温欲呕，此忧思贲豚之状。诊其脉来触祝触祝⑤者，病贲豚也。肾脉微急，沉厥贲豚，其足不收，不得前后。

七、上气呕吐候

肺主于气，肺为邪所乘则上气。此为膈内有热，胃间有寒，寒从胃上乘于肺，于膈内热相搏，故乍寒乍热而上气。上气动于胃，胃气逆，故呕吐也。

八、上气肿候

肺主于气，候身之皮毛。而气之行，循环脏腑，流通经络，若外为邪所乘，则肤腠闭密，使气内壅，与津液相并，

---

① 适：原脱，据周本补。

② 气：湖本作"直"。

③ 事：湖本作"车"。

④ 极：《外台秘要》卷十二《贲豚气方》、《医心方》卷九《治奔豚方》作"剧"。

⑤ 触祝触祝：《外台秘要》卷十二《贲豚气方》作"祝祝"。

不得泄越，故上气而身肿也。

九、结气候

结气病者，忧思所生也。心有所存，神有所止，气留而不行，故结于内。其汤熨针石，别有正方，补养宣导，今附于后。

养生方云：哭泣悲来，新哭讫，不用即食，久成气病。

养生方导引法云：坐，伸腰，举左手，仰其掌，却右臂，覆右手，以鼻内气，自极七息，息间稍顿右手。除两臂背痛、结气。

又云：端坐，伸腰，举左手，仰掌，以右手承右胁，以鼻内气，自极七息。除结气。

又云：两手拓肘头，挂席，努肚上极势，待大闷始下，来去上下五七。除脊背体内疼，骨节急强，肚肠宿气。行忌太饱，不得用肚编也。

十、冷气候

夫脏气虚，则内生寒也。气常行腑脏，腑脏受寒冷，即气为寒冷所并，故为冷气。其状或腹胀，或腹痛，甚则气逆上而面青、手足冷。

十一、七气候

七气者，寒气、热气、怒气、恚气、忧气、喜气、愁气。凡七气积聚，牢大如杯若盘，在心下、腹中，疾①痛欲死，饮食不能，时来时去，每发欲死，如有祸状，此皆七气所生。寒气则呕吐，恶心。热气则说物不章，言而遑。怒气则上气不可忍，热②上抢心，短气欲死，不

得气息也。恚气则积聚在心下，不可饮食。忧气则不可极作，暮卧不安席。喜气即不可疾行，不能久立。愁气则喜忘，不识人，置物四方，还取不得去处，若闻急，即手足筋挛不举。

十二、九气候

九气者，谓怒、喜、悲、恐、寒、热、忧、劳、思，因此九事而伤动于气。一曰怒则气逆，甚则呕血及食而气逆也③。二曰喜则其气缓④，荣卫通利，故气缓。三曰悲则气消，悲则使心系急，肺布叶举，使上焦不通，热气在内，故气消也。四曰恐则气下，恐则精却，精却则上焦闭，闭则气还，气还则下焦胀，故气不行。五曰寒则气收聚，寒使经络凝涩，使气不宣散故也。六曰热则腠理开，腠理开则荣卫通，汗大泄。七曰忧⑤则气乱，气乱则心无所寄，神无所归，虑无所定，故气乱。八曰劳则气耗，气耗则喘且汗，外内皆越，故气耗也。九曰思则气结，气结则心有所止，故气留而不行。众方说此九气，互有不同，但气上之由有九，故名为九气类也。

---

① 疾：《太平圣惠方》卷四十二《治七气诸方》作"疼"。

② 热：此下《外台秘要》卷八《七气方》有"痛"字。

③ 食而气逆也：《素问·举痛论》作"飧泄故气上矣"，《针灸甲乙经》卷一《精神五脏论》作"食而气逆故气上"。

④ 气缓：《素问·举痛论》《针灸甲乙经》卷一《精神五脏论》、《太素》卷二《九气》作"气和志达"。

⑤ 忧：《素问·举痛论》作"惊"。

十三、短气候

平人无寒热，短气不足以息者，体实。实则气盛，盛则气逆不通，故短气。又，肺虚则气少不足，亦令短气，则其人气微，常如少气，不足以呼吸。诊其脉，尺寸俱微，血气不足，其人短气。寸口脉沉，胸中短气。脉前小后大，则为胸满短气。脉洪大者，亦短气也。

十四、五膈气候

五膈气者，谓忧膈、恚膈、气膈、寒膈、热膈也。忧膈之为①病，胸中气结，烦闷，津液不通，饮食不下，羸瘦不为②气力。恚膈之为病，心下苦实满，噫辄酢心，食不消，心下积结，牢在胃中，大小便不利。气膈之为病，胸胁逆满，咽③塞，胸膈不通，噫④闻食臭。寒膈之为病，心腹胀满，咳逆，腹上苦冷，雷鸣，绕脐痛，食不消，不能食肥。热膈之为病，脏有热气，五心中热，口中烂，生疮，骨烦，四肢重，唇口干燥，身体头面手足或热，腰背皆疼痛，胸痹引背，食不消，不能多食，羸瘦少气及癖也。此是方家所说五膈形证也。经云：阳脉⑤结谓之膈，言忧恚寒热，动气伤神，而气之与神，并为阳也。伤动阳气，致阴阳不和，而腑脏生病，结于胸膈之间，故称为膈气。众方说五膈，互有不同，但伤动之由有五，故云五膈气。

十五、逆气候

夫逆气者，因怒则气逆，甚则呕血及食，而气逆上⑥。人有逆气不得卧而息有音者，有起居如故而息有音者，有得卧、行而喘者，有不能卧、不能行而喘者，有不能卧、卧而喘者，皆有所起。其不得卧而息有音者，是阳明之逆。足三阳者下行，今逆而上行，故息有音。阳明者，为胃脉也，胃者六腑之海，其气亦下行，阳明逆，气不得从其道，故不得卧。夫胃不和则卧不安，此之谓也。夫起居⑦如故而息有音者，此肺之络脉⑧逆。络脉之气不得随经上下，故留经而不行。此络脉之疾人⑨，起居如故而息有音。不得卧、卧而喘者，是水气之客。夫水者，循津液而流也。肾者水脏，主津液，津液主卧而喘⑩。诊其脉，跌阳脉⑪太过，则令人逆气，背痛温温然。寸口脉伏，背⑫中有逆气。关上脉细，其人逆气，腹痛胀满。

其汤熨针石，别有正方，补养宣导，今附于后。

养生方导引法云：以左足踵拘右足

① 为：原脱，据《外台秘要》卷八《五膈方》补。

② 不为：《太平圣惠方》卷五十五《膈气论》作"全无"。

③ 咽：《外台秘要》卷八《五膈方》作"噎"，义通。

④ 噫：周本作"恶"，义胜。

⑤ 阳脉：《素问·阴阳别论》作"三阳"，《太素》卷二《九气》作"二阳"。

⑥ 食而气逆上：《素问·举痛论》作"飧泄故气上矣"，《针灸甲乙经》卷一《精神五脏论》作"食而气逆故气上"。

⑦ 居：此下原衍"有"字，据《素问·举痛论》《太素》卷二《九气》删。

⑧ 脉：原脱，据《素问·举痛论》补。

⑨ 疾人：《素问·举痛论》《太素》卷二《九气》作"病人也微"。

⑩ 主卧而喘：《素问·举痛论》作"主卧与喘也"，义胜。周本"而"作"与"。

⑪ 跌阳脉：《素问·玉机真脏论》《脉经》卷三《肺大肠部》作"秋脉"。

⑫ 背：《脉经》卷二《平三关病候并治宜》、《太平圣惠方》卷四十二《治气逆诸方》作"胸"。

拇指，鼻内气，自极七息。除癖、逆气。

十六、厥逆气候

厥者逆也，谓阴气乘于阳。阴气居于下，阳气处于上，阳虚则阴实，实则阴盛，阴盛则上乘于阳，卫气为之厥逆，失于常度，故寒从背起，手足冷逆，阴盛故也。

十七、少气候

此由脏气不足故也。肺主于气而通呼吸，脏气不足，则呼吸微弱而少气。胸痛少气者，水在脏腑。水者，阴气。阴气在内，故少气。诊右手寸口脉阴实者，肺实也，苦①少气，胸内满彭彭，与膊相引。脉来濡者虚，少气也。左手关上脉阴阳俱虚者，足厥阴少阳俱虚也，病苦少气不能言。右手关上脉阴阳俱虚者，足太阴阳明俱虚也，病苦胃中如空状，少气不足以息，四逆寒。脉弱者，少气，皮肤寒。脉小者，少气也。

十八、游气候

夫五脏不调，则三焦气满，满则气游于内，不能宣散，故其病但烦满虚胀。

十九、胸胁支满候

肺之积气在于右胁，肝之积气在于左胁，二脏虚实不和，气蓄于内，故胸胁支满。春脉不及，令人胸痛引背，下则两胁胀满。寸口脉滑为阳实，胸中逆满也。

二十、上气胸胁支满候

寒冷在内，与脏腑相搏，积于胁下，冷乘于气，气则逆上，冲于胸胁，故上气而胸胁支满。

二十一、久寒胸胁支满候

阴气积于内，久而不已，则生寒。寒气与脏气相搏，冲于胸胁，故支满。

二十二、乏气候

夫虚极之人，荣卫减耗，腑脏虚弱，气行不足，所以呼吸气短也。

二十三、走马奔走及人走乏饮水得上气候

夫走马及人走，则大动于气，气逆于胸内，未得宣散，而又饮水，水搏于气，故有上气。

二十四、食热饼触热饮水发气候

夫食热皆触动肺气，则热聚肺间，热气未歇，而饮冷水，水入于肺，冷热相搏，气聚不宣，为冷所乘，故令发气。

二十五、气分候

夫气分者，由水饮搏于气，结聚所成。气之流行，常无壅滞，若有停积，水饮搏于气，则气分结而住，故云气分。

---

① 苦：原作"若"，据周本及《脉经》卷二《平三关病候并治宜》改。

脚气病诸候 凡八论

一、脚气缓弱候

凡脚气病，皆由感风毒所致。得此病多不即觉，或先无他疾而忽得之，或因重病后得之。初甚微，饮食嬉戏，气力如故，当熟察之。其状：自膝至脚有不仁，或若①痹，或淫淫如虫所缘，或脚指及膝胫洒洒尔，或脚屈弱不能行，或微肿，或酷冷，或痛疼，或缓纵不随，或挛急，或至困能饮食者，或有不能者，或见饮食而呕吐、恶闻食臭，或有物如指，发于腨②肠，径上冲心，气上者，或举体转筋，壮热头痛，或胸心冲悸，寝处不欲见明，或腹内苦痛而兼下者，或言语错乱，有善忘误者，或眼浊，精神昏愦者。此皆病之证也，若治之缓，便上入腹。入腹或肿或不肿，胸胁满，气上便杀人。急者不全日，缓者或一二三月③。初得此病，便宜速治之，不同常病。病既入脏，其脉有三品，内外证候相似，但脉异耳。若病人脉得浮大及④缓，宜服续命汤两剂。若风盛，宜作越婢汤加术四两。若脉转快而紧，宜服竹沥汤。脉微而弱，宜服风引汤二三剂。此皆多是因虚而得。若大虚乏，气短，可以⑤间作补汤，随病体之冷热而用。若未愈，更作竹沥汤。若病人脉浮大而紧快，此是三品之最恶脉。脉或沉细而快者，此脉正与浮大紧者同是恶脉。浮大者病在外，沉细者病在内，治亦不异，当消息以意耳。其形或尚可，而手脚未及至弱，数日之内，上气便死。如此之脉，急服竹沥汤，日一剂，汤势恒令相及，勿令半日之内无汤也。若服竹沥汤

得下者必佳。竹汁多，服之皆须热服，不热，停在胸膈，更为人患。若已服数剂，病及脉势未折，而若胀满者，可以大鳖甲汤下之。汤势尽而不得佳下，可以丸药助令得下，下后更服竹沥汤，趣令脉势折，气息料理乃佳。江东、岭南，土地卑下，风湿之气⑥，易伤于人。初得此病，多从下上，所以脚先屈弱，然后毒气循经络渐入脏腑，脏腑受邪气便喘满。以其病从脚起，故名脚气。

其汤熨针石，别有正方，补养宣导，今附于后。

养生方导引法云：坐，两足长舒，自纵身，内气向下，使心内柔和适散。然后屈一足，安膝下，努长舒一足，仰取指向上使⑦急，仰眠，头不至席，两手急努向前，头向上努挽。一时各各取势，来去二七，递互亦然。去脚疼⑧、腰髀冷、血冷、风痹，日日渐损。

又云：覆卧，旁视，立两踵⑨，伸腰，以鼻内气，自极七息。除脚中弦痛、转筋、脚酸疼、脚痹弱。

又云：舒两足坐，散气向涌泉，可三通。气彻到⑩，始收右足屈卷，将两手急捉脚涌泉，挽。足踏手挽，一时取势，

---

① 若：《医心方》卷八《脚气所由》作"苦"。

② 腨：原作"端"，据周本改。

③ 月：本书卷四十《脚气痛弱候》作"日"。

④ 及：本书卷四十《脚气痛弱候》作"而"。

⑤ 以：原作"其"，据周本改。

⑥ 气：原作"地"，据本书卷四十《脚气痛弱候》、《外台秘要》卷十八《脚气论》改。

⑦ 使：原作"便"，据本书卷二《风邪候》改。

⑧ 脚疼：原作"腰疼"，据本书卷二《风邪候》、《外台秘要》卷十八《脚气论》改。

⑨ 立两踵：原作"内踵"二字，据本书卷十三《脚气缓弱候》改。

⑩ 到：原作"倒"，据周本及《外台秘要》卷十八《脚气论》改。

手足用力，送①气向下，三七，不失气②，数寻③。去臀内冷气、膝冷、脚疼也。

又云：一足屈之，足指仰使急，一足安膝头④，散心，两足跟出气向下。一手拓膝头向下急捺，一手向后拓席，一时极势。左右亦然，二七。去膝髀疼急。

又云：一足踏地，一足向后，将足解溪安端上。急努两手，偏相向后，侧身如转，极势二七，左右亦然。去足疼痛、痹急、腰痛也。

二、脚气上气候

此由风湿毒气，初从脚上，后转入腹，而乘于气，故上气也。

三、脚气痹弱候

此由血气虚弱，若受风寒湿毒，与血并行肤腠，邪气盛，正气少，故血气涩，涩则痹，虚则弱⑤，故令痹弱也。

四、脚气疼不仁候

此由风湿毒气，与血气相搏，正气与邪气交击，而正气不宣散，故疼痛。邪在肤腠，血气则涩，涩则皮肤厚，搔之如隔衣不觉知，是名为痹不仁也。

五、脚气痹挛候

脚气之病，有挟风毒，风毒则⑥搏于筋。风湿乘于血则痹⑦，故令痹挛也。

六、脚气心腹胀急候

此由风湿毒气，从脚上入于内，与脏气相搏，结聚不散，故心腹胀急也。

七、脚气肿满候

此由风湿毒气，搏于肾经。肾主于水，今为邪所搏，则肾气不能宣通水液，水液不传于小肠，致壅溢腑脏。腑脏既浸，渍于皮肤之间，故肿满也。

八、脚气风经五脏惊悸候

夫温湿成脚气，而挟风毒，毒少风多，则风证偏见。风邪之来，初客肤腠，后经腑脏，脏虚，乘虚而入，经游五脏，与神气相搏，神气为邪所乘，则心惊悸也。

---

① 送：原作"逆"，据本书卷四《虚劳膝冷候》改。

② 不失气：本书卷二《风邪候》、卷十六《腹胀候》均作"不失气之行度"。

③ 寻：周本作"行"。

④ 头：此下原衍"心"字，据《外台秘要》卷十八《脚气论》删。

⑤ 则弱：原脱，据《外台秘要》卷十八《脚气论》补。

⑥ 风毒则：《外台秘要》卷十九《脚气痹挛方》作"则风毒"。

⑦ 痹：原脱，据《外台秘要》卷十九《脚气痹挛方》补。

重刊巢氏诸病源候总论卷之十四

咳嗽病诸候　凡十五论

一、咳嗽候

咳嗽者，肺感于寒，微者则成咳嗽也。肺主气，合于皮毛，邪之初伤，先客皮毛，故肺先受之。五脏与六腑为表里，皆禀气于肺。以四时更王，五脏六腑皆有咳嗽，各以其时感于寒而受病，故以咳嗽形证不同。

五脏之咳者，乘秋则肺先受之，肺咳之状，咳而喘息有音声，甚则唾血。乘夏则心①受之，心咳之状，咳则心痛，喉中介介②如哽，甚则咽肿喉痹。乘春则肝先受之，肝咳之状，咳则两胁下痛，甚则不可以转，两胠③下满。乘季夏则脾先受之，脾咳之状，咳而右胁下痛，瘖瘖④引于肩背，甚则不可动，动则咳剧⑤。乘冬则肾先受之，肾咳之状，咳则腰背相引而痛，甚则咳逆⑥。此五脏之咳也。

五脏咳久不已，传与六腑。脾咳不已，则胃受之，胃咳之状，咳而呕，呕甚则长虫出。肝咳不已，则胆受之，胆咳之状，咳呕胆汁。肺咳不已，大肠受之，大肠咳之状，咳而遗屎。心咳不已，则小肠受之，小肠咳之状，咳而失气，气⑦与咳俱出⑧。肾咳不已，则膀胱受之，膀胱咳之状，咳而遗尿。久咳不已，则三焦受之，三焦咳之状，咳而腹满，不欲食饮。此皆聚于胃，关于肺，使人多涕唾而面浮肿，气逆⑨也。

又有十种咳。一曰风咳，语因咳，言不得竟是也。二曰寒咳，饮冷食，寒入注胃，从肺脉上，气内外合，因之而咳是也。三曰支咳，心下鞕满，咳则引痛，其脉反迟是也。四曰肝咳，咳而引胁下痛是也。五曰心咳，咳而唾血，引手少阴是也。六曰脾咳，咳而涎出，续续不止，引少腹是也。七曰肺咳，咳而引颈项，而唾涎沫是也。八曰肾咳，咳而耳聋无所闻，引腰、脐中是也。九曰胆咳，咳而引头痛，口苦是也。十曰厥阴咳，咳而引舌本是也。

诊其右手寸口，名⑩气口以前脉，手阳明经也。其脉浮则为阳，阳实者病腹

---

① 心：此下疑脱"先"字。

② 介介：《针灸甲乙经》卷九《邪在肺五脏六腑受病发咳逆上气》、汪本、周本作"喝喝"。

③ 胠：原作"脚"，据汪本、周本、《素问·咳论》《太素》卷二十九《咳论》改。

④ 瘖瘖：《素问·咳论》《针灸甲乙经》卷九《邪在肺五脏六腑受病发咳逆上气》、《千金要方》卷十八《咳嗽》作"阴阴"。

⑤ 剧：原脱，据汪本、《素问·咳论》补。

⑥ 逆：《素问·咳论》《针灸甲乙经》卷九《邪在肺五脏六腑受病发咳逆上气》作"涎"。

⑦ 气：此下原衍"者"，据汪本、周本删。

⑧ 出：《素问·咳论》、汪本、周本作"失"。

⑨ 气逆：原作"逆气"，据《素问·咳论》《针灸甲乙经》卷九《邪在肺五脏六腑受病发咳逆上气》、《太素》卷二十九《咳论》改。

⑩ 名：《脉经》卷二《平人迎神门气口前后脉》、《外台秘要》卷九《咳嗽方》无。

满，善气，喘咳。微大为肝痹，咳引小腹也。咳嗽，脉浮喘①者生，小沉伏匿者死。又云脉浮直者生，沉坚者死。咳且呕，腹胀且泄，其脉弦弦②欲绝者死。咳，脱形发热，脉小坚急者死。咳且羸瘦，脉形坚大者死。咳而尿血，羸瘦脉大者死。

二、久咳嗽候

肺感于寒，微者即成咳嗽。久咳嗽，是连滞岁月，经久不瘥者③也。凡五脏俱有咳嗽，不已，则各传其腑。诸久嗽不已，三焦受之，其状咳而腹满，不欲食饮。寒气聚于胃而关于肺，使人多涕唾而变面浮肿，气逆故也。

三、咳嗽短气候

肺主气，候皮毛。气虚，为微寒客皮毛，入伤于肺，则不足，成咳嗽。夫气得温则宣和，得寒则否涩，虚则气不足，而为寒所迫，并聚上④肺间，不得宣发，故令咳而短气也。

四、咳嗽上气候

夫咳嗽上气者，肺气有余也。肺感于寒，微者则成咳嗽。肺主气，气有余则喘咳上气。此为邪搏于气，气壅不得宣发，是为有余，故咳嗽而上气也。其状喘咳上气，多涕唾而面目胕肿，气逆也。

五、久咳上气候

久咳上气者，是肺气虚极，气邪停滞，故其病积年累月。久不瘥，则胸背痛，面肿，甚则唾脓血。

六、咳嗽脓血候

咳嗽脓血者，损肺损心故也。肺主气，心主血，肺感于寒，微者则成咳嗽，嗽伤于阳脉则有血。血与气相随而行，咳嗽极甚，伤血动气，俱乘于肺，肺与津液相搏，蕴结成脓，故咳嗽而脓血也。

七、久咳嗽脓血候

肺感于寒，微者则成咳嗽。咳嗽极甚，伤于经络，血液蕴结，故有脓血。气血俱伤，故连滞积久，其血黯瘀，与脓相杂而出。

八、呷嗽候

呷嗽者，犹是咳嗽也。其胸膈痰饮多者，嗽则气动于痰，上搏喉咽之间，痰气相击，随嗽动息，呼呷有声，谓之呷嗽。其与咳嗽大体虽同，至于投药，则应加消痰破饮之物，以此为异耳。

九、暴气⑤嗽候

肺主于气，候皮毛。人有运动劳役，其气外泄，腠理则开，因乘风取凉，冷气卒伤于肺，即发成嗽，故为暴气嗽。

① 喘：《脉经》卷四《诊百病死生决》、《千金要方》卷二十八《诊百病死生要诀》作"软"，《外台秘要》卷九《咳嗽方》作"大"。

② 弦弦：周本及《脉经》卷四《诊百病死生决》作"弦急"，义同。

③ 者：此下原衍"死"字，据《外台秘要》卷九《咳嗽方》删。

④ 上：《外台秘要》卷九《咳嗽方》作"于"。

⑤ 气：此下原衍"咳"，据本书目录及正文删。

其状，嗽甚而少涎沫。

十、咳逆候

咳逆者，是咳嗽而气逆上也。气为阳，流行腑脏，宣发腠理，而气肺之所主也。咳病由肺虚感微寒所成，寒搏于气，气不得宣，胃逆聚还肺，则肺胀满，气遂[①]不下，故为咳逆。其状咳而胸满，而气逆，膊背痛，汗出，尻、阴、股、膝[②]、腨、骱户庚切、足皆痛。

其汤熨针石，别有正方，补养宣导，今附于后。

养生方导引法云：先以鼻内气，乃闭口咳，还复以鼻内气，咳则愈。向晨，去枕正偃卧，伸臂胫，瞑目，闭口无息，极胀腹两足再息[③]。顷间，吸腹，仰两足倍拳，欲自微息定，复为之。春三，夏五，秋七，冬九。荡涤五脏，津润六腑[④]。又云：还向反望、倒望，不息七通，治咳逆，胸中病，寒热也。

十一、久咳逆候

肺感于寒，微者则成咳嗽。久咳嗽者，是肺极虚故也。肺既极虚，气还乘之，故连年积月久不瘥。夫气久逆不下，则变身面皆肿满。表里虚，气往来乘之故也。

十二、咳逆[⑤]上气候

肺虚感微寒而成咳。咳而气还聚于肺，肺则胀，是为咳逆也。邪气与正气相搏，正气不得宣通，但逆上喉咽之间。邪伏则气静，邪动则气奔上，烦闷欲绝，故谓之咳逆上气也。

十三、久咳逆上气候

肺感于寒，微者则成咳嗽。久咳逆气虚，则邪乘于气，逆奔上也。肺气虚极，邪则停心，时动时作，故发则气奔逆乘心，烦闷欲绝，少时乃定，定后复发，连滞经久也。

十四、咳逆上气呕吐候

五脏皆禀气于肺，肺感微寒则咳嗽也。寒搏于气，气聚还肺，而邪有动息。邪动则气奔逆上，气上则五脏伤动。动于胃气者，则胃气逆而呕吐也。此是肺咳连滞，气动于胃而呕吐者也。又有季夏脾王之时，而脾气虚不能王，有寒气伤之而咳嗽，谓之脾咳。其状咳则右胁下痛，瘖瘖引膊背，甚则不可动，动则[⑥]咳发。脾与胃合，脾咳不已，则胃受之，其状咳嗽而呕，呕甚则长虫出是也。凡诸咳嗽，甚则呕吐，各随证候，知其腑脏也。

十五、咳逆短气候

肺虚为微寒所伤，则咳嗽。嗽则气还于肺间，则肺胀，肺胀则气逆。而肺

① 遂：《外台秘要》卷九《咳逆厥逆饮咳方》、正保本作"逆"，义长。
② 膝：原作"肺"，据周本及《外台秘要》卷九《咳逆厥逆饮咳方》改。
③ 息：原脱，据本书卷十九《积聚病诸候》补。
④ 腑：此下本书卷十九《积聚病诸候》有"所病皆愈"四字。
⑤ 逆：原作"嗽"，据本书目录、本候正文及周本改。
⑥ 则：原脱，据《外台秘要》卷十《咳逆上气呕吐方》补。

本虚，气为不足，复为邪所乘，壅痞不能宣畅，故咳逆短乏[1]气也。

淋病诸候 凡八论

一、诸淋候

诸淋者，由肾虚膀胱热故也。膀胱与肾为表里，俱主水。水入小肠，下于胞，行于阴，为溲便也。肾气通于阴，阴，津液下流之道也。若饮食不节，喜怒不时，虚实不调，则脏腑不和，致肾虚而膀胱热也。膀胱，津液之府，热则津液内溢而流于泽，水道不通，水不上不下，停积于胞。肾虚则小便数，膀胱热则水下涩，数而且涩，则淋沥不宣，故谓之淋。其状，小便出少，起数，小腹弦急，痛引于脐。又有石淋、劳淋、血淋、气淋、膏淋。诸淋形证，各随名具说于后章，而以一方治之者，故谓之诸淋也。

其汤熨针石，别有正方，补养宣导，今附于后。

养生方导引法云：偃卧，令两足[2]布膝头，斜踵置尻[3]，口内气，振腹[4]，鼻出气[5]。去淋、数小便。

又云：蹲踞，高一尺许，以两手从外屈膝内入，至足跌上，急手握足五指，极力一通，令内曲入。利腰髋，治淋。

二、石淋候

石淋者，淋而出石也。肾主水，水结则化为石，故肾客沙石。肾虚为热所乘，热则成淋。其病之状，小便则茎里痛，尿不能卒出，痛引少腹，膀胱里急，沙石从小便道出，甚者塞痛令闷绝。

其汤熨针石，别有正方，补养宣导，今附于后。

养生方导引法云：偃卧，令两足[6]布膝头，斜踵置尻[7]，口内气，振腹，鼻出气[8]，去石淋、茎中痛。

三、气淋候

气淋者，肾虚膀胱热，气胀所为也。膀胱合[9]与肾为表里，膀胱热，热气流入于胞，热则生实，令胞内气胀，则小腹满，肾虚不能制其小便，故成淋。其状膀胱小腹[10]皆满，尿涩，常有余沥是也。亦曰气癃。诊其少阴脉数者，男子则气淋。

其汤熨针石，别有正方，补养宣导，今附于后。

养生方导引法云：以两足踵布膝，除癃。

又云：偃卧，令两足[11]布膝头，取[12]

---

① 乏：疑为衍文。

② 足：本书卷四《虚劳阴下湿痒候》作"手"。

③ 尻：原作"鸠"，据周本改。又，本书卷四《虚劳阴下湿痒候》此下有"下"字，义长。

④ 振腹：本书卷四《虚劳阴下湿痒候》、本卷《气淋候》作"腹胀自极"四字。

⑤ 气：此下本书卷四《虚劳阴下湿痒候》、本卷《气淋候》有"七息"二字。

⑥ 足：本书卷四《虚劳阴下湿痒候》作"手"。又，此下"布"字原脱，据周本补。

⑦ 尻：原作"鸠"，据周本改。又，本书卷四《虚劳阴下湿痒候》此下有"下"，义长。

⑧ 气：本书卷四《虚劳阴下湿痒候》、本卷《气淋候》此下有"七息"二字。

⑨ 合：疑为衍文。本书卷四十九《气淋候》、《外台秘要》卷二十七《气淋方》、《太平圣惠方》卷五十八《治气淋诸方》均无此字。

⑩ 腹：原作"便"，据本卷卷四十九《气淋候》改。

⑪ 足：本书卷四《虚劳阴下湿痒候》作"手"。

⑫ 取：本卷《诸淋候》、《石淋候》养生方导引法均作"邪"，周本作"斜"。

踵置尻下，以口内气，腹胀自极①，以鼻出气七息②，除气癃、数小便、茎中痛、阴以下湿、小腹痛、膝不随也。

四、膏淋候

膏淋者，淋而有肥，状似膏，故谓之膏淋，亦曰肉③淋。此肾虚不能制于肥液，故与小便俱出也。

五、劳淋候

劳淋者，谓劳伤肾气，而生热成淋也。肾气通于阴。其状尿留茎内，数起不出，引小腹痛，小便不利，劳倦即发也。

六、热淋候

热淋者，三焦有热，气搏于肾，流入于胞而成淋也，其状小便赤涩。亦有宿病淋，今得热而发者。其热甚则变尿血，亦有小便后如似小豆羹汁状者，畜作有时也。

七、血淋候

血淋者，是热淋之甚者，则尿血，谓之血淋。心主血，血之行身，通遍经络，循环腑脏，劳甚者④则散失其常经，溢渗入胞，而成血淋也。

八、寒淋候

寒淋者，其病状先战寒，然后尿是也。由肾气虚弱，下焦受于冷气，入胞与正气交争，寒气胜则战寒而成淋，正气胜战寒解，故得小便也。

小便病诸候　凡八论

一、小便利多候

小便利多者，由膀胱虚寒，胞滑故也。肾为脏，膀胱，肾之腑也，其为表里，俱主水。肾气下通于阴。腑既虚寒，不能温其脏，故小便白而多。其至夜尿偏甚者，则内阴气生是也。

二、小便数候

小便数者，膀胱与肾俱虚，而有客热乘之故也。肾与膀胱为表里，俱主水。肾气下通于阴。此二经既虚，致受于客热，虚则不能制水，故令数小便。热则水行涩，涩则小便不快，故令数起也。诊其趺阳脉数，胃中热，即消谷引食，大便必坚，小便即数。

其汤熨针石，别有正方，补养宣导，今附于后。

养生方导引法云：以两踵布膝，除数尿。

又云：偃卧，令两足⑤布膝头，斜踵

① 腹胀自极：本卷《诸淋候》、《石淋候》作"振腹"二字。

② 七息：本卷《诸淋候》、《石淋候》养生方导引法无此二字。

③ 肉：原作"内"，据周本及《外台秘要》卷二十七《膏淋方》改。

④ 劳甚者：本书卷四十九《血淋候》作"其热甚者"。又，此下本书卷四十九有"血"字。

⑤ 足：本书卷四《虚劳阴下湿痒候》作"手"。

置尻①，口内气，振腹②，鼻出气③，去小便数。

三、小便不禁候

小便不禁者，肾气虚，下焦受冷也。肾主水，其气下通于阴。肾虚下焦冷，不能温制其水液，故小便不禁也。

四、小便不通候

小便不通，由膀胱与肾俱有热故也。肾主水，膀胱为津液之腑，此二经为表里，而水行于小肠，入胞者为小便。肾与膀胱既热，热入于胞，热气大盛，故结涩，令小便不通，小腹胀满气急。甚者，水气上逆，令心急腹满，乃至于死。

五、小便难候

小便难者，此是肾与膀胱热故也。此二经为表里，俱主水，水行于小肠，入胞为小便。热气在于脏腑，水气则涩，其热势极微，故但小便难也。诊其尺脉浮，小便难。尺脉濡，小便难。尺脉缓，小便难，有余沥也。

六、遗尿候

遗尿者，此由膀胱虚冷，不能约于水故也。膀胱为足太阳，肾为足少阴，二经为表里。肾主水，肾气下通于阴。小便者，水液之余也。膀胱为津液之腑，腑既虚冷，阳气衰弱，不能约于水，故令遗尿也。诊其脉来过寸口、入鱼际，遗尿。肝脉微滑，遗尿。左手关上脉沉为阴，阴绝者，无肝脉也，苦④遗尿。尺脉实，小腹牢痛，小便不禁。尺中虚，

小便不禁。肾病小便不禁，脉当沉滑，而反浮大，其色当黑反黄，此土之克水，为逆，不治。

其汤熨针石，别有正方，补养宣导，今附于后。

养生方导引法云：蹲踞，高一尺许，以两手从外屈膝⑤至足跌上，急手握足五指，极力一通，令内曲入。利腰髋，治遗尿。

七、尿床候

夫人有于睡眠不觉尿出者，是其禀质阴气偏盛，阳气偏虚者，则膀胱肾气俱冷，不能温制于水，则小便多，或不禁而遗尿。膀胱，足太阳也，为肾之腑，肾为足少阴，为脏，与膀胱合，俱主水。凡人之阴阳，日⑥入而阳气尽则阴受气，至夜半阴阳大会，气交则卧睡。小便者，水液之余也，从膀胱入于胞为小便。夜卧则阳气衰伏，不能制于阴，所以阴气独发，水下不禁，故于睡眠而不觉尿出也。

八、胞转候

胞转者，由是胞屈辟，小便不通，名为胞转。其病状脐下急痛，小便不通是也。此病或由小便应下便强忍之，或

---

① 尻：原作"鸠"，据周本改。又，此下本书卷四及周本有"下"，义长。

② 振腹：本书卷四、本卷《气淋候》作"腹胀自极"四字。

③ 气：此下本书卷四《虚劳阴下湿痒候》、本卷《气淋候》有"七息"二字。

④ 苦：原作"若"，据宋本、周本改。

⑤ 膝：本卷《诸淋候》此下有"内入"。

⑥ 日：原作"目"，据宋本、周本改。

为寒热所迫。此二者，俱令①水气还上，气迫于胞，使胞屈辟不得充张，外水应入不得入，内溲应出不得出，外内相壅塞，故令不通。此病至四五日，乃有致死者。饱食食②讫，应小便而忍之，或饱食讫而走马，或小便急因疾走，或忍尿入房，亦皆令胞转，并致死。

大便病诸候 凡五论

一、大便难候

大便难者，由五脏不调，阴阳偏有虚实，谓三焦不和，则冷热并结故也。胃为水谷之海，水谷之精，化为荣卫，其糟粕行之于大肠以出也。五脏三焦既不调和，冷热壅涩，结在肠胃之间。其肠胃本实，而又为冷热之气所结聚不宣，故令大便难也。

又云：邪在肾，亦令大便难。所以尔者，肾脏受邪，虚而不能制小便，则小便利，津液枯燥，肠胃干涩，故大便难。又，渴利之家，大便也难。所以尔者，为津液枯竭，致令肠胃干燥。诊其左手寸口人迎以前脉，手少阴经也。脉沉为阴，阴实者，病苦闭，大便不利，腹满，四肢重，身热若③胃胀。右手关上脉阴实者，脾实也，苦肠中伏伏如牢状，大便难。脉紧而滑直，大便亦难。跗阳脉微弦，法当腹满，不满者，必大便难而脚痛④，此虚寒从上向下⑤也。

其汤熨针石，别有正方，补养宣导，今附于后。

养生方导引法云：偃卧，直两手，捻左右胁。除大便难、腹痛、腹中寒。口内气，鼻出气，温气咽之数十，病愈。

二、大便不通候

大便不通者，由三焦五脏不和，冷热之气不调，热气偏入肠胃，津液竭燥，故令糟粕痞结，壅塞不通也。

其汤熨针石，别有正方，补养宣导，今附于后。

养生方导引法云：龟行气，伏衣被中，覆口鼻头面，正卧，不息九通，微鼻出气。治闭塞不通。

三、大便失禁候

大便失禁者，由大肠与肛门虚冷滑故也。肛门，大肠之候也，俱主糟粕，既虚弱冷滑，气不能温制，故使失禁。

四、关格大小便不通候

关格者，大小便不通也。大便不通，谓之内关。小便不通，谓之外格。二便俱不通，为关格也。由阴阳气不和，荣卫不通故也。阴气大盛，阳气不得荣之，曰内关。阳气大盛，阴气不得荣之，曰外格。阴阳俱盛，不得相荣，曰关格。关格则阴阳气否，结于腹内胀满，气不行于大小肠，故关格而大小便不通也。又风邪在三焦，三焦约者，则小肠痛，

---

① 令：原作"合"，据周本改。
② 食：《外台秘要》卷二十七《胞转方》不重，仅作一个"食"字。
③ 若：《脉经》卷二《平人迎神门气口前后脉》作"苦"。
④ 脚痛：《金匮要略·腹满寒疝宿食病脉证治》作"两胠疼痛"。
⑤ 从上向下：《金匮要略·腹满寒疝宿食病脉证治》、《外台秘要》卷二十七《大便难方》作"从下而上"。

内闭，大小便不通。日不得前后，而手足寒者，为三阴俱逆，三日死也。诊其脉来浮牢且滑直者，不得大小便也。

五、大小便难候

大小便难者，由冷热不调，大小肠有游气。游气在于肠间，搏于糟粕，溲便不通流，故大小便难也。诊其尺脉滑而浮大，此为阳干于阴，其人苦小腹痛满，不能尿，尿即阴中痛，大便亦然。

其汤熨针石，别有正方，补养宣导，今附于后。

养生方导引法云：正坐，以两手交背后，名曰带便。愈不能大便，利腹，愈虚羸。反叉①两手着背上，推上使当心许，箕坐，反到九通。愈不能大小便，利腹，愈②虚羸也。

---

① 叉：原作"久"，据宋本、周本改。
② 腹愈：原互倒，据文例乙正。

重刊巢氏诸病源候总论卷之十五

五脏六腑病诸候　凡十三论

一、肝病候

肝象木，王于春。其脉弦，其神魂，其候目，其华在爪，其充在筋，其声呼，其臭臊，其味酸，其液泣，其色青，其藏血。足厥阴其经也。与胆合，胆①为腑而主表，肝为脏而主里。

肝气盛，为血有余，则病目赤，两胁下痛引小腹，善怒。气逆则头眩②，耳聋不聪，颊肿，是肝气之实也，则宜泻之。肝气不足，则病目不明，两胁拘急，筋挛，不得太息，爪甲枯，面青，善悲③恐，如人将捕之，是肝气之虚也，则宜补之。

于四时：病在肝，愈于夏。夏不愈，甚于秋。秋不死，待④于冬。起于春。

于日：愈在丙丁。丙丁不愈，加于庚辛。庚辛不死⑤，待于壬癸。起于甲乙。

于时：平旦慧，下晡⑥甚，夜半静。禁当风⑦。

肝部，左手关上是也。平肝脉来，绰绰如按琴瑟之弦⑧，如揭长竿末梢⑨，曰肝平⑩。春以胃气为本。春，肝木王，其脉弦细而长，是平脉也。反得微⑪涩而短者，是肺之乘肝，金之克木，大逆⑫，十死不治。反得浮大而洪⑬者，是心乘

肝，子之扶母⑭，虽病当愈⑮。反得沉濡滑者，是肾乘肝，母之归子⑯，虽病当愈⑰。反得大而缓者，是脾之乘肝，为土之陵⑱木，土之畏木⑲，虽病不死。

---

① 胆：原脱，据正保本及本卷体例补。

② 头眩：《素问·脏气法时论》作"头痛"。

③ 悲：《素问·脏气法时论》无，义长。

④ 待：宋本作"持"，义同。

⑤ 死：《针灸甲乙经》卷六《五脏传病大论》作"加"。

⑥ 晡：原作"脯"，形误，据周本改。

⑦ 禁当风：此三字《素问·脏气法时论》置于"起于春"之后。《针灸甲乙经》卷六《五脏传病大论》置于"起于甲乙"之后。

⑧ 绰绰如按琴瑟之弦：《素问·平人气象论》作"软弱招招"。

⑨ 末梢：原脱，易与下文"如循长竿"之病脉混淆，据《素问·平人气象论》补。

⑩ 曰肝平：原脱，与本篇行文体例不合，据《素问·平人气象论》补。

⑪ 微：《脉经》卷三《肝胆部》作"浮"。

⑫ 大逆：此上《脉经》卷三《肝胆部》有"为贼邪"三字。

⑬ 浮大而洪：《脉经》卷三《肝胆部》作"洪大而散"。

⑭ 扶母：原作"乘母"，于理不合，据《脉经》卷三《肝胆部》改。

⑮ 当愈：《脉经》卷三《肝胆部》作"自愈"，义同。

⑯ 子：此下《脉经》卷三《肝胆部》有"为虚邪"三字。

⑰ 当愈：《脉经》卷三《肝胆部》作"易治"。

⑱ 陵：宋本作"克"，周本作"凌"，义通。

⑲ 土之畏木：《脉经》卷三《肝胆部》作"为微邪"。

病①肝脉来，盛②实而滑，如循长竿，曰肝病③。死肝④脉来，急益劲，如新张弓弦，曰肝死。真肝脉至，中外急，如循刀刃赜赜⑤然，如新张弓弦⑥。色青白不泽，毛折乃死。

养生方云：春三月，此谓发陈，天地俱生，万物以荣。夜卧早起，阔⑦步于庭。被发缓形，以使春志生⑧。生而勿杀，与⑨而勿夺，赏而勿罚，此春气之应也，养生之道也。逆之则伤于⑩肝，夏变为寒⑪，则奉长生者⑫少。

养生方导引法云⑬：肝脏病者，秋忧不乐，悲思嗔怒⑭，头旋眼痛⑮，呵气出而愈。

二、心病候

心象火，王于夏。其脉如钩而洪大，其候舌，其声言⑯，其臭焦，其味苦，其液汗，其养血，其色赤，而⑰藏神。手少阴其经也。与小肠合，小肠为腑而主表，心为脏而主里。

心气盛，为神有余，则病胸内痛，胁支满，胁下痛，膺、背、膊胛⑱间痛，两臂内痛，喜笑不休，是心气之实也，则宜泻之。心气不足，则胸腹大，胁下与腰背相引痛，惊悸，恍惚，少颜色，舌本强，善忧悲，是为心气之虚也，则宜补之。

于四时：病在心，愈于长夏。长夏不愈，甚于冬。冬不死，待⑲于春。起于夏。

于日：愈在戊己。戊己不愈，加于壬癸。壬癸不死⑳，待于甲乙。起于㉑丙丁。

于时：日中慧，夜半甚，平旦静。禁温衣热食。

心部，在左手寸口是也。平心脉来㉒，累累如连珠，如循琅玕，曰心平㉓。夏以胃气为本。夏，心火王，其脉浮㉔，洪大而散，名曰平脉也。反得沉濡滑者，

---

① 病：原脱，据《素问·平人气象论》《太素》卷十五《五脏诊脉》及本篇体例补。

② 盛：《素问·平人气象论》《太素》卷十五《五脏诊脉》作"盈"，义通。

③ 肝病：原作"平"，据《素问·平人气象论》《太素》卷十五《五脏诊脉》及文例改。

④ 死肝：原作"肝病"，据《素问·平人气象论》《太素》卷十五《五脏诊脉》及文例改。

⑤ 赜赜：原作"颐颐"，据周本改。《素问·玉机真脏论》作"责责"，义通。

⑥ 新张弓弦：《素问·玉机真脏论》《脉经》卷三《肝胆部》作"按琴瑟弦"，《太素》卷十五《五脏诊脉》作"按瑟弦"。

⑦ 阔：《素问·四气调神大论》《太素》卷二《顺养》作"广"，义同。"阔"为避隋炀帝杨广讳字。

⑧ 以使春志生：《素问·四气调神大论》《太素》卷二《顺养》作"以使志生"，宋本作"以使春志平"。

⑨ 与：《素问·四气调神大论》《太素》卷二《顺养》作"予"，义通。

⑩ 于：《素问·四气调神大论》无。

⑪ 变为寒：《素问·四气调神大论》作"为寒变"，《太素》卷二《顺养》作"为寒为变"。

⑫ 则奉长生者：《素问·四气调神大论》作"奉长者"，《太素》卷二《顺养》作"奉生长"。

⑬ 养生方导引法云：原作"又云"，据本篇《心病候》、《肺病候》、《肾病候》体例改。

⑭ 嗔怒：《千金要方》卷二十《三焦虚实》无。

⑮ 头眩眼痛：《千金要方》卷二十《三焦虚实》作"喜头眼疼痛"。

⑯ 言：《素问·阴阳应象大论》作"笑"。

⑰ 而：本卷《肝病候》、《肺病候》、《肾病候》作"其"，义长。

⑱ 膊胛：《素问·脏气法时论》作"肩甲"。

⑲ 待：本卷肝、肺病候，宋本作"持"，义通。

⑳ 不死：《针灸甲乙经》卷六《五脏传病大论》作"不加"。

㉑ 于：原脱，据本篇体例及《素问·脏气法时论》补。

㉒ 平心脉来：原作"寸口脉来"，据《素问·平人气象论》及其余脏腑病候文例改。

㉓ 心平：原倒作"平心"，据《素问·平人气象论》《太素》卷十五《五脏脉诊》乙正。

㉔ 浮：《脉经》卷三《心小肠部》无。

肾之乘心，水之克火，为大逆[1]，十死不治。反得弦而长[2]，是肝乘心，母归子[3]，虽病当愈[4]。反得大而缓，是脾乘心，子之乘母[5]，虽病当愈[6]。反得微[7]涩而短，是肺之乘心，金之陵火，为微邪，虽病不死[8]。

病心脉来，喘喘连属，其中微曲，曰心病。死心脉来[9]，前曲后倨[10]，如操带钩，曰心死。真心脉至，牢而搏，如循薏苡累累然。其色赤黑不泽，毛折乃死。

其汤熨针石，别有正方，补养宣导，今附于后。

养生方云：夏三月，此谓蕃莠[11]。天地气交，万物英实[12]。夜卧早起，无厌于日。使志无怒，使英华成秀，使气得泄，若所爱在外。此夏气之应，养长之道也。逆之则伤心，秋为痎疟。

养生方导引法云：心脏病者，体有冷热。若冷，呼气出[13]。若热，吹气出。

又云：左胁侧卧[14]，口内气，申臂直脚，以[15]鼻出之。周而复始[16]，除心下不便[17]也。

三、脾病候

脾象土，王于长夏。其脉缓，其形口，其声歌，其臭香，其味甘，其液涎，其养形[18]肉，其色黄，而藏意。足太阴其经也。与胃合，胃为腑主表，脾为脏主里。

脾气盛，为形有余，则病腹胀，溲[19]不利，身重苦饥[20]，足萎不收[21]，行[22]善瘈，脚下痛，是为脾气之实也，则宜泻之。脾气不足，则四肢不用，后泄[23]，食不化，呕逆，腹胀，肠鸣，是为脾气之虚也，则宜补之。

于四时：病在脾，愈于秋。秋不愈，

① 为大逆：《脉经》卷三《心小肠部》作"为贼邪，大逆"。

② 弦而长：《脉经》卷三《心小肠部》作"弦细而长"。

③ 母归子：宋本、正保本作"母克子"，《脉经》卷三《心小肠部》作"母之归子，为虚邪"，义长。

④ 当愈：《脉经》卷三《心小肠部》作"易治"。

⑤ 乘母：《脉经》卷三《心小肠部》作"扶母"，义长。

⑥ 当愈：《脉经》卷三《心小肠部》作"自愈"。

⑦ 微：《脉经》卷三《心小肠部》作"浮"。

⑧ 不死：《脉经》卷三《心小肠部》作"即瘥"。

⑨ 来：原脱，据本篇文例及《素问·平人气象论》《太素》卷十五《五脏脉诊》补。

⑩ 前曲后倨："曲"，《针灸甲乙经》卷四《经脉》作"钩"，义通。"倨"，宋本、《素问·平人气象论》《太素》卷十五《五脏脉诊》、《脉经》卷三《心小肠部》均作"居"，义通。

⑪ 蕃莠：周本、《素问·四气调神大论》《太素》卷二《顺养》作"蕃秀"，义通。

⑫ 英实：《素问·四气调神大论》作"华实"，义同。

⑬ 出：原作"入"，语义不通，据《千金要方》卷二十七《调气法》改。

⑭ 左胁侧卧：原作"左卧"，据本书卷十九《积聚候》养生方导引法补改。

⑮ 申臂直脚，以：原脱，据本书卷十九《积聚候》养生方导引法补。

⑯ 周而复始：原脱，据本书卷十九补。

⑰ 不便：本书卷十九《积聚候》作"否硬"，义长。

⑱ 形：《脉经》卷三《脾胃部》无。

⑲ 溲：此上《素问·调经论》《脉经》卷六《脾足太阴经病证》有"泾"字。

⑳ 苦饥：《素问·脏器法时论》作"善肌"、《针灸甲乙经》卷六《五味所宜五脏生病大论》作"善饥"。

㉑ 足萎不收：《素问·脏器法时论》作"肉萎，足不收"，与上文联读为"善肌肉萎，足不收"，《针灸甲乙经》卷六《五味所宜五脏生病大论》则作"肌肉萎，足不收"。

㉒ 行：周本作"胻"。

㉓ 后泄：《素问·脏器法时论》作"飧泄"。

甚于春，春不死，待于夏①。起②于长夏。

于日：愈于庚辛。庚辛不愈，加于甲乙。甲乙不死③，待④于丙丁。起于戊己。

于时：日昳慧，平旦甚，下晡静。

脾欲缓，急食甘以缓之。用苦以泻之，甘以补之。禁温食、饱食、湿地、濡衣⑤。

脾部，在右手关上是也。平脾脉来，和柔相离，如鸡践地，曰脾平⑥。长夏以胃气为本⑦。六月，脾土王，其脉大，阿阿而缓，名曰平脉也。反得弦而急⑧，是肝之乘脾，木之克⑨土，为⑩大逆，十死不治。反得微⑪涩而短，是肺之乘脾，子之扶母⑫，不治自愈⑬。反得浮而洪⑭者，是心乘脾，母之归⑮子，当瘥不死⑯。反得沉濡而滑者，是肾之乘脾，水之陵土，为微邪，当瘥⑰。脾脉长长⑱而弱，来疏去概⑲，再至曰平，三至曰离经，四至曰夺精，五至曰死，六至曰命尽。

病脾脉来，实而盛⑳数，如鸡举足，曰脾病。死脾脉来，坚锐如乌之喙㉑，如鸟之距，如屋之漏，如水之溜㉒，曰脾死。真脾脉至㉓，弱而乍数乍疏。其㉔色青黄不泽，毛折乃死。

养生方导引法㉕云：脾脏病者，体面上游风习习，痛，身体痒，烦闷疼痛，用嘻气出。

四、肺病候

肺象金，王于秋。其脉如毛而浮，其候鼻，其声哭，其臭腥，其味辛，其液涕，其养皮毛，其藏气，其色白，其神魄㉖，手太阴其经。与大肠合，大肠为腑，主表，肺为脏，主里。

① 待于夏："待"，本卷肺病候、宋本、《素问·脏器法时论》作"持"，义同。"于夏"二字原无，据上文体例及《素问·脏器法时论》补。

② 起：原脱，据上文体例及《素问·脏器法时论》补。

③ 死：《针灸甲乙经》卷六《五脏传病大论》作"加"。

④ 待：本卷肺病候、宋本、《素问》作"持"，义同。

⑤ 禁温食……濡衣：《素问·脏器法时论》置于"起于长夏"句下，《针灸甲乙经》卷六《五脏传病大论》置于"起于戊己"句下。

⑥ 平脾脉来，和柔相离，如鸡践地，曰脾平：原脱，据本篇前后文例、《素问·平人气象论》《太素》卷十五《五脏脉诊》补。

⑦ 长夏以胃气为本：本句原错置于下文"名曰平脉也"句下，据本篇文例乙正。

⑧ 弦而急：《脉经》卷六《脾足太阴经病证》作"弦细而长"。

⑨ 克：原作"乘"，据文例、宋本改。

⑩ 为：此下《脉经》卷六《脾足太阴经病证》有"贼邪"二字。

⑪ 微：《脉经》卷六《脾足太阴经病证》作"浮"。

⑫ 扶母：原作"克母"，据《脉经》卷六《脾足太阴经病证》改。

⑬ 不治自愈：《脉经》卷六《脾足太阴经病证》作"为实邪，虽病自愈"。

⑭ 浮而洪：《脉经》卷六《脾足太阴经病证》作"洪大而散"，《千金要方》卷十五《脾脏脉论》作"浮大而洪"。

⑮ 归：宋本、正保本作"克"。

⑯ 当瘥不死：《脉经》卷六《脾足太阴经病证》作"为虚邪，虽病易治"。

⑰ 当瘥：《脉经》卷六《脾足太阴经病证》作"虽病即差"。

⑱ 长长：《脉经》卷六《脾足太阴经病证》作"苌苌"。

⑲ 概：《脉经》卷六《脾足太阴经病证》作"数"，义近。

⑳ 盛：宋本、《素问·平人气象论》《太素》卷十五《五脏脉诊》均作"盈"，义通。

㉑ 喙：原作"啄"，形误，据《素问·平人气象论》《太素》卷十五《五脏脉诊》、《脉经》、周本改。

㉒ 溜：《素问·平人气象论》《太素》卷十五《五脏脉诊》作"流"，义通。

㉓ 至：原脱，据文例及《素问·玉机真脏论》补。

㉔ 其：此上原衍"然"字，据文例及《素问·平人气象论》删。

㉕ 导引法：原无，据文例补。

㉖ 魄：原作"鬼"，脱偏傍之误，据《素问·宣明五气篇》《太素》卷六《脏腑气液》、《脉经》卷三《肺大肠部》改。

肺气盛，为气有余，则病喘咳上①气，肩②背痛，汗出，尻、阴、股、膝③、踹、胫④、足皆痛，是为肺气之实也，则宜泻之。肺气不足，则少气不能报息，耳聋，嗌干，是为肺气之虚也，则宜补之。

于四时：病在肺，愈在冬。冬不愈，甚于夏。夏不死，持于长夏。起于秋。

于日：愈在壬癸。壬癸不愈，加于丙丁。丙丁不死，持于戊己。起于庚辛。

于时：下晡慧，夜半静，日中盛。

肺欲收，急食酸以收之，用酸补之⑤，辛泻之。禁寒饮食、寒衣⑥。

肺部，在右手关前寸口是也。平肺脉来，厌厌聂聂，如落榆荚，曰肺平⑦。秋以胃气为本。秋，肺金⑧王，其脉浮涩而短，是曰平脉也。反得浮大而洪⑨者，是心之乘肺，火之克金，为⑩大逆，十死不治也。反得沉濡而滑者，是肾之乘肺，子之扶母⑪，病不治自愈⑫。反得缓大而长阿阿⑬者，是脾之乘肺，母之归⑭子，虽病当愈⑮。反得弦⑯而长者，是肝之乘肺，木之陵⑰金，为微邪，虽病当愈⑱。肺脉来泛泛而轻，如微风吹鸟背上毛。再至曰平，三至曰离经，四至曰夺精，五至曰死，六至曰命尽。

病肺脉来，上下⑲如循鸡羽，曰肺⑳病。肺病，其色白，身体但寒无热，时时欲咳，其脉微迟，为可治㉑。死肺脉来，如物之浮，如风吹毛，曰肺死。秋胃微毛曰平，胃气少毛多㉒曰肺病，但如毛无胃气曰死。毛有弦曰春病，弦甚曰今病。真肺脉至，大而㉓虚，如毛羽中人肤。其㉔色赤白不泽，毛折乃死。

其汤熨针石，别有正方，补养宣导，今附于后。

养生方云：多语则气争，肺胀口燥。

又云：秋三月，此为容平，天气以

① 上：《素问·脏气法时论》《脉经》卷六《肺手太阴经病证》、《千金要方》卷十七《肺脏脉论》作"逆"，义通。

② 肩：此下《脉经》卷六《肺手太阴经病证》、《千金要方》卷十七《肺脏脉论》有"息"字。

③ 膝：此下《素问·脏气法时论》有"髀"字。》卷六《肺手太阴经病证》、《针灸甲乙经》卷六《五味所宜五脏生病大论》、《千金要方》卷十七《肺脏脉论》有"挛、髀"二字。

④ 踹、胫：《素问·脏气法时论》》卷六《肺手太阴经病证》、《针灸甲乙经》卷六《五味所宜五脏生病大论》、《千金要方》卷十七《肺脏脉论》作"腨、胻"。

⑤ 酸补之：原脱，据文例及《素问·脏气法时论》补。

⑥ 禁寒饮食、寒衣：本句原错置于"起于庚辛"句下，据文例乙正。又，此句《素问·脏气法时论》置于"起于秋"句下，《针灸甲乙经》卷六《五脏传病大论》作"禁寒衣、冷饮食"，置"起于庚辛"句下。

⑦ 平肺脉来……曰肺平：原误作"平肺脉微短涩如毛"，据前后文例及《素问·平人气象论》《太素》卷十五《五脏脉诊》、《脉经》卷三《肺大肠部》改。

⑧ 肺金：原倒作"金肺"，据文义乙正。

⑨ 浮大而洪：《脉经》卷三《肺大肠部》作"洪大而散"。

⑩ 为：此下《脉经》卷三《肺大肠部》有"贼邪"二字。

⑪ 扶母：原作"乘母"，于义不协，据《脉经》卷三《肺大肠部》改。

⑫ 病不治自愈：《脉经》卷三《肺大肠部》作"为实邪，虽病自愈"。

⑬ 浮大而长阿阿：《脉经》卷三《肺大肠部》作"大而缓"。

⑭ 归：宋本、正保本作"克"。又，此下《脉经》卷三《肺大肠部》有"为虚邪"三字。

⑮ 当愈：《脉经》卷三《肺大肠部》作"易治"。

⑯ 弦：此下《脉经》卷三《肺大肠部》有"细"字。

⑰ 陵：宋本作"克"，汪本、周本作"凌"，义同。

⑱ 当愈：《脉经》卷三《肺大肠部》作"即瘥"。

⑲ 上下：《素问·平人气象论》《针灸甲乙经》卷四《经脉》、《脉经》卷三《肺大肠部》作"不上不下"，《太素》卷十五《五脏脉诊》作"不下不上"。

⑳ 肺：原脱，据《素问·平人气象论》《太素》卷十五《五脏脉诊》《脉经》卷三《肺大肠部》补。

㉑ 病肺脉来……为可治：此段文字原错置于上文"秋以胃气为本"句下，据文例乙正。

㉒ 毛多：《素问·玉机真脏论》置于"胃气少"之上。

㉓ 而：原作"如"，据文例及《素问·玉机真脏论》《脉经》卷三《肺大肠部》改。

㉔ 其：此上原衍"然"字，据前后文例删。

急，地气以明。早卧早起，与鸡俱兴。使志安宁，以缓秋形①。收敛神气，使秋气平。无外其志，使肺气清②。此秋气之应也，养收③之道也。逆之则伤肺，冬为飧泄。

养生方导引法云：肺脏病者，体胸背痛满，四肢烦闷，用嘘气出。

又云④：以两手据地覆之，口内气，鼻出之，除胸中、肺中病也。

五、肾病候

肾象水，王于冬。其脉如石而沉，其候耳，其声呻，其臭腐，其味咸，其液唾，其养骨，其色黑，其神志，足少阴其经也。与膀胱合⑤，膀胱为腑，主表，肾为脏，主里。

肾气盛，为志有余，则病腹胀，飧泄，体肿⑥，喘咳，汗⑦出，憎风，面目黑，小便黄，是为肾气之实也，则宜泻之。肾气不足，则厥，腰背冷，胸内痛，耳鸣苦聋，是为肾气之虚也，则宜补之⑧。

于四时：病在肾，愈在春。春不愈，甚于长夏。长夏不死，待⑨于秋。起于冬。

于日：愈于甲乙。甲乙不愈，加⑩于戊己。戊己不死，待于庚辛。起于壬癸。

于时：夜半慧，日乘⑪四季甚，下晡静。

肾欲坚，急食苦以坚之，咸以泻之，苦以⑫补之，无犯尘垢，无衣炙衣⑬。

肾部，在左手关后尺中是也。平肾脉来，喘喘累累如钩，按之而坚，曰肾平。冬以胃气为本⑭。冬，肾水王，其脉沉濡而滑，名曰平脉也。反得浮⑮大而缓者，是脾之乘肾，土之克水，为⑯大逆，十死不治。反得浮涩而短者，是肺之乘

肾，母之归⑰子，为虚邪，虽病易治⑱。反得弦细长⑲者，是肝之乘肾，子之扶母⑳，为实邪，虽病自愈。反得浮大而

———————

① 形：本书卷十七水谷痢候养生方、《素问·四气调神大论》作"刑"，通。

② 清：《太素》卷二《顺养》作"精"。

③ 养收：原倒作"收养"，据文例、《素问·四气调神大论》《太素》卷二《顺养》、汪本、周本乙正。

④ 又云：原脱，据文义补。

⑤ 膀胱合：原脱，据文例及正保本补。

⑥ 腹胀飧泄体肿：《素问·脏气法时论》作"腹大胫肿"，《脉经》卷六《肾足少阴经病证》、《针灸甲乙经》卷六《五味所宜五脏生病大论》作"腹大胫肿痛"。

⑦ 汗：此上《素问·脏气法时论》《脉经》卷六《肾足少阴经病证》、《针灸甲乙经》卷六《五味所宜五脏生病大论》有"身重寝"三字。

⑧ 之：此下原有"肾病者，腹大体肿，汗出憎风，虚则胸中痛"十八字，与上文重复，据本篇体例删。

⑨ 待：《素问·脏气法时论》《针灸甲乙经》卷六《五脏传病大论》、宋本、本篇《肺病候》作"持"，义通。

⑩ 加：原作"甚"，体例不合，据《针灸甲乙经》卷六《五脏传病大论》改。

⑪ 日乘：《素问·脏气法时论》此二字。

⑫ 以：原作"亦"，音误，据周本改。

⑬ 无犯尘垢，无衣炙衣：原错置于"起于壬癸"句下，据本篇文例乙正。又，《素问·脏气法时论》作"禁犯焠㶼热食温炙衣"，置于"起于冬"句下。《针灸甲乙经》卷六《五味所宜五脏生病大论》作"禁犯焠㶼，无食热，无温衣"，置于"起于壬癸"句下。

⑭ 平肾脉来……胃气为本：此二十三字原脱，据本篇文例及《素问·平人气象论》《太素》卷十五《五脏脉诊》补。

⑮ 浮：《脉经》卷三《肾膀胱部》无。

⑯ 为：此下《脉经》卷三《肾膀胱部》有"贼邪"二字。

⑰ 归：宋本作"克"。

⑱ 治：此上原衍"可"字，据文例及《脉经》卷三《肾膀胱部》删。

⑲ 弦细长：宋本作"弦而长"。

⑳ 扶母：原作"乘母"，与义不协，据《脉经》卷三《肾膀胱部》改。

洪①者，是心之乘肾，火之陵水，为微邪②，虽病，治之不死也③。

病④肾脉来，如引葛，按之益坚，曰肾病。肾风水，其脉大紧，身无痛，形不瘦，不能食，善惊，惊以心萎者死⑤。死肾⑥脉来，发如夺索，辟辟如弹石，曰肾死。冬胃微石曰平，胃少石多曰肾病，但石无胃曰死，石而有钩曰夏病，钩甚曰今病。藏真下于肾，肾藏骨髓之气。真肾⑦脉至，搏而绝，如⑧弹石辟辟然，其色黄黑不泽，毛折乃死。诸真脏脉⑨见者，皆死不治。

其汤熨针石，别有正方，补养宣导，今附于后。

养生方云：冬三月，此为闭藏。水冰地坼，无扰乎阳。早卧晚起，必待日光，使志若伏匿⑩，若有私意，若已有得。去寒就温，无泄皮肤，使气亟夺⑪。此冬气之应也，养藏之道也。逆之则伤肾，春为萎厥。

养生方导引法云：肾脏病者，咽喉窒塞，腹满耳聋，用呬气出。

又云：两足交坐，两手捉两足解溪，挽之，极势，头仰，来去七。去肾气壅塞。

六、胆病候

胆象木，王于春。足少阳其经也，肝之腑也，决断⑫出焉。诸腑脏皆取决断于胆。

其气盛为有余，则病腹内冒冒不安⑬，身躯躯习习，是为胆气之实也，则宜泻之。胆气不足，其气上溢而口苦，善太息，呕宿汁⑭，心下⑮澹澹，如⑯人将捕之，嗌中介介⑰，数⑱唾，是为胆气之虚也，则宜补之。

① 浮大而洪：《脉经》卷三《肾膀胱部》作"洪大而散"。

② 火之陵水，为微邪："火之陵水"，宋本无此四字。"为微邪"三字原脱，据宋本、《脉经》卷三《肾膀胱部》补。

③ 治之不死也：《脉经》卷三《肾膀胱部》作"即瘥"。

④ 病：原脱，据《素问·平人气象论》《太素》卷十五《五脏脉诊》补。

⑤ 病肾脉来……惊以心萎者死：此段文字原错置于"在左手关后尺中是肾"句下，据本篇文例乙正。又，"肾风水"至"心萎者死"一段，论肾风水之形证，与本段论脉之文体不符，当是另外病候错简于此。此外，"惊以心萎"，《素问·奇病论》作"惊已，心气萎"，义长。

⑥ 死肾：原倒作"肾死"，据文例及《素问·平人气象论》《太素》卷十五《五脏脉诊》乙正。

⑦ 肾：原脱，据本篇文例及《素问·玉机真脏论》补。

⑧ 如：此下《素问·玉机真脏论》《脉经》卷三《肾膀胱部》有"指"字。

⑨ 脉：原脱，据《素问·玉机真脏论》补。

⑩ 匿：此上《素问·四气调神大论》有"若"字。

⑪ 亟夺：《太素》卷二《顺养》作"不极"。

⑫ 决断：原作"谋虑"，误，据《素问·灵兰秘典论》改。

⑬ 腹内冒冒：《脉经》卷二《平三关阴阳二十四气脉》作"腹中实"。

⑭ 宿汁：《针灸甲乙经》卷九《邪在心胆及诸脏腑发悲恐太息口苦不乐及惊》作"宿水"，《中藏经》卷上《论脾脏虚实寒热生死逆顺脉证之法》作"清汁"。

⑮ 下：《中藏经》卷上《论脾脏虚实寒热生死逆顺脉证之法》作"中"，《脉经》卷六《胆足少阳经病证》、《千金要方》卷十二《胆腑脉论》无此字。

⑯ 如：《灵枢·邪气脏腑病形篇》作"恐"。又，"如"上，《针灸甲乙经》卷九《邪在心胆及诸脏腑发悲恐太息口苦不乐及惊》有"善恐"二字，《太素》卷十一《腑病合输》、《脉经》卷二《平三关阴阳二十四气脉》、《千金要方》均有"恐"字。

⑰ 介介：《灵枢·邪气脏腑病形篇》作"阶阶然"。

⑱ 数：此下《针灸甲乙经》卷九《邪在心胆及诸脏腑发悲恐太息口苦不乐及惊》有"咳"字。

七、小肠病候

小肠象火，王于夏。手太阳其经也，心之腑也。水液之下行为溲便者，流于小肠。

其气盛为有余，则病小肠热，焦竭干涩，小肠䐜胀，是为小肠之气实也，则宜泻之。小肠不足，则寒气客之，肠病，惊跳不言，乍来乍去，是为小肠气之虚也，则宜补之。

八、胃病候

胃象土，王于长夏①。足阳明其经也，脾之腑也，为水谷之海。诸脏腑皆受水谷之气于胃。

其②气盛为有余，则病腹䐜胀，气满，是为胃气之实也，则宜泻之。胃气不足，则饥而不受水谷，飧泄呕逆，是为胃气之③虚也，则宜补之。

胃脉实则胀，虚则泄。关脉滑，胃中有热④，脉滑为实⑤，气满不欲食⑥。关脉浮，积热在胃内。

九、大肠病候

大肠象金，王于秋。手阳明其经也，肺之腑也，为传导之官，变化糟粕出焉。

其气盛为有余，则病肠内切痛，如锥刀刺，无休息⑦，腰背寒痹，挛急，是为大肠气之实，则宜泻之。大肠气不足，则寒气客之，善泄，是大肠之气虚也，则宜补之。

诊其右手寸口脉，手阳明经也。脉浮则为阳，阳实者，大肠实也，若肠内⑧切痛，如锥刀刺，无休息时。

十、膀胱病候

膀胱象水，王于冬。足太阳其经也，肾之腑也。五谷五味之津液悉归于膀胱，气化分入血脉，以成骨髓也。而津液之余者，入胞则为小便。

其气盛为有余，则病热，胞涩，小便不通⑨，小腹偏肿痛，是为膀胱气之实也，则宜泻之。膀胱气不足，则寒气客之，胞滑，小便数而多也⑩，面色黑，是膀胱气之虚也，则宜补之。

其汤熨针石，别有正方，补养宣导，今附于后。

养生方导引法云：蹲坐，欹身，弩⑪两手向前，仰掌，极势，左右转身腰三七。去膀胱内冷血风，骨节急强。

又云：互跪，调和心气，向下至足，

---

① 夏：原误作"春"，据汪本、周本改。

② 其：原脱，据文例补。

③ 之：原脱，据文例补。

④ 胃中有热：原作"胃内有寒"，误，据《脉经》卷二《平三关病候并治宜》、《千金要方》卷二十八《三关主对法》改。

⑤ 脉滑为实：《脉经》卷二《平三关病候并治宜》、《千金要方》卷二十八《三关主对法》作"滑为热食"。

⑥ 食：此下《脉经》卷二《平三关病候并治宜》、《千金要方》卷二十八《三关主对法》有"食即吐逆"四字。

⑦ 无休息："无"，原作"为"，误，据汪本、周本改。"息"下《脉经》卷二《平三关阴阳二十四气脉》有"时"字。

⑧ 内：原脱，据前"病肠内切痛"文例补。又，此字《脉经》卷二《平三关阴阳二十四气脉》作"中"。

⑨ 通：此下《千金要方》卷二十《胞囊论》有"尿黄赤"三字。

⑩ 也：《千金要方》卷二十《胞囊论》作"白"。

⑪ 弩：周本作"怒"，义通。

意里①想气索索然，流布得所，始渐渐平身，舒手傍肋，如似手掌内气出气不止，面觉急闷，即起。脊②至地，来去二七。微减③膝头冷，膀胱宿病，腰④脊强，脐下冷闷。

十一、三焦病候

三焦者，上焦、中焦、下焦是也。

上焦之气，出于胃上口，并咽以上⑤，贯膈，布胸内，走腋，循太阴之分而行⑥，上至舌，下至足阳明，常与荣卫俱行，主内而不出也。

中焦之气，亦并于胃口⑦，出上焦之后，此⑧受气者，泌糟粕，承⑨津液，化为精微，上注于肺脉，乃化而为血。主不上不下也。

下焦之气，别回肠，注于膀胱而渗入焉，主出而不内。故水谷常并居于胃，成糟粕而俱下于大肠也。谓此三气，焦干水谷，分别清浊，故名三焦。三焦为水谷之道路，气之所终始也。

三焦气盛为有余，则胀，气满于皮肤内，轻轻然而不牢⑩，或小便涩，或大便难，是为三焦之实也，则宜泻之。三焦之气不足，则寒气客之，病遗尿，或泄利，或胸满，或食不消，是三焦之气虚也，则宜补之。

诊其寸口脉迟，上焦有寒。尺脉迟，下焦有寒。迟脉浮者，客阳在下焦。

十二、五脏横病候

夫五脏者，肝象木，心象火，脾象土，肺象金，肾象水。其气更休更王，互虚互实，自相乘克，内生于病，此为正经自病，非外邪伤之也。若寒温失节，将适乖理，血气虚弱，为风湿阴阳毒气

所乘，则非正经自生，是外邪所伤，故名横病也。其病之状，随邪所伤之脏而形证见焉。

其汤熨针石，别有正方，补养宣导，今附于后。

养生方导引法云：从膝以下有病，当思脐下有赤光，内外连没身也。从膝以上至腰有病，当思脾黄光。从腰以上至头有病，当思心内赤光。病在皮肤寒热者，当思肝内青绿光。皆当思其光，内外连而没己身，闭⑪气，收光以照之。此消疾却邪甚验。笃信，精思行之，病无不愈。

十三、脾胀病候

脾胀病者⑫，是脾虚为风邪所乘，正气与邪气交结，令脾气不宣调，拥聚而胀也。其病喜⑬哕，四肢急⑭，体重不能胜衣⑮也。

————————

①　里：本书卷四《虚劳膝冷候》养生方导引法无此字。

②　脊：原作"皆"，形误，据本书卷四《虚劳膝冷候》改。

③　减：此下本书卷四《虚劳膝冷候》有"去"字。

④　腰：此下本书卷四《虚劳膝冷候》有"内"字。

⑤　上：原脱，据《灵枢·营卫生会》补。

⑥　行：此下《灵枢·营卫生会》有"还至阳明"四字。

⑦　口：《灵枢·营卫生会》作"中"。

⑧　此：此下《灵枢·营卫生会》有"所"字。

⑨　承：《灵枢·营卫生会》作"蒸"，义长。

⑩　轻轻然而不牢：《太素》卷二十九《胀论》作"壳壳然而不坚"，《脉经》卷六《三焦手少阳经病证》作"壳壳然而坚不疼"。

⑪　闭：原作"闲"，形误，据周本改。

⑫　者：原作"有"，形误，据宋本、周本改。

⑬　喜：《灵枢·胀论》《脉经》卷六《脾足太阴经病证》作"善"，义通。

⑭　四肢急：《灵枢·营卫生会》作"四肢烦闷"。

⑮　胜衣：原作"胜置"，文义不通，据《灵枢·营卫生会》改。

重刊巢氏诸病源候总论卷之十六

心痛病诸候　凡五论

一、心痛候

心痛者，风冷邪气乘于心也。其痛发，有死者，有不死者，有久成疹者。

心为诸脏主而藏神，其正经不可伤，伤之而痛，为真心痛[①]，朝发夕死，夕发朝死。

心有支别之络脉，其为风冷所乘，不伤于正经者，亦令心痛，则乍间乍甚，故成疹不死。

又[②]，心为火，与诸阳会合，而手少阴心之[③]经也。若诸阳气虚，少阴之经气逆，谓之阳虚阴厥，亦令心痛，其痛引喉是也。

又，诸脏虚受病，气乘于心者，亦令心痛，则心下急痛，谓之脾心痛也、

足太阴为脾之经，与胃合。足阳明为胃之经，气虚逆乘心而痛。其状腹胀，归于心而痛甚，谓之胃心痛也。

肾之经，足少阴是也，与膀胱合。膀胱之经，足太阳是也。此二经俱虚而逆，逆气乘心而痛者，其状下重，不自收持[④]，苦泄寒中，为肾心痛也[⑤]。

诊其心脉微急[⑥]，为心痛引背，食不下。寸口脉沉紧，苦心下有寒，时痛。关上脉紧，心下苦痛。左手寸口脉沉，则为阴绝[⑦]。阴绝者，无心脉也，苦心下

毒痛。

二、久心痛候

心为诸脏主，其正经不可伤，伤之而痛者，则朝发夕死，夕发朝死，不暇展治。其久心痛者，是心之支别络脉[⑧]，为风邪冷热[⑨]所乘痛也。故成疹不死，发作有时，经久不瘥也。

三、心[⑩]悬急懊痛候

心与小肠合为表里，俱象于火，而火为阳气也。心为诸脏主，故正经不受

---

① 痛：此下《灵枢·厥病》有"手足青至节，心痛甚"八字。

② 又：原作"人"，形误，据周本、《外台秘要》卷七《心痛方》改。

③ 之：原脱，据《外台秘要》卷七《心痛方》补。

④ 收持：原作"伏时"，形误，据周本、《外台秘要》卷七《心痛方》改。

⑤ 也：原脱，据《外台秘要》卷七《心痛方》补。

⑥ 微急：原作"急者"，据《灵枢·邪气脏腑病形》改。

⑦ 绝：原脱，据《太平圣惠方》卷四十三《心痛论》补。

⑧ 脉：原脱，据上文心痛候补。

⑨ 风邪冷热：上文心痛候作"风冷邪气"，《外台秘要》卷七《久心痛方》作"风邪冷气"。

⑩ 心：此下《外台秘要》卷七《心下悬急懊痛方》有"下"字。

邪，若为邪所伤而痛即死。若支别络脉①为风邪所乘而痛，则经久成疹。其痛悬急懊②者，是邪迫于阳，气不得宣畅，壅瘀生热，故心如悬而急，烦懊痛也。

四、心痛多唾候

心痛而多唾者，停饮乘心之络故也。停饮者，水液之所为也。心气通于舌，心与小肠合，俱象火。小肠心之腑也，其水气下行于小肠，为溲便，则心络无有停饮也。膀胱与肾俱象水，膀胱为肾之腑，主藏津液，肾之液上为唾，肾气下通于阴，若腑脏和平，则水液下流宣利。若冷热相乘，致腑脏不调，津液水饮停积，上迫于心，令心气不宣畅，故痛而多唾也。

五、心痛不能饮食候

心痛而不能饮食者，积冷在内，客于脾而乘心络故也。心，阳气也。冷，阴气也。冷乘于心，阴阳相乘，冷热相击，故令痛也。脾主消水谷，冷气客之，则脾气冷弱，不胜于水谷也。心为火，脾为土，是母子也，俱为邪所乘，故痛③，复不能饮食也。

腹痛病诸候　凡四论

一、腹痛候

腹痛者，由腑脏虚④，寒冷⑤之气客于肠胃、募原之间，结聚不散，正气与邪气交争⑥相击，故痛。其有阴气⑦搏于阴经者，则腹痛而肠鸣，谓之寒中。是阳气不足，阴气有余者也。

诊其寸口脉沉而紧，则腹痛。尺脉紧，脐下痛。脉沉迟，腹痛。脉来触触者，少腹痛。脉阴弦，则腹痛。凡腹急痛⑧，此里之有病，其脉当沉若细。而反浮大，故当愈矣。其人不即愈者，必当死，以其病与脉相反故也。

其汤熨针石，别有正方，补养宣导，今附于后。

养生方导引法云：治股、胫、手臂痛法：屈一胫、臂中所痛者，正偃卧，口鼻闭气。腹痛，以意推之，想气往至痛上，俱热，即愈。

又云：偃卧，展两胫、两手，仰足指，以鼻内气，自极七息。除腹中弦急切痛。

又云：正偃卧，以口徐徐内气，以鼻出之⑨。除里急。饱食后⑩咽气数十，令温中。若寒气者⑪，使人干呕腹痛⑫。

---

① 脉：原脱，据上文《心痛候》、《外台秘要》卷七《心下悬急懊痛方》补。

② 懊：原作"燠"，据本候标题改。

③ 痛：此上《太平圣惠方》卷四十三《治心痛不能饮食诸方》有"心"字。

④ 虚：此上《太平圣惠方》卷四十三《治腹痛诸方》有"气"字。

⑤ 寒冷：《医心方》卷六《治腹痛方》作"冷热"。

⑥ 交争：《太平圣惠方》卷四十三《治腹痛诸方》无此二字。

⑦ 阴气：《外台秘要》卷七《治腹痛方》作"冷气"，《太平圣惠方》卷四十三《治腹痛诸方》作"寒气"，义近。

⑧ 腹急痛：《太平圣惠方》卷四十三《治腹痛诸方》作"腹中有急痛"。

⑨ 正偃卧……以鼻出之：原作"偃卧，口内气，鼻出之"，语义不明，据本书卷三《虚劳里急候》养生方导引法补。

⑩ 食后：原脱，据《王子乔导引法》补。

⑪ 若寒气者：原作"寒"字，据《王子乔导引法》补。

⑫ 使人干呕腹痛：原作"干吐呕腹痛"，据《王子乔导引法》补。

口①内气七十所，大振腹，咽气数十，两手相摩，令热，以摩腹，令气下。

又云：偃卧，仰两足、两手、鼻内气七息。除腹中弦切痛。

二、久腹痛候

久腹痛者，脏腑虚而有寒，客于腹内，连滞不歇，发作有时。发则肠鸣而腹绞痛，谓之寒中，是冷搏于阴经，令②阳气不足，阴气有余也。寒中久痛不瘥，冷入于大肠，则变下痢。所以然者，肠鸣气虚故也，肠虚则泄，故变下痢也。

三、腹胀候

腹胀者，由阳气外虚，阴气内积故也。阳气外虚，受风冷邪气，风冷，阴气也。冷积于腑脏之间不散，与脾气相拥③，虚④则胀，故腹满而气微喘。

诊其脉，右手寸口气口以前，手阳明经也，脉浮为阳，按之牢强，谓之为实。阳实者，病腹满，气喘嗽⑤。右⑥手关上脉，足太阴⑦经也。阴实者，病⑧腹胀满，烦扰不得卧也。关脉实，即腹满响⑨。关上脉浮而大，风在胃内，腹胀急，心内澹澹，食欲呕逆。关脉浮，腹满不欲食，脉浮为是⑩虚满。

左手尺中神门以后脉，足少阴经。沉者为阴，阴实者，病苦小腹满⑪。左手尺中阴实者，肾实也，苦腹胀善鸣。左手关后尺中脉浮为阳，阳实者，膀胱实也，苦少腹满，引腰痛。脉来外涩者，为奔腹⑫胀满也，病苦腹满而喘。

脉反滑利而沉，皆为逆，死不治。腹胀脉浮者生，虚小者死。

其汤熨针石，别有正方，补养宣导，今附于后。

养生方导引法云：蹲坐，住心，卷两手，发心向下，左右手摇臂，递互欹身，尽髋势，卷头筑肚，两手冲脉至脐下，来去三七。渐去腹胀肚急闷，食不消化。

又云：腹中苦胀⑬，有寒，以口呼出气，三十过止。

又云：若腹中满，食饮苦饱，端坐伸腰，以口⑭内气数十，满吐之，以便为故，不便复为之。有寒气，腹中不安，亦行之。

又云：端坐，伸腰，口内气数十⑮。除腹满，食饮过饱，寒热，腹中痛病。

又云：两手向身侧一向，偏相极势，发顶足，气散下，欲似烂物解散。手掌指直舒，左右相皆然，去来三七。始正身，前后转动膊腰七。去腹肚胀，膀胱、

---

① 口：《王子乔导引法》作"从鼻"。

② 令：原作"今"，形误，据正保本、周本改。

③ 拥：汪本、周本作"壅"，《太平圣惠方》卷四十三《治腹虚胀诸方》作"搏"。

④ 虚：此上《太平圣惠方》卷四十三《治腹虚胀诸方》有"脾"字。

⑤ 气喘嗽：《脉经》卷二《平人迎神门气口前后脉》作"善喘咳"。

⑥ 右：原作"左"，形误，据《脉经》卷二《平人迎神门气口前后脉》改。

⑦ 太阴：原作"少阳"，据《脉经》卷二《平人迎神门气口前后脉》改。

⑧ 病：此下《脉经》卷二《平人迎神门气口前后脉》有"苦足寒、胫热"。

⑨ 关脉实，即腹满响：《脉经》卷二《平三关病候并治宜》作"关脉牢，脾胃气塞，盛热，即腹满响响"，义长。

⑩ 是：《脉经》卷二《平三关病候并治宜》无此字，义长。

⑪ 病苦小腹满：《脉经》卷二《平人迎神门气口前后脉》作"病苦膀胱胀闭，少腹与腰脊相引痛"。

⑫ 奔腹：疑"奔豚"之误。

⑬ 胀：湖本作"痛"。

⑭ 口：《王子乔导引法》作"鼻"。

⑮ 数十：此下应有"满，吐之"，似脱。

腰、脊、臂冷，血脉急强，悸也。

又云：苦腹内满，饮食善饱。端坐伸腰，以口内气数十，以便为故，不便复为。

又云，脾主土，土①暖如人肉，始②得发汗，去风冷邪气。若腹内有气胀，先须暖足，摩脐③上下并气海，不限遍数，多为佳。始得左回右转三④七。和气如用，要用身内一百⑤一十三法，回转三百六十骨节，动脉摇筋，气血布泽，二十四气和润，脏腑均调。和气在⑥用。头动转⑦摇振，手⑧气向上，心气向下，分明知⑨去来。莫问⑩平手、欹腰、转身、摩气，屈⑪蹙回动，尽，心气放散，送至涌泉，一一不失气之行度。用之有益。不解用者，疑⑫如气乱。

四、久腹胀候

久腹胀者，此由风冷邪气在腹内不散，与脏腑相搏，脾虚故胀。其胀不已，连滞停积，时瘥时发，则成久胀也。久胀不已，则食不消，而变下痢。所以然者，脾胃为表里，脾主消水谷，胃为水谷之海，脾虚寒气积久，脾气衰弱，故食不消也。而冷移入大肠，大肠为水谷糟粕之道路，虚而受冷，故变为痢也。

心腹痛病诸候　凡七论

一、心腹痛候

心腹痛者，由腑脏虚弱，风寒客于其间故也。邪气发作，与正气相击⑬，上冲于心则心痛，下攻于腹则腹痛，上下⑭相攻，故心腹绞痛，气不得息。

诊其脉，左手寸口人迎以前脉，手

厥阴⑮经也，沉者为阴，阴虚者，病苦⑯心腹痛，难以言，心如寒状⑰。心腹疗痛，不得息⑱。脉细小⑲者生，大坚疾⑳者死。心腹痛，脉沉细小者生，浮大而疾者死。

其汤熨针石，别有正方，补养宣导，今附于后。

———————

① 土：原脱，据本书卷二《风邪候》养主方导引法补。

② 始：此上原衍"如"字，据本书卷二《风邪候》删。

③ 脐：原脱，据本书卷二《风邪候》补。

④ 三：原作"立"，形误，据本书卷二《风邪候》改。

⑤ 要用身内一百："要用"原作"腰"，"一百"原作"一日"，形误，据本书卷二《风邪候》改。

⑥ 在：原脱，据本书卷二《风邪候》改。

⑦ 转：原脱，据本书卷二《风邪候》补。

⑧ 手：疑是"肾"之误。《风邪候》"肾"字可与下文"心气则下"相协。

⑨ 知：原脱，据本书卷二《风邪候》补。

⑩ 问：原作"阖"，形误，据本书卷二《风邪候》改。

⑪ 屈：原脱，据本书卷二《风邪候》补。

⑫ 疑：原作"欵"，形误，据本书卷二《风邪候》、周本改。

⑬ 相击：此下本书卷四十一妊娠心腹痛候有"而并于气，随气上下"之句。

⑭ 上下：原作"下上"，据《外台秘要》卷七《治心腹痛及胀痛方》乙正。

⑮ 厥阴：原作"少阴"，误，据《脉经》卷二《平人迎神门气口前后脉》改。

⑯ 苦：此下《脉经》卷二《平人迎神门气口前后脉》有"悸恐不乐"四字。

⑰ 寒状：此下《脉经》卷二《平人迎神门气口前后脉》有"恍惚"二字。

⑱ 心腹疗痛，不得息：《脉经》卷四《诊百病死生决》、《外台秘要》卷七《治心腹痛及胀痛方》作"心腹痛，痛不得息"。

⑲ 小：此下《脉经》卷四《诊百病死生决》有"迟"字。

⑳ 大坚疾：《脉经》卷四《诊百病死生决》作"坚大疾"。

养生方导引法云：行大道①，常度日月星辰，清净以鸡鸣，安身卧，嗽口三咽之。调五脏，杀蛊虫，治心腹痛，令人长生②。

二、久心腹痛候

久心腹痛者，由寒客于腑脏之间，与血气相搏，随气上下，攻击心腹，绞结而痛。脏气虚，邪气盛，停积成疹，发作有时，为久心腹痛也，然心腹久痛，冷气结聚，连年积岁，日月过深，变为寒疝。

三、心腹相引痛候

心腹相引痛者，足太阴之经与络俱虚，为寒冷邪气所乘故也。足太阴是脾之脉，起于足大指之端，上循属脾，络胃，其支脉，复从胃别上注心。经入于胃，络注于心。此二脉俱虚，为邪所乘，正气与邪气交争，在于经则胃脘急痛，在于络则心下急痛。经络之气往来，邪正相击，在于其间，所以心腹相引痛也。

太阴厥逆③，骱急挛，心腹引于腹也。

四、心腹胀候

心腹胀者，脏虚而邪气客之，乘于心脾故也。足太阴脾之经也，脾虚则胀。足少阴肾之经也，其脉起于足小指之下，循行上络膀胱。其直者，从肾上入肺，其支者，从肺出络于心。脏虚，邪气客于二经，与正气相搏，积聚在内，气并于脾，脾虚则胀，故令心腹烦满，气急而胀也。

诊其脉，迟而滑者，胀满也。

其汤熨针石，别有正方，补养宣导，今附于后。

养生方导引法云：伸右胫，屈左膝，内压之，五息。引脾，去心腹寒热，胸臆邪胀。依经为之，引脾中热气出，去心④腹中寒热，胸臆中邪气胀满。久行，无有寒热、时节之所中伤，名为真人之方。

五、久心腹胀候

久心腹胀者，由腑脏不调，寒气乘之，入并于心脾。脾虚则胀，停积成疹，有时发动，故为久也。久胀不已，脾虚寒气积，胃气亦冷。脾与胃为表里也，此则腑脏俱冷，令饮食不消。若寒移入大肠，则变下痢。

六、胸胁痛候

胸胁痛者，由胆与肝及肾之支脉虚，为寒气所乘故也。足少阳胆之经也，其支脉从目兑眦贯目⑤，下行至胸，循⑥胁

---

① 行大道：本书卷二十五《蛊毒候》养生方导引法无此三字。

② 治心腹痛，令人长生：原作"令人长生，治心腹痛"，据文义乙正。

③ 太阴厥逆：原作"诊其脉，太阳脉厥逆"，误，以厥病讹为脉诊，以"太阴"讹为"太阳"。据《素问·厥论》《针灸甲乙经》卷四《经脉》、《太素》卷二十六《经脉厥》改。

④ 心：原脱，据本候标题、《外台秘要》卷七《心腹胀满及鼓胀方》补。

⑤ 兑眦贯目：原作"兑贯眦目"，倒文，据周本、《外台秘要》卷七《胸胁痛及烦闷方》乙正。又，《灵枢·经脉》、《脉经》卷六《胆足少阳经病证》无"贯目"二字。

⑥ 循：原脱，据《灵枢·经脉》、《脉经》卷六《胆足少阳经病证》、《外台秘要》卷七《胸胁痛及烦闷方》补。

里。足厥阴肝之经也，其①脉起足大指丛毛，上循入腹②，贯膈，布胁肋。足少阴肾之经也，其支脉从肺出，络心，注胸中③。此三经之支脉并循行胸胁，邪气乘于胸胁，故伤其经脉。邪气之与正气交击，故令胸胁相引而急痛也。

诊其寸口脉弦而滑，弦即为痛，滑即为实，痛即为急，实即为跃。弦滑相搏，即胸胁抢息④痛也。

七、卒苦烦满叉胸胁痛欲死候

此由手少阳之络脉虚，为风邪所乘故也。手少阳之脉，起小指次指之端，上循入缺盆，布膻中，散络⑤心包。风邪在其经，邪气迫于心络，心气不得宣畅，故烦满。乍上攻于胸，或下引于胁，故烦满而叉胸胁痛也。若经久，邪气留连，搏于脏则成积，搏于腑则成聚也。

---

① 其：此下原衍"支"字，据《灵枢·经脉》、《脉经》卷六《肝足厥阴经病证》删。

② 腹：原脱，据《外台秘要》卷七《胸胁痛及烦闷方》补。

③ 中：原脱，据《灵枢·经脉》、《外台秘要》卷七《胸胁痛及烦闷方》补。

④ 抢息：《太平圣惠方》卷四十三《治胸胁痛诸方》作"拘急"。

⑤ 络：《灵枢·经脉》作"落"，通。

重刊巢氏诸病源候总论卷之十七

痢病诸候　凡四十论

一、水谷痢候

水谷痢者，由体虚腠理开，血气虚，春伤于风，邪气留连在肌肉之内，后遇脾、胃、大肠虚弱，而邪气乘之，故为水谷痢也。

脾与胃为表里，胃者，脾之腑也，为水谷之海，脾者，胃之脏也，其候身之肌肉。而脾气主消水谷，水谷消，其精化为荣卫，中养脏腑①，充实肌肤。大肠，肺之腑也，为传导之官，变化②出焉。水谷之精，化③为血气，行于经脉，其糟粕行于大肠也。肺与大肠为表里，而肺主气，其候身之皮毛。春阳气虽在表，而血气尚弱，其饮食居处，运动劳役，血气虚者，则为风邪所伤，客在肌肉之间，后因脾胃气虚，风邪又乘虚而进入于肠胃，其脾气弱则不能克制水谷，故糟粕不结聚，而变为痢也。

又，新食竟取风，名为胃风。其状恶风，头④多汗，膈下⑤塞不通，食饮不下，腹满⑥，形瘦腹大，失衣则䐜满，食寒⑦则洞泄。其洞泄者，痢无度也。若胃气竭者，痢绝则死。

诊其脉微⑧，手足寒，难治也。脉大，手足温，易治。下白沫，脉沉则生，浮则死。身不热，脉不悬绝，滑大者生，悬涩者死，以脏期之也。脉绝而手足寒者死⑨，脉⑩还手足温者生，脉不还者死。脉缓时小结⑪者生，洪大数者死。悬绝而⑫涩者死，细微而涩者生。紧大而滑者死，得代绝脉者亦⑬死。

养生方云：秋三月，此谓容平。天气以急，地气以明。早卧早起，与鸡俱兴。使志安宁，以缓秋刑。收敛神气，

---

① 中养脏腑：《外台秘要》卷二十五《水谷痢方》作"以养其脏"。

② 变化：原误作"化物"，据《素问·灵兰秘典论》改。

③ 化：原作"也"，据周本、《外台秘要》卷二十五《水谷痢方》改。

④ 头：《素问·风论》、《千金要方》卷八《论杂风状》均作"颈"。

⑤ 下：《素问·风论》、《太素》卷二十八《诸风状论》无此字。

⑥ 腹满：《素问·风论》作"腹善满"，《千金要方》作"胀满"。

⑦ 寒：原脱，据《素问·风论》、《太素》卷二十八《诸风状论》、《千金要方》卷八《论杂风状》、《外台秘要》卷二十五《水谷痢方》补。

⑧ 微：《外台秘要》卷二十五《水谷痢方》作"小"。

⑨ 手足寒者死：《伤寒论·辨厥阴病脉证并治》作"手足厥冷"。

⑩ 脉：此上《伤寒论·辨厥阴病脉证并治》、《外台秘要》卷二十五《水谷痢方》有"晬时"二字，义长。

⑪ 脉缓时小结："缓"字原脱，"结"字原误作"绝"，据《脉经》卷四《诊百病死生决》、《外台秘要》卷二十五《水谷痢方》补、改。

⑫ 而：原脱，据《脉经》卷四《诊百病死生决》、《外台秘要》卷二十五《水谷痢方》补。

⑬ 亦：原作"不"，形误，据周本改。

使秋气平。无外其志，使肺气精①。此秋气之应也，养收之道②也。逆之则伤肺，冬为飧泄③。

又云：五月④，勿食未成核果及桃枣，发痈疖。不尔，发寒热，变黄疸，又为泄痢。

二、久水谷痢候

夫久水谷痢者，由脾、胃、大肠虚弱，风邪乘之，则泄痢。虚损不复，遂连滞涉引岁月，则为久痢也。

然痢久则变呕哕。胃弱气逆不下食，故呕逆也。气逆而外冷气乘之，与胃气相折不通，故哕也。

呕又变为䘌，虫动食于五脏也。凡诸虫在人腹内，居肠胃之间，痢则肠胃虚弱，虫动侵食。若上食于脏，则心闷，齿龈紫黑，唇白⑤，齿龈⑥生疮。下⑦食于肛门，则谷道伤烂而开也。亦有变为水肿，所以然者，水气入胃，肠虚则泄。大肠金也，脾土也，金土母子也。脾候身之肌肉，性本克消水谷也。痢由脾弱肠虚，金土气衰，母子俱病，不复相扶，不能克水，致水气流溢，浸渍肌肉，故变肿也。

亦有不及成肿，而五脏伤败，水血并下，而五脏五色随之而出，谓之五液俱下也。凡如此者多死，而呕、哕、肿、䘌，治之时有瘥者。若五液俱下者，必死，五脏伤败故也。

三、赤白痢候

凡痢皆由荣卫不足，肠胃虚弱，冷热之气，乘虚入客于肠间，肠⑧虚则泄，故为痢也。然其痢而赤白者，是热乘于血，血渗肠内则赤也。冷气入肠，搏于⑨

肠间，津液凝滞则白也。冷热相交，故赤白相杂。重者，状如脓涕而血杂之，轻者，白脓上有赤脉薄血，状如鱼脂脑⑩，世谓之鱼脑痢也。

四、久赤白痢候

久赤白痢者，是冷热不调，热⑪乘于血，血渗肠间，与津液⑫相杂而下。甚者肠虚不复，故赤白连滞，久不瘥也。

凡痢久不瘥，脾胃虚弱，则变呕哕。胃弱气逆，故呕也。气逆而外有冷折之，不通故哕。

亦变为䘌虫，食人五脏也。三尸九

① 精：《素问·四气调神大论》作"清"。
② 养收之道："养收"原倒作"收养"，据本书卷十五《肺病候》养生方导引法、《素问·四气调神大论》、《太素》卷二十八《诸风状论》乙正。"道"，原误作"气"，据本书卷十五《肺病候》、《素问·四气调神大论》改。
③ 飧泄：原作"餐泄"，形误，据本书卷十五《肺病候》、《素问·四气调神大论》、《太素》卷二十八《诸风状论》改。又，此下《素问·四气调神大论》有"奉长者少"四字，《太素》卷二十八《诸风状论》有"则奉养者少"五字。
④ 五月：原作"正月"，形误，据周本、《外台秘要》卷二十五《水谷痢方》改。
⑤ 齿龈紫黑，唇白：本书卷十八《湿䘌候》作"齿无色，舌上尽白"。
⑥ 龈：原作"断"，形误，据本卷九《赤白痢候》、周本改。
⑦ 下：原作"不"，形误，据本卷九《赤白痢候》、周本改。
⑧ 肠：原脱，据《外台秘要》卷二十五《赤白痢方》补。
⑨ 于：原脱，据本卷《白滞痢候》、《外台秘要》卷二十五《赤白痢方》补。
⑩ 鱼脂脑：周本作"脂脑"，《外台秘要》卷二十五《赤白痢方》作"鱼脑"，《医心方》卷十一《治赤白利方》作"鱼之脑"。
⑪ 不调，热：原脱，据《医心方》卷十一《治久赤白利方》补。
⑫ 津液：此上《医心方》卷十一《治久赤白利方》有"肠间"二字。

虫，常居人肠胃，肠胃虚则动，上食于五脏，则心懊而闷，齿龈、唇口并生疮。下食于肠，则肛门伤烂，而谷道开也。轻者可治，重者致死也。

五、赤痢候

此由肠胃虚弱，为风邪所伤，则[1]挟热，热乘于血，则流[2]渗入肠，与痢相杂下，故为赤痢。

六、久赤痢候

久赤痢者，由体虚热乘于血，血渗肠间，故痢赤。肠胃虚，不平复，其热不退，故经久不瘥。胃气逆，则变呕哕也。胃虚，谷气衰，虫动侵食，则变为䘌。

七、血痢候

血痢者，热毒折[3]于血，血渗[4]入大肠故也。血之随气循环经络，通行脏腑，常无停积，毒热气乘[5]之，遇肠虚者，血渗入于肠，肠虚则泄，故为血痢也。身热者死，身寒者生。

诊其关上脉芤，大便去血，暴下血数升也。

八、久血痢候

此由体虚受热，热折于血，血渗入肠，故成血痢。热不歇，胃虚不复，故痢血久不瘥。多变呕哕，及为湿䘌。

九、脓血痢候

夫春阳气在表，人运动劳役，腠理则开。血气虚者，伤于风，至夏又热气乘之，血性得热则流散，其遇大肠虚，血渗入焉，与肠间津液相搏，积热蕴结，血化为脓，肠虚则泄，故成脓血痢也。所以夏月多苦脓血痢，肠胃虚也。

诊[6]其脾脉微涩者，为内溃，多下血脓。又，脉悬绝则死，滑大则生。脉微小者生，实急者死，脉沉细虚迟[7]者生，数疾大而有热者死。

十、久脓血痢候

久脓血痢者，热毒乘经络，血渗肠内，则变为脓血痢。热久不歇，肠胃转虚，故痢久不断，皆变成湿䘌及呕哕也。

十一、冷痢候

冷痢者，由肠胃虚弱，受于寒气，肠虚则泄，故为冷痢也。凡痢色青、色白、色黑，并皆为冷痢。色黄、色赤，并是热也。故痢色白，食不消，谓之寒中也。

诊其脉，沉则生，浮则死也。

---

① 则：此下《外台秘要》卷二十五《赤痢方》有"成痢"二字。

② 流：此上《外台秘要》卷二十五《赤痢方》、《医心方》卷十一《治赤利方》有"血"字。

③ 折：《外台秘要》卷二十五《血痢方》作"乘"。义同。

④ 血渗：原脱，据本卷《血痢候》、《外台秘要》卷二十五《血痢方》补。

⑤ 乘：此上《太平圣惠方》卷五十九《治血痢诸方》有"不能"二字。

⑥ 诊：此上原衍"秋冬"二字，据《灵枢·邪气脏腑病形》、《脉经》卷三《脾胃部》、《针灸甲乙经》卷四《病形脉诊》、《太素》卷十五《五脏脉诊》删。

⑦ 沉细虚迟：《脉经》卷四《诊百病死生决》作"沉小流连"。

十二、久冷痢候

久冷痢者，由肠虚而寒积，故冷痢久不断也。而廪丘公说云：诸下悉寒也。凡人肠中大便，有寒①则常鸭溏，有热则倏鞭。人见病身体发热而下，便谓热下，非也。平常恒自将节，饮食、衣被调适，其人无宿寒者，大便自调。强人适发越，薄衣冷饮食，表有热不觉里冷，而胃内潜冷，冷即下也。今始发热而下，当与理中汤，加大附子一枚，连服三四剂，重复令微汗出，微汗出则热除。不复思②冷，胃气温暖，下与发热俱瘥矣。

宿寒之家，其人常自患冷。蹋湿地，若足踏冻地，或衣被薄，皆发。风下最恶。何谓风下？当风吹腰腹，冷气彻里而暴下者，难治也。

久痢，胃虚气逆，则变呕。呕而气逆，遇冷折之，气逆不通，则变哕。亦变湿䘌也，胃虚虫动故也。

十三、热痢候

此由肠胃虚弱，风邪挟热乘之，肠虚则泄，故为热痢也，其色黄。若热甚，黄而赤也。

十四、久热痢候

此由肠虚热积，其痢连滞，故久不瘥也。痢久，胃气虚，则变呕。呕而气逆，遇冷折之，气不通则变哕，亦变湿䘌也。胃虚虫动故也。

十五、冷热痢候

夫冷热痢者，由肠③胃虚弱，宿有寒，而为寒④热所伤，冷热相乘，其痢乍黄乍白是也。若热搏于血，血渗肠间，则变为血痢也。而冷伏肠内，搏津液，则变凝白，则成白滞，亦⑤变赤白痢也。

其汤熨针石，别有正方，补养宣导，今附于后。

养生方导引法云：泄下有寒者，微引气，以息内腹，徐吹息⑥。以鼻引气，气足复前即愈。其有热者，微呼以去之。

十六、杂痢候

杂痢，谓痢色无定，或水谷，或脓血，或青，或黄，或赤，或白，变杂无常，或杂色相兼而痢也。挟热则黄赤，热甚则变脓血也。冷则白，冷甚则青黑，皆由饮食不节。冷热不调，胃气虚，故变易。

十七、休息痢候

休息痢者，胃脘音管有停饮，因痢积久，或冷气，或热气乘之。气动于饮，则饮动，而肠虚受之，故为痢也。冷热气调，其饮则静，而痢亦休也。肠胃虚弱，易为冷热，其邪气或动或静，故其痢乍发乍止，谓之休息痢也。

---

① 大便，有寒：疑为"有寒，大便"之倒文。《金匮要略》卷中《五脏风寒积聚病脉证并治》有"大肠有寒者，多鹜溏。有热者，便肠垢"，可为例证。

② 思：疑"患"字之形误。

③ 肠：原作"腹"，据周本、《外台秘要》卷二十五《冷热痢方》改。

④ 寒：《外台秘要》卷二十五《冷热痢方》作"客"，义长。

⑤ 亦：此上本书卷四十四《产后冷热痢候》有"脓血相杂，冷热不调"八字，义长。

⑥ 息：此上原衍"欲"字，据《外台秘要》卷二十五《冷热痢方》删。

十八、白滞痢候

白滞痢者，肠虚而冷气客之，搏于肠间，津液凝滞成白，故为白滞痢也。

十九、痢如膏候

痢如膏者，是由腑脏虚冷，冷气入于大肠成痢，冷气积肠，又虚滑，脂凝如膏也。

二十、蛊①注痢候

此由岁时寒暑不调，则有湿毒之气伤人②，随经脉血气渐至于脏腑。大肠虚者，毒气乘之，毒气挟热，与血相搏，则成血痢也。毒气侵食于脏腑，如病蛊注之状③。痢血杂脓，瘀黑有片如鸡④肝，与血杂下是也。

二十一、肠蛊痢候

肠蛊痢者，冷热之气入在肠间。先下赤，后下白，连年不愈，侵伤于脏腑，下血杂白，如病蛊之状，名为肠蛊痢⑤也。

二十二、下痢便肠垢候

肠垢者，肠间津汁⑥垢腻也。由热痢蕴积，肠间虚滑，所以因下痢而便肠垢也。

二十三、不伏水土痢候

夫四方之气，温凉不同，随方嗜欲，因以成性。若移其旧土，多不习伏。必因饮食以入肠胃，肠胃不习，便为下痢，故名不伏水土痢也，即水谷痢是也。

二十四、呕逆吐痢候

呕逆吐痢者，由肠胃虚，邪气并之，脏腑之气，自相乘克也。《脉经》云：心乘肝，则吐痢。心，火也。肝，木也。火、木，子母也。火乘于木，子扶母也，此为二脏偏实也。大肠，金也。胃，土也。金、土，母子也。大肠虚，则金气衰微，不能扶土，致令胃气虚弱，此两腑偏虚也。木性克土，火性克金，是为火木相扶，心肝俱盛。而金畏于火，土畏于木，则为肠胃皆弱。肠虚弱则泄痢，胃虚弱则呕吐，故呕⑦逆而复吐痢也。

诊其关上脉数，其人吐。趺阳脉微而涩，微则下痢，涩即吐逆也。

二十五、痢兼烦候

春伤于风，邪气留连，因饮食不节，肠胃虚弱，邪气乘之，则变为痢。痢则腑脏俱虚，水气相并，上乘于心，心气不宣畅，痞满在内，故令痢而兼烦者也。

————

① 蛊：原作"虫"，形误，据本书目录、卷四十七《蛊毒痢候》、《外台秘要》卷二十五《蛊注痢方》改。

② 人：原作"入"，形误，据正保本、周本、《外台秘要》卷二十五《蛊注痢方》改。

③ 状：原误作"家"，据《外台秘要》卷二十五《蛊注痢方》、《医心方》卷十一《治蛊注利方》改。

④ 鸡：原作"杂"，据本书卷四十七、《外台秘要》卷二十五《蛊注痢方》、《医心方》改。

⑤ 痢：原脱，据本候标题补。

⑥ 津汁：《外台秘要》卷二十五《久水痢不瘥肠垢方》作"津液"。

⑦ 呕：原脱，据本候标题补。

二十六、痢兼渴候

夫水谷之精，化为血气、津液，似养脏腑。脏腑虚，受风邪，邪入于肠胃，故痢。痢则津液空竭，腑脏虚燥，故痢而兼渴也。渴而引饮，则痢不止，反益水气，脾胃已虚，不能克消水，水气流溢，浸渍肌肉，则变肿也。

二十七、下痢口中及肠内生疮候

凡痢，口里生疮，则肠间亦有疮也。所以知者，犹如伤寒热病，胃烂身则发疮也。此由挟热痢，脏虚，热气内结，则疮生肠间。热气上冲，则疮生口里。然肠间、口里生疮，皆胃之虚热也。胃虚谷气弱，则九虫、三尸发动，则变成䘌。

二十八、痢兼肿候

痢兼肿者，是痢久脾虚，水气在于肌肉之所为也。脾与胃合，俱象土，脾候身之肌肉，胃为水谷之海，而以脾气克消水谷也。风邪在内，肠胃虚弱，则水谷变为痢也。膀胱与肾合，俱象水，膀胱为津液之腑。小肠与心合，俱象火，而津液之水行于小肠，下为小便也。土性本克水，今因痢，脾胃虚弱，土气衰微，不能克制于水，致令水得妄行，不流于小肠，而浸渍脏腑，散流皮肤，与气相搏，腠理壅闭，故痢而肿也。

二十九、痢谷道肿痛候

是由风冷客于肠胃，肠胃虚则痢。痢久肠虚，风邪客于肛门，邪气与真气相搏，故令肿①痛也。

三十、痢后虚烦候

夫体虚受风冷，风冷入于肠，故痢。痢后虚烦者，由腑脏尚虚，而气内搏之所为也。水谷之精，以养脏腑，痢则水谷减耗，致令腑脏微弱。痢断之后，气未调理，不能宣畅，则肤腠还相搏脏腑。脏腑既虚，而使气还相搏，故令虚烦。

三十一、痢后肿候

痢后肿，由脾胃尚虚，肌肉为风水相乘故也。脾胃虚弱，受于风邪，则水谷变成痢。脾与胃为表里，俱象土，胃为水谷之海，脾候肌肉，土性克水，而痢者，则脾胃虚弱，土气衰微，不能克水，令水妄行，散溢肌肉。痢虽得断，水犹未消，肌肉先受风邪，风水相搏，肤腠闭密，而成肿也。

三十二、痢后不能食候

痢后不能食，由脾胃虚弱，气逆胸间之所为也。风邪入于肠胃而痢，痢则水谷减耗，脾胃虚弱，痢断之后，脾胃尚虚，不胜于食，邪搏于气，逆上②，胃弱不能食。

三十三、痢后腹痛候

痢后腹痛者，体虚受风冷，风冷入于肠胃，则痢后腹痛。是脏气犹虚，风

---

① 肿：原作"疼"，据本候标题、周本改。
② 上：此下《太平圣惠方》卷五十九《治痢后不能食诸方》有"则"字。

冷余热未尽，脏腑未平复，冷气在内，与脏腑相搏，真邪相击，故令腹痛也。

三十四、痢后心下逆满候

痢后而心下逆满，此由脏虚，心下有停饮，气逆乘之所为也。风邪入肠胃，则下痢，下痢则腑脏虚弱。痢断之后，腑脏犹未调和，邪气尚未[①]消尽，邪乘于气，则气逆，与饮食相搏而上，故令心下逆满也。

三十五、脱肛候

脱肛者，肛门脱出也，多因久痢后大肠虚冷所为。肛门为大肠之候，大肠虚而伤于寒，痢而用气嗯，其气下冲，则肛门脱出，因谓脱肛也。

三十六、大下后哕候

夫风冷在内，入于肠胃，则成大下。下断之后，脾胃虚，气逆，遇冷折之，其气不通，则令哕也。

三十七、谷道生疮候

谷道、肛门，大肠之候也。大肠虚热，其气热结肛门，故令生疮。

三十八、谷道虫候

谷道虫者，由胃弱肠虚而蛲虫下乘之也。谷道、肛门，大肠之候。蛲虫者，九虫之内一虫也，在于肠间。若腑脏气实，则虫不妄动。胃弱肠虚，则蛲虫乘之。轻者或痒，或虫从谷道中溢出，重者侵食肛门疮[②]烂。

三十九、谷道痒候

谷道痒者，由胃弱肠虚，则蛲虫下侵谷道。重者食于肛门，轻者但痒也。蛲虫状极细微，形如今之蜗虫状也。

四十、谷道赤痛候

肛门为大肠之候，其气虚，为风热所乘，热气击搏，故令谷道赤痛也。

---

① 未：原作"不"，形误，据周本改。
② 疮：正保本作"痒"。

重刊巢氏诸病源候总论卷之十八

湿䘌病诸候　凡三论

一、湿䘌候

湿䘌病，由脾胃虚弱，为水湿所乘，腹内虫动，侵食成䘌也。多因下利不止，或时病后，客热结腹内所为。其状，不能饮食，忽忽喜睡，绵绵微热，骨节沉重，齿无色①，舌上尽白，细疮如粟。若上唇生疮，是虫食五脏，则心烦懊②。若下唇生疮，是虫食下部，则肛门烂开。甚者，腑脏皆被食，齿下上龈悉生疮，齿色紫黑，利血而湿，由水气也。

脾与胃合，俱象土，胃为水谷之海，脾气磨而消之，水谷之精，化为血气，以养腑脏。若脾胃和，则土气强盛，水湿不能侵之。脾胃虚弱，则土气衰微，或受于冷，乍伤于热，使水谷不消化，糟粕不慎实，则成下利，反为水湿所伤。若时病之后，肠胃虚热，皆令三尸、九虫因虚动作，侵食五脏，上出唇口，下至肛门。胃虚气逆，则变呕哕。虫食腑脏伤败，利出瘀血，如此者死。其因脾胃虚微，土气衰弱，为水湿所侵，虫动成䘌，故名湿䘌也。

又云：有天行之湿，初得不觉，行坐不发③，恒少气力，或微利，或不利，病成则变呕吐，即是虫内食于脏。

又云：有急结湿，先因腹痛下利，脓血相兼出，病成反大小便不通，头项满痛④，小腹急满，起坐不安，亦是内食五脏。凡如此⑤，虽初证未发于外，而心腹亦常烦懊，至于临困，唇口及肛门反复生疮，即死也。

二、心䘌候

心䘌者，由脏虚，诸虫在肠胃间因虚而动，攻食心，谓之心䘌。初不觉他病，忽忽嗜睡，四肢沉重。此䘌或食心，则心烦闷懊痛，后乃侵食余处。

诊其脉，沉而细，手足冷，内湿䘌在心也。

三、疳䘌候

人有嗜甘味多，而动肠胃间诸虫，致令侵食腑脏，此犹是䘌也。凡食五味之物，皆入于胃，其气随其腑脏之味而归

---

① 齿无色：本书卷十七《久水谷痢候》作"齿龈紫黑"，《千金要方》卷十八《九虫》作"齿龈无色"，《太平圣惠方》卷六十《治湿䘌诸方》作"齿无光色"。

② 心烦懊：本书卷十七《久水谷痢候》作"心闷"。

③ 发：《太平圣惠方》卷六十《治湿䘌诸方》作"废"，义通。

④ 满痛：《太平圣惠方》卷六十《治湿䘌诸方》作"皆痛"。

⑤ 此：此下《太平圣惠方》卷六十《治湿䘌诸方》有"者"字。义长。

之。脾与胃为表里，俱象土，其味甘，而甘味柔润于脾胃。脾胃润则气缓，气缓则虫动，虫动则侵食成痔䘌也。但虫因甘而动，故名之为痔也。

其初患之状，手足烦疼①，腰脊无力，夜卧烦躁，昏昏喜妄②，嘿嘿眼涩，夜梦颠倒，饮食无味，面③失颜色，喜睡，起即头眩，体重，䏶④胫酸疼。其上食五脏，则心内懊恼⑤。出食咽喉及齿龈，皆生疮，出黑血，齿色紫黑。下食肠胃，下利黑血。出食肛门，生疮烂开。胃气虚⑥逆，则变呕哕。急者数日便死。亦有缓者，止沉嘿⑦，肢节疼重，食饮减少，面无颜色。在内侵食，乃至数年，方上食口齿生疮，下至肛门伤烂，乃死。

又云：五痔，一是白痔，令人皮肤枯燥，面失颜色。二是赤痔，内食人五脏，令人头发焦枯。三是蛲痔，食人脊膂，游行五脏，体重浮肿。四是痔䘌，食人下部疼痒，腰脊挛急。五是黑痔，食人五脏，多下黑血，数日即死。凡五痔，白者轻，赤者次，蛲痔又次之，痔⑧䘌又次之，黑者最重。皆从肠里上食咽喉、齿龈，并生疮，下至谷道伤烂，下利脓血，呕逆，手足心热，腰痛嗜睡。秋冬可，春夏极⑨。

又云：面青颊⑩赤，眼无精光，唇口燥⑪，腹胀有块，日日⑫瘦损者，是痔。食人五脏，至死不觉。

又云：五痔缓者，则变成五蒸。五蒸者，一曰骨蒸，二曰脉蒸，三曰皮蒸，四曰肉蒸，五曰血蒸。其根源初发，形候虽异，至于蒸成，为病大体略同，皆令人腰疼心满，虚乏无力，日渐羸瘦，或寒热无常，或手足烦热，或逆冷，或利，或涩，或汗也。五蒸别自有论，与虚劳诸病相从也。

九虫病诸候　凡五论

一、九虫候

九虫者，一曰伏虫，长四分。二曰蛔虫，长一尺。三曰白虫，长一寸。四曰肉虫，状如烂杏⑬。五曰肺虫，状如蚕⑭。六曰胃虫，状如虾蟆。七曰弱虫，状如瓜瓣。八曰赤虫，状如生肉。九曰蛲虫，至细微，形如菜虫。

伏虫，群虫之主也。蛔虫，贯心则杀人。白虫相生，子孙转多，其母转大，

---

① 烦疼：《医心方》卷七《治痔湿方》作"烧疼"。

② 妄：《医心方》卷七《治痔湿方》、《太平圣惠方》卷六十《治痔䘌诸方》均作"忘"，通。

③ 面：原作"而"，形误，据《太平圣惠方》卷六十《治痔䘌诸方》改。

④ 䏶：周本、《太平圣惠方》卷六十《治痔䘌诸方》作"股"，义同。

⑤ 懊恼：《太平圣惠方》卷六十《治痔䘌诸方》作"恍惚"。

⑥ 虚：原脱，据本卷《湿䘌候》、《医心方》卷七《治痔湿方》补。

⑦ 止沉嘿："止"，原作"正"，形误，据《医心方》卷七《治痔湿方》、《太平圣惠方》卷六十《治痔䘌诸方》改。"沉嘿"，《医心方》卷七《治痔湿方》作"沉沉嘿嘿"，义同。

⑧ 痔：原作"甘"，据宋本、周本、《太平圣惠方》卷六十《治痔䘌诸方》改。

⑨ 极：《太平圣惠方》卷六十《治痔䘌诸方》作"剧"。

⑩ 颊：《医心方》作"颜"。

⑪ 燥：此上《医心方》卷七《治痔湿方》有"燋"字，《太平圣惠方》卷六十《治痔䘌诸方》有"焦"字。

⑫ 日日：《太平圣惠方》卷六十《治痔䘌诸方》作"日渐"。

⑬ 杏：《医心方》卷七《治九虫方》、《太平圣惠方》卷五十七《治九虫及五脏长虫诸方》作"李"。

⑭ 蚕：《外台秘要》卷二十六《九虫方》作"蚕形"。

长至四五尺①，亦能杀人。肉虫，令人烦满。肺虫，令人咳嗽。胃虫，令人呕吐，胃逆喜哕②。弱虫，又名膈虫，令人多唾。赤虫，令人肠鸣。蛲虫，居胴肠③，多则为痔，极则为癞，因人疮处④，以生诸痈、疽、癣、瘘、疥、龋虫，无所不为。

人亦不必尽有，有亦不必尽多，或偏有⑤，或偏无者。此诸虫依肠胃之间，若腑脏气实，则不为害。若虚，则能侵蚀，随其虫之动，而能变成诸患也。

二、三虫候

三虫者，长虫、赤虫、蛲虫也。为三虫，犹是九虫之数也。长虫，蛔虫也，长一尺，动则吐清水，出则心痛，贯心则死。赤虫，状如生肉，动则肠鸣。蛲虫，至细微，形如菜虫也，居胴肠间，多则为痔，极则为癞，因人疮处，以⑥生诸痈、疽、癣、瘘、疥、龋虫，无所不为。

此既是九虫内之三者，而今别立名，当以其三种偏发动成病，故谓之三虫也。

其汤熨针石，别有正方，补养宣导，今附于后。

养生方导引法云：以两手着头相叉，长引⑦气，即吐之。坐地，缓舒两脚，以两手从⑧外抱膝中，疾低头，入两膝间，两手交叉头上，十二⑨通，愈三虫⑩也。

又云：叩⑪齿二七过，辄咽气二七过⑫。如此⑬三百通乃止。为之二十日，邪气悉去。六十日，小病愈。百日，大病除，三虫、伏尸皆去，面体光泽也。

三、蛔虫候

蛔虫者，是九虫内之一虫也。长一

尺，亦有长五六寸。或因腑脏虚弱而动，或因食甘肥而动。其发动，则腹中痛，发作肿聚，去来上下，痛有休息，亦攻心痛。口喜吐涎及吐清水，贯伤心者则死。

诊其脉，腹中痛，其脉法当沉弱而⑭弦，今⑮反脉洪而大，则是蛔虫也。

四、寸白虫候

寸白者，九虫内之一虫也。长一寸

---

① 白虫相生……四五尺："子孙转多，其母转大"，原作"子孙转大"，语意未尽，据《千金要方》卷十八《九虫》补。"尺"，《千金要方》卷十八《九虫》作"丈"。

② 令人呕吐胃逆喜哕：原作"令人呕逆吐喜哕"，据《千金要方》卷十八《九虫》、《外台秘要》卷二十六《九虫方》改。

③ 胴肠：此下《千金要方》卷十八《九虫》有"之间"二字。

④ 处：《千金要方》卷十八《九虫》作"瘑"。

⑤ 或偏有：原脱，据《千金要方》卷十八《九虫》、《外台秘要》卷二十六《九虫方》、《太平圣惠方》卷五十七《治九虫及五脏长虫诸方》补。

⑥ 以：《外台秘要》卷二十六《三虫方》作"即"。

⑦ 引：原脱，据《外台秘要》卷二十六《三虫方》补。

⑧ 从：原脱，据《外台秘要》卷二十六《三虫方》补。

⑨ 二：原作"三"，据本书卷二十五《蛊毒候》养生方导引法、《外台秘要》卷二十六《三虫方》改。

⑩ 虫：原作"尸"，与本候内容不符，据《外台秘要》卷二十六《三虫方》改。

⑪ 叩：此上本书卷二《鬼邪候》养生方导引法有"仙经治百病之道"一句。

⑫ 过，原脱，据本书卷二《鬼邪候》、卷二十三《伏尸候》养生方导引法补。

⑬ 此：原脱，据本书卷二十三《伏尸候》补。又，《外台秘要》卷二十六《三虫方》作"是"，义同。

⑭ 而：原脱，据本书卷五十《蛔虫候》补。

⑮ 今：原作"令"，形误，据本书卷五十《蛔虫候》、周本、正保本、《外台秘要》卷二十六《蛔虫候》改。

而色白，形小褊。因腑脏虚弱而能发动。或云饮白酒，一云以桑枝贯牛肉炙食，并食生栗①所成。

又云：食生鱼后，即饮奶酪，亦令生之。其发动则损人精气，腰脚疼弱。

又云：此虫生长一尺，则令人死。

五、蛲虫候

蛲虫，犹是九虫内之一虫也。形甚细②小，如今之蜗③虫状。亦因腑脏虚弱而致发动。甚者则能成痔、瘘、疥、癣、癞、痈、疽、𤵜诸疮。

蛲虫是人体虚④极重者，故蛲虫因之动作⑤，无所不为也。

---

① 食生栗："食"字原脱，据本书卷五十《寸白虫候》、《外台秘要》卷二十六《寸白虫方》补。"栗"，《外台秘要》卷二十六《寸白虫方》作"鱼"。

② 细：原脱，据本篇《九虫候》、《三虫候》、本书卷五十《蛲虫候》补。

③ 蜗：本篇九虫候、三虫候均作"菜"，义长。

④ 虚：此下《外台秘要》卷二十六《蛲虫方》有"弱"字。

⑤ 故蛲虫因之动作：原作"故为蛲虫，因动作"，据《医心方》卷七《治蛲虫方》、《外台秘要》卷二十六《蛲虫方》改。

重刊巢氏诸病源候总论卷之十九

积聚病诸候　凡六论

一、积聚候

积聚者，由阴阳不和，腑脏虚弱，受于风邪，搏于腑脏之气所为也。腑者，阳也，脏者，阴也。阳浮而动，阴沉而伏。积者阴气，五脏所生，始发不离其部，故上下有所穷已①。聚者阳气，六腑所成，故无根本②，上下无所留止，其痛无有常处。诸脏受邪，初未能为积聚，留滞不去，乃成积聚。

肝之积，名曰肥气。在左胁下，如覆杯，有头足③，久不愈，令人发痎疟④，连岁月⑤不已。以季夏戊己⑥得之。何以言之？肺病当传肝⑦，肝当传脾，脾季⑧夏适王，王者不受邪，肝复欲还肺，肺不肯受，故留结为积。故知之肥气季夏⑨得之也。

心之积，名曰伏梁。起脐上，大⑩如臂，上至心下。久不愈，令人病烦心⑪。以秋庚辛⑫得之。何以言之？肾病当传心，心当传肺，肺秋适王，王者不受邪，心欲复⑬还肾，肾不肯受，故留结为积，故知伏梁以秋⑭得之也。

脾之积，名曰痞气。在胃脘，覆大如盘。久不愈，令人四肢不收，发黄疸，饮食不为肌肤。以冬壬癸⑮得之。何以言之？肝病当传脾，脾当传肾，肾冬适王，

王者不受邪，脾欲复还肝，肝不肯受，

---

① 始发……有所穷已：《难经·五十五难》作："其始发有常处，其痛不离其部，上下有所终始，左右有所穷处"。

② 故无根本：《难经·五十五难》作"其始发无根本"。

③ 有头足：此下《针灸甲乙经》卷八《经络受病入肠胃五脏发伏梁息贲肥气痃气奔豚》有"如龟鳖状"四字。

④ 痎疟：此上《难经·五十六难》有"咳逆"二字。

⑤ 月：《难经·五十六难》无此字。

⑥ 季夏戊己："季"字原脱，据《难经·五十六难》、《外台秘要》卷十二《积聚方》补。"戊己"后，《难经·五十六难》、《外台秘要》卷十二《积聚方》均有"日"字。

⑦ 肺病当传肝："肺"，原作"脾"，形误，据周本、《难经·五十六难》、《外台秘要》卷十二《积聚方》改。"当"，原脱，据文例、《外台秘要》卷十二《积聚方》补。

⑧ 季：原脱，据《难经·五十六难》《外台秘要》卷十二《积聚方》补。

⑨ 季夏：原作"仲夏"，上下文义不协，据周本、《难经·五十六难》《外台秘要》卷十二《积聚方》改。又，此下《难经·五十六难》《外台秘要》卷十二《积聚方》有"戊己日"三字。

⑩ 大：原脱，据本篇《伏梁候》、《难经·五十六难》《外台秘要》卷十二《积聚方》补。

⑪ 久不愈，令人烦心：原脱，上下文体不一，据《难经·五十六难》补。

⑫ 庚辛：此下《难经·五十六难》、《外台秘要》卷十二《积聚方》均有"日"字。

⑬ 欲复：《难经·五十六难》作"复欲"。

⑭ 秋：此下《难经·五十六难》、《外台秘要》卷十二《积聚方》均有"庚辛日"三字。

⑮ 壬癸：此下《难经·五十六难》、《外台秘要》卷十二《积聚方》有"日"字。

故留结为积，故知痞气以冬①得之也。

肺之积，名曰息贲。在右胁下，覆大如杯。久不愈，令人洒淅寒热，喘嗽发肺痈。以春甲乙②得之。何以言之？心病当③传肺，肺当传肝，肝以春适王，王者不受邪，肺欲复还心，心不肯受，故留结为积，故知息贲以春④得之也。

肾之积，名曰贲豚。发于少腹，上至心下，若豚贲走之状，上下无时。久不愈，令人喘逆，骨萎少气。以夏丙丁⑤得之。何以言之？脾病当传肾，肾当传心，心夏适王，王者不受邪，肾欲复还脾，脾不肯受，故留结为积，故知贲豚以夏⑥得之也。此⑦为五积也。

诊其脉，駃而紧，积聚。脉浮而牢，积聚。脉横者，胁下有积聚。脉来小沉实者，胃中有积聚，不下食，食即吐出。脉来细沉⑧附骨者，积也。脉出在左，积在左。脉出在右，积在右。脉两出，积在中央。以部处之。

诊得肺积脉，浮而毛，按之辟易。胁⑨下气逆，背相引痛，少气，善忘，目瞑，皮肤寒，秋愈夏剧⑩。主皮中时痛，如虱缘状，其甚，如针刺之状，时痒，色白也。

诊得心积脉，沉而芤，时⑪上下无常处。病悸⑫，腹中热，面赤，咽干，心⑬烦，掌中热，甚即唾血。主身瘈疭，主血厥，夏瘥冬剧。色赤也。

诊得脾积脉，浮大而长。饥则减，饱则见，膜起与谷争⑭，累累⑮如桃李，起见于外。腹满，呕，泄，肠鸣，四肢重，足胫肿，厥，不能卧。主肌肉损，季夏瘥春剧⑯，色黄也。

诊得肝积脉，弦而细。两胁下痛，邪走心下，足胫寒，胁痛引小腹，男子积疝也，女子病⑰淋也。身无膏泽，喜转筋，爪甲枯黑，春瘥秋剧。色青也。

诊得肾积脉，沉而急。苦⑱脊与腰相引痛，饥则见，饱则减。病腰痛⑲，小腹里急，口干，咽肿伤烂，目茫茫，骨中寒，主髓厥，喜忘，冬瘥夏剧⑳。色黑也。

诊得心腹积聚，其脉牢强急者生，

---

① 冬：此下《难经·五十六难》、《外台秘要》卷十二《积聚方》有"壬癸日"三字。

② 甲乙：此下《难经·五十六难》、《外台秘要》卷十二《积聚方》有"日"字。

③ 当：原脱，据文例、《外台秘要》卷十二《积聚方》补。

④ 春：此下《难经·五十六难》、《外台秘要》卷十二《积聚方》有"甲乙日"三字。

⑤ 丙丁：此下《难经·五十六难》、《外台秘要》卷十二《积聚方》有"日"字。

⑥ 夏：此下《难经·五十六难》、《外台秘要》卷十二《积聚方》有"丙丁日"三字。

⑦ 此：此下周本有"五者"二字。

⑧ 沉：《金匮要略·五脏风寒积聚病脉证并治》、《脉经》卷八《平五脏积聚脉证》作"而"。《外台秘要》卷十二《积聚方》作"奭"。

⑨ 胁：原作"时"，据周本、《脉经》卷八《平五脏积聚脉证》改。

⑩ 秋愈夏剧：据文例，本句当在下文"色白也"之上。

⑪ 时：《脉经》卷八《平五脏积聚脉证》无此字。

⑫ 悸：此上《脉经》卷八《平五脏积聚脉证》有"胸满"二字。

⑬ 心：原脱，据本卷伏梁候、《脉经》卷八《平五脏积聚脉证》补。

⑭ 膜起与谷争：《脉经》卷八《平五脏积聚脉证》作"膜起与谷争减"，义长。"膜"，原作"瞋"，形误，据周本、《脉经》卷八《平五脏积聚脉证》改。

⑮ 累累：此上《脉经》卷八《平五脏积聚脉证》有"心下"二字。

⑯ 季夏瘥春剧：原脱，据上下文例补。

⑰ 病：《脉经》卷八《平五脏积聚脉证》作"瘕"，义长。

⑱ 苦：原作"若"，形误，据《脉经》卷八《平五脏积聚脉证》、《外台秘要》卷十二《积聚方》改。

⑲ 痛：原脱，据《脉经》卷八《平五脏积聚脉证》补。

⑳ 冬瘥夏剧：原脱，据文例补。

脉虚弱急者死。

又，积聚之脉，实强者生，沉者死。

其汤熨针石，别有正方，补养宣导，今附于后。

养生方导引法云：以左足践右足上，除心下积。

又云：病心下积聚，端坐伸腰①，向日仰头，徐以口内气②，因而咽之，三十过而止，开目作③。

又云：左胁侧卧，申臂直脚，以口内气，鼻吐之，周④而复始。除积聚，心下不便⑤。

又云：以左手按右胁，举右手极形。除积及老血。

又云：闭口微息，正坐向王气，张鼻取气，逼置脐下，小口微出气⑥，十二通。以除结聚。低头不息十二通，以消饮食，令身轻强。行之冬月，令人不寒。

又云：端坐伸腰，直上，展两臂，仰两手掌，以鼻内气闭之，自极七息，名曰蜀上乔⑦。除胁下积聚。

又云：向晨去枕，正偃卧，伸臂胫，瞑目，闭口不息，极张腹、两足，再息，顷间吸腹仰两足，倍拳，欲自微息定⑧，复为之⑨，春三、夏五、秋七、冬九。荡涤五脏，津润六腑，所病皆愈。腹有疾积聚者，张吸其腹，热乃止。癥瘕散破，即愈矣。

二、积聚痼结候

积聚痼结者，是五脏六腑之气已积聚于内，重因饮食不节，寒温不调，邪气重沓，牢痼盘结者也。若久即成癥。

三、积聚心腹痛候

积者阴气，五脏所生，其痛不离其部，故上下有所穷已。聚者阳气，六腑所成，故无根本，上下无所留止，其痛无有常处。此皆由寒气搏于脏腑，与阴阳气相击下上⑩，故心腹痛也。

诊其寸口之脉沉而横，胁下有积，腹中有横积聚痛⑪。又，寸口脉细沉滑者，有积聚在胁下，左右皆满，与背相引痛。

又云：寸口脉紧而牢者，胁下腹中有横积结，痛而泄利。脉微细者生，浮者死。

四、积聚心腹胀满候

积者阴气，五脏所生，其痛不离其部，故上下有所穷已。聚者阳气，六腑所成，故无根本，上下无所留止，其痛无有常处也。积聚成病，蕴结在内，则气行不宣通，气⑫搏于腑脏，故心腹胀

_____

①　伸腰：《外台秘要》卷十二《积聚方》作"柱"。

②　徐以口内气："徐"，原作"除"，据宋本、周本、《王子乔导引法》、《外台秘要》卷十二《积聚方》改。"口"，《王子乔导引法》作"鼻"。

③　作：原脱，据《王子乔导引法》补。

④　周：原作"通"，形误，据汪本、周本改。

⑤　不便：周本作"否鞕"。

⑥　气：原错置于"十二通"之下，据功法乙正。

⑦　乔：《外台秘要》卷十二《积聚方》作"桥"，《王子乔导引法》作"台"。

⑧　欲自微息定：《外台秘要》卷十二《积聚方》作"欲息微定"。

⑨　之：原无，据本书卷十四《咳逆候》、本卷《癥瘕候》养生方导引法补。

⑩　下上：《太平圣惠方》卷四十八《治积聚心腹痛诸方》作"上下"。

⑪　寸口……横积聚痛：《脉经》卷八《平五脏积聚脉证》作"寸口脉沉而横者，胁下及腹中有横积痛。"

⑫　气：《外台秘要》卷十二《积聚心腹胀满方》作"还"。《太平圣惠方》卷四十八《治积聚心腹胀满诸方》作"气还"。

满，心腹胀满则烦而闷，尤短气也[1]。

五、积聚宿食候

积者阴气，五脏所生，其痛不离其部，故上下有所穷已。聚者阳气，六腑所成，故无根本，上下[2]无所留止，其痛无有常处。积聚而宿食不消者，由脏腑为寒气所乘，脾胃虚冷，故不[3]消化，留为宿食也。

诊其脉来实，心腹积聚，饮食不消，胃中冷[4]也。

六、伏梁候

伏梁者，此由[5]五脏之积一名也。心之积，名曰伏梁。起于脐上，大如臂。

诊得心积脉，沉而芤，时上下无常处。病悸[6]，腹中热，面赤[7]而咽干，心烦，掌中热，甚即唾血，身瘛疭[8]。夏瘥冬剧。唾脓血者死[9]。又，其脉牢[10]强急者生，虚弱急者死。

癥瘕病诸候　凡十八论

一、癥候

癥者，由寒温失节，致腑脏之气虚弱，而食饮不消，聚结在内，染渐生长。块瘕盘牢不移动者，是癥也。言其形状，可征验也。若积引岁月，人即柴瘦，腹转大，遂致死。

诊其脉弦而伏，其癥不转动者必死。

二、癥瘕候

癥瘕者，皆由寒温不调，饮食不化，

与脏气相搏结所生也。其病不动者，直名为癥。若病虽有结瘕而可推移者，名为瘕[11]。瘕者，假也，谓虚假可动也。

候其人发语声嘶，中声浊，而后语乏[12]气拖舌，语而不出。此人食结在腹，病寒，口里常水出，四体洒洒常如发疟，饮食不能，常自闷闷[13]而痛，此食癥病也。

诊其脉，沉而中散者，寒食癥也。脉弦紧而细[14]，癥也。若在心下，则寸口脉弦紧。在胃脘，则关上[15]弦紧。在脐下[16]，则尺中弦紧。脉癥法，左手脉横，

---

① 烦而闷，尤短气也：《外台秘要》卷十二《积聚心腹胀满方》作"烦而短气也"。

② 上下：原倒作"下上"，据文例、周本乙正。

③ 不：《外台秘要》卷十二《积聚宿食寒热方》作"不能"二字。

④ 冷：此下《外台秘要》卷十二《积聚宿食寒热方》有"故"字，义长。

⑤ 由：周本作"犹"，义同。

⑥ 悸：原脱，据本篇《积聚候》、《脉经》卷八《平惊悸衄吐下血胸满瘀血脉证》补。又，此上《脉经》卷八《平惊悸衄吐下血胸满瘀血脉证》有"胸满"二字。

⑦ 面赤：原脱，据本篇《积聚候》、《脉经》卷八《平惊悸衄吐下血胸满瘀血脉证》补。

⑧ 瘛疭：此下本篇《积聚候》、《脉经》卷八《平惊悸衄吐下血胸满瘀血脉证》有"主血厥"三字。

⑨ 唾脓血者死：本篇《积聚候》、《脉经》卷八《平惊悸衄吐下血胸满瘀血脉证》作"色赤也"。

⑩ 牢：原作"卒"，形误，据本篇《积聚候》、宋本、周本、《脉经》卷八《平惊悸衄吐下血胸满瘀血脉证》改。

⑪ 瘕：此上原衍"癥"字，据《医心方》卷十《治鱼瘕方》、《太平圣惠方》卷四十九《治癥瘕诸方》删。

⑫ 乏：原作"之"，据宋本、周本改。

⑬ 闷闷：《太平圣惠方》卷四十九《治癥瘕诸方》作"郁郁"。

⑭ 细：《脉经》卷八《平五脏积聚脉证》作"微细"。

⑮ 上：《脉经》卷八《平五脏积聚脉证》无此字。

⑯ 下：原脱，据《脉经》卷八《平五脏积聚脉证》补。

瘕在左，右手脉横，瘕在右，脉头大在上，头小在下。脉来迟①而牢者，为病瘕也。肾脉小急，肝脉小急，心脉小急，不鼓，皆为瘕②。寸口脉结者，瘕瘕。脉弦③而伏，腹中有瘕，不可转动，必死，不治故④也。

其汤熨针石，别有正方，补养宣导，今附于后。

养生方云：饮食大走，肠胃伤，久成瘕瘕，时时结痛。

养生方导引法云：向晨，去枕，正偃卧，伸臂胫，瞑目，闭口无息，极张腹、两足，再息。顷⑤间，吸腹，仰两足，倍拳，欲自微息定，复为之。春三、夏五、秋七、冬九。荡涤五脏，津润六腑，所病皆愈。腹有疾⑥积聚者，张吸其腹，热乃止。瘕瘕散破即愈矣。

三、暴瘕候

暴瘕者，由腑脏⑦虚弱，食生冷之物，脏既虚弱⑧，不能消之，结聚成块。卒然而起，其生无渐，名曰暴瘕也。本由脏弱，其瘕暴生，至于成病，死人则速。

四、鳖瘕候

鳖瘕者，谓腹内瘕结，如鳖之形状。有食鳖触冷不消生瘕者，有食诸杂物得冷不消，变化而作者。此皆脾胃气弱而遇冷，不能克消故也。瘕病⑨结成，推之不动移是也。

五、虱瘕候

人有多虱，而性好啮之，所啮既多，腑脏虚弱，不能消之，不幸变化生瘕，而患者亦少。俗云虱瘕人见虱必啮之，不能禁止。虱生长在腹内，时有从下部出。亦能毙人。

六、米瘕候

人有好哑米⑩，转久弥嗜哑⑪之。若不得米，则胸中清水出，得米⑫水便止，米不消化，遂生瘕结。其人常思米，不能饮食，久则毙⑬。

七、食瘕候

有人卒大能食，乖其常分，因饥值生葱，便大食之，乃生⑭一肉块，绕畔有

---

① 迟：原作"逆"，据《太平圣惠方》卷四十九《治瘕瘕诸方》改。

② 心脉小急……皆为瘕：原作"心脉若鼓"，据《素问·大奇论》改。

③ 弦：原脱，据周本补。

④ 故：周本、《太平圣惠方》卷四十九《治瘕瘕诸方》无此字。

⑤ 顷：原作"项"，形误，据本书卷十四《咳逆候》、本卷《积聚候》养生方导引法、周本改。

⑥ 腹有疾：原脱，据本卷《积聚候》补。

⑦ 腑脏：《外台秘要》卷十二《暴瘕方》、《医心方》卷十《治暴瘕方》作"脏气"。

⑧ 虚弱：《外台秘要》卷十二《暴瘕方》、《医心方》卷十《治暴瘕方》作"本弱"。

⑨ 瘕病：原作"瘕瘕"，据宋本改。又，《外台秘要》卷十二《鳖瘕方》作"瘕者，其病"。

⑩ 哑米：《太平圣惠方》卷四十八《治米瘕诸方》作"食米"。

⑪ 哑：《太平圣惠方》卷四十八《治米瘕诸方》无此字。

⑫ 米：此下《医心方》卷十《治米瘕方》有"服"字。

⑬ 毙：此下宋本、正保本、《外台秘要》卷十二《米瘕方》有"人"字。

⑭ 生：《外台秘要》卷十二《食瘕及食鱼肉成瘕方》、《医心方》卷十《治食瘕方》作"吐"。

口，其病则难①愈，故谓食癥。特由不幸，致此妖异②成癥，非饮食生冷过度之病也。

八、腹内有人声候

夫有人腹内忽有人声，或学人语而相答，此乃不幸，致生灾变，非关经络腑脏、冷热虚实所为也。

九、发癥候

有人因食饮内误有头发，随食而入③成癥。胸喉间如有虫，上下来去者是也。

十、蛟龙病候

蛟龙病者，云三月八月蛟龙子生在芹菜上，人食芹菜，不幸随食入人腹，变成蛟龙。其病之状，发则如癫。

十一、瘕病候

瘕病者，由寒温不适，饮食不消，与脏气相搏，积在腹内，结块瘕痛，随气移动是也。言其虚假不牢，故谓之为瘕也。

十二、鳖瘕候

鳖瘕者，谓腹中瘕结如鳖状是也。有食鳖触冷不消而生者，亦有食诸杂肉，得冷④变化而作者。皆由脾胃气虚弱而遇冷，则不能克消所致。瘕言假也，谓其有形，假而推移也。昔曾有人共奴俱患鳖瘕，奴在前死，遂破其腹，得一白鳖，仍故活。有人乘白马来看此鳖，白马遂⑤尿，随落鳖上，即缩头及脚，寻以马尿

灌之，即化为水。其主曰：吾将瘥矣。即服之，果如其言，得瘥。

养生方云：六月勿食泽中水，令人成鳖瘕也。

十三、鱼瘕候

有人胃气虚弱者，食生鱼，因为冷气所搏，不能消之，结成鱼瘕。揣之有形，状如鱼是也。亦有饮陂湖之水，误有小鱼入人腹，不幸便即生长，亦有形，状如鱼也。

养生方云：鱼赤目，作鲙食之，生瘕。

十四、蛇瘕候

人有食蛇不消，因腹内生蛇瘕也。亦有蛇之精液误入饮食内，亦令病之。其状常苦⑥饥，而食则不下，喉噎塞，食至胸内即吐出。其病在腹，摸揣亦有蛇状，谓蛇瘕也。

十五、肉瘕候

人有病，常思肉，得肉食讫，又思

① 难：《外台秘要》卷十二《食癥及食鱼肉成癥方》、《医心方》卷十《治食癥方》无此字。

② 妖异：《医心方》卷十《治食癥方》作"发暴"。

③ 入：此下《外台秘要》卷十二《发癥方》有"胃"字。

④ 诸杂肉，得冷：《外台秘要》卷十二《鳖瘕方》作"诸杂冷物"。"肉"，《医心方》卷十《治鳖瘕方》作"物"。

⑤ 遂：《外台秘要》卷十二《鳖瘕方》作"忽"，义长。

⑥ 苦：原作"若"，形误，据《外台秘要》卷十二《蛇瘕方》、《医心方》卷十《治蛇瘕方》、《太平圣惠方》卷四十八《治蛇瘕方》改。

之，名为肉瘕也。

十六、酒瘕候

人有性嗜酒，饮酒既多，而食谷常少，积久渐瘦。其病遂当思酒，不得酒即吐，多睡，不复能食。云是胃中有虫使之然，名为酒瘕也。

十七、谷瘕候

人有能食而不大便，初有不觉为患，久乃腹内成块结，推之可动，故名为谷瘕也。

十八、腹内有毛候

人有饮食内误有毛，随食入腹，则令渐渐羸瘦。但此病不说别有证状，当以举因食毛以知之。

重刊巢氏诸病源候总论卷之二十

疝病诸候 凡十一论

一、诸疝候

诸疝者，阴气积于内，复为寒气所加，使荣卫不调，血气虚弱，故风冷入其腹内，而成疝也。疝者，痛也。或少腹痛，不得大小便，或手足厥冷，绕脐痛，白汗出，或冷气逆上抢心腹，令心痛，或里急而腹痛。此诸候非一，故云诸疝也。

脉弦紧者，疝也。

二、寒疝候

寒疝者，阴气积于内，则卫气不行。卫气不行，则寒气盛也。故令恶寒不欲食，手足厥冷，绕脐痛，白汗出，遇寒即发，故云寒疝也。其脉弦紧者是也。

其汤熨针石，别有正方，补养宣导，今附于后。

养生方导引法云：蹲踞，以两手举足①，蹲极横。治气冲肿痛，寒疝入上下。

致肾气法②：蹲踞，以两手捉趾令离地，低跟极横挽，自然一通。愈荣卫中痛。

三、寒疝心痛候

夫寒疝心痛，阴气积结所生也。阴气不散，则寒气盛，寒气盛，则痛上下无常，言③冷气上冲于心，故令心痛也。

四、寒疝腹痛候

此④由阴气积于内，寒气结搏而不散，腑脏虚弱，故风邪冷气与正气相击，则腹痛里急，故云寒疝腹痛也。

五、寒疝心腹痛候

此由腑脏虚弱，风邪客于其间，与真气相击，故痛。其痛随气上下，或上冲于心，或⑤在于腹，皆由寒气所作，所以谓之寒疝心腹痛也。

六、寒疝积聚候

积聚者，由寒气在内所生也。血气虚弱，风邪搏于腑脏，寒多则气涩，气涩则生积聚也。积者阴气，五脏所生，始发不离其部，故上下有所穷已。聚者阳气，六腑所生也，故无根本，上下无

---

① 足：原作"手"，据宋本、正保本、周本、《宁先生导引养生法》改。

② 法：原脱，据《宁先生导引养生法》补。

③ 言：周本、《外台秘要》卷七《寒疝心痛方》作"处"，连上句读。

④ 此：此上《外台秘要》卷七《寒疝腹痛方》有"疝者痛也"四字。

⑤ 或：原作"故"，据周本、《太平圣惠方》卷四十八《治寒疝心腹痛诸方》改。

所留止。但诸脏腑受邪，初未能为积聚，邪气留滞不去，乃成积聚。其为病也，或左右胁下如覆杯，或脐上下如臂，或胃脘间覆大如盘，羸瘦少气，或洒淅寒热，四肢不收，饮食不为肌肤，或累累如桃李，或腹满呕泄，寒[1]即痛。故云寒疝积聚也。

其脉快而紧，积聚。浮而牢，积聚。牢强急者生，虚弱急者死。

七、七疝候

七疝者，厥疝、癥疝、寒疝、气疝、盘疝、胕[2]疝、狼疝，此名七疝也。厥逆心痛，足寒，诸饮食吐不下[3]，名曰厥疝也。腹中气乍满，心下尽痛，气积如臂，名曰癥疝也。寒饮食即胁下腹中尽痛，名曰寒疝也。腹中乍满乍减而痛，名曰气疝也。腹中痛在脐旁，名曰盘疝也。腹中[4]脐下有积聚，名曰胕疝也。小腹与阴相引而痛，大行难，名曰狼疝也。凡七疝，皆由血气虚弱，饮食寒温不调之所生。

八、五疝候

一曰石疝，二曰血疝，三曰阴疝，四曰妒疝，五曰气疝，是为五疝也。而范汪所录华佗太一决疑双丸方云治八痞、五疝、积聚、伏热、留饮、往来寒热，而不的显五疝之状，寻此皆由腑脏虚弱，饮食不节，血气不和，寒温不调之所生也。

九、心疝候

疝者，痛也[5]。由阴气积于内，寒气不散，上冲于心，故使心痛，谓之心疝也。其痛也，或如锥刀所刺，或阴阴而疼，或四肢逆冷，或唇口变青，皆其候也。

十、饥疝候

阴气在内，寒气客于足阳明、手少阴之络，令食竟必饥，心为之痛，故谓之饥疝。

十一、疝瘕候

疝者，痛也，瘕者，假也。其病虽有结瘕，而虚假可推移，故谓之疝瘕也。由寒邪与脏腑相搏所成。其病，腹内急痛，腰背相引痛，亦引小腹痛。

脉沉细而滑者，曰疝瘕。紧急而滑者，曰疝瘕。

方云：干脯曝之不燥者，食之成疝瘕。

其汤熨针石，别有正方，补养宣导，今附于后。

养生方导引法云：挽两足指，五息止，引腹中气。去疝瘕，利孔窍。

又云：坐，舒两脚，以两手捉大拇指，使足上头下，极挽，五息止，引腹牵气，遍行身体。去疝瘕病，利诸孔窍，往来易行。久行精爽，聪明修长。

---

① 寒：此上《太平圣惠方》卷四十八《治寒疝积聚诸方》有"遇"字。

② 胕：正保本作"腑"。

③ 诸饮食吐不下：《太平圣惠方》卷四十八《治七疝诸方》作"饮食吐逆不止"，《普济方》卷二四七《诸疝附论》作"饮食则吐者"。

④ 中：此下《医心方》卷十《治七疝方》有"在"字，《太平圣惠方》卷四十八《治七疝诸方》有"痛在"二字。

⑤ 疝者，痛也：《外台秘要》卷七《心疝方》作"心疝者"。

痰饮病诸候 凡十六论

一、痰饮候

痰饮者，由气脉闭塞，津液不通，水饮气停在胸府，结而成痰。又，其人素盛今瘦，水走肠间，漉漉①有声，谓之痰饮。其病也，胸胁胀满，水谷不消，结在腹内两肋，水入肠胃，动作有声，体重多唾，短气好眠，胸背痛，甚则上气咳逆，倚息，短气不能卧，其形如肿是也。

脉偏弦为痰②，浮而滑为饮③。

其汤熨针石，别有正方，补养宣导，今附于后。

养生方导引法云：左右侧卧，不息十二通，治痰饮不消。右有饮病，右侧卧。左有饮病，左侧卧。又有不消，以④气排之，左右各十有二息。治痰饮也。

二、痰饮食不消候

此由痰水结聚在胸府、膀胱之间，久而不散，流行于脾胃。脾恶湿，得水则胀，胀则不能消食也。或令腹里虚满，或水谷不消化，或时呕逆，皆其候也。

三、热痰候

热痰者，谓饮水浆结积所生也。言阴阳否隔，上焦生热，热气与痰水相搏，聚而不散，故令身体虚热，逆害饮食，头面噏噏而热，故云热痰也。

四、冷痰候

冷痰者，言胃气虚弱，不能宣行水谷，故使痰水结聚，停于胸膈之间，时⑤令人吞酸气逆，四肢变青，不能食饮也。

五、痰结实候

此由痰水积聚，在于胸府，遇冷热之气相搏，结实不消，故令人心腹痞满，气息不安⑥，头眩目暗，常欲呕逆，故言痰结实。

六、膈痰风厥头痛候

膈痰者，谓痰水在于胸膈之上，又犯大寒，使阳气不行，令痰水结聚不散，而阴气逆上，上与风痰相结，上冲于头，即令头痛。或数岁不已，久连脑痛，故云膈痰风厥头痛。若手足寒冷至节，即死。

七、诸痰候

诸痰者，此由血脉壅塞，饮水积聚而不消散，故成痰也。或冷，或热，或结实，或食不消，或胸腹痞满，或短气好眠，诸候非一，故云诸痰。

八、流饮候

流饮者，由饮水多，水流走于肠胃

---

① 漉漉：《金匮要略·痰饮咳嗽病脉证并治》作"沥沥"，义同。

② 痰：《金匮要略·痰饮咳嗽病脉证并治》、《外台秘要》卷八《痰饮论》作"饮"。

③ 浮而滑为饮：《金匮要略·痰饮咳嗽病脉证并治》作"浮而细滑，伤饮"。

④ 以：原脱，据《宁先生导引养生法》补。

⑤ 时：《外台秘要》卷八《冷痰方》作"遂"。

⑥ 安：《太平圣惠方》卷五十一《治痰结实诸方》作"利"，义长。

之间，瀝瀝有声，谓之流饮。遇血气痞涩，经络不行，水不宣通，停聚溢于膀胱之间，即令人短气。将息遇冷，亦能虚胀。久不瘥，结聚而成癖也。

九、流饮宿食候

流饮宿食者，由饮水过多，水气流行在脾胃之间，脾得湿气则不能消食，令人噫则有宿食之气，腹胀满，亦壮热，或吞酸，皆其候也。

十、留饮候

留饮者，由饮酒后饮水多，水气停留于胸膈之间而不宣散，乃令人胁下痛，短气而渴，皆其候也。

十一、留饮宿食候

留饮宿食者，由饮酒后饮水多，水气停留于脾胃之间，脾得湿气则不能消食，令人噫气酸臭，腹胀满，吞酸，所以谓之留饮宿食也。

十二、癖饮候

此由饮水多，水气停聚两胁之间，遇寒气相搏，则结聚而成块，谓之癖饮。在胁下，弦亘起，按之则作水声。

十三、诸饮候

诸饮者，皆由荣卫气痞涩，三焦不调，而因饮水多，停积而成痰饮。其为病也，或两胁胀满，或心胸烦闷，或眼暗口干，或呕逆短气，诸候非一，故云诸饮。

其汤熨针石，别有正方，补养宣导，今附于后。

养生方导引法云：行左之、右之侧卧，闭目，气不息十二通，治诸饮不消。右有饮病，右[①]不息，排下消之。

又云：鹜行气，低头倚壁，不息十二通，以意排之，痰饮宿食从下部出，自愈[②]。鹜行气者，身直颈曲，排气下行而一通，愈宿食。久行自[③]然能出，不须孔塞也。

十四、支饮候

支饮，谓饮水过多，停积于胸膈之间[④]，支乘于心，故云支饮。其病，令人咳逆喘息[⑤]，身体如肿之状，谓之支饮也。

十五、溢饮候

溢饮，谓因大渴而暴饮水，水气溢于肠胃之外，在于皮肤之间，故言溢饮。令人身体疼重而多汗，是其候也。

十六、悬饮候

悬饮，谓饮水过多，留注[⑥]胁下，令胁间悬痛，咳唾引胁痛，故云悬饮。

----

① 右：原作"左"，据《痰饮候》养生方导引法改。

② 自愈：原作"息"，误，据本书卷二十一《宿食不消候》养生方导引法改。

③ 自：原作"息"，形误，据周本改。

④ 谓饮水……胸膈之间：《外台秘要》卷八《支饮方》作"谓水饮停于胸膈之间"。

⑤ 喘息：《金匮要略·痰饮咳嗽病脉证并治》作"倚息，短气不得卧"。

⑥ 留注：宋本、《外台秘要》卷八《悬饮方》作"在"。

癖病诸候　凡十一论

一、癖候

夫五脏调和，则荣卫气理，荣卫气理，则津液通流，虽复多饮水浆，不能为病。若摄养乖方，则①三焦痞隔，三焦否隔，则肠胃不能宣行，因饮水浆过多，便令停滞不散②，更遇寒气，积聚而成癖。癖者，谓僻侧在于两胁之间，有时而痛是也。

其汤熨针石，别有正方，补养宣导，今附于后。

养生方云：卧觉，勿饮水更眠，令人作水癖。

又云：饮水勿③急咽，久成水癖。

养生方导引法云④：举两膝，夹两颊边，两手据地蹲坐，故久行之，愈伏梁⑤。伏梁者，宿食不消成癖，腹中如杯如盘。宿痫者，宿水宿气癖数生痫。久行，肠化为筋，骨变为实。

二、久癖候

久癖，谓饮水过多，水气壅滞，遇寒热气相搏，便成癖。在于两肋⑥下，经久不瘥，乃结聚成形，弦亘⑦而起，按之乃水鸣，积有岁年，故云久癖。

三、癖结候

此由饮水聚停不散，复因饮食相搏，致使结积在于胁下，时有弦亘起，或胀痛，或喘息短气，故云癖结。脉紧实者，癖结也。

四、癖食不消候

此由饮水结聚在于膀胱，遇冷热气相搏，因而作癖。癖者，冷气也。冷气久乘于脾，脾得湿冷，则不能消谷，故令食不消。使人羸瘦不能食，时泄利，腹内痛，气力乏弱，颜色黧黑是也。关脉细微而绝者，腹内有癖。不能食也。

五、寒癖候

寒癖之为病，是水饮停积，胁下弦强是也。因遇寒即痛，所以谓之寒癖。脉弦而大者，寒癖也。

六、饮癖候

饮癖者，由饮水过多，在于胁下不散，又遇冷气相触而痛，即呼为饮癖也。其状，胁下弦急，时有水声。

七、痰癖候

痰癖者，由饮水未散，在于胸府之间，因遇寒热之气相搏，沉滞而成痰也。痰又停聚流移于胁肋之间，有时而痛，即谓之痰癖。

---

① 则：原脱，据《外台秘要》卷十二《疗癖方》补。

② 不散：《医心方》卷九《治癖食方》作"不能行"。

③ 勿：原作"忽"，据本书卷十三《上气候》养生方导引法改。

④ 养生方导引法云：原作"又云"，据文例改。

⑤ 伏梁：据下文所述，此下疑脱"宿痫"二字。

⑥ 肋：《外台秘要》卷十二《久癖方》作"胁"。

⑦ 弦亘：原作"叚"，据本卷癖饮候、癖结候、悬癖候改。

八、悬癖候

悬癖者，谓癖气在胁肋之间，弦亘而起，咳唾则引胁下悬痛，所以谓之悬癖。

九、酒癖候

夫酒癖者，因大饮酒后，渴而引饮无度，酒与饮俱不散，停滞在于胁肋下，结聚成癖，时时而痛，因即呼为酒癖。其状，胁下弦①急而痛。

十、酒癖宿食不消候

此由饮酒多食鱼脍之类，腹内癖满，因而成渴，渴又饮水，水气与食结聚，兼遇寒气相加，所以成癖。癖气停聚，乘于脾胃，胃得癖气，不能消化，故令宿食不消。腹内胀满，噫气酸臭，吞酸，气急，所以谓之酒癖宿食不消也。

十一、饮酒人瘀癖菹痰候

夫饮酒人大渴，渴而饮水，水与酒停聚胸膈之上，蕴积不散，而成癖也。则令呕吐宿水，色如菹汁、小豆汁之类，酸苦者，故谓之酒癖菹痰也。

痞噎病诸候　凡八论

一、八痞候

夫八痞者，荣卫不和，阴阳隔绝，而风邪外入，与卫气相搏，血气壅塞不通，而成痞也。痞者，塞也。言腑脏痞塞不宣通也。由忧恚气积，或坠堕内损所致。其病，腹内气结胀满，时时壮热是也。其名有八，故云八痞。而方家不的显其证状，范汪所录华佗太一决疑双丸方，云治八痞、五疝、积聚、伏热、留饮、往来寒热，亦不说八痞之名也。

二、诸痞候

诸痞者，荣卫不和，阴阳隔绝，腑脏痞塞而不宣通，故谓之痞。但方有八痞、五痞或六痞，以其名状非一，故云诸痞。其病之候，但腹内气结胀满，闭塞不通，有时壮热，与前八痞之势不殊，故云诸痞。

其汤熨针石，别有正方，补养宣导，今附于后。

养生方导引法云：正坐努腰，胸仰举头，将两手指相对，向前捺席使急，身如共头胸向下，欲至席还起，上下来去二七。去胸肋痞，脏冷，臑疼闷，腰脊闷也。

三、噎候

夫阴阳不和，则三焦隔绝，三焦隔绝，则津液不利，故令气塞不调理也，是以成噎。此由忧恚所致。忧恚则气结，气结则不宣流，使噎。噎者，噎塞不通也。

四、五噎候

夫五噎，谓一曰气噎，二曰忧噎，三曰食噎，四曰劳噎，五曰思噎。虽有

_____

① 弦：原作"气"，据宋本、《外台秘要》卷八《酒癖饮方》改。

五名，皆由阴阳不和，三焦隔绝，津液不行，忧恚嗔怒所生，谓之五噎。噎者，噎塞不通也。

五、气噎候

此由阴阳不和，脏气不理，寒气填于胸膈，故气噎塞不通，而谓之气噎。令人喘悸，胸背痛也。

六、食噎候

此由脏气冷而不理，津液涩少而不能传行饮食，故饮食入则噎塞不通，故谓之食噎。胸内痛，不得喘息，食不下，是故噎也。

七、久寒积冷候

此患由血气衰少，腑脏虚弱，故令风冷之气独盛于内，其冷气久积不散，所以谓之久寒积冷也。其病令人羸瘦，不能饮食，久久不瘥，更触犯寒气，乃变成积聚，吐利而呕逆也。

八、腹内结强候

此由荣卫虚弱，三焦不调，则令虚冷在内，蓄积而不散也。又饮食气与冷气相搏，结强而成块，有上有下，或沉或浮，亦有根亦无根，或左或右也，故谓之腹内结强。久而不瘥，积于年岁，转转长大，乃变成癥瘕病也。

重刊巢氏诸病源候总论卷之二十一

脾胃病诸候　凡五论

一、脾胃气虚弱不能饮食候

脾者，脏也，胃者，腑也，脾胃二气，相为表里。胃为水谷之海，主受盛饮食者也。脾气①磨而消之，则能食。今脾胃二气俱虚弱，故不能饮食也。

尺脉浮滑，不能饮食。速疾者，食不消，脾不磨也②。

二、脾胃气不和不能饮食候

脾者，脏也，胃者，腑也，脾胃二气相为表里，胃受谷而脾磨之，二气平调，则谷化而能食。若虚实不等，水谷不消，故令腹内虚胀，或泄，不能饮食。所以谓之脾胃气不和不能饮食也。

其汤熨针石，别有正方，补养宣导，今附于后。

养生方导引法云：欹身，两手一向偏侧，急努身舒头，共手兢扒相牵，渐渐一时尽势。气共力皆和，来去左右亦然，各三七。项前后两角缓舒手，如是似向外扒，放纵身心，摇三七，递互亦然。去太仓不和，臂腰虚闷也。

三、胃反候

荣卫俱虚，其血气不足，停水积饮在胃脘则脏冷，脏冷则脾不磨，脾不磨则宿谷不化，其气逆而成胃反也。则朝食暮吐，暮食朝吐，心下牢，大如杯，往往③寒热，甚者食已即吐。

其脉紧而弦，紧则为寒，弦则为虚，虚寒相搏，故食已即吐，名为胃反。

四、五脏及身体热候

荣卫不调，阴阳否隔，若阳气虚，阴气盛，则生寒冷之病。今阴气虚，阳气实，故身体五脏皆生热，其状噏噏而热，唇口干，小便赤也。

五、肺萎候

肺主气，为五脏上盖。气主皮毛，故易伤于风邪。风邪伤于腑脏，而血气虚弱，又因劳役、大汗之后，或经大下而亡津液，津液竭绝，肺气壅塞，不能宣通诸脏之气，因成肺萎也。其病，咳

---

①　气：《太平圣惠方》卷五《治脾胃气虚弱不能饮食诸方》作"主"。

②　尺脉浮滑……脾不磨也：《脉经》卷四《平杂病脉》作"浮滑而疾者，食不消，脾不磨"，《千金要方》卷二十八《五脏脉所属》作"浮而滑者，宿食，浮滑而疾者，食不消，脾不磨"，《外台秘要》卷八《脾胃弱不能食方》无"不能饮食"四字。

③　往往：《外台秘要》卷八《胃反方》作"往来"。

唾而呕逆涎沫，小便数①是也。咳唾咽燥，欲饮者，必愈。欲咳而不能咳，唾干沫而②小便不利者，难治。

诊其寸口脉数，肺萎也，甚则脉浮弱。

呕哕病诸候③　凡六论

一、干呕候

干呕者，胃气逆故也。但呕而欲吐，吐而无所出，故谓之干呕。

二、呕哕候

呕哕之病者，由脾胃有邪，谷气不治④所为也。胃受邪气，逆⑤则呕。脾受邪气，脾胀气逆，遇冷折之，气逆不通则哕也。

三、哕候

脾胃俱虚，受于风邪，故令新谷入胃，不能传化。故谷之气，与新谷相干，胃气则逆，胃逆则脾胀，气⑥逆，因遇冷折之，则哕也。

右手关上脉沉而虚者，善⑦哕也。

四、呕吐候

呕吐者，皆由脾胃虚弱，受于风邪所为也。若风邪在胃，则呕，膈间有停饮，胃内有久寒，则呕而吐。其状，长大息，心里澹澹然，或烦满而大便难，或溏泄，并其候也。

其汤熨针石，别有正方，补养宣导，今附于后。

养生方云：八月勿食姜，一云被霜瓜。向冬发寒热及温病，食欲吐，或心中停饮不消，或为反胃。

养生方导引法云：正坐，两手向后捉腕，反向⑧拓席，尽势，使腹弦弦，上下七。左右换手亦然。除腹肚冷风，宿气积⑨，胃口冷，食饮进退，吐逆不下⑩。

又云：偃卧，展两⑪胫两手，左右跷两足踵⑫，以鼻内气，自极七息。除腹⑬中病，食苦呕。

又云：坐，直舒两脚，以两手挽两足，自极十二通。愈肠胃不能受食，吐逆。以两手直叉两脚底，两脚痛舒，以头抵⑭膝上，自极十二通，愈肠胃不能受

---

① 小便数：《太平圣惠方》卷六《治肺萎诸方》作"小便滑数"，义长。

② 唾干沫而：《脉经》卷八《平肺痿肺痈咳逆上气淡饮脉证》作"咳则出，久久"，《太平圣惠方》卷六《治肺萎诸方》作"吐沫相黏脓血而"。

③ 呕哕病诸候：原作"呕哕诸病"，据本书目录及体例改。

④ 治：《外台秘要》卷六《呕哕方》作"化"。

⑤ 逆：原脱，据《外台秘要》卷六《呕哕方》补。

⑥ 气：此上《外台秘要》卷六《呕哕方》有"脾胀则"三字，语气较顺畅。

⑦ 善：此上《外台秘要》卷六《呕哕方》有"病"字。

⑧ 向：原脱，据本书卷二《风冷候》养生方导引法、《外台秘要》卷六《呕逆吐方》补。

⑨ 积：《外台秘要》卷六《呕逆吐方》作"或"。

⑩ 下：原脱，据本书卷二《风冷候》补。

⑪ 两：原脱，据《外台秘要》卷六《呕逆吐方》补。

⑫ 左右跷两足踵："右"字原脱，据《外台秘要》卷六《呕逆吐方》补。"跷"，举足。"踵"原作"肿"，形误，据正保本、周本、《外台秘要》卷六《呕逆吐方》改。

⑬ 腹：原作"腰"，据《外台秘要》卷六《呕逆吐方》补。

⑭ 抵：原作"枕"，据《外台秘要》卷六《呕逆吐方》改。

食，吐逆。

五、噫醋候

噫醋者，由上焦有停痰，脾胃有宿冷，故不能消谷。谷不消则胀满而气逆，所以好噫而吞酸，气息醋臭。

六、恶心候

恶心者，由心下有停水积饮所为也。心主火，脾主土，土性克水，今脾虚则土气衰弱，不能克消水饮，水饮之气不散，上乘于心，复[1]遇冷气所加之，故令火气不宣，则心里澹澹然欲吐，名为恶心也。

宿食不消病诸候　凡四论

一、宿食不消候

宿食不消，由脏气虚弱，寒气在于脾胃之间，故使谷不化也。宿谷未消，新谷又入，脾气既弱，故不能磨之，则经宿而不消也。令人腹胀气急，噫气醋臭，时复增寒壮热是也，或头痛如疟之状。

寸口脉浮大，按之反涩，尺脉亦微而涩者，则宿食不消也。

其汤熨针石，别有正方，补养宣导，今附于后。

养生方导引法云：凡食讫，觉腹内过饱，肠内先有宿气。常须食前后，两手撩膝，左右欹身，肚腹向前，努腰就肚，左三七，右二七，转身按腰脊，极势。去太仓腹内宿气不化，脾痹肠瘦，脏腑不和。得令腹胀满，日日消除。

又云：闭口微息，正坐，向王气，张鼻取气，逼置脐下，小口微出气[2]十二通，以除结聚。低头不息十二通，以消饮食，令身轻强。行之，冬月不寒[3]。

又云：端坐伸腰，举左手，仰掌，以右手承右胁[4]，以鼻内气，自极七息[5]。除胃寒，食不消。

又云：端坐伸腰，举右手，仰掌，以左手承左胁，以鼻内气，自极七息。所除胃寒，食不变，则愈。

又云：鹜[6]行气，低头倚壁，不息十二通。以意排之[7]，痰饮宿食从下部出，自愈。鹜行气者，身直颈曲，排气下行十二通。愈宿食。

又云：雁行气，低臂推[8]膝踞，以绳自缚拘左，低头倚臂[9]，不息十二通[10]。消食轻身，益精神，恶气不入，去万邪。一本云：正坐，仰天，呼吸天精，解酒食饮饱。出气吐之数十，须臾立饥且醒。夏月行之，令人清凉。

二、食伤饱候

夫食过于饱，则脾不能磨消，令气

------

① 复：原作"腹"，据周本改。

② 气：原错置于下文"十二通"下，据功法乙正。

③ 不寒：本书卷十九《积聚候》养生方导引法作"令人不寒"。

④ 举左手……承右胁：原作"举右手，承左胁"，与导引姿势不合，据本书卷十三《结气候》养生方导引法改。

⑤ 以鼻纳气，自极七息：原作"鼻内气七息"，据本书卷十三《结气候》补。

⑥ 鹜：原作"骛"，形误，据本书卷二十《诸饮候》养生方导引法改。下同。

⑦ 之：原脱，据本书卷二十《诸饮候》补。

⑧ 推：原作"性"，形误，据汪本、周本改。

⑨ 倚臂：原脱，据《宁先生养生导引法》补。

⑩ 通：此下《宁先生养生导引法》有"以意排留饮宿食，从下部出息，愈"。

急烦闷，睡卧不安。

寸口脉盛而紧者，伤于食。脉缓大而实者，伤于食也。

其汤熨针石，别有正方，补养宣导，今附于后。

养生方导引法云：若腹中满，食饮苦①饱，端坐，伸腰，以口内气数十，满吐之，以便为故，不便复为之。有寒气，腹中不安，亦行②之。

又云：端坐，伸腰，口内气数十③。除腹中满，食饮过饱，寒热，腹中痛病。

三、谷劳候

脾胃虚弱，不能传消谷食，使腑脏气否塞。其状，令人食已则卧，肢体烦重而嗜眠是也。

四、卒食病似伤寒候

此由脾胃有伏热，因食不消，所以发热，状似伤寒，但言身不疼痛为异也。

水肿病诸候　凡二十二论

一、水肿候

肾者主水，脾胃俱主土，土性克水，脾与胃合，相为表里。胃为水谷之海，今胃虚不能传化水气，使水气渗液④经络，浸渍腑脏。脾得水湿之气，加之则病，脾病则不能制水，故水气独归于肾。三焦不写，经脉闭塞，故水气溢于皮肤，而令肿也。其状，目裹上微肿，如新卧起之状⑤，颈脉动，时咳，股间冷，以手按肿处，随手而起，如物⑥裹水之状，口苦舌干，不得正偃，偃则咳清水。不得

卧，卧则惊，惊则咳甚。小便黄涩是也。

水病有五不可治，第一唇黑伤肝，第二缺盆平伤心，第三脐出⑦伤脾，第四足下平满伤肾，第五背平伤肺。凡此五伤，必不可治。

脉沉者水也。脉洪大者可治，微细者死。

其汤熨针石，别有正方，补养宣导，今附于后。

养生方云：十一月，勿食经夏自死肉脯，内动于肾，喜成水病。

又云⑧：人卧，勿以脚悬踏高处。不久遂致成肾水也。

养生方导引法云：虾蟆行气，正坐，动摇两臂，不息十二通。以治五劳、水肿之病。

二、水通身肿候

水病者，由肾、脾俱虚故也。肾虚不能宣通水气，脾虚又不能制水，故水气盈溢，渗液⑨皮肤，流遍四肢，所以通身肿也。令人上气、体重，小便黄涩，

----

① 苦：原作“若”，形误，据本书卷十六《腹胀候》养生方导引法改。

② 行：原作“得”，据本书卷十六《腹胀候》改。

③ 十：此下疑脱“满，吐之”，否则有人无出，不合功理。

④ 液：汪本、周本、《外台秘要》卷二十《水肿方》作“溢”，义长。

⑤ 目裹上……卧起之状：《太平圣惠方》卷五十四《水病论》作“目上睑微肿，如卧蚕之状”。“裹”，《灵枢·水胀》作“寒”。

⑥ 物：《灵枢·水胀》无此字，《太平圣惠方》卷五十四《水病论》作“皮”。

⑦ 出：《太平圣惠方》卷五十四《水病论》作“凸”，义同。

⑧ 又云：本条原错置于养生方导引法之后，据文例移此。

⑨ 液：《外台秘要》卷二十《水通身肿方》作“入”。

肿处按之随手而起是也。

三、风水候

风水病者，由脾、肾气虚弱所为也。肾劳则虚，虚则汗出，汗出逢风，风气内入，还客于肾，脾虚又不能制于水，故水散溢皮肤，又与风湿相搏，故云风水也。令人身浮肿，如裹①水之状，颈脉动，时咳，按肿上凹而不起也②，骨节疼痛而恶风是也。

脉浮大者，名曰风水也。

四、十水候

十水者，青水、赤水、黄水、白水、黑水、悬水③、风水、石水、暴水④、气水也。青水者，先从面目，肿遍一身，其根在肝。赤水者，先从心肿⑤，其根在心。黄水者，先从腹肿，其根在脾。白水者，先从脚肿，上气而咳⑥，其根在肺。黑水者，先从脚跗⑦肿，其根在肾。悬水者，先从面肿至足，其根在胆。风水者，先从四肢起，腹满大，身⑧尽肿，其根在胃。石水者，先从四肢，小腹肿独大⑨，其根在膀胱。暴水者，先腹满⑩，其根在小肠。气水者，乍盛乍虚⑪，乍来乍去，其根在大肠。皆由荣卫否涩，三焦不调，腑脏虚弱所生。虽名证不同，并令身体虚肿，喘息上气，小便黄涩也。

五、大腹水肿候

夫水肿病者，皆由荣卫否涩，肾、脾虚弱所为。而大腹水肿者，或因大病之后，或积虚劳损，或新热食竟，入于水，自渍及浴，令水气不散，流溢肠外，三焦闭塞，小便不通，水气结聚于内，乃腹大而肿。故四肢小，阴下湿，手足逆冷，腰痛上气，咳嗽烦疼，故云大腹水肿。

六、身面卒洪肿候

身面卒洪肿者，亦水病之候，肾、脾虚弱所为。肾主水，肾虚故水妄行。脾主土，脾虚不能克制水，故水流溢，散于皮肤，令身体卒然洪肿，股间寒，足骺壅是也⑫。

七、石水候

肾主水，肾虚则水气妄行，不依经

① 裹：此上《太平圣惠方》卷五十四《治风水肿诸方》有"皮襄"二字。

② 凹而不起也：《太平圣惠方》卷五十四《治风水肿诸方》作"随手凹也"。

③ 悬水：《中藏经》卷中《水肿脉证生死候》、《千金翼方》卷十九《水肿》作"玄水"。下同。

④ 暴水：《中藏经》卷中《水肿脉证生死候》、《外台秘要》卷二十《十水方》、《医心方》卷十《治十水肿方》、《太平圣惠方》卷五十四《治十水肿诸方》作"襄水"。下同。

⑤ 心肿：《中藏经》卷中《水肿脉证生死候》作"胸肿"。

⑥ 上气而咳：《中藏经》卷中《水肿脉证生死候》作"上气喘嗽"。

⑦ 脚跗：《外台秘要》卷二十《十水方》作"脚足跗"。

⑧ 身：原作"目"，据《中藏经》卷中《水肿脉证生死候》、《千金翼方》卷十九《水肿》改。

⑨ 先从四肢，小腹肿独大：《中藏经》卷中《水肿脉证生死候》作"起脐下而腹独大"，《太平圣惠方》卷五十四《治十水肿诸方》作"四肢小肿，其腹独大"。

⑩ 先腹满：《中藏经》卷中《水肿脉证生死候》作"先从小腹，胀而不肿，渐渐而肿也"，并注云"一作小腹胀而暴肿也"。

⑪ 虚：《中藏经》卷中《水肿脉证生死候》作"衰"。

⑫ 也：原脱，据汪本、周本补。

络，停聚结在脐间，小腹肿大，鞕①如石，故云石水。其候，引胁下胀痛，而不喘是也。

脉沉者，名曰石水。尺脉微大，亦为石水。肿起脐下，至小腹，垂垂然，上至胃脘，则死不治。

八、皮水候

肺主于皮毛，肾主于水。肾虚则水妄行，流溢于皮肤，故令身体面目悉肿，按之没指，而无汗也，腹如故而不满，亦不渴，四肢重而不恶风是也。

脉浮者，名曰皮水也。

九、水肿咳逆上气候

肾主水，肺主气。肾虚不能制水，故水妄行，浸溢皮肤而身体肿满。流散不已，上乘于肺，肺得水而浮，浮则上气而咳嗽也。

十、水肿从脚起候

肾者阴气，主于水而又主腰脚。肾虚则腰脚血气不足，水之流溢，先从虚而入，故腰脚先肿也。

十一、水分候

水分者，言肾气虚弱，不能制水，令水气分散，流布四肢，故云水分。但四肢皮肤虚肿，聂聂而动者，名水分也。

十二、毛水候

夫水之病，皆由肾虚所为，肾虚则水流散经络，始溢皮毛。今此毛水者，

乃肺家停积之水，流溢于外。肺主皮毛，故余经未伤，皮毛先肿，因名毛水。

十三、疸水候

水病无不由脾肾虚所为。脾肾虚则水妄行，盈溢皮肤而令身体肿满。此疸水者，言脾胃有热，热气流于膀胱，使小便涩而身面尽黄，腹满如水状，因名疸水也。

十四、燥水候

燥水，谓水气溢于皮肤，因令肿满，以指画肉上，则隐隐成文字者，名曰燥水也。

十五、湿水候

湿水者，谓水气溢于皮肤，因令肿满，以指画肉上，随画随散，不成文字者，名曰湿水也。

十六、犯土肿候

犯土之病，由居住之处穿凿地土，犯之土气而致病也。令人身之肌肉、头面、遍体尽肿满，气急，故谓之犯土也。

十七、不伏水土候

不伏水土者，言人越在他境，乍离封邑，气候既殊，水土亦别，因而生病，故云不伏水土。病之状，身体虚肿，或下利而不能食，烦满气上是也。

————————

① 鞕：《太平圣惠方》卷五十四《治石水肿诸方》作"结硬"。

十八、二十四水候

夫水之病，皆生于腑脏。方家所出，立名不同，亦有二十四水，或十八水，或十二水，或五水，不的显名证。寻其病根，皆由荣卫不调，经脉否涩，脾胃虚弱，使水气流溢，盈散皮肤，故令遍体肿满，喘息上气，目果[①]浮肿，颈脉急动，不得眠卧，股间冷，小便不通，是其候也。

十九、水癥候

水癥者，由经络否涩，水气停聚，在于腹内，大小肠不利所为也。其病腹内有结块坚强，在两胁间膨膨胀满，遍身肿，所以谓之水癥。

二十、水瘕候

水瘕者，由经络否涩，水气停聚，在于心下，肾经又虚，不能宣利溲便，致令水气结聚而成形段[②]，在于心腹之间，抑按作水声，但欲饮而不用食，遍身虚肿是也。

二十一、水蛊候

此由水毒气结聚于内，令腹渐大，动摇有声，常欲饮水，皮肤粗黑，如似肿状。名水蛊也。

二十二、水癖候

水癖，由饮水浆不消，水气结聚而成癖，在于两胁之侧，转动便痛，不耐风寒，不欲食而短气是也。癖者，谓僻[③]侧在于胁间，故受名也。

---

① 目果：宋本作"眼下"。

② 段：《外台秘要》卷二十《水瘕方》、《医心方》卷十《治水瘕方》作"瘕"。通。

③ 僻：原作"癖"，据本书卷二十《癖候》改。

重刊巢氏诸病源候总论卷之二十二

霍乱病诸候 凡二十四论

一、霍乱候

霍乱者，由人温凉不调，阴阳清浊二气有相干乱①之时，其乱在于肠胃之间者，因遇饮食而变发，则心腹绞痛。其有先心痛者，则先吐。先腹痛者，则先利。心腹并痛者，则吐利俱发。挟风而实者，身发热，头痛体疼而复吐利。虚者，但吐利、心腹刺痛而已。亦有饮酒食肉，腥②脍、生冷过度，因③居处不节，或露卧湿地，或当风取凉，而风冷之气归于三焦，传于脾胃，脾胃得冷则不磨，不磨则水谷不消化，亦令清浊二气相干，脾胃虚弱，便则吐利。水谷不消，则④心腹胀满，皆成霍乱。

霍乱有三名，一名胃反⑤，言其胃气虚逆，反吐饮食也。二名霍乱，言其病挥霍之间，便致缭乱也。三名走哺，言其哺食变⑥逆者也。

诊其脉来代者，霍乱。又脉代而绝者，亦霍乱也。霍乱脉大可治，微细不可治。霍乱吐下，脉微迟，气息劣，口不欲言者，不可治。

养生方云：七月食蜜⑦，令人暴下，发霍乱。

二、霍乱心腹痛候

冷热不调，饮食不节，使人阴阳清浊之气相干，而变乱于肠胃之间，则成霍乱。霍乱而心腹痛者，是风邪⑧之气客于脏腑之间，冷气与真气相击，或上攻心，或下攻腹，故心腹痛也。

三、霍乱呕吐候

冷热不调，饮食不节，使人阴阳清浊之气相干，而变乱于肠胃之间。则成霍乱。霍乱而呕吐者，是冷气客于腑脏之间，或上攻于心，则心痛。或下攻于腹，则腹痛。若先心痛者则先吐，先腹

----

① 干乱：《太平圣惠方》卷四十七《霍乱论》无此二字。

② 腥：此上《外台秘要》卷六《霍乱病源论》有"好餐"，《太平圣惠方》卷四十七《霍乱论》有"好食"二字。

③ 因：《太平圣惠方》卷四十七《霍乱论》作"或"。

④ 则：此下《外台秘要》卷六《霍乱病源论》、《医心方》卷十一《治霍乱方》有"令"字。

⑤ 胃反：《太平圣惠方》卷四十七《霍乱论》作"反胃"。

⑥ 变：《太平圣惠方》卷四十七《霍乱论》作"反"。

⑦ 食蜜：《千金要方》卷二十六《鸟兽》作"勿食生蜜"。

⑧ 邪：《太平圣惠方》卷四十七《治霍乱心腹痛诸方》作"冷"，义长。

痛者则先利。而此呕吐，是冷入于胃，胃气变乱。冷邪既盛，谷气不和，胃气逆上，故呕吐也。

四、霍乱心腹胀满候

冷热不调，饮食不节，使人阴阳清浊之气相干，而变乱于肠胃之间，则成霍乱。霍乱而心腹胀满者，是寒气与脏气相搏，真邪相攻，不得吐利，故令心腹胀满。其有吐利过多，脏虚邪犹未尽，邪搏于气[1]，气不宣发，亦令心腹胀满。

五、霍乱下利候

冷热不调，饮食不节，使人阴阳清浊之气相干，而变乱于肠胃之间，则成霍乱。霍乱而下利，是冷气先人于肠胃，肠胃之气得冷则交击而痛，故霍乱若先腹痛者，则先利也。

六、霍乱下利不止候

冷热不调，饮食不节，使人阴阳清浊之气相干，而变乱于肠胃之间，则成霍乱。霍乱而下利不止者[2]，因[3]肠胃俱冷，而挟宿虚，谷气不消，肠滑故洞下不止也。利不止，虚冷气极，冷入于筋，则变转筋。其胃虚，冷气乘之，亦变呕哕。

七、霍乱欲死候

冷热不调，饮食不节，使人阴阳清浊之气相干，而变乱于肠胃之间，则成霍乱。霍乱欲死者，由饮食不消，冷气内搏，或未得吐利，或虽得吐利，冷气未歇，致真邪相干，阴阳交争，气厥不理，则烦闷逆满困乏，故欲死也。

八、霍乱呕哕候

冷热不调，饮食不节，使人阴阳清浊之气相干，而变乱于肠胃之间，则成霍乱。霍乱而呕哕者，由吐利后，胃虚而逆则呕[4]，气逆遇冷折之，气不通则哕。

九、霍乱烦渴候

冷热不调，饮食不节，使人阴阳清浊之气相干，而变乱于肠胃之间，则成霍乱。霍乱而烦渴者，由大吐逆，上焦虚，气不调理，气乘于心则烦闷，大利则津液竭，津液竭则脏燥，脏燥则渴。烦渴不止则引饮，引饮则利亦不止也。

十、霍乱心烦候

冷热不调，饮食不节，使人阴阳清浊之气相干，而变乱于肠胃之间，则成霍乱。霍乱而心烦者，由大吐大利，腑脏气暴极。夫吐者，胃气逆也。利者，肠虚也。若大吐大利，虚逆则甚，三焦不理，五脏未和，冷搏于气，逆上乘心，故心烦。亦有未经吐利心烦者，是冷气入于肠胃，水谷得冷则不消，蕴瘀不宣，气亦逆上，故亦心烦。

十一、霍乱干呕候

冷热不调，饮食不节，使人阴阳清

---

① 搏于气：《太平圣惠方》卷四十七《治霍乱心腹胀满诸方》作"客于脾"。

② 者：原作"首"，形误，据周本改。

③ 因：宋本作"是"。

④ 呕：此下原衍"哕"字，据周本删。

浊之气相干，而变乱于肠胃之间，则成霍乱。霍乱干呕者，由吐下之后，脾胃虚极[1]，三焦不理，气痞结于心下，气时逆上，故干呕。干呕者，谓欲呕而无所出也。若更遇冷，冷折于胃气，胃气不通，则变成哕。

十二、霍乱心腹筑悸候

冷热不调，饮食不节，使人阴阳清浊之气相干，而变乱于肠胃之间，则成霍乱。霍乱而心腹[2]筑悸者，由吐下之后，三焦五脏不和，而水气上乘于心故也。肾主水，其气通于阴，吐下[3]三焦五脏不和，故肾[4]气亦虚，不能制水，水不下宣，与气俱上乘心。其状，起脐下，上从腹[5]至心，气筑筑然而悸动不定。

十三、霍乱呕而烦候

冷热不调，饮食不节，使人阴阳清浊之气相干，而变乱于肠胃之间，则成霍乱。霍乱呕而烦者，由吐下后胃虚而气逆，故呕也。气逆乘心，故烦。所以呕而烦也。

十四、干霍乱候

冷热不调，饮食不节，使人阴阳清浊之气相干，而变乱于肠胃之间，则成霍乱。霍乱者，多吐利也。干霍乱者，是冷气搏于肠胃，致饮食不消，但腹满烦乱，绞痛，短气，其肠胃先挟实，故不吐利，名为干霍乱也。

十五、霍乱四逆候

冷热不调，饮食不节，使人阴阳清

浊之气相干，而变乱于肠胃之间，则成霍乱。霍乱而大吐下后，其肠胃俱虚，乃至汗出，其脉欲绝，手足皆冷，名为四逆。四逆者，谓阴阳卒厥绝也。

十六、霍乱转筋候

冷热不调，饮食不节，使人阴阳清浊之气相干，而变乱于肠胃之间，则成霍乱。霍乱而转筋者，由冷气入于筋故也。足之三阴三阳之筋起于人足指，手之三阴三阳之筋起于手指，并循络于身。夫霍乱大吐下之后，阴阳俱虚，其血气虚极，则手足逆冷，而荣卫不理，冷搏于筋，则筋为之转。冷入于足之三阴三阳则脚筋转，入于手之三阴三阳则手筋转。随冷所入之筋，筋则转。转者，皆由邪冷之气，击动其筋而移转也。

十七、中恶霍乱候

冷热不调，饮食不节，使人阴阳清浊之气相干，而变乱于肠胃之间，则成霍乱。而云中恶者，谓鬼气卒中于人也。其状，卒然心腹绞痛，而客邪内击，与饮食、寒冷相搏，致阴阳之气亦相干乱，肠胃虚，则变吐利烦毒，为中恶霍乱也。

---

[1] 极：《医心方》卷十一《治霍乱干呕方》作"冷"。

[2] 心腹：《外台秘要》卷六《霍乱脐上筑方》作"气"。

[3] 吐下：《外台秘要》卷六《霍乱脐上筑方》作"若吐下则"，义长。

[4] 肾：周本、《太平圣惠方》卷四十七《治霍乱心腹筑悸诸方》作"脾"。

[5] 腹：原作"临"，据宋本、正保本、周本、《外台秘要》卷六《霍乱脐上筑方》改。

十八、霍乱诸病候

霍乱之病，由冷热不调，饮食不节，阴阳错乱，清浊之气相干，在肠胃之间。发则心腹绞痛吐利。腑脏虚弱，或烦，或渴，或呕哕，或手足冷，或本挟宿疹，今因虚而发也。

十九、霍乱后诸病候

冷热不调，饮食不节，使人阴阳清浊之气相干，而变乱于肠胃之间，则成霍乱。而霍乱之后，荣卫未和调，腑脏尚虚冷，或吐利不止，呕逆未定，或宿疹乘虚而发，更生诸病也。

二十、霍乱后烦躁卧不安候

冷热不调，饮食不节，使人阴阳清浊之气相干，而变乱于肠胃之间，则成霍乱。霍乱之后而烦躁卧不安者，由吐下之后，腑脏虚极，阴阳未理，血虚气乱，故血气之行未复常度，内乘于腑脏，故烦躁而不得安卧也。

二十一、霍乱后不除候

冷热不调，饮食不节，使人阴阳清浊之气相干，而变乱于肠胃之间，则成霍乱。霍乱之后而不除者，由吐胸膈宿食不尽，或不得吐而但利，其冷气不散，因而着食入胃，胃气未和，故犹胀痛烦满，谓之不除也。

二十二、转筋候

转筋者，由荣卫气虚，风冷气搏于筋故也。手足之三阴三阳之筋，皆起于手足指，而并络于身。若血气不足，阴阳虚者，风冷邪气中于筋，随邪所中之筋，筋则转。转者，谓其转动也。经云：足太阳下，血气皆少，则喜转筋，喜①踵下痛者，是血气少，则易②虚，虚而风冷乘之故也。

诊其左手关上，肝脉也。沉为阴，阴实者，肝实也，苦肉动转筋③。左手尺中名④神门以后脉，足少阴经也，浮为阳，阳虚者，病苦转筋⑤。

其汤熨针石，别有正方，补养宣导，今附于后。

养生方导引法云⑥：偃卧，展两胫两手，足外踵，指相向⑦，以⑧鼻内气，自极七息。除两膝寒，胫骨疼，转筋。

又法⑨：覆卧，傍视，立两踵，伸腰，鼻内气。去转筋。

又云：张胫两足指，号五息止⑩。令

————————

① 喜：《灵枢·阴阳二十五人》无此字，《外台秘要》卷六《霍乱转筋方》作"若"。

② 易：《外台秘要》卷六《霍乱转筋方》作"阳"。

③ 苦肉动转筋：《脉经》卷二《平三关阴阳二十四气脉》作"苦肉中痛动，善转筋"。"苦"，原作"若"，形误，据宋本、正保本、周本、《脉经》卷二《平三关阴阳二十四气脉》、《外台秘要》卷六《霍乱转筋方》改。

④ 名：《脉经》卷二《平人迎神门气口前后脉》无此字。

⑤ 浮为阳……病苦转筋：《脉经》卷二《平人迎神门气口前后脉》作"阳虚者，足太阳经也，病苦脚中筋急"。

⑥ 云：此下本书卷一《风不仁候》养生方导引法有"赤松子曰"四字。

⑦ 足外踵，指相向：原作"外踵者相向"，句本书卷一改。

⑧ 以：原作"亦"，据本书卷一《风不仁候》、周本改。

⑨ 法：《外台秘要》卷六《霍乱转筋方》作"云"。

⑩ 止：原脱，据本卷《筋急候》养生方导引法补。

人不转筋。极自用力张脚，痛挽两足①指，号言宽大。去筋节急挛躄痛。久行，身开张。

又云：覆卧，傍视，立两踵，伸腰，以鼻内气，自极七息已。除脚中弦痛，转筋，脚酸疼。一本云：治脚弱。

二十三、筋急候

凡筋中于风热则弛纵，中于风冷则挛急。十二经筋皆起于手足指，循络于身也。体虚弱，若中风寒，随邪所中之筋，则挛急不可屈伸。

其汤熨针石，别有正方，补养宣导，今附于后。

养生方导引法云：两手抱足，头不动，足向口面，受②气，众节气散，来往三七。欲得捉足，左右侧身，各各急挽，腰不动。去四肢腰上下髓内冷，血脉冷，筋急。

又云：一足向前互跪，押踹极势。一手向前，长努拓③势。一足向后屈，一手搦解溪，急挽尽势。膝头搂④席使急，面头渐举，气融散流向下⑤，左右换易四七。去腰、伏菟、腋下闷疼，髓筋急。

又云：长舒一足，一脚屈，两手抱⑥膝三里，努膝向前，身却挽，一时⑦取势，气内散消，如似骨解，递⑧互换足，各别三七。渐渐去髆脊冷风，冷血筋急。

又云：张胫⑨两足指，号五息止。令人不转筋。极自用力张脚，痛挽两足指，号言宽大。去筋节急挛躄痛。久行，身开张。

又云：双手反向拓腰，仰头向后努急，手拓处不动，展两肘头相向，极势三七。去两臂髆筋急冷血，咽骨掘弱。

又云：一手拓前极势长努，一手向后长舒尽势，身似夫形，左右迭互换手，

亦二七，腰脊不动。去身内八节骨肉冷血，筋髓虚，颈项髆急。

又云：一足踏地，一手向前长舒，一足向后极势，长舒一手一足，一时尽意，急振二七。左右亦然。去髓疼筋急，百脉不和。

又云：两手掌倒拓两髆井前，极势，上下傍两腋，急努振摇，来去三七竟，手不移处，努两肘向上急势，上下振摇二七，欲得卷两手七，自⑩相将三七。去项髆筋脉急劳。一手屈卷向后左，一手捉肘头向内挽之，上下一时尽势，屈手散放，舒指三，方转手⑪，皆极势四七。调肘髆骨筋急强⑫。两手拓向上极势，上下来往三七，手不动，将两肘向上⑬极势七，不动手肘臂，侧身极势，左右回三七。去颈⑭骨冷气风急。

二十四、结筋候

凡筋中于风热则弛纵，中于风冷则挛急。十二经之筋皆起于手足指，而络于身也。体虚者，风冷之气中之，冷气停积，故结聚，谓之结筋也。

---

① 足：原脱，据本卷《筋急候》补。
② 受：此上原衍"不"字，据本书卷三十四《诸痔候》养生方导引法删。
③ 拓：湖本作"极"。
④ 搂：原作"楼"，形误，据宋本改。
⑤ 向下：周本作"上下"。
⑥ 抱：本书卷二《风冷候》养生方导引法作"挽"。
⑦ 时：原作"肘"，形误，据本书卷二改。
⑧ 递：本书卷二《风冷候》作"迭"，义同。
⑨ 胫：《彭祖导引法》作"脚"。
⑩ 自：本书卷二作"因"。
⑪ 方：原作"左"，据本书卷二《风冷候》改。
⑫ 强：原作"张"，据本书卷二《风冷候》改。
⑬ 上：原脱，据本书卷二《风冷候》补。
⑭ 颈：原作"胫"，据本书卷二《风冷候》改。

重刊巢氏诸病源候总论卷之二十三

中恶病诸候　凡十四论

一、中恶候

中恶者，是人精神衰弱，为鬼神之气卒中之也。夫人阴阳顺理，荣卫调平，神守则强，邪不干正。若将摄失宜，精神衰弱，便中鬼毒之气。其状，卒然心腹刺痛，闷乱欲死。

凡卒中恶，腹大而满者①，诊其脉，紧②大而浮者死，紧细而微者生③。

又，中恶吐血数④升，脉沉数细者死。浮焱如疾⑤者生。

中恶者差后，余势停滞，发作则变成注。

二、中恶死候

中鬼邪之气，卒然心腹绞痛闷绝，此是客邪暴盛，阴阳为之离绝，上下不通，故气暴厥绝如死。良久，其真气复，生⑥也。而有乘年之衰，逢月之空，失时之和，谓之三虚，三虚而腑脏衰弱，精神微羸，中之则真气竭绝，则死。其得瘥者，若余势停滞，发作则变成注。

三、尸厥候

尸厥者，阴⑦气逆也。此由阳脉卒下坠，阴脉卒上升，阴阳离居，荣卫不通，真气厥乱，客邪乘之，其状如死，犹微有息而不恒，脉尚动而形无知也。听其耳内，循循有如啸之声，而股间煖是也。耳内虽无啸声，而脉动者，故当以尸厥治之。

诊其寸口脉，沉大而滑，沉即为实，滑即为气，实气相搏⑧，身温而汗，此为入腑，虽卒厥不知人，气复则自愈也。若唇正⑨青，身冷，此为入脏，亦卒厥不知人，即死。候其左手关上脉，阴阳俱虚者，足厥阴、足少阳俱虚也，病苦恍惚，尸厥⑩不知人，妄有所见。

---

① 腹大而满者：《脉经》卷四《诊百病死生诀》作"腹大，四肢满"。

② 紧：此上《脉经》卷四《诊百病死生诀》有"大而缓者生"五字。

③ 生：此上《脉经》卷四《诊百病死生诀》有"亦"字。

④ 数：原作"故"，据宋本、汪本、周本、《脉经》卷四《诊百病死生诀》改。

⑤ 浮焱如疾：《脉经》卷四《诊百病死生诀》作"浮大疾快"。

⑥ 生：此上《外台秘要》卷二十八《中恶方》有"则"字，义长。

⑦ 阴：此下《太平圣惠方》卷五十六《治尸厥诸方》有"阳"字。

⑧ 沉即为实，滑即为气，实气相搏：《千金要方》卷二十八《三关主对法》作"沉即为血实，滑即为气实，血气相搏"。又，"搏"下《金匮要略》卷上《脏腑经络先后病脉证》有"血气入脏即死，入腑即愈，此为卒厥"。

⑨ 正：《金匮要略》卷上《脏腑经络先后病脉证》作"口"。《太平圣惠方》作"面"。

⑩ 尸厥：《外台秘要》卷二十八《尸厥方》无。

四、卒死候

卒死者，由三虚而遇贼风所为也。三虚，谓乘年之衰，一也。逢月之空，二也。失时之和，三也。人有此三虚，而为贼风所伤，使阴气偏竭于内，阳气阻隔于外，二①气壅闭，故暴绝如死。若腑脏气未竭者，良久乃苏。然亦有挟鬼神②之气而卒死者，皆有顷邪退，乃活也。

凡中恶及卒忤，卒然气绝，其后得苏。若其邪气不尽者，停滞心腹，或心腹痛，或身体沉重，不能饮食，而成宿疹，皆变成注。

五、卒忤候

卒忤者，亦名客忤，谓邪客之气，卒犯忤人精神也。此是鬼厉之毒气，中恶之类。人有魂魄衰弱者，则为鬼气所犯忤，喜于道间门外得之。其状，心腹绞痛胀满，气冲心胸，或即闷绝，不复识人，肉色变异，腑脏虚竭者，不即治乃至于死。然其毒气有轻重，轻者微治而瘥，重者侵克腑脏，虽当时救疗，余气停滞，久后犹发，乃变成注。

六、卒忤死候

犯卒忤，客邪鬼气卒急伤人，入于腑脏，使阴阳离绝，气血暴不通流，奄然厥绝，如死状也。良久，阴阳之气和，乃苏。若腑脏虚弱者，即死。亦有虽瘥而毒气不尽，时发，则心腹刺③痛，连滞变成注。

七、鬼击候

鬼击者，谓鬼厉之气击着于人也。得之无渐，卒着如人④以刀矛刺状，胸胁腹内绞急切痛，不可抑按，或吐血，或鼻中出血，或下血。一名为鬼排，言鬼排触于人也。人有气血虚弱，精魂衰微，忽与鬼神遇相触突，致为其所排击。轻者困而获免⑤，重者多死。

八、卒魇候

卒魇者，屈也，谓梦里为鬼邪之所魇屈。人卧不悟，皆是魂魄外游，为他邪所执录，欲还未得，致成魇也。忌火照，火照则神魂遂不复入，乃至于死。而人有于灯光前魇者，是本由明出，是以不忌火也。

又云⑥：人魇，忽⑦然明唤之，魇死不疑。闇唤之好。唯得远唤⑧，亦不得近而急唤，亦喜失魂魄也。

其汤熨针石，别有正方，补养宣导，今附于后。

------

① 二：本书卷四十六《卒死候》作"而"。

② 神：《太平圣惠方》卷五十六《治卒死诸方》作"邪"。

③ 刺：原作"利"，据周本、《外台秘要》卷二十八《卒死方》改。

④ 如人：《千金要方》卷二十五《卒死》两字互倒。

⑤ 困而获免：《外台秘要》卷二十八《鬼击方》作"因而获免"，《太平圣惠方》卷五十六《治鬼击诸方》作"困而获病"。

⑥ 又云：本段文字原置于本候养生方导引法之后，据文例乙正。

⑦ 忽：原作"勿"，据《外台秘要》卷二十八《卒魇方》改。

⑧ 好唯：原倒作"唯好"，据《外台秘要》卷二十八《卒魇方》乙正。

养生方导引法云：拘魂门，制魄户，名曰握固法。屈大母指，着四小指内抱之，积习不止，眠时亦不复开。令人不魇魅。

九、魇不寤候

人眠睡，则魂魄外游，为鬼邪所魇屈，其精神弱者，魇则久不得寤，乃至气暴绝，所以须傍人助唤，并以方术治之，乃苏。

十、自缢死候

人有不得意志者，多生忿恨，往往自缢，以绳物系颈，自悬挂致死，呼为自缢。若觉早，虽已死，徐徐捧下①，其阴阳经络虽暴壅闭，而脏腑真气故有未尽，所以犹可救疗，故有得活者。若见其悬挂，便忽遽截断其绳，旧云则不可救。此言气已壅闭，绳忽暴断，其气虽通，而奔迸运闷故②，则气不能还，即不得复生。

又云：自缢死，旦至暮，虽已冷，必可治。暮至旦，则难治。此谓其昼则阳盛，其气易通，夜则阴盛，其气难通。

又云：夏则夜短又热，则易活。

又云：气虽已断，而心③微温者，一日已上，犹可活也。

十一、溺死候

人为水所没溺，水从孔窍入，灌注腑脏，其气壅闭，故死。若早拯救得出，即泄沥其水，令气血得通，便得活。

又云：经半日及一日犹可活。气若已绝，心上④暖，亦可活。

十二、中热暍候

夏月炎热，人冒涉途路，热毒入内，与五脏相并，客邪炽盛，或郁瘀不宣，致阴气卒绝，阳气暴壅，经络不通，故奄然闷绝，谓之暍。然此乃外邪所击，真脏未坏，若便遇治救，气宣则苏。

夫热暍不可得冷，得冷便死⑤，此谓外卒以冷触其热，蕴⑥积于内，不得宣发故也。

十三、冒热困乏候

人盛暑之时，触冒大热，热毒气入脏腑，则令人烦闷郁冒，至于困乏也。

十四、冻死候

人有在于途路，逢凄风苦雨，繁霜大雪，衣服沾濡，冷气入脏，致令阴气闭于内，阳气绝于外，荣卫结涩，不复流通，故致噤绝而死。若早得救疗，血温气通则生。

又云：冻死一日犹可治，过此则不可治也⑦。

---

① 捧下：《金匮要略·杂疗方》作"抱解"。

② 故：《外台秘要》卷二十八《自缢死方》无此字。

③ 心：《金匮要略·杂疗方》作"心下"。

④ 上：《外台秘要》卷二十八《溺死方》作"下"。

⑤ 便死：《太平圣惠方》卷五十六《治热暍诸方》作"即困"。

⑥ 蕴：此上《太平圣惠方》卷五十六《治热暍诸方》有"热毒"二字，义长。

⑦ 治也：原脱，据《医心方》卷十四《治冻死方》补。

尸病诸候　凡十二论

一、诸尸候

人身内自有三尸诸虫，与人俱生，而此虫忌恶[1]，能与鬼灵相通，常接引外邪，为人患害。其发作之状，或沉沉默默，不的知所苦，而无处不恶，或腹痛胀急，或磈块踊起，或挛引腰脊，或精神杂错。变状多端，其病大体略同，而有小异，但以一方治之者，故名诸尸也。

二、飞尸候

飞尸者，发无由渐，忽然而至，若飞走之急疾，故谓之飞尸。其状，心腹刺痛，气息喘急胀满，上冲心胸者是也。

三、遁尸候

遁尸者，言其停遁在人肌肉血脉之间，若卒有犯触，即发动。亦令人心腹胀满刺痛，气息喘急，傍攻两胁，上冲心胸，瘥后复发，停遁不消，故谓之遁尸也。

四、沉尸候

沉尸者，发时亦心腹绞痛，胀满喘急，冲刺心胸，攻击胁肋。虽歇之后，犹沉痼在人腑脏，令人四体无处不恶，故谓之沉尸。

五、风尸候

风尸者，在人四肢，循环经络，其

状，淫[2]跃去来，沉沉默默，不知痛处，若冲风则发是也。

六、尸注候

尸注病者，则是五尸内之尸注，而挟外鬼邪[3]之气，流注身体，令人寒热淋沥[4]，沉沉默默，不的知所苦，而无处不恶。或腹痛胀满，喘急不得气息，上冲心胸，傍攻两胁。或磈块踊起，或挛引腰脊，或举身沉重，精神杂错，恒觉惛谬。每节气改变，辄致大恶，积月累年，渐就顿滞，以至于死。死后复易傍人，乃至灭门，以其尸病注易傍人，故为尸注。

七、伏尸候

伏尸者，谓其病隐伏在人五脏内，积年不除。未发之时，身体平调，都如无患。若发动，则心腹刺痛，胀满喘急。

其汤熨针石，别有正方，补养宣导，今附于后。

养生方导引法云：叩[5]齿二七过，辄咽气二七过，如此三百通乃止。为之二十日[6]，邪气悉去。六十日，小病愈。百

---

① 恶：此上原衍“血”字，据本卷《丧尸候》、卷四十七《尸注候》、《医心方》卷十四《治诸尸方》删。

② 淫：原作“冷”，据周本、《肘后备急方》卷一《治卒中五尸方》改。

③ 挟外鬼邪：“外”，《肘后备急方》卷一《治尸注鬼注方》作“诸”。“邪”下《太平圣惠方》卷五十六《治尸疰诸方》有“毒”字。

④ 寒热淋沥：本书卷四十七《尸注候》作“寒热淋沥，涉引岁月”。

⑤ 叩：此上本书卷二《鬼邪候》养生方导引法有“仙经治百病之道”一句。

⑥ 日：此下原衍一“日”字，据本书卷二《鬼邪候》、卷十八《三虫候》养生方导引法删。

日，大病除，伏尸皆去，面体光泽。

八、阴尸候

阴尸者，由体虚受于外邪，搏于阴气，阴气壅积。初着之状，起于皮肤内，卒有物状，状似虾蟆，经宿与身内尸虫相搏，如杯大，动摇掣痛，不可堪忍。此多因天雨得之，过数日不治即死。

九、冷尸候

冷尸者，由是身内尸虫与外邪相接引为病。发动亦心腹胀满刺痛，气急。但因触冷即发，故谓之冷尸。

十、寒尸候

寒尸者，由身内尸虫与外邪相引接所成。发动亦令人心腹胀满刺痛。但以其至冬月感于寒气则发，故谓之寒尸。

十一、丧尸候

人有年命衰弱，至于丧死之处，而心意忽有所畏恶，其身内尸虫，性既忌恶，便更接引外邪，共为疹病。其发亦心腹刺痛，胀满气急。但逢丧处，其病则发，故谓之丧尸。

十二、尸气候

人有触值死尸，或临尸，其尸气入腹内，与尸虫相接成病。其发亦心腹刺痛，胀满气急。但闻尸气则发，故谓之尸气。

重刊巢氏诸病源候总论卷之二十四

注病诸候　凡三十四论

一、诸注候

　　凡注①之言住也，谓邪气居住人身内，故名为注。此由阴阳失守②，经络空虚，风③寒暑湿、饮食④劳倦之所致也。其伤寒不时发汗，或发汗不得真汗，三阳传于诸阴，入于五脏，不时除瘥，留滞宿食，或⑤冷热不调，邪气流注。或乍感生死之气⑥，或⑦卒犯鬼物之精，皆能成此病。其变状多端，乃至三十六种，九十九种，而方不皆显其名也。

　　又有九种注：一曰风注。皮肉掣振，或游易不定⑧，一年之后，头发堕落，颈项掣痛，骨立⑨解鸣，两目疼，鼻中酸切，牙齿虫蚀。又云⑩：其病人欲得解头却巾，头痛，此名温风。病人体热头痛，骨节厥强⑪，此名汗风⑫。或游肿在腹⑬，或在手脚，此名柔风⑭。或啖食眠卧汗出，此名水风。或脑转肉裂，目中⑮系痛，不欲闻人语声，此名大风。或不觉绝倒⑯，口有白沫，此名绝风。或被发狂走，打破人物⑰，此名颠风。或叫呼骂詈，独语谈笑，此名狂风。或口噤面㖞戾，四肢不随，此名寄风。或体上生疮，眉毛堕落，此名纠风⑱。或顽痹如虫螫，或疮或痒或痛，此名蛊风。或举身战动，或鼻塞，此名罩风。又云：人死三年之

① 注：《太平圣惠方》卷五十六《治诸疰方》作"疰"，义同。

② 此由阴阳失守：《圣济总录》卷一〇〇《诸注统论》作"皆因精神衰弱"。

③ 风：此上《圣济总录》卷一〇〇《诸注统论》、《普济方》卷二三八《诸疰》有"伤于"二字。

④ 饮食：原脱，据《医心方》卷十四《治注病方》、《太平圣惠方》卷五十六《治诸疰方》、《圣济总录》卷一〇〇《诸注统论》、《普济方》卷二三八《诸疰》补。

⑤ 宿食或：原倒作"或宿食"，据《太平圣惠方》卷五十六《治诸疰方》、《普济方》卷二三八《诸疰》乙正。

⑥ 生死之气：《医心方》卷十四《治注病方》作"卒死之气"，《圣济总录》卷一〇〇《诸注统论》作"死气"。

⑦ 或：原脱，据《医心方》卷十四《治注病方》补。

⑧ 或游易不定：本篇《风注候》作"游易往来，痛无常处"，《普济方》卷二三八《风疰》作"痛无常处"。

⑨ 立：宋本、正保本、《圣济总录》卷一〇〇《诸注统论》、《普济方》卷二三八风疰作"拉"。

⑩ 又云：《圣济总录》卷一〇〇《诸注统论》作"又十二风所注不同"。

⑪ 厥强：原作"两强"，据《普济方》卷二三八《风疰》改。

⑫ 汗风：《普济方》卷二三八《风疰》作"寒风"，义长。

⑬ 腹：原作"眼"，据本书卷一《柔风候》、《圣济总录》卷一〇〇《诸注统论》改。

⑭ 风：此下原衍"结"字，据《圣济总录》卷一〇〇《诸注统论》、《普济方》卷二三八《风疰》删。

⑮ 中：《圣济总录》卷一〇〇《诸注统论》、《普济方》卷二三八《风疰》无此字。义长。

⑯ 不觉绝倒：《圣济总录》卷一〇〇《诸注统论》作"暴倒扑"。

⑰ 打破人物：《圣济总录》卷一〇〇《诸注统论》、《普济方》卷二三八《风疰》作"遇物击破"。

⑱ 纠风：宋本、汪本、正保本、周本作"斜风"，湖本作"斜风"。

外，魂神因作风尘，着人成病，则名风注。

二曰寒注。心腹懊痛呕沫，二年之后，大便便血，吐逆青沫，心懊痛鞕，腹满，腰脊疼强痛。

三曰气注。走入神机，妄言，百日之后，体皮肿起，乍来乍去。一年之后，体满失颜色。三年之后，变吐作虫，难治。

四曰生注。心胁痛，转移无常，三日之后，体中痛，移易牵掣，冲绞心胁。一年之后，颜目赤，精泽青黑。二年之后，咳逆下痢，变作虫，难治。

五曰凉注。心下乍热乍寒，一年之后，四肢重，喜卧噫酢，体常浮肿，往来不时，皮肉黑，羸瘦，生瘀，目黄，爪甲及口唇青。

六曰酒注。体气动，热气从胸中上下，无处不痛，一年之后，四肢重，喜卧，喜哕噫酸，体面浮肿，往来不时。

七曰食注。心下鞕痛懊恼彻背，一年之后，令人羸瘦虚肿，先从脚起，体肉变黑，脐内时绞痛。

八曰水注。手脚起肿，百日之后，体肉变黄，发落，目失明，一年之后难治，三年身体肿，水转盛，体生虫，死不可治。

九曰尸注。体痛牵掣非常，七日之后，体肉变白驳，咽喉内吞如有物，两胁里鞕，时痛。

凡欲知是注非注，取纸覆痛处，烧头发令焦[1]，以簇纸上，若是注，发黏着纸，此注气引之也。若非注，发即不着纸。

诊其注病，脉浮大可治，细而数难治。

养生方云：诸湿食不见影[2]，食之成卒注。

二、风注候

注之言住也，言其连滞停住也。风注之状，皮肤游易往来，痛无常处是也。由体虚受风邪，邪气客于荣卫，随气行游，故谓风注。

其汤熨针石，别有正方，补养宣导，今附于后。

养生方导引法云：两手交拓两髆头面，两肘头仰上极势，身平头仰，同时取势，肘头上下三七摇之。去髆肘风注，咽项急，血脉不通。

三、鬼注候

注之言住也，言其连滞停住也。人有先无他病，忽被鬼排击[3]，当时或[4]心腹刺痛，或闷绝倒地，如中恶之类[5]，其得差之后，余气不歇，停住积久，有时发动，连滞停住[6]，乃至于死。死后注易傍人，故谓之鬼注。

四、五注候

注者住也，言其连滞停住，死又注易傍人也。注病之状，或乍寒乍热，或

---

① 焦：原作"热"，据《普济方》卷二三八《风疰》改。

② 诸湿食不见影：《千金要方》卷二十七《道林养性》作"湿食及酒浆临上看之不见人物影者"。

③ 排击：《太平圣惠方》卷五十六《治鬼疰诸方》作"邪所击"。

④ 或：《太平圣惠方》卷五十六《治鬼疰诸方》无，《圣济总录》卷一〇〇《鬼注》作"即病"。

⑤ 之类：《圣济总录》卷一〇〇《鬼注》作"状"。

⑥ 停住：《圣济总录》卷一〇〇《鬼注》作"不已"。

皮肤淫跃，或心腹胀刺痛，或肢节沉重，变状多端，而方云三十六种、九十九种，及此等五注病，皆不显出其名，大体与诸注皆同。

五、转注候

转注，言死又注易傍人。转注之状，与诸注略同，以其在于身内移转无常，故谓之转注。

六、生注候

注者住也，言其病连滞停住，死又注易傍人也。人有阴阳不调和，血气虚弱，与患注人同共居处，或看侍扶接，而注气流移，染易得注①，与病者相似，故名生注。

七、死注候

人有病注死者，人至其家，染病与死者相似，遂至于死，复易傍人，故谓之死注。

八、邪注候

注者住也，言其病连滞停住，死又注易傍人也。凡云邪者，不正之气也，谓人之腑脏血气为正气，其风寒暑湿，魅魃魍魉，皆谓为邪也。邪注者，由人体虚弱，为邪气所伤，贯注经络，留滞腑脏，令人神志不定，或悲或恐，故谓之邪注。

九、气注候

注者住也，言其病连滞停住，死又

注易傍人也。风邪搏于肺气所为也，肺主气，气通行表里，邪乘虚弱，故相搏之，随气游走冲击，痛无定所，故名为气注。

十、寒注候

人虚为寒邪所伤，又搏于阴，阴气久不泄，从外流内结积。其病之状，心腹痛而呕沫，爪青，休作有时，至冬便剧，故名为寒注也。

十一、寒热注候

注者住也，言其病连滞停住，死又注易傍人也。阴阳俱虚，腑脏不和，为风邪搏于血气。血者阴也，气者阳也，邪搏于阴则寒，搏于阳则热，致使阴阳不调，互相乘加，故发寒热，去来连年，有时暂瘥而复发，故谓之寒热注。

十二、冷注候

注者住也，言其病连滞停住，死又注易傍人也。阴阳偏虚，为冷邪所伤，留连腑脏，停滞经络，内外贯注，得冷则发，腹内时时痛，骨节痀疼，故谓之冷注。

其汤熨针石，别有正方，补养宣导，今附于后。

养生方导引法云：一手长舒，令掌仰②，一手捉颏③，挽之向外，一时极势二七。左右亦然。手不动两向侧极④势，

---

① 注：原作"上"，据宋本、正保本、周本改。
② 令掌仰：原作"合掌"，据本书卷二《风头眩候》养生方导引法改。
③ 颏：本书卷二《风头眩候》作"颐"。
④ 极：原脱，据本书卷二《风头眩候》补。

急挽之二七。去颈骨急强，头风脑旋，喉痹，髀内冷注偏风。

十三、蛊注候

注者住也，言其病连滞停住，死又注易傍人也。蛊是聚蛇虫之类，以器皿盛之，令其自相唼食，余有一个存者，为蛊也，而能变化[1]，人有造作敬事[2]之者，以毒害于佗，多于饮食内而行用之。人中之者，心闷腹痛[3]，其食五脏尽则死。有缓有急，急者仓卒十数日之间便死。缓者延引岁月，游走腹内，常气力羸惫，骨节沉重，发则心腹烦懊而痛，令人所食之物亦变化为蛊，渐侵食腑脏尽而死，死[4]则病流注染着傍人，故谓之蛊注。

十四、毒注候

注者住也，言其病连滞停住，死又注易傍人也。毒者，是鬼毒之气，因饮食入人腹内，或上至喉间，状如有物，吞吐不出。或游走身体，痛如锥刀所刺。连滞停久，故谓之毒注。

十五、恶注候

注者住也，言其病连滞停住，死又注易傍人也。恶注者，恶毒之气，人体虚者受之，毒气入于经络，遂流移心腹。其状，往来击痛，痛不一处，故名为恶注。

十六、注忤候

注者住也，言其病连滞停住，死又注易傍人也。忤者，犯也。人有卒然心腹击痛，乃至顿闷，谓之客忤，是触犯鬼邪之毒气。当时疗治虽歇，余毒不尽，留住身体，随血气而行，发则四肢肌肉淫奕，或五内刺痛，时休时作，其变动无常，是因犯忤得之成注，故名为注忤。

十七、遁注候

注者住也，言其病连滞停住，死又注易旁人也。由人体虚，受邪毒之气，停遁经络脏腑之间，发则四肢沉重，而腹内刺痛，发作无时，病亦无定，以其停遁不差，故谓之遁注。

养生方云：背汗倚壁，成遁注。又鸡肉合獭肉食之，令人病成遁注[5]。

十八、走注候

注者住也，言其病连滞停住，死又注易傍人也。人体虚，受邪气。邪气随血而行，或淫奕[6]皮肤，去来击痛，游走无有常所，故名为走注。

养生方云：食米甘甜粥，变成走注。又两胁也。

十九、温注候

注者住也，言其病连滞停住，死又

① 变化：本书卷二十五《蛊毒候》作"变惑"。
② 敬事：《外台秘要》卷二十八《蛊注方》作"钦事"，《太平圣惠方》卷五十六《治蛊疰诸方》作"蓄事"，《普济方》卷二三八《蛊疰》作"蓄聚"。
③ 心闷腹痛：本书卷四十七《蛊注候》作"心腹刺痛，懊闷"，义长。
④ 死：原脱，据《外台秘要》卷二十八《蛊注方》补。
⑤ 遁注：《千金要方》卷二十六《鸟兽》作"遁尸注"。
⑥ 奕：《普济方》卷二三八《走疰》作"溢"。

注易傍人也。人有染温热之病，瘥后余毒不除，停滞皮肤之间，流入脏腑之内，令人血气虚弱，不甚变①食，或起或卧，沉滞不瘥，时时发热，名为温注。

二十、丧注候

注者住也，言其病连滞停住，死又注易傍人也。人有临尸丧，体虚者则受其气，停经络腑脏。若触见丧枢，便即动，则心腹刺痛，乃至变吐，故谓之丧注。

二十一、哭注候

注者住也，言其病连滞停住，死又注易傍人也。人有因哭泣悲伤，情性感动，腑脏致虚，凶邪之气，因入腹内，使人四肢沉重。其后若自哭及闻哭声，怅然不能自禁持，悲感不已，故谓之哭注。

二十二、殃注候

注者住也，言其病连滞停住，死又注易傍人也。人有染疫疠之气致死，其余殃不息，流注子孙亲族，得病证状与死者相似，故名为殃注。

二十三、食注候

注者住也，言其病连滞停住，死又注易傍人也。人有因吉凶坐席饮啖，而有外邪恶毒之气，随食饮入五脏，沉滞在内，流注于外，使人肢体沉重，心腹绞痛，乍瘥乍发。以其因食得之，故谓之食注。

二十四、水注候

注者住也，言其病连滞停住，死又注易傍人也。人肾虚受邪，不能通传水液故也。肾与膀胱合，俱主水，膀胱为津液之府，肾气下通于阴，若肾气平和，则能通传水液，若虚则不能通传。脾与胃合，俱主土，胃为水谷之海，脾候身之肌肉，土性本克水，今肾不能通传，则水气盛溢，致令脾胃反弱，不能克水，故水气流散四肢②，内溃③五脏，令人身体虚肿，腹内鼓胀，淹滞积久，乍瘥乍甚，故谓之水注。

二十五、骨注候

注者住也，言其病连滞停住，死又注易傍人也。凡人血气虚，为风邪所伤，初始客在皮肤，后重遇气血劳损，骨髓空虚，遂流注停滞，令人气血减耗，肌肉消尽，骨髓间时噏噏而热，或濈濈而汗，柴瘦骨立，故谓之骨注。

二十六、血注候

注者住也，言其病连滞停住，死又注易傍人也。人血气虚，为邪所乘故也。心主血脉，心为五脏之主，血虚受邪，心气亦不足。其状，邪气与血并心，心守虚，恍惚不定。邪并于血，则经脉之内，淫奕沉重，往来休作有时，连注不差，故谓之血注。

---

① 变：宋本作"废"。
② 肢：原作"皮"，形误，据宋本、汪本、正保本、周本改。
③ 溃：疑为"溃"之形误。

二十七、湿痹注候

注者住也，言其病连滞停住，死又注易旁人也。凡有人风寒湿三气合至而为痹也。湿痹者，是湿气多也，名为湿痹。湿痹之状，四肢或缓或急，骨节疼痛。邪气往来，连注不差，休作无度，故为湿痹注。

二十八、劳注候

注者住也，言其病连滞停住，死又注易傍人也。人大劳，虚，而血气空竭，为风邪所乘，致不平复，小运动，便四肢体节沉重，虚噏啜乏汗出，连滞不差，小劳则极，故谓之劳注。

二十九、微注候

注者住也，言其病连滞停住，死又注易傍人也。人血气虚损，为微风所乘，搏人血气，在于皮肤络脉之间，随气游走，与气相击而痛，去来无有常处，但邪势浮薄，去来几微，而连滞不瘥，故谓之微注。

三十、泄注候

注者住也，言其病连滞停住，死又注易傍人也。人腑脏虚弱，真气外泄，致风邪内侵，邪搏于气，乘心之经络，则心痛如虫啮，气上搏喉间，如有物之状，吞吐不去，发作有时，连注不瘥，故谓之泄注。

三十一、石注候

注者住也，言其病连滞停住，死又注易旁人也。人血气虚，为风冷邪气客在皮肤，折于血气，或痛或肿，其牢强如石，故谓之石注。

三十二、产注候

注者住也，言其病连滞停住，死又注易傍人也。人产后经络空虚，血气伤竭，为风邪所搏，致不平复，虚乏赢极，血气减少，形体柴瘦，沉痼不已，因产后得之，故谓之产注。

三十三、土注候

注者住也，言其病连滞停住，死又注易旁人也。夫五行金木水火土，六甲之辰，并有禁忌。人禀阴阳而生，含血气而长，人之五脏，配合五行，土内主于脾气，为五行五脏之主，其所禁忌，尤难触犯。人有居住穿凿地土，不择便利，触犯禁害，土气与人血气相感，便致疾病。其状，土气流注皮肤，连入腑脏，骨节沉重，遍身虚肿，其肿自破，故谓之土注。

三十四、饮注候

注者住也，言其病连滞停住，死又注易旁人也。人饮水浆多，水气不消，停积为饮，而重因体虚受风冷，风冷搏于饮，则成结实，风饮俱乘于腑脏，使阴阳不宣，寒热来往，沉滞积月累时，故名为饮注。

重刊巢氏诸病源候总论卷之二十五

蛊毒病诸候上 凡九论

一、蛊毒候

凡蛊毒有数种，皆是变惑之气。人有故造作之，多取虫蛇之类，以器皿盛贮，任其自相啖食，唯有一物独在者，即谓之为蛊。便能变惑，随逐酒食，为人患祸。患祸于佗，则虫主吉利，所以不羁之徒而蓄事之。又有飞蛊，去来无由，渐状如鬼气者，得之卒重。凡中蛊病，多趋于死，以其毒害势盛，故云蛊①毒。

着蛊毒，面色青黄者，是蛇蛊，其脉洪壮。病发之时，腹内热闷，胸胁支满，舌本胀强，不喜言语，身体恒痛。又心腹似如虫行，颜色赤，唇口干燥。经年不治，肝鬲烂而死。

其面色赤黄者，是蜥蜴②蛊，其脉浮滑而短。病发之时，腰背微满，手脚唇口，悉皆习习，而喉脉急，舌上生疮。二百日不治，啖人心肝尽，乱③下脓血，羸瘦，颜色枯黑而死。

其面色青白，又云④其脉沉濡，病发时咽喉塞，不欲闻人语，腹内鸣唤，或下或上，天阴雨转剧，皮内如虫行，手脚烦热，嗜醋食，咳吐脓血，颜色乍白乍青，腹内胀满，状如虾蟆。若或虫吐出，如科斗形，是虾蟆蛊。经年不治，

啖人脾胃尽，唇口裂而死。其脉缓而散者，病发之时，身体乍冷乍热，手脚烦疼，无时节吐逆，小便赤黄，腹内闷，胸痛，颜色多青。毒或吐出，似蜣螂有足翅，是蜣螂蛊。经年不治，啖人血脉，枯尽而死。

欲知是蛊与非，当令病人唾水内，沉者是蛊，浮者非蛊。又云，旦起取井花水，未食前，当令病人唾水内，唾如柱脚，直下沉者是蛊毒，沉散不至下者，草毒⑤。又云，含大豆，若是蛊豆胀皮脱，若非蛊豆不烂脱。又云，以鹄皮置病人卧下，勿令病人知，若病剧者是蛊也。又云，取新生鸡子煮熟，去皮留黄白，令完全，日晚口含，以齿微微隐之，勿令破，作两炊时，夜吐一瓦⑥上，着霜露内，旦看大青，是蛊毒也。

昔有人食新变鲤鱼中毒，病心腹痛，心下坚，发热烦冤，欲得水洗沃，身体摇动，如鱼得水状。有人诊云是蛊，其家云野间相承无此毒，不作蛊治，遂死。

---

① 蛊：原作"虫"，据周本、正保本改。

② 蜥蜴：原为"蝎蜥"，据《神农本草经》卷二《石龙子》、《太平圣惠方》卷五十六《治蛊毒诸方》、《圣济总录》卷一四七《蛊毒》乙正。

③ 乱：《外台秘要》卷二十八《蛊毒方》作"烂"。

④ 又云：疑为衍文。

⑤ 草毒：《太平圣惠方》卷五十六《治蛊毒诸方》作"草蛊"，《圣济总录》卷一四七《蛊毒》、《普济方》卷二五二《蛊毒》作"草蛊毒"。

⑥ 瓦：原作"丸"，据宋本、正保本、周本改。

其汤熨针石，别有正方，补养宣导，今附于后。

养生方导引法云：两手着头相叉[1]。坐地，缓舒两脚，以两手从外抱膝中，疾[2]低头入两膝间，两手交叉头十二通。愈蛊毒及三尸毒、腰中大气。

又云：常[3]度日月星辰，清净以鸡鸣，安身卧，嗽口三咽之。调五脏，杀蛊虫，令人长生，治心腹痛。

又云：治百病邪蛊，当正偃卧，闭目闭气，内视丹田，以鼻徐徐内气，令腹极满，徐徐以口吐之，勿令有声，令入多出少，以微为故。存视五脏，各如其形色。又存胃中，令鲜[4]明洁白如素。为之倦极，汗出乃止，以粉粉身，摩挼形体。汗不出而倦者亦可止，明日复为之。又当存作大雷电，隆晃走入腹中。为之不止，病自除。

二、蛊吐血候

蛊是合聚虫蛇之类，以器皿盛之，任其相啖食，余一存者，名为蛊。能害人，食人腑脏。其状心切痛，如被物啮，或坚，面目青黄，病变无常。是先伤于膈上，则吐血也。不即治之，食脏腑尽则死。

三、蛊下血候

蛊是合聚虫蛇之类，以器皿盛之，任其自相食啖，余留一存者为蛊，能变化为毒害人。有事之以毒害，多因饮食内行之。人中之者，心腹㦬痛，烦毒不可忍，食人五脏，下血瘀黑如烂鸡肝。

四、氐羌毒候

氐羌毒者，犹是蛊毒之类，于氐羌界域得之，故名焉。然其发病之状，犹如中蛊毒，心腹刺痛，食人五脏，吐血，利血，故是蛊之类也。

五、猫鬼候

猫鬼者，云是老狸野物之精，变为鬼蜮，而依附于人。人蓄事之，犹如事蛊，以毒害人。其病状心腹刺痛，食人腑脏，吐血利血而死。

六、野道候

野道者，是无主之蛊也。人有蓄事蛊，以毒害人，为恶既积，乃至死灭绝，其蛊则无所依止，浮游田野道路之间，有犯害人者。其病发，犹是蛊之状。但以其于田野道路得之，故以谓之野道。

七、射工候

江南有射工毒虫，一名短狐，一名蜮，常在山涧水内。此虫口内有横骨，状如角弓。其虫形正黑，状如大蜚[5]，生齿[6]发，而有雌雄。雄者口边两角，角端有椏，能屈伸。冬月并在土内蛰，其上

---

① 叉：本书卷十八《九虫病诸候》此下有"长引气即吐之"六字。

② 疾：原作"痛"，据本书卷十八《九虫病诸候》、《外台秘要》卷二十八《蛊毒方》改。

③ 常：此上本书卷十六《心腹痛候》有"行大道"三字。

④ 鲜：原作"解"，据本书卷二《风头眩候》及正保本、周本改。

⑤ 大蜚：原作"肉蛮"，据正保本、周本、《外台秘要》卷四十《射工毒方》、《太平圣惠方》卷五十七《治射工中人疮诸方》、《医心方》卷十八《治射工毒方》改。

⑥ 齿：原作"啮"，据《医心方》卷十八《治射工毒方》改。

气蒸休休①，冬月有雪，落其上不凝。夏月在水内，人行水上，及以水洗浴，或因大雨潦时，仍逐水，便流入人家，或遇道上牛马等迹内即停住，其含沙射人影，便病。初得时，或如伤寒，或似中恶，或口不能语，或身体苦强，或恶寒壮热，四肢拘急，头痛，骨㾋，屈伸张口欠㰦②，或清朝小苏，晡夕则剧。剧者不过三日，则齿间有血出，不即治，杀人。又云：初始证候，先寒热恶冷，欠㰦，筋急，头痛目疼，状如伤寒，亦如中尸，便不能语，朝旦小苏，晡夕辄剧，寒热闷乱是也。始得三四日可治，急者七日皆死，缓者二七日，远不过三七日皆死。

其毒中人，初未有疮，但恶风瘆瘰寒热，或如针刺。及其成疮，初如豆粒黑子，或如火烧，或如蠷螋尿疮，皆肉内有穿空如大针孔也。其射中人头面尤急，腰以上去人心近者多死，中人腰以下者小宽，不治亦死。虽不死，皆百日内乃可瘥。又云：疮有数种，其一种，中人疮正黑如黡子状，或周遍悉赤，衣被犯之，如有芒刺痛。其一种，作疮久即穿陷，或晡间③寒热。其一种，如火炙人肉，熛起作疮，此最急，数日杀人。其一种，突起如石疖状。俱能杀人，自有迟速耳。大都此病多令人寒热欠伸，张口闭眼。

此虫冬月蛰在土内，人有识之者，取带之溪边行亦佳。若得此病毒，仍以为屑渐服之。夏月在水中者，则不可用。

八、沙虱候

山内水间有沙虱，其虫甚细，不可见。人入水浴及汲水澡浴，此虫着身，及阴雨日行草间亦着人，便钻入皮里。

其诊法，初得时，皮上正赤，如小豆黍粟，以手摩赤上，痛如刺。过三日之后，令百节疼、强痛，寒热，赤上发疮。此虫渐入至骨，则杀人。

人在山涧洗浴竟，巾拭燆燆如芒毛针刺，熟看见处，以竹簪挑拂去之。已深者，用针挑取虫子，正如疥虫，着爪上映光，易④见行动也。挑不得，灸上三七壮，则虫死病除。若只两三，不能为害，多处不可尽挑灸。挑灸其上而犹觉昏昏，是其已大深，便应须依土俗作方术拂出之，并作诸药汤浴，皆得一二升，出都尽乃止。

此七日内宜瘥，不尔则续有飞虫来入，攻啖心脏便死。飞虫白色，如韭叶大，长四五寸。初着腹胁，肿痛如刺，即破鸡拓之，尽⑤出食鸡，或得三四数过，与取尽乃止。兼取麝香犀角护其内，作此治可瘥。勿谓小小，不速治则杀人。彼土呼此病为呼蜇吴音沙作蜇读，如鸟长尾蜇蜇音也，言此虫能招呼沙虱入人体内。人行有得沙虱，还至即以火自灸燎令遍，则此虫自堕地也。

九、水毒候

自三吴已东及南，诸山郡山县，有山谷溪源处，有水毒病，春秋辄得。一名中水，一名中溪，一名中洒苏骇反，一

---

① 休休：原作"怵怵"，据《外台秘要》卷四十《射工毒方》、《医心方》卷十八《治射工毒方》改。

② 㰦：原作"欵"，据宋本、正保本、周本改。

③ 晡间：原作一"镇"字，据《千金要方》卷十《诊溪毒证》、《外台秘要》卷四十《射工毒方》改。

④ 易：原作"劣"，据正保本、周本改。

⑤ 尽：《外台秘要》卷四十《沙虱毒方》作"虫"，义胜。

名水中病，亦名溪温。今[1]人中溪，以其病与射工诊候相似，通呼溪病。其实有异，有疮是射工，无疮是溪病。

初得，恶寒，头微痛，目眶疼，心内烦懊，四肢振炊，腰背骨节皆强，两膝疼，或噏噏热，但欲睡，且醒暮剧，手足指逆冷至肘膝。二三日则腹生虫，食下部，肛内有疮，不痒不痛，令人不觉，视之乃知。不即治，六七日下部便脓溃，虫上食五脏，热盛烦毒，注下不禁，八九日死。一云十余日死。

水毒有阴阳，觉之急视下部。若有疮正赤如截肉者，为阳毒，最急。若疮如鳢鱼齿者，为阴毒，犹小缓。皆杀人，不过二十。又云：水毒有雌雄，脉洪大而数者为阳，是雄溪，易治，宜先发汗及浴。脉沉细迟者为阴，是雌溪，难治。

欲知审是中水者，手足指冷即是，若不冷非也。其冷或一寸，或至腕，或至肘膝。冷至二寸为微，至肘膝为剧。又云：作数斗汤，以蒜四五升，捣碎投汤内，消息视之，莫令大热，绞去滓，适寒温，以自浴，若身体发赤斑文者是也。又云：若有发疮处，但如黑点，绕边赤，状似鸡眼，在高处难治，下处易治。余诊同，无复异，但觉寒热头痛[2]，腰背急强，手脚冷，欠欬欲眠，朝瘥暮剧，便判是溪病，不假蒜汤及视下部疮也。

此证者，至困时亦不皆洞利及齿间血出，惟热势猛者，则心腹烦乱，不食而狂语，或有下血物如烂肝，十余日至二十日则死。不测，虫食五脏，肛伤，以不治[3]死。

又云：溪病不歇，仍飞虫来入，或皮肤腹胁间突起，如烧痛，如刺，登破生鸡拓上，辄得白虫，状似蛆，长四五

六七寸，或三四六八枚无定。此即应是所云虫唼食五脏及下部之事。又云：中溪及射工法急救，令七日内瘥，不尔则有飞蛊来入人身内，攻唼五脏便死。彼土辟却之法，略与射工相似。

---

① 今：原作"令"，形近之误，据《医心方》卷第十八《治水毒方》、《太平圣惠方》卷五十七《解水毒诸方》改。

② 余诊同……寒热头痛：原作"无复余异诊但同觉寒热顽痛"，据周本改。

③ 治：原脱，据文义补。

重刊巢氏诸病源候总论卷之二十六

蛊毒病诸候下　凡二十七论

一、解诸毒候

凡药有大毒，不可入口鼻耳目，即杀人者，一曰钩吻，生朱崖。二曰鸩，又名鸿日，状如黑雄鸡，生山中。三曰阴命，赤色，着木悬其子，生山海。四曰海姜，状如龙芮①，赤色，生海中。五曰鸩羽，状如雀，黑项赤喙②，食蝮蛇，生海内。但被此诸毒药，发动之状，皆似劳黄，头项强直，背痛而欲寒，四肢酸洒，毛③瘁色枯，肌肉缠急，神情不乐。又欲似瘴病，或振寒如疟，或壮热似时行，或吐或利，多苦④头痛。又言人齿色黑，舌色赤多黑少，并着药之候也。

岭南俚人别有不强药，有蓝药，有焦铜药，金药，菌药，此五种药中人者，亦能杀人。但此毒初着，人不能知，欲知是毒非毒者，初得便以灰磨洗好熟银令净，复以水杨枝洗口齿，含此银一宿卧，明旦吐出看之，银黑者是不强药，银青黑者是蓝药，银紫斑者是焦铜药。此三种，但以不强药最急毒。若热酒食里着者，六七日便觉异。若冷酒食里着，经半月始可知耳。若含银，银色不异，而病候与着药之状不殊，心疑是毒，欲得即知者，可食鲤鱼脍，食竟此毒即发。亦空腹取银口含之，可两食顷，出着露

下，明旦看银色，若变黑即是药毒。又言取鸡子煮，去壳，令病人齿啮鸡子白处，亦着露下，若齿啮痕处黑，即是也。又言，觉四大不调，即须空腹食炙鸡、炙豚、鸭等肉，触犯令药发，即治之便瘥。若久不治，毒侵肠胃，难复攻治。若定知着药，而四大未羸者，取大戟长三寸许食之，必大吐利，若色青者是焦铜药，色赤者是金药，吐菌子者是菌药。此外，杂药利亦无定色，但小异常利耳。

又有两种毒药，并名当孤草。其一种着人时，脉浮大而洪，病发时啬啬恶寒，头微痛，干呕，背迫急，口噤，不觉嚼舌，大小便秘涩，眼眶唇口指甲颜色皆青是也。又一种当孤草毒者，其病发时，口噤而干，舌不得言，咽喉如锥刀刺，胸中甚热，膊胛满，不至百日，身体唇口手脚指甲青而死。

又着乌头毒者，其病发时，咽喉强而眼睛疼，鼻中艾臭，手脚沉重，常呕吐，腹中热闷，唇口习习⑤，颜色乍青乍赤，经百日死。

---

① 芮：原脱，据《经史证类备急本草》卷十一《阴命》补。

② 黑项赤喙：《外台秘要》卷三十一《辨五大毒》作"黑头赤足"。

③ 毛：原作"手"，据《太平圣惠方》卷三十九《解俚人药毒诸方》及周本改。

④ 苦：原作"舌"，据宋本、《太平圣惠方》卷三十九《解俚人药毒诸方》改。

⑤ 习习：《太平圣惠方》卷三十九《解俚人药毒诸方》作"青"。

凡人若色黑，大骨及肥者，皆胃厚，则胜毒。若瘦者，则胃薄，不胜毒也。

二、解诸药毒候

凡药物云有毒及有大毒者，皆能变乱于人为害，亦能杀人。但毒有大小，自可随所犯而救解之。但着毒重者，亦令人发病时咽喉强直，而两眼睛疼，鼻干，手脚沉重，常呕吐，腹里热闷，唇口习习，颜色乍青乍赤，经百日便死。其轻者，乃身体习习而痹，心胸涌涌然而吐，或利无度是也。但从酒得者难治，言酒性行诸血脉，流遍周体，故难治。因食得者易愈。言食与药俱入胃，胃能容杂毒，又逐大便泄毒气，毒气未流入血脉，故易治。若但觉有前诸候，便以解毒药法救之。

三、服药失度候

凡合和汤药，自有限剂，至于圭、铢、分、两，不可乖违，若增加失宜，便生他疾。其为病也，令人吐下不已，呕逆而闷乱，手足厥冷，腹痛转筋。久不以药解之，亦能致死，速治即无害。

四、诸饮食中毒候

凡人往往因饮食忽然困闷，少时致甚，乃致死者，名为饮食中毒，言人假以毒物投食里而杀人。但其病颊内或悬痈内初如酸枣大，渐渐长大，是中毒也。急治则瘥，久不治，毒入腹则死。但诊其脉，浮之无阳，微细而不可知者，中毒也。

五、食诸肉中毒候

凡可食之肉，无甚有毒。自死者，多因疫气所毙，其肉则有毒。若食此毒肉，便令人困闷，吐利无度，是中毒。

六、食牛肉中毒候

凡食牛肉有毒者，由毒蛇在草，牛食因误唼蛇则死，亦有蛇吐毒着草，牛食其草亦死，此牛肉则有大毒。又因疫病而死者，亦有毒。食此牛肉，则令人心闷，身体痹，甚者乃吐逆下利，腹痛不可堪，因而致死[①]者，非一也。

七、食马肉[②]中毒候

凡骏马肉及马鞍下肉，皆有毒，不可食之，食之则死。其有凡马肉则无毒。因疫病死者，肉亦有毒。此毒中人，多洞下而烦乱。

八、食六畜肉中毒候

六畜者，谓牛、马、猪、羊、鸡、狗也。凡此等肉本无毒，不害人。其自死及着疫死者，皆有毒。中此毒者，亦令人心烦闷而吐利无度。

九、食六畜百兽肝中毒候

凡禽兽六畜自死者，肝皆有毒，不可食，往往伤人。其疫死者弥甚。被其毒者，多洞利呕吐而烦闷不安。

---

① 死：原脱，据宋本、周本补。
② 肉：原作"因"，据本书目录改。

十、食郁肉中毒候

郁肉毒者，谓诸生肉及熟肉内器中，密闭头，其气壅积不泄，则为郁肉，有毒。不幸而食之，乃杀人。其轻者，亦吐利烦乱不安[1]。

十一、食狗肉中毒候

凡狗肉性甚躁热，其疫死及狂死者，皆有毒，食之难消，故令人烦毒闷乱。

十二、食猪肉中毒候

凡猪肉本无毒，其野田间放，或食杂毒物而遇死者，此肉则有毒。人食之则毒气攻脏，故令人吐利，困闷不安。

十三、食射罔肉中毒候

射猎人多用射罔药涂箭头，以射虫鹿，伤皮则死，以其有毒故也。人获此肉，除箭处毒肉不尽，食之则被毒致死。其不死者，所误食肉处去毒箭远，毒气不深，其毒则轻，虽不死，犹能令人困闷吐利，身体痹不安。罔药者，以生乌头捣汁，日作之是也。

十四、食鸭肉成病候

鸭肉本无毒，不能损人，偶食触冷不消，因结聚成腹内之病。

十五、食漏脯中毒候

凡诸肉脯，若为久故茅草屋漏所湿，则有大毒，食之三日，乃成暴症，不可治。亦有即杀人者。凡脯，炙之不动，得水则动，亦杀人。

十六、食鱼脍中毒候

凡人食鱼脍者，皆是使生冷之物，食之甚利口，人多嗜之，食伤多则难消化，令人心腹痞满，烦乱不安。

十七、食诸鱼中毒候

凡食诸鱼有中毒者，皆由鱼在水中食毒虫恶草，则有毒，人食之不能消化，即令闷乱不安也。

十八、食鲈鱼肝中毒候

此鱼肝有毒，人食之中其毒者，即面皮剥落，虽尔，不至于死。

十九、食鯸鲐鱼中毒候

此鱼肝及腹内子有大毒，不可食，食之往往致死。

二十、食蟹中毒候

此蟹食水茛[2]，水茛有大毒，故蟹亦有毒。中其毒则闷乱欲死。若经霜以后，遇毒即不能害人。未被霜蟹，煮食之则多有中毒，令人闷乱，精神不安。

---

[1]　安：此下原衍"有脯炙之不动得水而动食之亦杀人"句，据《太平圣惠方》卷三十九《治食郁肉中毒诸方》删。

[2]　茛：原作"茛"，据宋本、《医心方》卷二十九《治食蟹中毒方》改。下同。

二十一、食诸菜蕈菌中毒候

凡园圃所种之菜本无毒，但蕈、菌等物，皆是草木变化所生，出于树者为蕈，生于地者为菌，并是郁蒸湿气变化所生，故或有毒者。人食遇此毒，多致死，甚疾速。其不死者，犹能令烦闷吐利，良久始醒。

二十二、食诸虫中毒候

野菜芹荇之类，多有毒虫水蛭附之，人误食之，使其中毒，亦能闷乱，烦躁不安。

二十三、饮酒①大醉连日不解候

饮酒过多，酒毒渍于肠胃，流溢经络，使血脉充满，令人烦毒惛乱，呕吐无度，乃至累日不醒。往往有腹背穿穴者，是酒热毒气所为。故须②摇动其身，以消散也。

二十四、饮酒中毒候

凡酒性有毒，人若饮之，有不能消，便令人烦毒闷乱。

其汤熨针石，别有正方，补养宣导，今附于后。

养生方云：正坐仰天，呼出酒食醉饱之气。出气之后，立饥且醒。

二十五、饮酒腹满不消候

夫酒性宣通而不停聚，故醉而复醒，随血脉流散故也。今人有荣卫否涩，痰水停积者，因复饮酒，不至大醉大吐，

故酒与痰相搏，不能消散，故令腹满不消。

二十六、恶酒候

酒者，水谷之精也，其气慓悍而有大毒。入于胃则胃③胀气逆，上逆于胸，内蘸于肝胆，故令肝浮胆横，而狂悖变怒，失于常性，故云恶酒也。

二十七、饮酒后诸病候

酒性有毒，而复大热，饮之过多，故毒热气渗溢经络，浸渍腑脏，而生诸病也。或烦毒壮热而似伤寒，或洒淅恶寒有同温疟，或吐利不安，或呕逆烦闷，随脏气虚实而生病焉。病候非一，故云诸病。

---

① 酒：原作"食"，据本书目录及下文内容改。

② 须：此上《太平圣惠方》卷三十九《治饮酒大醉连日不解诸方》有"饮酒"二字。

③ 胃：原作"酒"，据《灵枢·论勇》改。

重刊巢氏诸病源候总论卷之二十七

血病诸候 凡九论

一、吐血候

夫吐血者，皆由大虚损及饮酒、劳损所致也。但肺者，五脏上盖也，心、肝又俱主于血。上焦有邪，则伤诸脏，脏伤血下入于胃，胃得血则闷满气逆，气逆①故吐血也。

但吐血有三种，一曰内衄，二曰肺疽，三曰伤胃。内衄者，出血如鼻衄，但不从鼻孔出，是近心肺间津出②，还流入胃内，或如豆汁③，或如衉④血，凝停胃里，因即满闷便吐，或去数升乃至一斗是也⑤。肺疽者，言饮酒之后，毒满便吐，吐已后有一合二合，或半升一升是也。伤胃者，是饮食大饱之后，胃内冷不能消化，则便烦闷，强呕吐之，所食之物与气共上冲踧，因伤损⑥胃口，便吐血，色鲜正赤是也⑦。

凡吐血之后，体恒奄奄然⑧，心里烦躁，闷乱纷纷⑨，颠倒不安⑩。

寸口脉微而弱，血气俱虚，则吐血。关上脉微而芤，亦吐血。脉细沉者生，喘咳上气，脉数浮大者死。久不瘥，面色黄黑，无复血气，时寒时热⑪，难治也⑫。

养生方云：思虑伤心，心伤则吐衄，发则发焦也。

二、吐血后虚热胸中痞口燥候

吐血之后，脏腑虚竭，荣卫不理，阴阳隔绝，阳虚于上，故身体虚热，胸中痞而口燥。

---

① 气逆：此下《太平圣惠方》卷三十七《吐血论》有"上冲"二字。

② 出：此上《千金要方》卷十二《吐血》、《千金翼方》卷十八《吐血》有"液"字。

③ 豆汁：《千金要方》卷十二《吐血》、《千金翼方》卷十八《吐血》作"豆羹汁"，义同。

④ 衉：原作"衄"，据《千金要方》卷十二《吐血》改。

⑤ 一斗是也：此下《千金要方》卷十二《吐血》、《千金翼方》卷十八《吐血》有"得之于劳倦饮食过常所为也"。又，"斗"字原作"斛"，于义不合，据《千金要方》卷十二《吐血》改。

⑥ 损：《千金要方》卷十二《吐血》、《千金翼方》卷十八《吐血》作"裂"。

⑦ 也：此下《千金要方》卷十二《吐血》、《千金翼方》卷十八《吐血》有"腹中绞痛，自汗出，其脉紧而数者，为难治也"。

⑧ 体恒奄奄然：《千金翼方》卷十八《吐血》作"体中但奄奄然，心中不闷者，辄自愈，假令"。

⑨ 纷：此下《千金翼方》卷十八《吐血》有"欲吐"二字。

⑩ 安：此下《千金翼方》卷十八《吐血》有"卒至不救"四字。

⑪ 时寒时热：《太平圣惠方》卷三十七《吐血论》作"或发寒热，或恶寒者"。

⑫ 难治也：原脱，据《千金翼方》卷十八《吐血》、《太平圣惠方》卷三十七《吐血论》补。

三、呕血候

夫心者主血，肝者藏血，愁忧思虑则伤心，恚怒气逆，上而不下则伤肝，肝、心二脏伤，故血流散不止，气逆则呕而出血。

四、唾血候

唾血者，由伤损肺所为①。肺者为五脏上盖，易为伤损。若为热气所加则唾血。唾上如红缕②者，此伤肺也。胁下痛，唾鲜血者，此伤肝。

关上脉微芤，则唾血。脉沉弱者生，牢实者死。

其汤熨针石，别有正方，补养宣导，今附于后。

养生方导引法云：伸两脚，两手指着足五指上。愈腰折不能低着③。若唾血、久疼，为之愈。

长伸两脚，以两手捉足④五指七遍。愈腰折不能低仰。若唾血、久疼、血病。久行，身则可卷转也。

五、舌上出血候

心主血脉，而候于舌，若心脏有热，则舌上出血如涌泉。

六、大便下血候

此由五脏伤损所为。脏气既伤，则风邪易入，热气在内，亦大便下血，鲜而腹痛。冷气在内，亦大便血下，其色如小豆汁，出时疼而不甚痛。

前便后下血者，血来远，前下血后便者，血来近。远近者，言病在上焦、下焦也。令人面无血色，时寒时热。

脉浮弱，按之绝者下血。

七、小便血候

心主于血，与小肠合。若心家有热，结⑤于小肠，故小便血也。

下部脉急而弦者⑥，风邪入于少阴，则尿血。尺脉微而芤，亦尿血。

养生方云：人食甜酪，勿食大酢，必变为尿血。

八、九窍四肢出血候

凡荣卫大虚，腑脏伤损，血脉空竭，因而恚⑦怒失节，惊忿过度，暴气逆⑧溢，致令腠理开张，血脉流散也，故⑨九窍出血。喘咳而上气逆⑩，其脉数有热，不得卧者死。

九、汗血候

肝藏血，心之液为汗。言肝、心俱

---

① 所为：原脱，据《医心方》卷五《治唾血方》补。

② 缕：此下《医心方》卷五《治唾血方》有"络"字。

③ 着：原脱，据本书卷五《腰痛不得俛仰候》养生方导引法补。

④ 足：原脱，据上条养生方导引法补。

⑤ 结：《太平圣惠方》卷三十七《治小便出血诸方》作"流注"。此上又有"积蓄不散"四字。义长。

⑥ 急而弦：《太平圣惠方》卷三十七《治小便出血诸方》作"急强"。

⑦ 恚：《医心方》卷五《治九窍四肢出血方》作"喜"。

⑧ 逆：《医心方》卷五《治九窍四肢出血方》作"迸"。

⑨ 故：原作"言"，据周本改。

⑩ 逆：《医心方》卷五《治九窍四肢出血方》无此字。

伤于邪，故血从肤腠而出也。

毛发[1]病诸候下　凡十三论

一、须发秃落候

足少阳胆之经也，其荣在须。足少阴肾之经也，其华在发。冲任之脉，为十二经之海，谓之血海，其别络上唇口，若血盛则荣于须[2]发，故须发美。若血气衰弱，经脉虚竭，不能荣润，故须发秃落。

其汤熨针石，别有正方，补养宣导，今附于后。

养生方云：热食汗出，勿伤风，令发堕落。

又云：欲理发，向王地[3]，既栉发之始，叩齿九通[4]，而微咒曰：太帝散灵，五老返真[5]，泥丸玄华，保精长存。左拘隐月，右引日根[6]，六合清炼，百神受恩。咒毕，咽唾三过。能常行之，发不落而生。

又云：当数易栉，栉之取多，不得使痛。亦可令侍者栉。取多，血液[7]不滞，发根常牢。

二、令生髭候

手阳明为大肠之经，其支络缺盆，上颈贯颊，入下齿间。髭者，是血气之所生也。若手阳明之经血盛，则髭美而长，血气衰少则不生。

三、白发候

足少阴肾之经也，肾主骨髓，其华在发。若血气盛，则肾气强，肾气强，则骨髓充满，故发润而黑。若血气虚，则肾气弱，肾气弱，则骨髓枯竭，故发变白也。

其汤熨针石，别有正方，补养宣导，今附于后。

养生方云[8]：正月十日沐发，发白更黑。

又云：千过梳头，头不白。

又云：正月一日，取五香煮作汤，沐头不白。

又云：十日沐浴，头不白。

又云：十四日沐浴，令齿牢发黑。

又云：常向本命日[9]，栉发之始，叩齿九通，阴咒曰：太帝[10]散灵，五老反真，泥丸玄华，保精长存。左拘隐[11]月，右引日根，六合清炼，百疾愈因[12]。咒毕[13]，咽唾三过。常数行之，使人齿不痛，发牢不白。一云头脑不痛[14]。

养生方导引法云：解发，东向坐，握固不息一通。举手[15]左右导引，手掩两

---

① 毛发：原倒作“发毛”，据本书目录乙正。

② 须：原作“头”，据本候标题、《太平圣惠方》卷四十一《治须发秃落方》改。

③ 王地：本篇《白发候》、本书卷二十九《齿痛候》养生方作“本命日”。

④ 叩齿九通：原脱，据本书卷二十九《齿痛候》补。

⑤ 太帝散灵，五老返真：原脱，据本书卷二十九《齿痛候》、《修真旨要》补。

⑥ 左拘隐月，右引日根：原作“左为隐月，右为日根”，据本书卷二十九、《修真旨要》改。

⑦ 液：《修真旨要》作“脉”，义长。

⑧ 养生方云：原作“又云”，据文例改。

⑨ 日：原脱，据本书卷二十九《齿痛候》养生方补。

⑩ 帝：原作“常”，据本书卷二十九《齿痛候》、《修真旨要》改。

⑪ 拘隐：原作“回拘”，据《修真旨要》改。

⑫ 百疾愈因：本卷《须发脱落候》、《修真旨要》、《至游子·真诰》作“百神受恩”。

⑬ 咒毕：原脱，据本卷《须发脱落候》补。

⑭ 头脑不痛：此上六条原置于下文导引第五条下，据文例乙正。

⑮ 手：原错置于“左右”之下，据本书卷二《头面风候》养生方导引法、《彭祖导引法》乙正。

耳。以手复捋头五，通脉也①。治头风，令发不白②。

又云：清旦初起，左右手交互，从头上挽两耳，举。又引须发，即面气③流通。令头不白，耳不聋④。

又云：坐地，直两脚，以两手指脚胫，以头至地。调脊诸椎，利发根，令长美。坐舒两脚，相去一尺，以捉脚两胫，以顶至地十二通。调身脊无患害，致精气润泽。发根长美者，令青黑柔濡滑泽，发恒不白。

又云：伏，解发东向，握固，不息一通，举手左右导引，掩两耳。令发黑不白。伏者，双膝着地，额直至地，解发，破髻，舒头，长敷在地。向东者，向长生之术。握固，两手如婴儿握，不令气出。不息，不使息出，极闷已，三嘘而长细引。一通者，一为之，令此身囊之中满其气。引之者，引此旧身内恶邪伏气，随引而出，故名导引。举左右手各一通，掩两耳，塞鼻孔三通，除白发患也。

又云：蹲踞，以两手举足五趾，低头自极，则五脏气遍至。治耳不闻，目不明。久为之，则令发白复黑。

又云：思心气上下四布，正赤，通天地，自身⑤大且长。令人气力增益，发白更黑，齿落再生。

四、令长发候

发是足少阴之经血所荣也。血气盛则发长美。若血虚少，则发不长。须以药治之令长。

五、令发润泽候

足少阴之经血，外养于发。血气盛发则光润。若虚则血不能养发，故发无

润泽也。则须以药治⑥，令其润泽。

六、发黄候

足少阴之经血，外养于发。血气盛，发则润黑，虚竭者，不能荣发，故令发变黄。

七、须黄候

足少阳之经血，外荣于须。血气盛，须则美而长。若虚少不足，不能荣润于外，故令须黄。

八、令生眉毛候

足太阳之经，其脉起于目内眦，上额交巅。血气盛，则眉美有毫，血少则眉恶。眉为风邪所伤，则眉脱。皆是血气伤损，不能荣养，故须以药生之。

九、火烧处发不生候

夫发之生，血气所润养也。火烧之处，疮痕致密，则气血下沉，不能荣宣腠理，故发不生。

------

① 以手复捋头五，通脉也：《彭祖导引法》作"以手捋两脉边五通"。"捋"，原作"持"，形误，据本书卷二《头面风候》改。又，此二句原置于本段末，据《彭祖导引法》乙正。

② 治头风，令发不白：《彭祖导引法》作"令人目明，发黑不百，治头风。"

③ 面气：原脱，文义不明，据《千金翼方》卷十二《养性禁忌》补。

④ 令头不白，耳不聋：原脱，据本书卷九《时气候》养生方导引法补。

⑤ 身：原作"于"，据周本改。

⑥ 治：原脱，据《太平圣惠方》卷四十一《令发润泽诸方》补。

十、令毛发不生候

足少阴之血气，其华在发。足太阳之血气盛，则眉美。足少阳之血气盛，则须美。足阳明之血气盛，则发美。手阳明之血气盛，则髭美。诸经血气盛，则眉、髭、须、发美泽。若虚少枯竭，则变黄、白、悴、秃。若风邪乘其经络，血气改变，则异毛恶发妄生也，则须以药傅，令不生也。

十一、白秃候

凡人皆有九虫在腹内，值血气虚则能侵食，而蛲虫发动，最能生疮，乃成痈、癣、瘑、疥之属，无所不为。言白秃者，皆由此虫所作，谓在头生疮，有虫，白痂甚痒[1]，其上发并秃落不生，故谓之白秃。

十二、赤秃候

此由头疮，虫食发秃落，无白痂，有汁，皮赤而痒，故谓之赤秃。

十三、鬼舐头候

人有风邪在头，有偏虚处，则发秃落，肌肉枯死。或如钱大，或如指大，发不生，亦不痒，故谓之鬼舐头。

面体病诸候　凡五论

一、蛇身候

蛇身者，谓人皮肤上如蛇皮而有鳞甲，世谓之蛇身也。此由血气否涩，不通润于皮肤故也。

二、面疱候

面疱者，谓面上有风热气生疱，头[2]如米大，亦如谷大，白色者是。

养生方云：醉不可露卧，令人面发疮疱。

又云：饮酒热未解，以冷水洗面，令人面发疮，轻者皯疱。

三、面皯黯候

人面皮上，或有如乌麻，或如雀卵上之色是也。此由风邪客于皮肤，痰饮渍于腑脏。故生皯黯。

养生方云：饱食而坐，不行步，有所作务，不但无益，乃使人得积聚不消之病，及手足痹，面目黧皯。

四、酒齄候

此由饮酒，热势冲面，而遇风冷之气相搏所生，故令鼻面生齄，赤疱匝匝然也。

五、嗣面候

嗣面[3]者，云面皮上有滓[4]，如米粒者也。此由肤腠受于风邪，搏于津液，津液之气，因虚作之也。亦言因傅胡粉，而皮肤虚者，粉气入腠理化生之也。

---

[1] 谓在头……白痂甚痒：《医心方》卷四《治头白秃方》、《太平圣惠方》卷四十一《治头疮白秃诸方》作"谓头上生疮，有白痂，甚痒"，义长。

[2] 头：《医心方》卷四《治面疱方》、《太平圣惠方》卷四十《治面疱诸方》作"或"。

[3] 嗣面：《医心方》卷四《治饲面方》作"饲面"，《太平圣惠方》卷四十《治粉刺诸方》作"粉刺"。

[4] 滓：《太平圣惠方》卷四十《治粉刺诸方》作"齄"。

重刊巢氏诸病源候总论卷之二十八

目病诸候　凡三十八论

一、目赤痛候

凡人肝气通于目。言①肝气有热，热冲于目，故令赤痛。

二、目胎赤候

胎赤者，是人初生，洗目不净，令秽汁浸渍于眦②，使睑赤烂，至大不瘥③，故云胎赤。

三、目风赤候

目者，肝之窍，风热在内乘肝，其气外冲于目，故见风泪出，目睑眦赤。

四、目赤烂眦候

此由冒触风日，风热之气伤于目，而眦睑皆赤烂，见风弥甚。世亦云风眼。

五、目数十年赤候

风热伤于目眦，则眦赤烂。其风热不去，故眦常赤烂，积年不瘥。

六、目风肿候

目为肝之外候。肝虚不足，为冷热之气所干，故气上冲于目，外复遇风冷所击，冷热相搏，而令睑内结肿，或如杏核大，或如酸枣之状。肿而因风所发，故谓之风肿。

七、目风泪出候

目为肝之外候。若被风邪伤肝，肝气不足，故令目泪出。

其汤熨针石，别有正方，补养宣导，今附于后。

养生方导引法云：踞坐④，伸右脚，两手抱左膝头，伸腰，以鼻内气，自极七息，展右足着外⑤。除难屈伸拜起，去胫中痛痹，风目耳聋。

又云：踞，伸左脚，两手抱右膝，伸腰，以鼻内气，自极七息，展左足着外。除难屈伸拜起，去胫中疼。一本云，

---

① 言：《外台秘要》卷二十一《目赤痛方》作"若"。

② 眦：《外台秘要》卷二十一《胎赤久赤方》作"眼"。

③ 至大不瘥：《太平圣惠方》卷三十二《治眼胎赤诸方》作"渐至长大，终不能瘥"。

④ 坐：原脱，据本书卷一《风痹候》养生方导引法补。

⑤ 展右足着外：原脱，据本书卷一《风痹候》补。

除风目暗，耳聋。

又云，以鼻内气，左手持鼻。除目暗泣出。鼻内气，口闭，自极七息。除两胁下积血气①。

又云：端坐，伸腰，徐徐②以鼻内气，以右手持鼻③，徐徐闭目吐气④。除目暗，泪苦⑤出，鼻中息肉，耳聋。亦能除伤寒头痛洗洗，皆当以汗出为度⑥。

八、目泪出不止候

夫五脏六腑，皆有津液，通于目者为泪。若脏气不足，则不能收制其液，故目自然泪出，亦不因风而出不止，本无赤痛。

九、目肤翳候

阴阳之气，皆上注于目。若风邪痰气，乘于腑脏，腑脏之气，虚实不调，故气冲于目，久不散，变生肤翳。肤翳者，明⑦眼睛上有物，如蝇翅者即是。

十、目肤翳覆瞳子候

此言肝脏不足，为风热之气所干，故于目睛上生翳，翳久不散，渐渐长，侵覆瞳子。

十一、目息肉淫肤候

息肉淫肤者，此由邪热在脏，气冲⑧于目，热气切⑨于血脉，蕴积不散，结而生息肉，在于白睛肤睑⑩之间，即谓之息肉淫肤也。

十二、目暗不明候

夫目者，五脏六腑阴阳精气皆上注于目。若为血气充实，则视瞻分明。血气虚竭，则风邪所侵，令目暗不明。

其汤熨针石，别有正方，补养宣导，今附于后。

养生方云：恣乐伤魂，魂⑪通于目，损于肝，则目暗。

养生方导引法云：蹲踞，以两手举足五指，低⑫头自极，则五脏气遍至⑬。治耳不闻人语声，目不明。久为之，则令发白复黑。

又云：仰⑭两足指，五息止。引腰背

---

① 鼻内气……下积血气：该段文字见于本书卷三十六《卒被损瘀血候》养生方导引法第二条，与本候内容不合，似是错简。

② 徐：原脱，据本书卷二十九《鼻息肉候》养生方导引法补。

③ 右手持鼻：《外台秘要》卷二十一《目风泪出方》无"右"字。"持"，本书卷二十九《鼻息肉候》作"捻"，义通。

④ 徐徐闭目吐气："徐徐"两字原脱，据本书卷二十九《鼻息肉候》补。"闭目吐气"，原错置于"除目暗，苦泪出"之后，据本书卷七《伤寒候》养生方导引法乙正。

⑤ 苦：原作"若"，形误，据本书卷二十九《鼻息肉候》改。

⑥ 鼻中息肉……汗出为度：《外台秘要》卷二十一《目风泪出方》无此段文字。"能"，原作"然"，据本书卷二十九《鼻息肉候》改。

⑦ 明：《太平圣惠方》卷三十三《治眼生肤翳诸方》无此字。

⑧ 气冲：《医心方》卷五《治目息肉方》作"熏"。

⑨ 切：《外台秘要》卷二十一《生肤息肉方》作"攻"，《医心方》卷五《治目息肉方》、《永乐大典》卷一一四一二《目息肉淫肤》作"加"。

⑩ 睑：原作"脸"，形误，据《外台秘要》卷二十一《生肤息肉方》改。

⑪ 魂：原作"魄"，误，据《医心方》卷五《治目不明方》改。

⑫ 低：原脱，据本书卷二十七《白发候》养主方导引法补。

⑬ 至：原作"主"，形误，据本书卷二十七《白发候》改。

⑭ 仰：原脱，据本书卷一《风偏枯候》养生方导引法补。

痹，偏枯，令人耳闻声。久行，眼耳诸根，无有挂碍。

又云：伸左胫，屈右膝内压之，五息止。引肺气[1]，去风虚，令人目明。依经为之，引肺中气，去风虚病，令人目明，夜中见色，与昼无异。

又云：鸡鸣以两手相摩令热，以熨目，三行，以指抑目。左右有神光，令目明，不病痛。

又云：东向坐，不息再通，以两手中指口唾之二七，相摩拭目。令人目明。以甘泉漱之，洗目，去其翳垢，令目清明。上以内气洗身中，令内睛洁，此以外洗，去其尘障。

又云：卧，引为三，以手爪项边脉五通，令人目明。卧正偃，头下却亢引三通，以两手指爪项边大脉为五通。除目暗患。久行，令人眼夜能见色。为久不已，通见十方，无有剂限。

十三、目青盲候

青[2]盲者，谓眼本无异，瞳子黑白分明，直不见物耳。但五脏六腑之精气，皆上注于目，若脏虚，有风邪痰饮乘之，有热则赤痛，无热但内生障，是腑脏血气不荣于睛，故外状不异，只不见物而已。是之谓青盲。

养生方云：勿塞故井及水渎。令人耳聋目盲。

又云：正月八日沐浴，除目盲。

十四、目青[3]盲有翳候

白、黑二睛无有损伤，瞳子分明，但不见物，名为青盲。更加以风热乘之，气不外泄，蕴积于睛间而生翳，似蝇翅者，覆瞳子上，故谓青盲翳也。

十五、目茫茫候

夫目是五脏六腑之精华，宗脉之所聚，肝之外候也。腑脏虚损，为风邪痰热所乘，气传于肝，上冲于目，故令视瞻不分明，谓之茫茫也。凡目病，若肝气不足，兼胸膈风痰劳热，则目不能远视，视物则茫茫漠漠也。若心气虚，亦令目茫茫，或恶见火光，视见蜚蝇黄黑也。

诊其左手尺中脉，沉为阴，阴实者目视茫茫。其脉浮大而缓者，此为逆，必死。

其汤熨针石，别有正方，补养宣导，今附于后。

养生方导引法云：鸡鸣欲起，先屈左手唉盐指，以指相摩，咒曰：西王母女，名曰益愈，赐我目，受之于口。即精摩形。常鸡鸣二七着唾，除目茫茫，致其精光，彻视万里，遍见四方。咽二七唾之，以热指摩目二七，令人目不瞑。

十六、雀目候

人有昼而睛明，至瞑则不见物，世谓之雀目。言其如鸟雀，瞑便无所见也。

十七、目珠管候

目是五脏六腑之精华，宗脉之所聚，肝之外候也。肝藏血，若腑脏气血调和，则目精彩明净，若风热、痰饮渍于脏腑，使肝脏血气蕴积，冲发于眼，津液变生

---

① 气：原脱，据《彭祖导引法》补。
② 青：原作"清"，据目录改。
③ 青：原作"清"，据目录改。

结聚，状如珠管。

十八、目珠子脱出候

目是脏腑阴阳之精华，宗脉之所聚，上液之道，肝之外候。凡人风热痰饮渍于脏腑，阴阳不和，肝气蕴积生热，热冲于目，使目睛疼痛，热气冲击其珠子，故令脱出。

十九、目不能远视候

夫目不能远视者，由目为肝之外候，腑脏之精华，若劳伤腑脏，肝气不足，兼受风邪，使精华之气衰弱，故不能远视。

二十、目涩候

目，肝之外候也，腑脏之精华，宗脉之所聚，上液之道。若悲哀内动腑脏，则液道开而泣下，其液竭者，则目涩。又风邪内乘其腑脏，外传于液道，亦令泣下而数欠，泣竭则目涩。若腑脏劳热，热气乘于肝，而冲发于目，则目热而涩也，甚则赤痛。

二十一、目眩候

目者，五脏六腑之精华，宗脉之所聚也。筋骨血气之精，与脉并为目系，系上属于脑。若腑脏虚，风邪乘虚随目系入于脑，则令脑转而目系急，则目眴而眩也。

二十二、目视一物为两候

目是五脏六腑之精华。凡人腑脏不足，精虚而邪气乘之，则精散，故视一物为两也。

二十三、目偏视候

目是五脏六腑之精华，人腑脏虚而风邪入于目，而瞳子被风所射，睛不正则偏视。此患亦有从小而得之者，亦有长大方病之者，皆由目之精气虚，而受风邪所射故也。

二十四、目飞血候

目，肝之外候也。肝藏血，足厥阴也，其脉起足大指之藂毛，入连于目系。其经脉之血气虚，而为风热所乘，故血脉生于白睛之上，谓之飞血。

二十五、目黑候

目黑者，肝虚故也。目是脏腑之精华，肝之外候，而肝藏血。腑脏虚损，血气不足，故肝虚不能荣于目，致精彩不分明，故目黑。

二十六、目晕候

五脏六腑之精华皆上注于目，目为肝之外候。肝藏血，血气不足，则肝虚，致受风邪，风邪搏于精气，故精气聚生于白睛之上，绕于黑睛之际，精彩昏浊，黑白不明审，谓之目晕。

二十七、睊目候睊，公孙切

睊目者，是风气客于睑眦之间，与血气津液相搏，使目眦痒而泪出，目眦恒湿，故谓之睊目。

二十八、目眵瞙候

目是腑脏之精华，肝之外候。夫目上液之道，腑脏有热，气熏于肝，冲发于目眦睑，使液道热涩，滞结成眵瞙也。

二十九、睢目候

目是腑脏血气之精华，肝之外候，然则五脏六腑之血气皆上荣于目也。若血气虚，则肤腠开而受风，风客于睑肤之间，所以其皮缓纵，垂覆于目，则不能开，世呼为睢目，亦名侵风。

三十、目眇候

目者，腑脏之精华，宗脉之所聚，肝之外候也。风邪停饮，在于脏腑，侵于肝气，上冲于眼，则生翳障①、珠管、息肉。其经络有偏虚者，翳障则偏覆一瞳子，故偏不见物，谓之眇目。

三十一、目蟦候蟦，音即

蟦目者，是蝇蛆目眦成疮，故谓之蟦目。

三十二、目肥候

肥目者，白睛上生点注，或如浮萍，或如榆荚，有如胡粉色者，有作青黑色者，似羹上脂，致令目暗，世呼为肥目。五脏六腑之精华，皆上注于目，为肝之外候，宗脉所聚，上液之道。此由腑脏气虚，津液为邪所搏，变化而生也。

三十三、目疱疮候

目，肝之候也。五脏六腑之精华，上荣于目，腑脏有热，气乘于肝，冲发于目，热气结聚，故睛上生疱疮也。

三十四、目脓漏候

目是肝之外候，上液之道，风热客于睑眦之间，热搏于血液，令眦内结聚，津液乘之不止，故成脓汁不尽，谓之脓漏。

三十五、目封塞候

目，肝之外候也，肝气通于目，风邪毒气客于睑肤之间，结聚成肿，肿而睑合不开，故谓之封塞。然外为风毒结肿，内则蕴积生热，若肿不即消，热势留滞，则变生肤翳、息肉、白障也。

三十六、目内有丁候

目，肝之外候也。脏腑热盛，热乘于肝②，气冲于目，热气结聚，而目内变生状如丁也。

三十七、针眼候

人有眼内眦头忽结成疱，三五日间便生脓汁，世呼为偷针。此由热气客在眦间，热搏于津液所成。但其热势轻者，故止小小结聚，汁溃热歇乃瘥。

---

① 翳障：原倒作"障翳"，据湖本乙正。
② 肝：原作"腑"，据上下文义改。

三十八、割目后除痛止血候

夫目生淫肤息肉，其根皆从目眦染渐而起。五脏六腑之精华，上注于目。目，宗脉所聚，肝之外候也。肝藏血。

十二经脉有起内眦、兑眦者，风热气乘其脏腑，脏腑生热，热气熏肝，冲发于目，热搏血结，故生淫肤息肉，割之而伤经脉者，则令痛不止，血出不住，即须方药除疗之。

重刊巢氏诸病源候总论卷之二十九

鼻病诸候　凡十一论

一、鼻衄候

经云：脾移热于肝，则为惊衄。脾、土也，肝、木也，木本克土，今脾热，为土气反盛，逆往乘木，是木之虚，不能制土，故受脾之移热也。肝之神为魂，而藏血，虚热则魂神不定，故惊也。凡血与气，内荣脏腑，外循经络，相随而行于身，周而复始。血性得寒则凝涩，热则流散。而气，肺之所生也，肺开窍于鼻。热乘于血①，则气亦热也。血气俱热，血随气发出于鼻，为鼻衄。

诊其寸口微芤者，衄血。寸脉微，苦寒，为是衄血。

寸脉微弱，尺脉涩，发热，弱为无血②，必厥，其人微呕。夫厥，当眩不眩，而反头痛，痛为实，下虚上实，必衄也。

肝脉大，喜为衄。脉阴阳错而浮，必衄血。脉细而数，数反在上，法当吐而不吐，其面颧上小赤，眼中白肤上自有细赤脉如发，其趣至黑瞳子上者，当衄。病人面无血色寒热③，脉沉弦者，衄也。

衄发从春至夏为太阳衄，从秋至冬为阳明衄。连日不止者，其脉轻轻在肌，尺中自浮，目精晕黄，衄必未止。若④目睛了慧，知衄今止⑤。

脉滑小弱者生，实大者死。诊衄人⑥，其脉小滑者生，大躁者死，不治也。鼻衄，脉沉细者生，浮大而牢者死。

养生方云：思虑则伤心，心伤则吐、衄血。

二、鼻衄不止候

肝藏血，肺主气，开窍于鼻。血之与气，相随而行，内荣腑脏，外循经络。腑脏有热，热乘血气，血性得热则流溢妄行，发于鼻者为鼻衄。脏虚血盛，故衄不止。

三、鼻大衄候

鼻衄，由血⑦气虚热故也。肝藏血，

————

① 血：《医心方》卷五《治鼻衄方》、《太平圣惠方》卷三十七《鼻衄论》作"肺"。

② 发热弱为无血：《脉经》卷八《平惊悸衄吐下血胸满瘀血脉证》作"弱则发热涩为无血"。

③ 寒热：此上《金匮要略》卷中《惊悸吐血下血胸满瘀血病脉证治》有"无"字。

④ 若：此下《金匮要略》卷中《惊悸吐血下血胸满瘀血病脉证治》、《脉经》卷八《平惊悸衄吐下血胸满瘀血脉证》有"晕黄去"三字。

⑤ 知衄今止：原作"如衄令止"，"如"、"令"二字当为"知"、"今"形近之误，据周本、《金匮要略》卷中《惊悸吐血下血胸满瘀血病脉证治》、《太平圣惠方》卷三十七《鼻衄论》改。

⑥ 衄人：原倒为"人衄"，据正保本乙正。

⑦ 血：原脱，据《太平圣惠方》卷三十七《治鼻大衄诸方》补。

肺主气，而开窍于鼻。血之与气，相随而行，循于经络，荣于腑脏。若荣伤过度，腑脏生热，热乘血气，血性得热则流散妄行，从鼻出者，谓之衄。其云鼻大衄者，是因鼻衄而口鼻皆出血，故云鼻大衄也。

四、鼻久衄候

鼻衄，由热乘血气也。肝藏血，肺主气、开窍于鼻。劳损脏腑，血气生热，血得热则流散妄行，随气发于鼻者，名为鼻衄。脏虚不复，劳热停积，故衄经久不瘥。

五、鼻齆候

肺主气，其经手太阴之脉也，其气通鼻。若肺脏调和，则鼻气通利，而知香臭。若风冷伤于脏腑，而邪气乘于太阴之经，其气蕴积于鼻者，则津液壅塞，鼻气不宣调，故不知香臭，而为齆也。

其汤熨针石，别有正方，补养宣导，今附于后。

养生方导引法云：东向坐，不息三通，手捻两鼻孔，治鼻中患。交脚箕坐，治鼻中患，通脚痛疮，去其涕唾，令鼻道通，得闻香臭。久行不已，彻闻十方。

六、鼻生疮候

鼻是肺之候，肺气通于鼻。其脏有热，气冲于鼻，故生疮也。

其汤熨针石，别有正方，补养宣导，今附于后。

养生方导引法云：踞坐，合两膝，张两足，不息五通，治鼻疮。

七、鼻息肉候

肺气通于鼻。肺脏为风冷所乘，则鼻气不和，津液壅塞，而为鼻齆。冷搏于血气，停积鼻内，故变生息肉。

其汤熨针石，别有正方，补养宣导，今附于后。

养生方导引法云：端坐伸腰，徐徐以鼻内气，以右手捻鼻，徐徐闭目吐气①。除目暗、泪苦出、鼻中息肉、耳聋，亦能除伤寒头痛洗洗，皆当以汗出为度。

八、鼻窒塞气息不通候

肺气通于鼻。其脏为风冷所伤，故鼻气不宣利，壅塞成齆。冷气结聚，搏于血气，则生息肉。冷气盛者，则息肉生长，气息窒塞不通也。

九、鼻涕候

夫津液涕唾，得热则干燥，得冷则流溢，不能自收。肺气通于鼻，其脏有冷，冷随气入乘于鼻，故使津液不能自收。

十、鼻痛候

肺气通于鼻。风邪随气入于鼻内，搏于血气，邪正相击，气道不宣，故鼻痛。

十一、食诸物误落鼻内候

颃颡之间，通于鼻道。气入，有食

---

① 徐徐闭目吐气：此六字原错置于"泪苦出"之下，据本书卷七乙正。

物未及下喉，或因言语，或因噫咳，而气则逆，故食物因气逆者误落鼻内。

耳病诸候　凡九论

一、耳聋候

肾为足少阴之经而藏精，气通于耳。耳，宗脉之所聚也。若精气调和，则肾脏强盛，耳闻五音。若劳伤血气，兼受风邪，损于肾脏而精脱。精脱者，则耳聋。然五脏六腑十二经脉，有络于耳者，其阴阳经气有相并时，并则有脏气逆，名之为厥。厥气相搏，入于耳之脉，则令聋。

其肾病精脱耳聋者，候颊颧，其色黑[①]。手少阳之脉动，而气厥逆，而耳聋者，其候耳内辉辉焞焞[②]也。手太阳厥而聋者，其候聋而耳内气满。

其汤熨针石，别有正方，补养宣导，今附于后。

养生方云：勿塞故井及水渎，令人耳聋目盲。

养生方导引法云：坐地，交叉两脚，以两手从曲脚中入，低头叉手[③]项上，治久寒[④]不自温，耳不闻声。又云：脚着项上，不息十二通。必愈大寒[⑤]，不觉暖热，久顽冷患，耳聋目眩。久行即成法，法身五六，不能变。

二、耳风聋候

足少阴肾之经，宗脉之所聚，其气通于耳。其经脉虚，风邪乘之，风入于耳之脉，使经气否塞不宣，故为风聋。风随气脉，行于头脑，则聋而时头痛，故谓之风聋。

三、劳重聋候

足少阴肾之经，宗脉之所聚，其气通于耳。劳伤于肾，宗脉则虚损，血气不足，故谓劳聋。劳聋为病，因劳则甚。有时将适得所，血气平和，其聋则轻。

四、久聋候

足少阴肾之经，宗脉之所聚，其气通于耳。劳伤于肾，宗脉虚损，血气不足，为风邪所乘，故成耳聋。劳伤甚者，血气虚极[⑥]，风邪停滞，故谓久聋。

五、耳鸣候

肾气通于耳。足少阴肾之经，宗脉之所聚。劳动经血，而血气不足，宗脉虚，风邪乘虚随脉入耳，与气相击，故耳鸣。

诊其右手脉寸口、名曰气口以前脉，浮则为阳，手阳明大肠脉也；沉则为阴，手太阴肺脉也。阴阳俱虚者，此为血气虚损，宗脉不足，病苦耳鸣嘈嘈，眼时妄见光。此是肺与大肠俱虚也。

---

① 候颊颧其色黑：周本、《外台秘要》卷二十二《耳聋方》作"其候颊颧色黑"。

② 辉辉焞焞：《灵枢·经脉》作"浑浑焞焞"，《太素》卷八《经脉之一》作"浑浑淳淳"。

③ 手：原脱，据本书卷三《虚劳寒冷候》养生方导引法补。

④ 寒：原作"塞"，据本书卷二《风头眩候》改。

⑤ 寒：原作"塞"，据本书卷二《风头眩候》改。

⑥ 血气虚极：原作"血虚气极"，据《外台秘要》卷二十二《久聋方》改。

左手尺中，名曰神门，其脉[1]浮为阳，足太阳膀胱脉也。虚者，膀胱虚也，肾与膀胱合，病苦耳鸣，忽然[2]不闻，时恶风。膀胱虚则三焦实也。膀胱为津液之府，若三焦实，则克消津液。克消津液，故膀胱虚也。耳鸣不止，则变成聋。

六、聤耳候

耳者，宗脉之所聚，肾气之所通，足少阴肾之经也。劳伤血气，热乘虚而[3]入于其经，邪随血气至耳，热气聚则生脓汁，故谓之聤耳。

七、耳疼痛候

凡患耳中策策痛者，皆是风入于肾之经也。不治，流入肾，则卒然变脊强背直成痓也。若因痛而肿，生痈疖，脓溃邪气歇，则不成痓。所以然者，足少阴为肾之经，宗脉之所聚，其气通于耳，上焦有风邪，入于头脑，流至耳内，与气相击，故耳中痛。耳为肾候，其气相通，肾候腰脊，主骨髓，故流入肾，脊强背直。

八、耳耵[4]聍候

耳耵聍者，耳里津液结聚所成。人耳皆有之，轻者不能为患。若加以风热乘之，则结鞕成丸核。塞耳，亦令耳暴聋。

九、耳疮候

足少阴为肾之经，其气通于耳。其经虚，风热乘之，随脉入于耳，与血气相搏，故生耳疮。

牙齿病诸候　凡二十一论

一、牙齿痛候

牙齿痛者，是牙齿相引痛。牙齿是骨之所终，髓之所养。手阳明之支脉入于齿。若髓气不足，阳明脉虚，不能荣于牙齿，为风冷所伤，故疼痛也。又有虫食于牙齿者，则齿根有孔，虫居其间，又传受余齿，亦绵疼痛。此则针灸不瘥，傅药虫死，乃痛止。

二、牙痛候

牙齿皆是骨之所终，髓气所养，而手阳明支脉入于齿。脉虚髓气不足，风冷伤之，故疼痛也。又虫食于齿，则根有孔，虫于其间，又传受余齿，亦痛掣难忍。若虫痛，非针灸可瘥，傅药虫死，乃痛止。

三、齿痛候

手阳明之支脉入于齿。齿是骨所终，髓之所养。若风冷客于经络，伤髓，冷气入齿根，则齿痛。若虫食齿而痛者，齿根有孔，虫在其间。此则针灸不瘥，傅药虫死，痛乃止。

其汤熨针石，别有正方，补养宣导，

----

① 左手尺中名曰神门其脉：原作"血虚气极"四字，据上文例及周本改。

② 忽然：《脉经》卷二《平人迎神门气口前后脉》作"忽忽"。

③ 而：原作"也"，据周本改。

④ 耵：原作"聤"，据《灵枢·厥病》《医心方》卷五《治耳耵聍方》、《太平圣惠方》卷三十六《治耳耵聍诸方》改。下同。

今附于后。

养生方云：常向本命日，栉发之始，叩齿九通，阴咒曰：太帝散灵，五老返真，泥丸玄华，保精长存，左迴拘月，右引日根[1]，六合清练，百疾愈因[2]。咽[3]唾三过。常数行之，使齿不痛，发牢不白，头脑不痛。

又云：东向坐，不息四通，琢齿二七，治齿痛病。大张口，琢齿二七，一通二七。又解：四通中间，其二七大势，以意消息，瘥病而已，不复疼痛，解病，鲜白不鬡，亦不疏离。久行不已，能破金刚。

又云：东向坐，不息四通，上下琢齿三十六下，治齿痛。

四、风齿候

手阳明之支脉入于齿。头面有风，阳明之脉虚，风乘虚随脉流入于齿者，则令齿有风，微肿而根浮也。

其汤熨针石，别有正方，补养宣导，今附于后。

养生方导引法云：凡人[4]觉脊背崛强，不问时节，缩咽膊内，仰面努膊并向上，头左右两向捼[5]之，左右三七一住，待血气行动定，然始更用。初缓后急，不得先急后缓。若无病人，常欲得旦起、午时、日没三辰如用，辰别二七。除寒热病、脊腰颈项痛、风痹、口内生疮、牙齿风、头眩，终尽除也。

五、齿龈肿候

手阳明之支脉入于齿。头面有风，风气流入阳明之脉，于龈间血气相搏，故成肿。养生方云：水银不得近牙齿，发龈[6]肿，善落齿。

六、齿间血出候

手阳明之支脉入于齿。头面有风，而阳明脉虚，风挟热乘虚入齿龈，搏于血，故血出也。

七、牙齿虫候

牙齿虫是虫食牙，又食于齿，亦令牙齿疼痛。皆牙齿根有孔，虫居其内，食牙齿尽，又度食余牙齿。

八、牙虫候

牙虫是虫食于牙，牙根有孔，虫在其间，亦令[7]牙疼痛。食一牙尽，又度食余牙。

九、齿虫候

齿虫是虫食于齿，齿根有孔，虫在其间，亦令[8]齿疼痛。食一齿尽，又度食余齿。

养生方云：鸡鸣时，常叩齿三十六下。长行之，齿不蠹虫，令人齿牢。

---

① 左回拘月右引日根：本书卷二十七《须发脱落候》养生方作"左为隐月右为日根"。

② 百疾愈因：本书卷二十七《须发脱落候》养生方作"百神受恩"。

③ 咽：此上本书卷二十七《须发脱落候》养生方有"咒毕"二字。

④ 人：此下本书卷一《风痹候》养生方导引法有"常"字。

⑤ 捼：原作"按"，当为"捼"之误，据本书卷一《风痹候》改。

⑥ 龈：原脱，据《医心方》卷五《治齿龈肿方》补。

⑦ 令：原作"食"，据文义及周本改。

⑧ 令：原作"全"，据文义及周本改。

又云：朝未起，早漱口中唾，满口乃吞之，辄琢齿二七过①。使人丁壮有颜色，去虫而牢齿。

又云：人能恒服玉泉，必可丁壮妍悦，去虫牢齿。玉泉②，谓口中唾也。

十、齿龋注候

手阳明之支脉入于齿，足阳明③脉有入于颊遍于齿者。其经虚，风气客之，络搏齿间，与血气相乘，则龈肿④。热气加之，脓汁出而臭，侵食齿龈，谓之龋齿，亦曰风龋。

养生方云：朝夕琢齿，齿不龋。

又云：食毕，常漱口数过。不尔，使人病龋齿。

十一、齿蟨候

齿蟨者，是虫食齿至龈，脓烂汁臭，如蚀之状⑤，故谓之齿蟨。

十二、齿挺候

手阳明之支脉入于齿。头面有风冷，传入其脉，令齿龈间津液化为脓汁，血气虚竭，不能荣于齿，故齿根露而挺出。

十三、齿动摇候

手阳明之支脉入于齿，足阳明之脉又遍于齿。齿为骨之所终，髓之所养。经脉虚，风邪乘之，血气不能荣润，故令动摇。

十四、齿落不生候

齿牙皆是骨之所终，髓之所养。手阳明、足阳明之脉并入于齿。若血气充实，则骨髓强盛，其齿损落，犹能更生。若血气虚耗，风冷乘之，致令齿或龋或龈⑥落者，不能复生。

十五、齿音离候

齿音离者，是风冷客于齿龈间，令齿龈落而脓出，其齿则疏，语则齿间有风过之声，世谓之齿音离也

十六、牙齿历蠹候

牙齿皆是骨之所终，髓之所养也。手阳明、足阳明之脉，皆入于齿。风冷乘其经脉，则髓骨血损，不能荣润于牙齿，故令牙齿黯黑，谓之历蠹。

十七、齿漏候

手阳明之支脉入于齿，风邪客于经脉，流滞齿根，使龈肿脓汁出，愈而更发，谓之齿漏。

十八、齿断候

齿者，骨之所终，髓之所养。髓弱骨虚，风气客之，则齿断。

---

① 过：本书卷三《虚劳羸瘦候》养生方此下有"如此者三乃止名曰炼精"十字。

② 玉泉：此二字原脱，据本书卷三《虚劳羸瘦候》补。

③ 阳明：原作"太阳"，据湖本改。

④ 肿：原误置"乘"之上，据宋本、周本改正。

⑤ 蚀之状：原作"屯之收"，据《外台秘要》卷二十二《蟨齿方》及周本改。

⑥ 龈：《太平圣惠方》卷三十四《治牙齿不生诸方》作"虫"。

十九、拔齿损候

手阳明、足阳明之脉，并入于齿。拔齿而损脉者，则经血不止，脏虚而眩闷。

二十、齘齿候

齘齿者，是睡眠而相磨切也。此由血气虚，风邪客于牙车筋脉之间，故因睡眠气息喘而邪动，引其筋脉，故上下齿相磨切有声，谓之齘①齿。

二十一、齿黄黑候

齿者，骨之所终，髓之所养，手阳明、足阳明之脉，皆入于齿。风邪冷气，客于经脉，髓虚血弱，不能荣养于骨，枯燥无润，故令齿黄黑也。

①　齘：原作"龄"，据宋本、正保本、周本改。

重刊巢氏诸病源候总论卷之三十

唇口病诸候　凡十七论

一、口舌疮候

手少阴，心之经也，心气通于舌。足太阴，脾之经也，脾气通于口。腑脏热盛，热乘心脾，气冲于口与舌，故令口舌生疮也。

诊其脉浮则为阳，阳数者口生疮。

其汤熨针石，别有正方，补养宣导，今附于后。

养生方导引法云：凡人①觉脊背崛强，不问时节，缩咽膊内，仰面努膊并向上，头左右②两向挪之，左右三七一住，待血气行动定，然始更用。初缓后急，不得先急后缓。若无病人，常欲得旦起、午时、日没三辰如用，辰别二七。除寒热病、脊腰颈项痛、风痹、口内生疮、牙齿风、头眩，终尽除也。

二、紧唇候

脾与胃合。胃为足阳明，其经脉起于鼻，环于唇，其支脉入络于脾③。脾胃有热，气发于唇，则唇生疮。而重被风邪寒湿之气搏于疮，则微肿湿烂，或冷或热，乍瘥乍发，积月累年，谓之紧唇，亦名渖唇。

三、唇疮候

脾与胃合。足阳明之经，胃之脉也，其经起于鼻，环于唇，其支脉入络于脾。脾胃有热，气发于唇，则唇生疮。

四、唇生核候

足阳明为胃之经，其支脉环于唇，入络于脾。然脾胃为表里，有风热邪气乘之，而冲发于唇，与血气相搏，则肿结。外为风冷乘，其结肿不消则成核。

五、口吻疮候

足太阴为脾之经，其气通于口。足阳明为胃之经，手阳明为大肠之经，此二经脉并侠于口。其腑脏虚，为风邪湿热所乘，气发于脉，与津液相搏，则生疮，恒湿烂有汁，世谓之肥疮，亦名燕口。

六、唇口面皱候

唇口面皱者，寒时触冒风冷，冷折

---

① 人：此下本书卷一《风痹候》养生方导引法有"常"字。

② 头左右：此三字原脱，据本书卷一《风痹候》、卷二《风头眩候》养生方导引法补。

③ 脾：此下原衍"胃"字，据《太平圣惠方》卷三十六《治紧唇疮诸方》及文例删。

腠理，伤其皮肤，故令皱劈。经络之气，诸阳之会，皆在于面，其脉有环唇侠于口者。若血气实者，虽劲风严寒，不能伤之，虚则腠理开而受邪，故得风冷而皱劈也。又冬时以暖汤洗面，及向火，外假热气，动于腠理，而触风冷，亦令病皱。

七、兔缺候

人有生而唇缺，似兔唇，故谓之兔缺。世云由妇人妊娠时见兔，及食兔肉使然。

八、口臭候

口臭，由五脏六腑不调，气上胸膈①。然腑脏气臊腐不同，蕴积胸膈之间，而生于热，冲发于口，故令臭也。

养生方云：空腹不用见臭，月气入脾②，舌上白黄起，口常臭也。

九、口舌干焦候

手少阴，心之经也，其气通于舌。足太阴，脾之经也，其气通于口。腑脏虚热，气乘心脾，津液竭燥，故令口舌干焦也。

诊其右手寸口（名曰气口）以前脉沉为阴，手太阴肺之经也，其脉虚者，病苦少气，不足以息，嗌干，无津液故也。又右手关上脉浮为阳，足阳明胃之经也，其脉虚者，病苦唇口干。又左手关上脉浮为阳，足少阳胆之经也，其脉实者，病苦腹中满，饮食不下，咽干。

十、舌肿强候

手少阴为心之经，其气通于舌。足太阴脾之经，其气通于口。太阴之脉起于足大指，入连舌本。心脾虚，为风热所乘，邪随脉至舌，热气留心，血气壅涩，故舌肿，舌肿脉胀急则舌肿强。

十一、謇吃候

人之五脏六腑，禀四时五行之气，阴阳相扶，刚柔相生。若阴阳和平，血气调适，则言语无滞，吐纳应机。若阴阳之气不和，腑脏之气不足，而生謇吃。此则禀性有阙，非针药所疗治也。

若腑脏虚损，经络受邪，亦令语言謇吃。所以然者，心气通于舌，脾气通于口，脾脉连舌本，邪乘其脏而搏于气，发言气动，邪随气而干之，邪气与正气相交，搏于口舌之间，脉则否涩，气则壅滞，亦令言謇吃，此则可治。

养生方云：愤满伤神，神通于舌，损心则謇吃。

十二、重舌候

舌，心之候也。脾之脉起于足大指，入连于舌本。心脾有热，热气随脉冲于舌本，血脉胀起，变生如舌之状，在于舌本之下，谓之重舌。

十三、悬痈③肿候

悬痈，为音声之关也。喉咙，气之

---

① 气上胸膈：《太平圣惠方》卷三十六《治口臭诸方》作"壅滞之气上攻胸膈"。

② 不用见臭月气入脾：《千金要方》卷二十七《黄帝杂忌法》作"不用见尸臭气入鼻"。月，疑当作"郁"。

③ 悬痈：《太平圣惠方》卷三十五《治悬痈肿诸方》作"悬壅肿"，义胜。

所上下。五脏六腑有伏热，上冲于喉咽，热气乘于悬痈，或长或肿。

十四、喉咽垂倒候

喉咙者，气之所上下也，五脏六腑呼吸之道路。腑脏有风邪，热气上冲咽喉，则肿垂，故谓之垂倒。

十五、失欠颔车蹉候

肾主欠。阴阳之气相引则欠。诸阳之筋脉，有循颔车者。欠则动于筋脉，筋脉挟有风邪，邪因欠发，其[①]急疾，故令失欠颔车蹉也。

十六、数欠候

肾主欠，而肾为阴也。阳气主上，阴气主下。其阴积于下者，而阳未尽，阳引而上，阴引而下，阴阳相引，二气交争。而挟有风者，欠则风动，风动与气相击，故欠数。

十七、失枕候

失枕，头项有风，在于筋之[②]间。因卧而气血虚者，值风发动，故失枕。

咽喉心胸病诸候　凡十一论

一、喉痹候

喉痹者，喉里肿塞痹痛，水浆不得入也。人阴阳之气出于肺，循喉咙而上下也。风毒客于喉间，气结蕴积而生[③]热，致[④]喉肿塞而痹痛。

脉沉者为阴，浮者为阳。若右手关上脉阴阳俱实者，是喉痹之候也。亦令人壮热而恶寒，七八日不治则死。

其汤熨针石，别有正方，补养宣导，今附于后。

养生方导引法云：两手拓两颊，手不动，搂肘使急，腰内亦然，住定。放两肘[⑤]头向外，肘膊腰气散。尽势，大闷始起。来去七通，去喉痹。

又云：一手长舒令[⑥]掌仰，一手捉颏挽之向外，一时极势二七，左右亦然。手不动，两向侧势，急挽之二七。去颈骨急强，头风脑旋，喉痹，膊内冷注，偏风。

二、马喉痹候

马喉痹者，谓热毒之气结于喉间，肿连颊而微壮热，烦满而数吐气，呼之为马喉痹。

三、喉中生谷贼不通候

谷贼者，禾里有短穗而强涩者是也，误作米而人食之，则令喉里肿结不通。今[⑦]风热气在于喉间，与血气相搏，则生肿结，如食谷贼者也，故谓之喉中生谷贼。不急治，亦能杀人。

---

① 其：此下周本有"气"字。
② 之：周本作"脉"。
③ 生：原作"之"，据周本、《外台秘要》卷二十三《喉痹方》、《医心方》卷五《治喉痹方》改。
④ 致：原作"吹"，据周本改。
⑤ 肘：原作"肋"，据本书卷三《虚劳候》养生方导引法改。
⑥ 令：原作"合"，据本书卷二《风头眩候》养生方导引法改。
⑦ 今：原作"令"，据周本改。

四、狗咽候

喉内忽有气结塞不通，世谓之狗咽。此由风热所作，与喉痹之状相似。但俗云误吞狗毛所作。

又云：治此病者，以一抟饭共狗分食则瘥，所以谓之狗咽。

五、咽喉疮候

咽喉者，脾胃之候也。由脾胃热，其气上冲喉咽，所以生疮。其疮或白头，或赤根，皆由挟热[1]所致。

六、尸咽候

尸咽者，谓腹内尸虫，上食人喉咽生疮，其状或痒或痛，如甘蠚之候。

七、喉咽肿痛候

喉咽者，脾胃之候，气所上下。脾胃有热，热气上冲，则喉咽肿痛。夫生肿痛者，皆挟热则为之。若风毒结于喉间，其热盛则肿塞不通，而水浆不入，便能杀人。脏气微热，其气冲喉，亦能肿痛，但不过重也。

八、喉痈候

六腑不和，血气不调，风邪客于喉间，为寒所折，气壅而不散，故结而成痈。凡结肿一寸为疖，二寸至五寸为痈。

九、咽喉不利候

腑脏冷热不调，气上下哽涩，结搏于喉间，吞吐不利，或塞或痛，故言喉咽不利。

十、心痹候

思虑烦多则损心，心虚故邪乘之。邪积而不去，则时害饮食，心里愊愊如满，蕴蕴而痛，是谓之心痹。

诊其脉，沉而弦者，心痹之候也。

十一、胸痹候

寒气客于五脏六腑，因虚而发，上冲胸间，则胸痹。胸痹之候，胸中愊愊如满，噎塞不利，习习如痒，喉里涩，唾燥，甚者心里强痞急痛，肌肉苦痹，绞急如刺，不得俯仰，胸前皮皆痛，手不能犯，胸满短气，咳唾引痛，烦闷，白汗[2]出，或彻背膂，其脉浮而微者是也。不治，数日杀人。

其汤熨针石，别有正方，补养宣导，今附于后。

养生方云：以右足践左足上，除胸痹，食热呕。

四肢病诸候　凡十四论

一、代指候

代指者，其指先肿，焮焮热痛，其色不黯，然后方缘爪甲边结脓，极者爪

---

①　挟热：《太平圣惠方》卷三十五《治咽喉内生疮诸方》作"热毒"。

②　白汗：汪本、周本及《太平圣惠方》作"自汗"。

甲脱也。亦名代甲，亦名糟指，亦名土窟①一作灶。夫爪甲，筋之余也，由筋骨热盛，气涩不通，故肿结生脓而爪甲脱。

二、手足发胝候

人手足忽然皮厚涩而圆短如茧者，谓之胼胝。此由血气沉行，不荣其表，故皮涩厚而成胝。

三、手足逆胪候

手足爪甲际皮剥起，谓之逆胪。风邪入于腠理，血气不和故也。

四、肉刺候

脚趾间生肉如刺，谓之肉刺。肉刺者，由着靴急小，趾相揩而生也。

五、肉裂候

肉裂者，皮急肉坼破也。由腠理虚，风邪乘之，与血相冲击，随所击处而肉坼裂也。

六、手足皲裂候皲，音军

皲裂者，肌肉破也。言冬时触冒风寒，手足破，故谓之皲裂。

七、尸脚候

尸脚者，脚跟坼破之名也，亦是冬时触犯寒气所以然。又言脚踏死尸所卧地，亦令脚坼破。

八、足𤵸候

𤵸病者，自膝已下，至踝及趾，俱肿直是也。皆由血气虚弱，风邪伤之，经络否涩而成也。亦言江东诸山县人，多病𤵸，云彼土有草名𤵸②草，人行误践触之，则令病𤵸。

九、五指筋挛不得屈伸候

筋挛不得屈伸者，是筋急挛缩，不得伸也。筋得风热则弛纵，得风冷则挛急。

十、四肢痛无常处候

四肢痛无常处者，手足肢节皆卒然而痛，不在一处，其痛处不肿，色亦不异，但肉里掣痛，如锥刀所刺。由体虚受于风邪，风邪随气而行，气虚之时，邪气则胜，与正气交争相击，痛随虚而生，故无常处也。

十一、脚跟颓候

脚跟颓者，脚跟忽痛，不得着地，世呼为脚跟颓。

十二、脚中忽有物牢如石如刀锥所刺候

言脚下有结物，牢坚如石，痛如锥

---

① 窟：字书无。《外台秘要》卷二十九《代指方》引《小品方》作"卢"。据原注"一作灶"，"卢"当为"炉"的通假字。

② 𤵸：原版残蚀，据宋本、正保本补。

刀所刺。此由肾经虚，风毒之气伤之，
与血气相击，故痛而结坚不散。

十三、土落脚趾内候

此由脚趾先有疮，而土落疮里，更
令疮肿痛，亦令人憎寒壮热。

十四、脚破候

脚破者，脚心坼开也，世谓之脚破。
脚心，肾脉所出。由肾气虚，风邪客于
腠理，致使津液不荣，故坼破也。

重刊巢氏诸病源候总论卷之三十一

瘿瘤等病诸候 凡一十五论

一、瘿候

瘿者，由忧恚气结所生。亦曰饮沙水，沙随气入于脉，搏颈下而成之。初作与瘿核①相似，而当颈下也，皮宽不急，垂捶捶然②是也。恚气结成瘿者，但垂核捶捶，无脉③也。饮沙水成瘿者，有核瘰瘰④无根，浮动在皮中。

又云有三种瘿，有血瘿，可破之。有息肉瘿，可割之。有气瘿，可具针之。

养生方云：诸山水黑土中出泉流者⑤，不可久居，常食令人作瘿病，动气增患。

二、瘤候

瘤者，皮肉中忽肿起，初梅李大⑥，渐长大，不痛不痒，又不结强⑦。言留结不散，谓之为瘤⑧。不治，乃至堰⑨大，则不复消。不能杀人，亦慎不可辄破⑩。

三、脑湿候

脑湿，谓头上忽生肉如角，谓之脑湿。言脑湿气蕴⑪蒸，冲击所生也。

四、黑痣候

黑痣者，风邪搏于血气，变化所⑫生也。夫人血气充盛，则皮肤润悦，不生疵痕。若虚损，则黑痣变生。然黑痣者，是风邪变其血气所生也。若生而有之者，非药可治。面及体生黑点为黑痣，亦云黑子。

五、赤疵候

面及身体皮肉变赤，与肉色不同，

---

① 瘿核：周本作"樱核"，义长。
② 垂捶捶然："捶捶然"，本书卷三十九《瘿候》、卷五十《气瘿候》、《医心方》卷十六《治瘿方》作"腄腄然"，本书卷二十一《石水候》作"垂垂然"，义均同。
③ 垂核捶捶，无脉：《外台秘要》卷二十三《瘿病方》"捶捶"下有"然"字，《医心方》卷十六《治瘿方》则作"捶捶无核"。
④ 瘰瘰：《外台秘要》卷二十三《瘿病方》引《小品》作"瘰瘰"，《太平圣惠方》卷三十五《治瘿气诸方》作"瘰瘰"，义均同。
⑤ 诸山水黑土中出泉流者：《千金要方》卷二十七《道林养性》作"凡遇山水坞中出泉者"。
⑥ 大：《外台秘要》卷二十三《瘤方》引《肘后方》无此字，《太平圣惠方》卷三十五《治瘤诸方》作"子"。
⑦ 结强：《外台秘要》卷二十三《瘤方》作"坚强"，义同
⑧ 言留结不散，谓之为瘤：《外台秘要》卷二十三《瘤方》作"按之柔软，此血瘤也"，《太平圣惠方》卷三十五《治瘤诸方》作"按之柔软，言留结不散，谓之为瘤"。
⑨ 堰：《外台秘要》卷二十三《瘤方》作"如盘"，《太平圣惠方》卷三十五《治瘤诸方》作"碗"。
⑩ 破：此下《太平圣惠方》卷三十五《治瘤诸方》有"但如瘿法疗之，当得瘥"两句。
⑪ 蕴：原作"湿"，形误，据周本改。
⑫ 所：原脱，据本书卷三十九《面黑子候》、《太平圣惠方》卷四十《治黑痣诸方》补。

或如手大，或如钱大，亦不痒痛，谓之赤疵。此亦是风邪搏于皮肤，血气不和所生也。

六、白癜候

白癜者，面及颈项、身体皮肉色变白，与肉色不同，亦不痒痛，谓之白癜。亦是风邪搏于皮肤，血气不和所生也。

七、疬疡候

疬疡者，人有颈边①、胸前、腋下自然班剥，点②相连，色微白而圆。亦有乌③色者，亦无痛痒，谓之疬疡风。此亦是风邪搏于皮肤④，血气不和所生也。

八、疣目候

疣目者，人手足边忽生如豆，或如结筋，或五个，或十个，相连肌里⑤，粗⑥强于肉，谓之疣目。此亦是风邪搏于肌肉而变生也。

九、鼠乳候

鼠乳者，身面忽生肉，如鼠乳之状，谓之鼠乳。此亦是风邪搏于肌肉而变生也。

十、多忘候

多忘者，心虚也。心主血脉而藏于神。若风邪乘于血气，使阴阳不和，时相并隔，乍虚乍实，血气相乱，致心神虚损而多忘。

养生方云：丈夫头勿北首卧，神魂不安，多愁忘。

十一、嗜眠候

嗜眠者，由人有肠胃大，皮肤涩者，则令分肉不开解，其气行⑦于阴而迟留，其阳气不精神明爽，昏塞，故令嗜眠。

其汤熨针石，别有正方，补养宣导，今附于后。

养生方导引法云：跂踞，交两手内屈⑧脚中入，且两手急引之。愈久⑨瘰精气不明。交脚跂踞。凡故言跂踞，以两手从内屈脚中入⑩，左手从右跌跪上入左足，随孔下，右手从左足跪上入右足，随孔下。出抱两脚，急把两手极引二通。愈久瘰，精神不明，久行则不睡⑪，长精明。

又云：一手拓颏⑫，向上极势，一手向后长舒，急努，四方显手掌，一时俱极势四七。左右换手皆然。拓颏手两向共头，欹侧，转⑬身二七。去臂髆风，眠

---

① 有颈边："有"字原错置于"边"字之下，据周本乙正。

② 点：《太平圣惠方》卷二十四《治疬疡风诸方》作"点点"。义长。

③ 乌：《太平圣惠方》卷二十四《治疬疡风诸方》作"紫"。

④ 此亦是风邪搏于皮肤：《太平圣惠方》卷二十四《治疬疡风诸方》作"此皆是风之与热，伏留肌腠之间"。

⑤ 肌里：《太平圣惠方》卷四十《治疣目诸方》作"而生"。

⑥ 粗：此上《太平圣惠方》卷四十《治疣目诸方》有"在肌上"三字。

⑦ 行：此下原衍"则"字，据文义删。

⑧ 屈：原作"并"，据本候相同句式改。

⑨ 久：原作"又"，形误，据宋本、周本改。

⑩ 入：此下本书卷三十四《瘰疬瘘候》、卷四十《乳结核候》养生方导引法有"据地"二字。

⑪ 睡：原作"唾"，形误，据汪本、周本改。

⑫ 颏：本书卷二《头面风候》养生方导引法作"颐"，义同。

⑬ 转：原作"二"，据宋本、正保本、周本改。

睡。寻用，永吉日康。

十二、鼾眠候

鼾眠者，眠里喉咽间有声也。人喉咙，气上下也，气血若调，虽寤寐不妨宣畅，气有不和，则冲击喉咽而作声也。其有肥人眠作声者，但肥人气血沉厚，迫隘喉间，涩而不利，亦作声。

十三、体臭候

人有体气不和，使精液杂秽，故令身体臭也。

其汤熨针石，别有正方，补养宣导，今附于后。

养生方云：以手掩口鼻，临目微气，久许时，手中生液，速以手摩面目。常行之，使人体香。

十四、狐臭候

人腋下臭，如葱豉之气者，亦言如狐狸之气者，故谓之狐臭①。此皆血气不和，蕴积②故气臭。

十五、漏腋候

腋下常湿，仍臭生疮，谓之漏腋。此亦是气血不和，为风邪所搏，津液蕴瘀，故令湿臭。

丹毒病诸候　凡一十三论

一、丹候

丹者，人身体忽然焮赤，如丹涂之

状，故谓之丹。或发手足，或发腹上，如手掌大，皆风热恶毒所为。重者亦有疽③之类，不急治，则痛不可堪④，久乃坏烂，去⑤脓血数升。若发于节间，便断人⑥四肢。毒入腹⑦，则杀人。小儿得之最忌⑧。

二、白丹候

白丹者，初发痒痛，微虚肿，如吹，轸⑨起不痛，不赤而白色。由挟风冷，故使⑩色白也。

三、黑丹候

黑丹者，初发亦痒痛，或燥肿起，微黑色，由挟风冷，故色黑也。

四、赤丹候

赤丹者⑪，初发轸起，大者如连钱，

---

① 狐臭：《外台秘要》卷二十三《腋臭方》作"腋臭"。义同。

② 蕴积：此下《太平圣惠方》卷四十《治狐臭诸方》有"滞毒之气，不能消散"八字。

③ 疽：原作"疸"，形误，据汪本、周本改。

④ 堪：《太平圣惠方》卷六十四《治一切丹毒诸方》作"忍"，义同。

⑤ 去：《太平圣惠方》卷六十四《治一切丹毒诸方》作"出"，义同。

⑥ 断人：原作"二之"，据宋本、正保本、《医心方》卷十七《治丹毒疮方》改。又，汪本、周本作"流之"，亦通。

⑦ 腹：原作"肠"，形误，据《医心方》卷十七《治丹毒疮方》改。

⑧ 最忌：《太平圣惠方》卷六十四《治一切丹毒诸方》作"最为急也"。

⑨ 轸：此上原衍一"轸"字，据《外台秘要》卷三十《白丹方》删。

⑩ 使：宋本、《外台秘要》卷三十《白丹方》作"然"，亦通。

⑪ 赤丹：《千金要方》卷二十二《丹毒》作"鸡冠丹"。

小者如麻豆，肉上粟①如鸡冠肌理。由风毒之重，故使赤也，亦名茱萸丹。

五、丹轸候

丹轸者，肉色不变，又不热，但起隐轸，相连而微痒，故谓为丹轸也。

六、室火丹候

室火丹，初发时必在腓肠，如指大，长三二寸，皮②色赤而热是也。

七、天灶火丹候

天灶火丹，发时必在于两股里，渐③引至阴头而赤肿是也。

八、废灶火丹候

废灶火丹，发时必于足跌上④，而皮色赤者是也。

九、尿灶火丹候

尿灶火丹，发于胸腹及脐，连阴头皆赤是也。

十、熛火丹候

熛火丹者，发⑤于背，亦在于臂，皮色赤是也。

十一、痏火丹候

痏火丹者，发于髀，而散走无常处，着皮赤是也。

十二、萤火丹候

萤火丹者，发于髆⑥至胁，皮赤是也。

十三、石火丹候

石火丹者，丹⑦发通身，似缬，目突如粟是也，皮色青黑。

肿病诸候　凡一十七论

一、诸肿候

肿之生也，皆由风邪、寒热、毒气客于经络，使血涩不通，壅结皆成肿也。其风邪所⑧作者，肿无头无根，浮在皮上，如吹之状也，不赤不痛，或肿或散，不常肿⑨。其寒气与血相搏作者，有头有根，色赤肿痛。其热毒作者，亦无正头，但急肿，久不消，热气结盛，壅则为脓。其候非一，故谓之诸肿。

---

① 粟：此下《千金要方》卷二十二《丹毒》、《医心方》卷十七《肺脏脉论》重一"粟"字。

② 皮：原作"瘦"，形误，据宋本、《医心方》卷十七《肺脏脉论》改。

③ 渐：《医心方》卷十七《肺脏脉论》作"冲"。

④ 上：本书卷四十九《废灶火丹候》作"起"。

⑤ 发：此上《医心方》卷十七《肺脏脉论》有"丹"字。

⑥ 髆：本书卷四十九《萤火丹候》、《医心方》卷十七《肺脏脉论》作"髂"。

⑦ 丹：原脱，据本书卷四十九《石火丹候》、《医心方》卷十七《肺脏脉论》补。

⑧ 所：原作"不"，据周本、《太平圣惠方》卷六十四《治一切毒肿诸方》改。

⑨ 或肿或散不常肿：《医心方》卷十六《治风肿方》作"移无常处而兼痒，由腠理虚而逢风所作"。

二、风肿候

凡人忽发肿，或着四肢，或在胸背，或着头项，水牢如畔大①，虚肿回回，如吹之状，不痛不赤。着四肢者，乃欲不遂，令人烦满短气，身体常冷。皆由冬月遇温，风入人肌里，至春复适大寒，风不得出，气壅肌间，不自觉，至夏取风凉，湿气聚不散而成肿。久不瘥，气结盛生热，乃化为脓血，并皆②烂败，则杀人。

右手关上脉浮而虚者，病肿。

三、卒风肿候

人卒有肿，不痛不赤，移无常处而兼痒。由先无患，偶腠理虚，而逢风所作也。

四、风毒肿候

风毒肿者，其先赤痛飚热，肿上生瘭浆，如火灼是也。

五、毒肿候

毒肿之候，与风肿不殊，时令人壮热。其邪毒甚者，入腹杀人。

六、毒肿入腹候

此候与前毒肿不殊，但言肿热渐③盛，入腹故也。毒入腹之候，先令人啬啬恶寒，心烦闷而呕逆，气急而腹满，如此者杀人。

七、恶核肿候

恶核者，肉里忽有核，累累如梅李，

小如豆粒，皮肉燥痛④，左右走身中，卒然而起，此风邪挟毒所成。其亦似射工毒。初得无常处，多侧侧痛。不即治，毒入腹，烦闷恶寒即杀人。久不瘥，则变作瘘。

八、肿核候

凡肿挟风冷则不消，而结成核也。

九、气肿候

气肿者，其状如痛，无头虚肿，色不变，皮上急痛，手才着，便即痛⑤。此风邪搏于气所生也。

十、气痛候

人身忽然有一处痛如打，不可堪耐，亦乍走身间，发作有时。痛发则小热，痛静便如冰霜所加，故云气痛。亦由体虚受风邪所侵，遇寒气而折之，邪气不出故也。

十一、恶脉候

恶脉⑥者，身里⑦忽有赤络，脉起礧

---

① 水牢如畔大：《太平圣惠方》卷六十四《治风肿诸方》作"发作"二字，属下句读。"畔"，周本作"胖"。"畔"，疑是"柈"之形误。"柈"通"盘"。

② 并皆：《太平圣惠方》卷六十四《治风肿诸方》作"若至"，义长。

③ 渐：原作"不"，据宋本、正保本、周本改。

④ 皮肉燥痛：《肘后备急方》卷五《治痈疽妒乳诸毒肿方》作"皮中惨痛"。

⑤ 手才着，便即痛：《千金要方》卷二十二《痈疽》作"不得手近"。

⑥ 恶脉：《千金要方》卷二十二《瘭疽》作"赤脉病"。

⑦ 里：《千金要方》卷二十二《瘭疽》作"上"，义长。

縱，聚如死蚯蚓状。看如似有水在脉中，长短皆逐其络脉所生是也①。由春冬受恶风，入络脉中，其血瘀结所生。久不瘥，缘脉结而成瘘。

十二、恶肉候

恶肉者，身里忽有肉，如小豆突出，细细②长，乃③如牛马乳，亦如鸡冠之状，不痒不痛。久不治，长不已。由春冬被恶风所伤，风入肌肉④，结瘀血积而生也。

十三、肿有脓使溃候

肿，壮热结盛，则血化为脓，若不早出脓，脓食筋烂骨，则不可治也。

十四、肿溃后候

凡痈肿既溃讫，脓汁须及时而尽。若汁不尽，还复结肿，如初肿之候无异，即稍难治。

十五、游肿候

游肿之候，青、黄、赤、白，无复定色，游走皮肤之间，肉上微光是也。

十六、日游肿候

日游肿，其候与前游肿相似，但手近之微痛，如复小痒为异。世言犯触日游神之所作。

十七、流肿候

流肿，凡有两候，有热有冷。冷肿者，其痛隐隐然沉深，着臂髀，在背上则肿起，凭凭然而急痛。若手按及针灸之即肿起是也。热肿者，四肢热如火炙之状，移无常处，或如手，或如盘，着背腹是。剧则背热如火，遍身煜煜然，五心烦热，唇口干燥，如注之状。此皆⑤风邪搏血气所生，以其移无常处，故谓流肿。

丁疮病诸候　凡一十三论

一、丁疮候

丁疮者，风邪、毒气搏⑥于肌肉所生也。凡有十种：一者，疮头乌而强凹。二者，疮头白而肿实。三者，疮头如豆垄色。四者，疮头⑦似葩红色。五者，疮头内有黑脉。六者，疮头赤红而浮虚。七者，疮头葩而黄。八者，疮头如金薄。九者，疮头如茱萸。十者，疮头如石榴子。

亦有初如风轸气，搔破青黄汁出，里有赤黑脉而小肿。亦有全不令人知，

---

① 所生是也：《千金要方》卷二十二《瘭疽》作一个"处"字，《医心方》卷十六《治恶脉病方》作"出见是也"。

② 细细：《肘后备急方》卷五《治痈疽妒乳诸毒肿方》、《千金要方》卷二十二《瘭疽》作"便"，《太平圣惠方》卷六十四《治恶肉诸方》"细"字不重。

③ 乃：《千金要方》卷二十二《瘭疽》作"推出"。

④ 肉：《千金要方》卷二十二《瘭疽》作"脉"。

⑤ 皆：原作"背"，形误，据宋本、汪本、周本改。

⑥ 搏：原脱，据《医心方》卷十六《治疗疮方》补。

⑦ 头：原脱，据文例、《太平圣惠方》卷六十四《治丁疮诸方》补。

忽以衣物触及摸着则痛，若故取，便不知处。亦有肉突起如鱼眼之状，赤黑惨痛彻骨。久结皆变至烂成疮，疮下深孔，如火①针穿之状。

初作时，突起如丁盖，故谓之丁疮。令人恶寒，四肢②强痛，兼切切然牵疼③，一二日疮便变焦黑色，肿大光起，根鞕强，全不得近，酸痛，皆其候也。在手、足、头面、骨节间者最急，其余处则可也。毒入腹，则烦闷，恍惚不佳，或如醉，患④此者，三二日便死。

养生方云：人汗入诸食内，食之作丁疮。

二、雄丁疮候

雄丁疮者，大如钱孔，乌黡似灸疮，四畔泡浆色赤，又有赤粟。乃言疮而不肿，刺之不痛，而兼热者，名为雄丁疮。

三、雌丁疮候

雌丁疮者，头小黄，向里黡⑤，亦似灸疮，四畔泡浆外赤，大如钱孔而多汁。肿而不痛，疮内有十字画而兼冷者，谓之雌丁疮。

四、紫色火赤丁疮候

此疮色紫赤，如火之色，即谓紫色火赤丁疮也。

五、牛丁疮候

牛丁疮，皮色不异，但肿而头黑，挑之黄水出，四边赤似茱萸房者，名为牛丁疮。

六、鱼脐丁疮候

此疮头黑深，破之黄水出，四畔浮浆起。狭⑥长似鱼脐，故谓之鱼脐丁疮。

七、赤根丁疮候

疮形状如赤豆，或生腋下。如鸭子大者。世人不识，但见其赤，即谓之赤根丁疮。

八、犯丁疮候

犯丁疮，谓丁疮欲瘥，更犯触之，若大嗔及食猪、鱼、麻子，并狐臭人气熏之，皆能触犯之，则更极⑦，乃甚于初。更令疮⑧热焮肿，先寒后热，四肢沉重，头痛心惊，呕逆烦闷，则不可治。

九、丁疮肿候

丁疮肿，谓此疮热气乘之，与寒毒

① 火：原作"大"，形误，据《医心方》卷十六《治疗疮方》、《太平圣惠方》卷六十四《治丁疮诸方》改。

② 肢：原作"皮"，据宋本、汪本、周本、《医心方》卷十六《治疗疮方》改。

③ 兼切切然牵痛：《医心方》卷十六《治疗疮方》、《太平圣惠方》卷六十四《治丁疮诸方》无此句。

④ 患：宋本、《医心方》卷十六《治疗疮方》、《太平圣惠方》卷六十四《治丁疮诸方》作"如"。

⑤ 头小黄，向里黡：《千金要方》卷二十二《疗肿》作"疮头稍黄，向里黡黑"。

⑥ 狭：原作"挟"，据周本、《太平圣惠方》卷六十四《治鱼脐丁疮诸方》改。

⑦ 极：周本、《医心方》卷十六《治犯疗疮方》作"剧"，义近。

⑧ 疮：原脱，据《医心方》卷十六《治犯疗疮方》补。

相搏而成肿。

十、犯丁疮肿候

犯丁疮肿，谓疮肿欲瘥，更犯触之，疮势转剧，乃甚于初。或肿热疼掣，或心闷恍惚，或四肢沉重，或呕逆烦心，此皆犯疮之候，多能杀人。

十一、丁肿候

此由是丁疮而带焮肿，而无根者也。

十二、丁疮久不瘥候

疮久不瘥，谓此丁疮脓汁不止，亦平陷不满，皆由过冷所作也。

十三、犯丁肿候

犯丁肿，谓病丁肿，而或饮食，或居处，触犯之，令肿增极也。

重刊巢氏诸病源候总论卷之三十二

痈疽病诸候上 凡一十六论

一、痈候

痈者，由六腑不和所生也。六腑主表，气行经络而浮。若喜怒不测，饮食不节，阴阳不调，则六腑不和。荣卫虚者，腠理则开，寒客于经络之间，经络为寒所折，则荣卫稽留于脉。荣者，血也，卫者，气也。荣血得寒则涩而不行，卫气从之，与寒相搏，亦壅遏不通。气者，阳也，阳气蕴积，则生于热，寒热不散①，故聚积成痈。腑气②浮行，主表，故痈浮浅，皮薄以泽。久③则热胜于寒，热气蕴积，伤肉而败肌，故血肉腐坏，化而为脓。其患在表浮浅，则骨髓不焦枯，腑脏不伤败，故可治而愈也。

又，少苦消渴，年四十以外，多发痈疽。所以然者，体虚热而荣卫否涩故也。有膈痰而渴者，年盛必作黄疸④，此由脾胃虚热故也，年衰亦发痈疽⑤，腑脏虚热，血气否涩故也。

又，肿一寸至二寸，疖也。二寸至五寸，痈也。五寸至一尺，痈疽也。一尺至三尺者，名曰竟体痈⑥。痈成，九窍皆出⑦。诸气愤郁，不遂志欲者，血气蓄积，多发此疾。

诊其寸口脉，外结者，痈肿。肾脉涩甚，为大痈。脉滑而数，滑即为实，数即为热，滑即为荣，数即为卫。荣卫相逢，则结为痈。热之所过，即为脓也。脉弱而数者，此为战寒，必发痈肿。脉浮而数，身体无热，其形默默⑧，胃⑨中微躁，不知痛所在，此主当发痈肿。脉来细而沉，时直者，身有痈肿。若腹中有伏梁⑩。脉肺肝俱到⑪，即发痈疽。四肢沉重，肺脉多⑫即死。凡痈疽脉，洪粗难治，脉微涩者易愈。诸浮数之脉，应

---

① 不散：此上《太平圣惠方》卷六十一《治痈诸方》有"久"字。

② 腑气：《太平圣惠方》卷六十一《治痈诸方》作"腑者阳气"。

③ 久：原作"夕"，形误，据本篇《疽候》、正保本、《太平圣惠方》卷六十一《治痈诸方》改。

④ 疸：原作"疽"，形误，据本篇《疽候》、周本、《外台秘要》卷二十四《痈疽方》引《集验·痈疽论》改。

⑤ 疽：原作"疼"，据本篇《疽候》、宋本、周本改。

⑥ 痈：《外台秘要》卷二十四《痈疽方》引《集验·痈疽论》作"疽"，《医心方》卷十五《说痈疽所由》作"脓"。

⑦ 痈成，九窍皆出：《外台秘要》卷二十四《痈疽方》作"肿成脓，九孔皆出"，《医心方》卷十五《说痈疽所由》作"脓成，久孔皆出"。

⑧ 默：此下原衍"者"字，据《脉经》卷八《平痈肿肠痈金疮浸淫脉证》删。

⑨ 胃：《脉经》卷八《平痈肿肠痈金疮浸淫脉证》作"胸"，义长。

⑩ 若腹中有伏梁：《太平圣惠方》卷六十二《疽论》无此句。

⑪ 到：《太平圣惠方》卷六十二《疽论》作"数"。

⑫ 多：《太平圣惠方》卷六十二《疽论》作"大"。

当发热，而反洗淅恶寒，若有①痛处，当有痈也。此或附骨有脓也。脉弦洪相薄，外急内热②，故欲发痈疽。

凡发痈肿高者，疹源浅。肿下者，疹源深。大热者，易治。小热者，难治。初便大痛，伤肌。晚乃大痛，伤骨。诸痈发于节者，不可治也③。

发于阳者，百日死。发于阴者，四十④日死也。

尻太阳脉有肿痈在足心，少阳脉⑤，八日死。发脓血，八十日死。头阳明脉有肿痈在尻，六日死。发脓血，六十日死。股太阳脉有肿痈在足太阳⑥，七十日死。发脓血，百日死。髀⑦太阳、太阴脉有肿痈在胫，八日死。发脓血，四百日死。足少阳脉有肿痈在胁，八日死。发脓血，六百日死。手阳明脉有肿痈在渊掖⑧，一岁死。发脓血，二岁死。发肿牢⑨如石，走皮中，无根，瘰疬也。久久不消，因得他热乘之，时有发者，亦为痈也。又，手心主之脉气发，有肿痈在股胫，六日死。发脓血，六十日死。又有痈在腓肠中，九日死也。

养生方云：五月勿食不成核果及桃、枣，发痈疖。不尔，发寒热，变为黄疸⑩，又为泄利。

又云：人汗入诸食中，食之，则作丁疮、痈、疖也。

二、痈有脓候

此由寒气搏于肌肉，折于血气，结聚乃成痈。凡痈经久，不复可消者，若按之都牢坚⑪者，未有脓也。按之半坚半软者，有脓也⑫。又，以手掩肿上，不热者，为无脓。若热甚者，为有脓。凡觉有脓，宜急⑬破之，不尔，侵食筋骨也。

三、痈溃后候

此由寒气客于肌肉，折于血气，结聚乃成痈。凡痈破⑭溃之后，有逆有顺。其眼白睛青黑而眼小者，一逆也。内药

———————

① 有：原脱，据《金匮要略·疮痈肠痈浸淫病脉证并治》、《脉经》卷八《平痈肿肠痈金疮浸淫脉证》补。

② 外急内热：原倒作"外内急热"，据本卷《疽候》、《太平圣惠方》卷六十二《疽论》乙正。

③ 发于节者，不可治也：《灵枢·痈疽》《太素》卷二十六《痈疽》、《针灸甲乙经》卷十一《寒气客于经络之中发痈疽风成发厉浸淫》、《外台秘要》卷二十四《痈疽方》作"发于节而相应者，不可治也"，义长。

④ 四十：《灵枢·痈疽》《千金翼方》卷二十三《诊痈疽发起处》、《外台秘要》卷二十四《痈疽方》作"三十"。

⑤ 少阳脉：此三字与上下文义不合，疑是衍文。

⑥ 足太阳：上下文例均为痈疽发生部位，此处独为经脉名，疑误。

⑦ 髀：原作"转"，形误，据周本改。又，《千金翼方》卷二十三《诊痈疽发起处》、《医心方》卷十五《说痈疽所由》作"肩"，义同。

⑧ 渊掖：原倒作"掖渊"，据《针灸甲乙经》卷十一《寒气客于经络之中发痈疽风成发厉浸淫》乙正。

⑨ 肿牢：《外台秘要》卷二十四《痈疽方》作"痈坚"。

⑩ 疸：原作"疽"，形误，据本书卷十七《水谷痢候》养生方、周本改。

⑪ 都牢坚：《刘涓子鬼遗方》卷四、《千金翼方》卷二十三《诊痈疽有脓法》作"大坚"，《外台秘要》《外台秘要》卷二十四《痈疽方》引《集验·痈疽论》作"都坚"，《太平圣惠方》卷六十一《治痈有脓诸方》作"牢强"。

⑫ 有脓也：此上《千金翼方》卷二十三《诊痈疽有脓法》作"半有脓也，当上薄者都有脓"。

⑬ 宜急：《千金翼方》卷二十三《诊痈疽有脓法》作"便可"。

⑭ 痈破：原倒作"破痈"，据文义乙正。

而呕者①，二逆也。腹②痛渴甚者，三逆也。髃项中不便者，四逆也。音嘶色脱者，五逆也。除此者，并为顺也。此五种皆死候。

凡发痈疽，则热流入内，五脏燋燥者，渴而引饮，兼多取冷，则肠胃受冷而变下利。利则肠胃俱虚，而冷搏于胃，气逆则变呕。气③不通，遇冷折之，则变哕也。

四、石痈候

石痈者，亦是寒气客于肌肉，折于血气，结聚所成。其肿结确实④，至牢有根，核皮相亲，不甚热⑤，微痛，热时自歇。此寒多热少，坚如石，故谓之石痈也。久久热气乘之，乃有脓也。

五、附骨痈肿候

附骨痈，亦由体痈⑥热，而当风取凉，风冷入于肌肉，与热气相搏，伏结近骨成痈。其状无头，但肿痛而阔，其皮薄泽，谓之附骨痈也。

六、痈虚热候

此是寒客于经络，使血气否涩，乃结肿成痈。热气壅结，则血化为脓。脓溃痈瘥之后，余热未尽，而血气已虚，其人噏噏苦⑦热，惙惙虚乏，故谓之虚热。

七、痈烦渴候

痈由寒搏于血，血涩不通，而热归之，壅结所成。热气不得宣泄，内熏五脏，故烦躁而渴。

凡痈肿热渴引饮，冷气入肠胃，即变下痢，并变呕哕。所以然者，本内⑧虚热，气逆，故呕。呕而气逆，外冷乘之，气不通，故哕也。

八、发痈咳嗽候

夫肺主气，候于皮毛。气虚腠理受寒，寒客经络，则血否涩，热气乘之，则结成痈也。肺气虚寒⑨，寒复乘肺，肺感⑩于寒，则成咳嗽，故发痈而嗽也。

九、痈下利候

此由寒气客于经络，折于气血，壅结不通，结成痈肿。发痈而利者，由内热而引饮，取冷太过，冷入肠胃，故令下利也。下利不止，则变呕哕。所以然者，脾与胃合，俱象土。脾候身之肌肉，胃为水谷之海。脾虚肌肉受邪，胃虚则

---

① 者：原脱，据本篇《疽溃后候》、《太平圣惠方》卷六十一《辨痈疽证候好恶法》补。

② 腹：原作"伤"，形误，据《灵枢·玉版》《针灸甲乙经》卷十一《寒气客于经络之中发痈疽风成发厉浸淫》改。

③ 气：此下《太平圣惠方》卷六十一《辨痈疽证候好恶法》有"若"字。

④ 确实：湖本作"痈实"。

⑤ 不甚热：《外台秘要》卷二十四《痈疽方》作"不赤头，不甚坚"。

⑥ 痈：正保本、周本作"盛"。

⑦ 苦：原作"卒"，据本书卷三十三《疽虚热候》、《太平圣惠方》卷六十一《治痈虚热诸方》改。

⑧ 内：《太平圣惠方》卷六十一《治痈烦渴诸方》作"由"。

⑨ 寒：本书卷三十三《痈发背兼嗽候》作"其"，属下句读。

⑩ 肺感：原作"成"，据本书卷三十三《痈发背兼嗽候》补"肺"字，据本书卷三十三《痈发背兼嗽候》、正保本、周本改"成"为"感"。

变下利。下利不止，则变呕哕也①。

十、发痈大小便不通候

此由寒客于经络，寒搏于血，血涩不通，壅结成痈。脏热不泄，热入大小肠，故大小便不通。

十一、发痈内虚心惊候

此由体虚受寒，寒客于经络，血脉否涩，热气蕴积，结聚成痈。结热不散，热气内迫于心，故心虚热，则惊不定也。

十二、痈肿久不②愈汁不绝候

此由寒客于经络，则血涩不通，与寒相搏，则结成痈肿。热气乘之，则血化为脓。脓溃之后，热肿乃散，余寒不尽，肌肉未生，故有恶液澳汁，清而色黄不绝也。

十三、痈瘘后重发候

此由寒气客于经络，血涩不通，壅结成痈。凡痈脓溃之后，须着排脓药，令热毒、脓血俱散尽。若有恶肉，亦傅药食之，好肉得生，真气得复。若脓血未尽，犹挟余毒，疮口便合，当时虽瘥，而后终更发。

十四、久痈候

此由寒气客于经络，血涩不通，壅结成痈。发痈之后，热毒未尽，重有风冷乘之，冷搏于肿，蕴结不消，故经久一瘥一发，久则变成瘘也③。

十五、疽候

疽者，五脏不调所生也。五脏主里，气行经络而沉。若喜怒不测，饮食不节，阴阳不和，则五脏不调。荣卫虚者，腠理则开，寒客经络之间，经络为寒所折，则荣卫稽留于脉。荣者，血也，卫者，气也，荣血得寒，则涩而不行，卫气从之，与寒相搏，亦壅遏不通。气者，阳也，阳气蕴积，则生于热，寒热不散，故积聚成疽。脏气沉行主里，故疽肿深厚，其上皮强如牛领之皮。久则热胜于寒，热气淳盛，蕴结伤肉也。血肉腐坏，化而为脓，乃至伤骨烂筋，不可治而死也。

又少苦消渴，年至四十已上，多发痈疽。所以然者，体虚热而荣卫否涩故也。又有鬲痰而渴者，年盛必作黄疸，此由脾胃虚热故也，年衰亦发痈疽，脏虚血气否涩故也。

又，肿一寸至二寸，疖也。二寸至五寸，痈也。五寸至一尺，痈疽也。一尺至三尺者，名曰竟体疽④。肿成脓，九孔皆出⑤，诸气愤郁，不遂志欲者，血气蓄积，多发此疾。

诊其脉，弦洪相薄，外急内热，欲发痈疽。脉来细而沉，时直者，身有痈

① 则变呕哕也：本书卷三十三《痈发背下利候》作"气逆故变呕，呕而遇冷折，气逆不通，则哕也"，义长。

② 不：原脱，据本候文义补。

③ 故经久……变成瘘也：《太平圣惠方》卷六十一《治久痈诸方》作"故经久差，久不差者，则变成瘘也"。

④ 疽：原作"痈"，据《外台秘要》卷二十四《痈疽方》引《集验·痈疽论》改。

⑤ 肿成脓，九孔皆出：原作"痈成，九窍皆血"，据《外台秘要》卷二十四《痈疽方》引《集验·痈疽论》改。

肿。若腹中有伏梁。脉肺肝俱到，即发痈疽。四肢沉重，肺脉多即死。凡痈疽脉洪粗难治，脉微涩者易愈。诸浮数之脉，应当发热，而反洗淅恶寒，若①痛处，当有痈也，此或附骨有脓也。

身有五部，伏兔一，腓二，背三，五脏之俞四，项五。五部有疽者死。

又，疽发于嗌中，名曰猛疽。猛疽不治，化为脓，脓不泻，塞咽，半日死。其化作脓，泻之则已。

发于颈，名曰夭疽②。其肿大③，以赤黑。不急治，则热气下入渊掖④，前伤任脉，内熏肝肺。熏肝肺，十余日而死矣。

阳气大发，消脑留⑤项，名曰脑铄⑥。其色不荣，项痛如刺以针，烦心者，死不可治。

发于髆及臑，名曰疵疽⑦。其状赤黑。急治之，此令人汗出至足，不害五脏。痈发四五日，炬⑧焫之也。

发于腋下，赤坚者，名曰米疽也。坚而不溃者，为马刀也。

发于胸，名曰井疽也。其状如大豆，三四日⑨起，不早治，下入腹中不治，十⑩日死。

发于膺，名曰甘疽。其状如谷实、瓝瓜⑪，常苦寒热。急治之，去其寒热。不治，十岁死，死后出脓。

发于股阳⑫，名曰兑疽⑬。其状不甚变色⑭，而脓附骨，不急治，四十日死。

发于胁，名曰改訾⑮。改訾者，女子之病也⑯。又云，痈发女子阴傍，名曰改訾疽。久不治，其中生息肉⑰，如赤小豆麻黍也。

发于尻，名曰兑疽。其状赤坚大。急治之，不治⑱，四十日死。若发尻尾，名曰兑疽。若不急治，便通洞一身，十日死。

发于股阴，名曰赤弛⑲。不急治之，六⑳日死。在两股内者，不治，六十㉑日

① 若：此后《金匮要略·疮痈肠痈浸淫病脉证并治》有"有"字。

② 夭疽：原作"披疽"，据《灵枢·痈疽》改。

③ 其肿大：《针灸甲乙经》卷十一《寒气客于经络之中发痈疽风成发厉浸淫》作"状大而"。《灵枢》"肿"作"痈"。

④ 渊掖：原倒作"掖渊"，据《灵枢·痈疽》乙正。

⑤ 脑留："脑"，原作"涩"，形误，据《灵枢·痈疽》改；"留"，《针灸甲乙经》卷十一《寒气客于经络之中发痈疽风成发厉浸淫》作"溜"，义通。

⑥ 铄：《灵枢·痈疽》作"烁"。

⑦ 疽：《灵枢·痈疽》作"痈"。

⑧ 炬：《针灸甲乙经》卷十一《寒气客于经络之中发痈疽风成发厉浸淫》作"逆"。

⑨ 三四日：原作"日三四"，据《灵枢·痈疽》改。

⑩ 十：《灵枢·痈疽》作"七"。

⑪ 瓝瓜：《灵枢·痈疽》作"蒌藘（史崧：古栝楼字）"。

⑫ 股阳：《灵枢·痈疽》作"股胫"。

⑬ 兑疽：《灵枢·痈疽》作"股胫疽"，《刘涓子鬼遗方》卷四作"股瓮疽"。

⑭ 色：原脱，据《针灸甲乙经》卷十一《寒气客于经络之中发痈疽风成发厉浸淫》补。

⑮ 改訾：《灵枢·痈疽》《针灸甲乙经》卷十一《寒气客于经络之中发痈疽风成发厉浸淫》、《太素》卷二十六《痈疽》作"败疵"。

⑯ 也：此下《灵枢·痈疽》《针灸甲乙经》卷十一《寒气客于经络之中发痈疽风成发厉浸淫》、《太素》卷二十六《痈疽》有"灸之，其病大痈脓"（《太素》"病"作"状"）。《刘涓子鬼遗方》卷四、《千金翼方》卷二十三《诊痈疽发起处》、《外台秘要》卷二十四《痈疽方》则有"久之，其状大痈脓"，义长。

⑰ 生息肉：《灵枢·痈疽》《针灸甲乙经》卷十一《寒气客于经络之中发痈疽风成发厉浸淫》、《太素》卷二十六《痈疽》作"乃有生肉"。

⑱ 不治：《刘涓子鬼遗方》卷四作"不速治"，义长。

⑲ 弛：《灵枢·痈疽》《太素》卷二十六《痈疽》作"施"。

⑳ 六：《灵枢·痈疽》《针灸甲乙经》卷十一《寒气客于经络之中发痈疽风成发厉浸淫》作"六十"。

㉑ 六十：《灵枢·痈疽》《针灸甲乙经》卷十一《寒气客于经络之中发痈疽风成发厉浸淫》作"十"，《刘涓子鬼遗方》卷四、《千金翼方》卷二十三《诊痈疽发起处》作"六"。

当死。

发于膝，名曰疵疽①。其状大，痈色不变，寒热而坚②。勿石③，石之则死。须其色黑柔，乃石之，生也④。

发于胫，名曰兔啮疽。其状赤至骨⑤。急治之，不治害人也。

发于踝⑥，名曰走缓⑦。色不变，数灸⑧而止其寒热，不死。

发于足上下，名曰四淫⑨。不急治之，百日死⑩。

发于足傍，名曰疠疽。其状不大，初从⑪小指发，急治之。其状黑者，不可消，百日死也。

发于足趾，名曰脱疽⑫。其状赤黑，死⑬。不赤黑，不死。治之不衰，急斩去之，活也，不斩者，死矣。

赤疽发额，不泻，十余日死。其五日可刺也。其脓赤多血，死．未有脓，可治。人年二十五、三十一、六十、九十五，百神皆在额，不可见血，见血者死。

赤疽发身肿，牢核而身热，不可以坐，不可以行，不可以屈伸。成脓，刺之即已。

赤疽发胸，可治。

赤疽发髀枢，六月内可治，不治出岁死。

赤疽发阴股，牢者死，濡者可治。

赤疽发掌中，可治⑭。

赤疽发胫，死不可治。

白疽发髆若肘后，痒，目痛伤精，及身热多汗⑮，五六处⑯死。

黑疽发肿，居背大骨上，八日可刺也。过时不刺为骨疽。骨疽脓出不可止者，出⑰碎骨，六十日死。

黑疽发渊掖，死。

① 疵：《灵枢·痈疽》作"痈"。

② 坚：原作"穿"，据周本、《灵枢·痈疽》《千金翼方》卷二十三《诊痈疽发起处》、《刘涓子鬼遗方》卷四、《医心方》卷十五《说痈疽所由》改。

③ 勿石：原作"物石"，据《灵枢·痈疽》《针灸甲乙经》卷十一《寒气客于经络之中发痈疽风成发厉浸淫》、《太素》卷二十六《痈疽》、《千金翼方》卷二十三《诊痈疽发起处》、《医心方》卷十五《说痈疽所由》改。《刘涓子鬼遗方》卷四作"勿破"，义近。

④ 须其色……生也：《灵枢·痈疽》《太素》卷二十六《痈疽》无"色黑"二字，《针灸甲乙经》卷十一《寒气客于经络之中发痈疽风成发厉浸淫》、《千金翼方》卷二十三《诊痈疽发起处》"色黑"作"色异"。全句《刘涓子鬼遗方》卷四作"须以手缓柔之，乃破"。

⑤ 赤至骨：《针灸甲乙经》卷十一《寒气客于经络之中发痈疽风成发厉浸淫》作"如赤豆，至骨"。

⑥ 踝：《灵枢·痈疽》《针灸甲乙经》卷十一《寒气客于经络之中发痈疽风成发厉浸淫》作"内踝"。

⑦ 走缓：此下《灵枢·痈疽》有"其状痈也"四字，《外台秘要》卷二十四《痈疽方》有"其状肉"三字，义长。

⑧ 数灸：《灵枢·痈疽》《针灸甲乙经》卷十一《寒气客于经络之中发痈疽风成发厉浸淫》、《太素》卷二十六《痈疽》作"数石其输"，《刘涓子鬼遗方》卷四作"灸"。

⑨ 四淫：此下《灵枢·痈疽》有"其大如痈"，《针灸甲乙经》卷十一《寒气客于经络之中发痈疽风成发厉浸淫》有"其状大痈不色变"，《刘涓子鬼遗方》卷四有"其状如痈"。

⑩ 死：原作"色"，据汪本、正保本、周本、《灵枢·痈疽》《针灸甲乙经》卷十一《寒气客于经络之中发痈疽风成发厉浸淫》、《太素》卷二十六《痈疽》改。

⑪ 从：原脱，据《针灸甲乙经》卷十一《寒气客于经络之中发痈疽风成发厉浸淫》、《千金翼方》卷二十三《诊痈疽发起处》《外台秘要》卷二十四《痈疽方》补。

⑫ 脱疽：原作"充疽"，据周本、《灵枢·痈疽》《针灸甲乙经》卷十一《寒气客于经络之中发痈疽风成发厉浸淫》、《太素》卷二十六《痈疽》改。

⑬ 死：此下《灵枢·痈疽》《针灸甲乙经》卷十一《寒气客于经络之中发痈疽风成发厉浸淫》、《太素》卷二十六《痈疽》有"不治"二字。

⑭ 可治：《刘涓子鬼遗方》卷一作"不可治"。

⑮ 目痛伤精，及身热多汗：《刘涓子鬼遗方》卷一作"痛伤乃身热多汗"。

⑯ 处：《千金翼方》卷二十三《相五色痈死生法》作"日"。又，"处"下《刘涓子鬼遗方》卷一有"有者"二字。

⑰ 者，出：《刘涓子鬼遗方》卷一作"壮热"，《医心方》卷十五《说痈疽所由》无"出"字。

黑疽发耳中，如米①，此名文疽②，死。

黑疽发髀，死③。

黑疽发缺盆中，名曰伏痈④，死。

黑疽发肘上下，不死可治。

黑疽发腓肠，死。

黑疽发膝膑，牢者死，濡者可治。

黑疽发跗上，牢者死。

仓疽⑤发身，先⑥痒后痛，此故伤寒，寒⑦气入脏，笃，发为仓疽。九日可治⑧，九十日死。

钉疽发两髀，此起有所逐，恶血结留内外，荣卫不通，发为钉疽。三日身肿，痛甚，口噤如痉状。十一日可刺，不治，二十日死。疽起于肉上，如钉盖，下有脚至骨，名钉疽也。

锋⑨疽发背，起心俞若髀髑⑩，二十日不泻⑪，死，其八日可刺也。其色赤黑，脓见青者，死不治。人年六岁⑫，十八、二十四、四十⑬、五十六、六十七、七⑭十二、九十八，神皆在髀，不可见血，见血必死。

阴疽发髀若阴股，始⑮发，腰强，内⑯不能自止，数饮不能多，五日牢痛。如此不治，三岁死。

刺疽发，起肺俞若肝俞⑰，不泻，二十日死，其八日可刺也。发而赤，其上肉如椒子者，死不可治。人年十九、二十五、三十三、，四十九、五十七、六十⑱、七十三、八十一、九十七，神皆在背，不可见血，见血者死。

脉疽发环项⑲，始病，身随而热，不欲动，悁悁⑳或不能食，此有所大畏恐怖而不精，上气嗽，其发引耳，不可以动㉑。二十日可刺，如不刺，八十日死。

龙疽发背，起胃俞若肾俞，二十日不泻，死。九日可刺。其上赤下黑，若青黑者，死。发血脓者，不死。

首疽发背㉒，发热八十日㉓，大热汗

---

① 米：此下《刘涓子鬼遗方》卷一有"大"字。

② 此名文疽：《刘涓子鬼遗方》卷一作"此疽不治"。

③ 死：《医心方》卷十五《说痈疽所由》作"不死可治"。

④ 痈：《刘涓子鬼遗方》卷一作"疽"。

⑤ 仓疽：《医心方》卷十五《说痈疽所由》作"创疽"。

⑥ 先：原脱，据《医心方》卷十五《说痈疽所由》补。

⑦ 寒：原脱，据《医心方》卷十五《说痈疽所由》补。

⑧ 可治：《刘涓子鬼遗方》卷一作"可刺之，不刺"，《千金翼方》卷二十三《相五色疽死生法》作"可刺，不刺"。

⑨ 锋：本书卷三十三《疽发背候》、《刘涓子鬼遗方》卷一、《千金翼方》卷二十三《候人年得疽法》作"蜂"。

⑩ 髀髑：《刘涓子鬼遗方》卷一作"连肩骨"。

⑪ 泻：《刘涓子鬼遗方》卷一作"治"。

⑫ 岁：原脱，据本书卷三十三《疽发背候》、《千金翼方》卷二十三《候人年得疽法》补。

⑬ 四十：《千金翼方》卷二十三《候人年得疽法》作"三十五"。

⑭ 七：原作"六"，据周本、《刘涓子鬼遗方》卷一、《千金翼方》卷二十三《候人年得疽法》改。

⑮ 始：原作"如"，形误，据《刘涓子鬼遗方》卷一、《千金翼方》卷二十三《候人年得疽法》、《医心方》卷十五《说痈疽所由》改。

⑯ 内：《医心方》卷十五《说痈疽所由》作"而"，义长。

⑰ 发起肺俞若肝俞：《刘涓子鬼遗方》卷一无"若肝俞"三字，《千金翼方》卷二十三《候人年得疽法》无"起"字，《医心方》卷十五《说痈疽所由》无"发"字。

⑱ 六十：《千金翼方》卷二十三《候人年得疽法》作"六十八"。

⑲ 环项：《刘涓子鬼遗方》卷一作"颈项"，《医心方》卷十五《说痈疽所由》作"环头"。

⑳ 悁悁：《刘涓子鬼遗方》卷一作"悄悄"。

㉑ 动：原作"肿"，据《医心方》卷十五《说痈疽所由》改。

㉒ 发背：《刘涓子鬼遗方》卷一、《医心方》卷十五《说痈疽所由》无此二字。

㉓ 日：此下《刘涓子鬼遗方》卷一、《医心方》卷十五《说痈疽所由》有"一方云八九日"六字。

头①，引身尽，如嗽②，身热同同如沸者。皮泽③颇肿处浅刺之。不刺，入腹中，二十日死。

侠荣疽发胁，若起④两肘头。二十五日不泻，死。其九日可刺。发赤白间，其脓多白而无赤，可治也。人年一十六、二十六、三十二、四十八、五十八、六十四、八十、九十六，神皆在胁，不可见血，见血者死。

勇疽发股，起太阴若伏兔。二十五日不泻，死。其十日可刺。勇疽发，清脓赤黑⑤，死。白者，尚可治。人年十一、十五、二十、三十一、三十二、四十六、五十九、六十三、七十五、九十一，神皆在尻尾，不可见血，见血者死。

标叔疽发背⑥，热同同，耳聋，后六十肿如裹⑦水状，如此可刺之。但出水，后乃有血，血出即除也。人年五十七、六十五、七十三、八十一、九十七，神皆在背，不可见血，见血者死。

瘆疽⑧发足跗，若足下，三十日不泻，死。其十二日可刺。瘆疽发赤白脓而不大多，其上痒⑨，赤黑⑩，死不可治。人年十三、二十九、三十五、六十一、七十三、九十三，神皆在足，不可见血，见血者死。

冲疽发在小腹，痛而战寒热冒⑪，五日悁悁，六日而变。可刺之，不刺之⑫，五十日死。

敦⑬疽，发两手五指头，若足五指头⑭。十⑮八日不泻，死。其四日可刺。其发而黑，痛不甚，未⑯过节，可治也。

疥疽发腋下，若两⑰臂、两掌中，振寒，热而嗌干者，饮多即呕，烦心悁悁，或卒胗者⑱，如此可汗，不汗者⑲，死。

筋疽发背，侠脊两边大筋，其色苍，八日可刺也⑳。

陈干疽发臂㉑，三四日痛不可动，五

---

① 头：《千金翼方》卷二十三《候人年得疽法》作"颈"。

② 如嗽：周本作"加嗽"，《千金翼方》卷二十三《候人年得疽法》作"如咳"，《医心方》卷十五《说痈疽所由》作"如癫"。

③ 皮泽：《医心方》卷十五《说痈疽所由》作"择皮"。

④ 若起：原倒作"起若"，据《医心方》卷十五《说痈疽所由》乙正。

⑤ 清脓赤黑：《刘涓子鬼遗方》卷一作"脓青黑者"，义长。

⑥ 发背：原脱，据《刘涓子鬼遗方》卷一补。

⑦ 裹：原作"肿"，据周本、《医心方》卷十五《说痈疽所由》改。

⑧ 瘆疽：《千金翼方》卷二十三《候人年得疽法》作"旁疽"，义同。

⑨ 其上痒：《刘涓子鬼遗方》卷一作"其疮上痒"，《医心方》作"其上白，痒"。

⑩ 黑：《刘涓子鬼遗方》卷一作"黑者"，《医心方》作"黑脓"。

⑪ 冒：此下《医心方》卷十五《说痈疽所由》有"四日可刺"四字。

⑫ 不刺之：原脱，据《医心方》补。

⑬ 敦：此上原重一"敦"字，据《刘涓子鬼遗方》卷一、《医心方》卷十五《说痈疽所由》删。

⑭ 发两手五指头，若足五指头：原作"发两指头，若五指头"，文义不清，据《医心方》卷十五《说痈疽所由》补。

⑮ 十：《刘涓子鬼遗方》卷一作"七"。

⑯ 未：原作"赤"，形误，据《刘涓子鬼遗方》卷一、《医心方》卷十五《说痈疽所由》改。

⑰ 两：原脱，据《刘涓子鬼遗方》卷一补。

⑱ 或卒胗者：《刘涓子鬼遗方》卷一作"六十日而渐合者"，《千金翼方》卷二十三《候人年得疽法》作"或卒胗反有合者"，《医心方》卷十五《说痈疽所由》作"或六十日胗反有合者"。又，"或"，原作"六"，据正保本、周本改。

⑲ 者：《医心方》卷十五《说痈疽所由》作"入腹内"。

⑳ 也：此下《刘涓子鬼遗方》卷一有"若有脓在肌腹中，十日死"，《千金翼方》卷二十三《候人年得疽法》有"其痈在肌腹中，九十日死"，《医心方》卷十五《说痈疽所由》有"有痈在胞腹中，九十日死"。

㉑ 臂：此上《刘涓子鬼遗方》卷一、《千金翼方》卷二十三《候人年得疽法》、《医心方》卷十五《说痈疽所由》有"两"字。

十日身热而赤，六十日可刺之。如刺之无①血，三四日病已。

蚤疽发手②足五指头，起节色不变③。十日之内可刺也。过时不刺，后为食。痈在腋，三岁死。

其汤熨针石，别有正方，补养宣导，今附于后。

养生方云：铜器盖食，汗入食，食之，令人发恶疮内疽。

又云：鲫鱼脍合猪肝肺，食之发疽。

又云：乌鸡肉合鲤鱼肉④食，发疽。

又云：鱼腹内有白如膏，合乌鸡肉食之，亦发疽也。

又云：鱼金鳃，食发疽也⑤。

又云：已醉，强饱食，不幸发疽。

养生方导引法云：正倚壁，不息行气，从头至足止。愈疽。行气者，鼻内息，五入方一吐，为一通。满十二通愈。

又云：正坐⑥倚壁，不息行气，从口趣⑦令气至头而止。治疽痹，气不足。

十六、疽溃后候

此由寒气客于经络，折于气血，血涩不通，乃成疽发。疽溃之后，有逆有顺。其眼白睛青黑而眼小者，一逆也。内药而呕者，二逆也。腹⑧痛渴甚者，三逆也。髆项中不便者，四逆也。音嘶色脱者，五逆也。除此者，并为顺矣。此五种皆死候。

凡发痈疽，则热流入内⑨，五脏燋燥，渴而引饮，兼多取冷，则肠胃受冷，而变下利。利则肠胃俱虚，而冷搏胃气，气逆则变呕，逆气不通，遇冷折之，则哕也。

---

① 无：此上原衍“肺”字，据《刘涓子鬼遗方》卷一删。

② 手：原作“乎”，形误，据汪本、周本、《刘涓子鬼遗方》卷一、《千金翼方》卷二十三《候人年得疽法》、《医心方》卷十五《说痈疽所由》改。

③ 起节色不变：《医心方》卷十五《说痈疽所由》作“起过节，其色不变”。

④ 鲤鱼肉：原脱，据《千金要方》卷二十六《鸟兽》补。

⑤ 鱼金鳃，食发疽也：《千金要方》卷二十六《鸟兽》作“鱼无全鳃，食之发痈疽”，义长。

⑥ 坐：本书卷一《偏枯候》养生方导引法作“住”。

⑦ 趣：原作“辄”，据本书卷一《疽候》改。

⑧ 腹：原作“伤”，形误，据《灵枢·玉版》《针灸甲乙经》卷十一《寒气客于经络之中发痈疽风成发厉浸淫》改。

⑨ 内：原脱，据本卷《痈溃后候》补。

重刊巢氏诸病源候总论卷之三十三

痈疽病诸候下　凡二十九论

一、缓疽候

缓疽者，由寒气客于经络，致荣卫凝①涩，气血壅结所成。其寒盛者，则肿结痛深，而回回②无头尾，大者如拳，小者如桃李，冰冰③与皮肉相亲着，热气少。其肿与肉④相似，不甚赤，积日不溃，久乃变紫黯色，皮肉俱烂，如牛领疮，渐至通体青黯，不⑤作头，而穿溃脓出是也。以其结肿积久，而肉腐坏迟，故名缓疽，亦名肉色疽也。缓疽急者，一年杀人，缓者数年乃死。

二、熛疽候

熛疽之状，肉生小黯点⑥，小者如粟豆，大者如梅李，或赤或黑，乍青乍白，有实核，燥⑦痛应心。或着身体，其着手指者，似代指，人不别者，呼为代指。不急治，毒逐脉上，入脏则杀人。南方人得此疾，皆截去指，恐其毒上攻脏故也。

又云：十指端忽策策痛，入心不可忍。向明望之，晃晃黄赤，或黯黯青黑，是熛疽。直截后节，十有一冀。

又云：风胗痛不可忍者，熛疽。发五脏俞，节解相应通洞，熛疽也。诸是

熛疽，皆死。又，齿间臭热，血出不止，熛疽也，七日死。治所不瘥，以灰掩覆其血，不尔着人。

又云：诸是熛疽皆死，唯痛取利，十有一活耳。此皆毒气客于经络，气血否涩，毒变所生也。

三、疽发口齿候

寒气客于经络，血涩不通，结而成疽。五脏之气，皆出于口。十二经脉，有入齿者，有连舌本者。荣卫之气，无处不行，虚则受邪挟毒，乘虚而入脉故也。其发口齿者，多血出不可禁，皆死。

四、行疽候

行疽候者，发疮小者如豆，大者如钱，往来匝身，及生面上，谓之行疽。

---

①　凝：原作"湨"，据《太平圣惠方》卷六十二《治缓疽诸方》改。

②　回回：《太平圣惠方》卷六十二《治缓疽诸方》作"圆圆"，义同。

③　冰冰：《太平圣惠方》卷六十二《治缓疽诸方》作"之状"，属上句读。

④　肉：此下《医心方》卷十五《治缓疽方》有"色"字，义长。

⑤　不：原作"下"，形误，据周本、《医心方》卷十五《治缓疽方》改。

⑥　点：原作"黯"，形误，据湖本改。

⑦　燥：《医心方》卷十五《治疽方》作"惨"，义长。

此亦寒热客于腠理，与血气相搏所生也。

五、风疽候

肿起，流之血脉，而挛曲疾痛，所以发疮历年，谓之风疽。此由风湿之气，客于经络，与气相搏所成也。

养生方云：大解汗①，当以粉粉身。若令自干者，成风疽②也。

六、石疽候

此由寒气客于经络，与血气相搏，血涩结而成疽也。其寒毒偏多，则气结聚而皮厚，状如痤疖，鞕如石，故谓之石疽也。

七、禽疽候

禽疽发如胗者，数十处，其得四日，肿合牢③核痛，其状若挛④。十日可刺。其初发，身战寒，齿如嚼欲痓⑤。如是者，十五日死也。此是寒湿之气，客于肌肉所生也。

八、杼疽候

杼疽者，发项及两耳下，不泻，十六日死，其六日可刺。其色黑，见脓如痈⑥者，死不可治。人年三十⑦、十九、二十三、三十五、三十九、五十一、五十五、六十一、八十七、九十九，神皆在两耳下，不可见血，见血者死。此是寒湿之气，客于肌肉，折于血气之所生也。

九、水疽候

此由寒湿之气，客于皮肤，搏于津液，使血气否涩，湿气偏多，则发水疽。其肿状如物裹水，多发于手足，此是随肌肤虚处而发也。亦有发身体数处，而壮热，遂至死。

十、肘疽候

肘疽，是疽发于肘，谓之肘疽。凡诸疽发节解，并皆断筋节，而发肘者，尤为重也。此亦是寒湿之气，客于肌肉，折于血气所生也。

十一、附骨疽候

附骨疽者，由当风取凉，风⑧入骨解，风与热相搏，复遇冷湿。或秋夏露卧，为冷所折，风热伏结壅遏，附骨成疽。喜着大节解间。丈夫及产妇女人，喜着鼠膜、髂头、胜、膝间，婴孩嫩儿，亦着髃、肘、背脊也。其大人、老人着急者，则先觉痛，不得转动，按⑨之应骨痛，经日便觉皮肉生急⑩，洪洪如肥状则

---

① 大解汗：《千金要方》卷二十六《谷米》作"大醉汗出"。

② 疽：《千金要方》卷二十六《谷米》作"痹"。

③ 牢：《刘涓子鬼遗方》卷一作"牵"。

④ 挛：原作"变"，形误，据《刘涓子鬼遗方》卷一改。

⑤ 痓：原作"坐"，据《刘涓子鬼遗方》卷一改。

⑥ 如痈：《医心方》卷十五《说痈疽所由》作"而腐"。

⑦ 三十：《刘涓子鬼遗方》卷一无此二字。

⑧ 取凉，风：此三字原脱，据《千金要方》卷二十二《瘭疽》补。

⑨ 按：《千金要方》卷二十二《瘭疽》作"按"。义近。

⑩ 生急：《千金要方》卷二十二《瘭疽》作"渐急"，《医心方》卷十五《治附骨疽方》作"微急"。

是也。其小儿不知字名，抱之才近，其便啼唤①，则是肢节有痛处，便是其候也。大人、老人着缓者，则先觉如肥洪洪耳②，经日便觉瘴痛不随也。其小儿则觉四肢偏有③，不动摇者，如不随状，看肢节解中，则有肥洪洪处④，其名不知是附⑤骨疽，乃至合身成脓⑥，不溃至死，皆觉身体变青黯也。其大人老人，皆不悟是疽，乃至于死也。亦有不别是附骨疽，呼急者为⑦贼风，其缓者谓风肿而已。

十二、久疽候

此由寒气客于经络，折于气血，血涩不通，乃结成疽。凡疽发诸节及腑脏之俞，则卒急也。其久疽者，发于身体闲处，故经久积年，致脓汁不尽，则疮内生虫，而成瘘也。

十三、疽虚热候

此由寒搏于热，结壅血涩，乃成疽。疽脓虽溃，瘥之后，余热未尽，而血已虚，其人噏噏苦热，惙惙虚乏，故谓虚热也。

十四、疽大小便不通候

此由寒气客于经络，寒搏于血，血涩不通，壅结成疽。腑脏热不泄，热入大小肠⑧，故大小便不通也。

十五、痈发背候

夫痈发于背者，多发于诸腑俞也。六腑不和则生痈。诸腑俞皆在背，其血气经络周⑨于身，腑气不和，腠理虚者，

经络为寒所客，寒折于血，则壅⑩不通，故结成痈，发其俞也。热气加于血，则肉血败化，故为脓。痈初结之状，肿而皮薄以泽。

又云：背上忽有赤肿而头白⑪，摇之连根⑫，入应胸里动⑬，是痈也。

又，发背若⑭热，手不可得近者，内先服王不留行散，外摩发⑮背膏大黄帖。若在背生，破无苦，良久⑯不得脓，以食肉膏、散着瓮⑰头，内痈口中。人体热气

---

① 啼唤：原作"略唤"，据《医心方》卷十五《治附骨疽方》改。又，《千金要方》卷二十二《瘭疽》作"大啼呼"，义更见长。

② 如肥洪洪耳：《千金要方》卷二十二《瘭疽》作"肌烘烘然"，义长。

③ 有：此下原有"不动"二字，衍文，据《医心方》卷十五《治附骨疽方》删。

④ 则有肥洪洪处：《千金要方》卷二十二《瘭疽》作"若有肌烘烘处"，义长。

⑤ 附：原作"随"，形误，据周本、《千金要方》卷二十二《瘭疽》改。

⑥ 乃至合身成脓：《千金要方》卷二十二《瘭疽》作"令遍身成肿"，义长。

⑦ 急者为：原作"为急"二字，据《医心方》卷十五《治附骨疽方》改。

⑧ 肠：原作"便"，据本书卷三十二《发痈大小便不通候》、周本改。

⑨ 周：原脱，据正保本补。

⑩ 壅：《太平圣惠方》卷六十二《治发背诸方》作"否涩"。

⑪ 而头白：《太平圣惠方》卷六十二《治发背诸方》作"头如粟米而白"。

⑫ 摇之连根：原作"摇根"，"之连"二字脱，据《医心方》卷十五《治痈发背方》补。

⑬ 入应胸里动：《太平圣惠方》卷六十二《治发背诸方》作"寒热疼痛不止者"。

⑭ 若：周本作"苦"。

⑮ 发：原脱，据《医心方》卷十五《治痈发背方》补。

⑯ 良久："久"字原脱，据《刘涓子鬼遗方》卷一补。"良久"，《千金要方》卷二十二《痈疽》作"斟量"。

⑰ 瓮：周本、《千金要方》卷二十二《痈疽》、《医心方》卷十五《治痈发背方》作"兑"。

歇，服术散①。五日后，痈欲瘥者，服排脓内塞散。

十六、痈发背溃后候

此由寒气客于经络，折于血气，血涩不通，乃结成痈发背。痈脓出之后②，眼白睛青黑而眼小，一逆也。内药而呕，二逆也。腹③痛渴甚，三逆也。髀项中不便④，四逆也。音嘶色脱，五逆也。此等五逆者，皆不可治也。或热或渴⑤，非仓卒而急⑥，可得渐治之也。

凡发背，则热气流入腑脏，脓溃之后，血气则虚，腑脏燥⑦热，渴而引饮，饮冷入肠胃，则变下利。胃虚气逆，则变呕也。呕逆若遇冷折之，气不通则哕也。

其疮若脓汁不尽，而疮口早合，虽瘥更发，恶汁连滞，则变成瘘也。

十七、痈发背后下利候

此是寒气客于经络，折于血气，血涩不通，乃结成痈。痈发背⑧后利者，由内热而引饮，取冷太过，冷入肠胃，故令下利不止。胃虚气逆⑨，则变呕。所以然者，脾与胃合，俱象土。脾候身之肌肉，胃为水谷之海。脾虚则肌肉受邪，胃虚则变下利。下利不止，气逆，故变呕。呕而遇冷折，气逆不通则哕也。

十八、痈发背渴候

此由寒气客于经络，折于气血，血涩不通，乃结成痈也。痈发背，五脏热盛虚燥，故渴，而冷饮入肠胃，则变利也。

十九、痈发背兼嗽候

肺主气，候于皮毛，气虚腠理受寒，客于经络⑩，则血否涩，热气乘之，则结⑪成痈也。肺气虚，其寒复乘肺，肺感于寒，则成咳嗽，故发痈而兼嗽也。

二十、痈发背大便不通候

此由寒气客于经络，血气否涩，则生热，蕴结成痈。气壅在脏腑，热入肠胃，故令大便不通也。

二十一、痈发背恶肉不尽候

此由寒气客于经络，折于气⑫血，血

---

① 术散：正保本作"白术散"，《刘涓子鬼遗方》作"木瓜散"，《千金要方》卷二十二《痈疽》作"木占斯散"。

② 后：此下本书卷三十二《痈溃后候》有"有顺有逆"四字。

③ 腹：原作"伤"，形误，据《灵枢·玉版》《针灸甲乙经》卷十一《寒气客于经络之中发痈疽风成发厉浸淫》改。

④ 便：原作"仁"，形误，据本书卷三十二、本卷《疽发背溃后候》、《灵枢·玉版》《针灸甲乙经》卷十一《寒气客于经络之中发痈疽风成发厉浸淫》改。

⑤ 或热或渴：此上本卷《疽发背溃后候》有"自余"二字，此下有"或利呕"三字。

⑥ 非仓卒而急："而"，本卷《疽发背溃后候》、周本、《太平圣惠方》卷六十二《治发背溃后诸方》作"之"，义同。

⑦ 燥：本卷《疽发背溃后候》、《太平圣惠方》卷六十二《治发背溃后诸方》作"积"。

⑧ 背：原脱，据本候标题补。

⑨ 胃虚气逆：原脱，据本候《痈发背溃后候》补。

⑩ 络：原脱，据本书三十二卷《发痈咳嗽候》、周本补。

⑪ 结：原脱，据本书卷三十二《发痈咳嗽候》补。

⑫ 气：原脱，据汪本、周本补。

涩不通，乃结成痈发背。脓溃之后，外有风气搏之，变而生①恶肉，壅塞于②疮者，则毒气内侵，须傅药以食之。

二十二、疽发背候

疽发背者，多发于诸脏俞也。五脏不调则发疽。五脏俞皆在背，其血气经络周③于身。腑脏不调，腠理虚者，经脉为寒所客，寒折于血，血壅不通，故乃结成疽，其④发脏俞也。热气施于血，则肉血败腐为脓也。疽初结之状，皮强如牛领之皮是也。疽重于痈，发者多死。

刺疽⑤发，起肺俞若肝俞⑥，不泻，二十日死，其八日可刺也。发而赤，其上肉如椒子者，死不可理。人年十九、二十五、三十三、四十九、五十七、六十⑦、七十三，八十一、九十七，神皆在背，不可见血，见血者死。

蜂⑧疽发背，起心俞若髑髅⑨。二十日不泻⑩，即死。其八日可刺也。其色赤黑，脓见青⑪者，死不治。人年六岁、十八、二十四、四十⑫、五十六、六十七、七⑬十二、九十八，神皆在髑，不可见血，见血者死。

二十三、疽发背溃后候

此由寒气客于经络，折于气血，血涩不通，乃结成疽发背。疽脓出之后⑭，眼白睛青黑而眼小，一逆也。内药而呕，二逆也。腹⑮痛渴甚，三逆也。髑项中不便，四逆也。音嘶色脱，五逆也。皆⑯不可治。自⑰余或热渴，或利⑱呕，非仓卒之急也，可得渐治。

凡发背，则热气流入腑脏，脓溃之后，血气则虚，腑脏积热，渴而引饮，饮冷入于肠胃，则变下利。胃虚气逆，则变呕也。呕逆若遇冷折之，气不通即哕也。

其疮若脓汁不尽，而疮口早合，虽瘥更发，恶汁连滞，则变成瘘也。

二十四、疽发背热渴候

此由寒气客于经络，折于气血，血⑲涩不通，乃结成疽。疽发背，则腑脏皆热，热则脏燥，故渴也。而冷饮入肠胃，则变利也。

***

① 而生：原倒"生而"，据文义乙正。
② 于：原脱，据正保本、周本补。
③ 周：原脱，据本卷《痈发背候》补。
④ 其：周本作"而"，亦通。
⑤ 刺疽：原作"又"，据本书卷三十二《疽候》、《刘涓子鬼遗方》卷一改。
⑥ 若肝俞："肝"，原作"肺"，形误，据本书卷三十二《疽候》、周本、《千金翼方》卷二十三《候人年得疽法》改。又，《刘涓子鬼遗方》卷一无此三字。
⑦ 十：此下《千金翼方》卷二十三《候人年得疽法》有"八"字。
⑧ 蜂：本书卷三十二《疽候》作"锋"，所指相同。
⑨ 髑髅：《刘涓子鬼遗方》卷一作"连肩骨"。
⑩ 泻：《刘涓子鬼遗方》卷一作"治"，义近。
⑪ 青：《千金翼方》卷二十三《候人年得疽法》无此字。
⑫ 四十：《千金翼方》卷二十三《候人年得疽法》作"三十五"。
⑬ 七：原作"六"，据《刘涓子鬼遗方》卷一、《千金翼方》卷二十三《候人年得疽法》改。
⑭ 后：此下本书卷三十二《痈溃后候》、《疽溃后候》有"有顺有逆"四字。
⑮ 腹：原作"伤"，形误，据《灵枢·玉版》《针灸甲乙经》卷十一《寒气客于经络之中发痈疽风成发厉浸淫》改。
⑯ 皆：此上本卷《痈发背溃后候》有"此等五逆者"五字。
⑰ 自：《太平圣惠方》卷六十二《治发背溃后诸方》作"其"，义同。
⑱ 利：原作"刺"，形误，据《太平圣惠方》卷六十二《治发背溃后诸方》改。
⑲ 血：此上原衍"气"字，据周本删。

二十五、肠痈候

肠痈者，由寒温不适，喜怒无度，使邪气与荣卫相干，在于肠内，遇热加之，血气蕴织，结聚成痈。热积不散，血肉腐坏，化而为脓。其病之状，小腹重而微强①，抑之即痛②，小便数似淋，时时汗出③，复恶寒，其身皮皆甲错，腹皮急，如肿状。诊其脉，洪数者，已有脓也④。其脉迟紧者，未有脓也。甚者腹胀大，转侧闻水声，或绕脐生疮，穿而脓出，或脓自脐中出，或大便去⑤脓血。惟宜急治之。

又云，大便脓血，似赤白下，而实非者，是肠痈也。卒得肠痈而不晓，治之错者，杀人。

寸脉滑而数，滑则为实，数则为热。滑则为荣，数则为卫。卫数下降，荣滑上升⑥。荣⑦卫相干，血为浊败。小腹痞鞕，小便或难，汗⑧出，或复恶寒，脓为已成。设脉迟紧，聚⑨为瘀血，血下则愈，脓成引日⑩。

又，诸浮数脉，当发热，而反洗淅恶寒，若有痛处者，当积有脓。脉滑涩相搏⑪，肠痈出血者也。

养生方云：六畜卒疫死，及夏病者，脑不中食，喜生肠痈也。

二十六、内痈候

内痈者，由饮食不节，冷热不调，寒气客于内，或在胸膈，或在肠胃。寒折于血，血气留止，与寒相搏，壅结不散，热气乘之，则化为脓，故曰内痈也。

胸内痛，少气而发热，当入暗室中⑫，以手按⑬左眼，而其⑭右眼见光者，胸内结痈也。若不见光，嫖疽内发⑮。若

吐脓血者，不可治也。急以灰掩其脓血，不尔者着人。肠内有结痛，或在胁下，或在脐左近，结成块而壮热，必作痈脓。

诊其脉数，而身无热者，内有痈也。

养生方云：四月勿食暴⑯鸡肉，作内痈，在胸腋下出瘘孔。

---

① 重而微强：《金匮要略》卷中《疮痈肠痈浸淫病脉证并治》作"肿否"，《刘涓子鬼遗方》卷三作"肿否坚"。

② 痛：此下《刘涓子鬼遗方》卷三有"或在膀胱左右，其色或赤或白色，坚大如掌，热"数句。

③ 时时汗出：《金匮要略·疮痈肠痈浸淫病脉证并治》作"时时发热，自汗出"。

④ 其脉……已有脓也：《金匮要略·疮痈肠痈浸淫病脉证并治》作"脉数，此为肠内有痈脓"，《刘涓子鬼遗方》卷三作"脉数脓成"，《千金要方》卷二十三《肠痈》作"其脉数者，小有脓也"。

⑤ 去：《千金要方》卷二十三《肠痈》作"出"，义同。

⑥ 卫数下降，荣滑上升："数"、"滑"二字原脱，据《脉经》卷八《平痈肿肠痈金疮浸淫脉证》、《千金要方》卷二十三《肠痈》补。

⑦ 荣：此上原衍"遇热"二字，据《脉经》卷八《平痈肿肠痈金疮浸淫脉证》、《千金要方》卷二十三《肠痈》删。

⑧ 汗：此上《脉经》卷八《平痈肿肠痈金疮浸淫脉证》有"或时"二字，《千金要方》卷二十三《肠痈》有"或复"二字。

⑨ 聚：《千金要方》卷二十三《肠痈》作"即"。

⑩ 日：原作"白"，形误，据宋本、周本改。

⑪ 搏：原作"小"，据湖本改。

⑫ 当入暗室中：原无，文气无法接续，据《千金要方》卷二十二《痈疽》补。

⑬ 按：《千金要方》卷二十二《痈疽》作"中指捺"，《外台秘要》卷二十四《瘭疽方》引《集验》作"掩"。

⑭ 而其：宋本、正保本作"意视"，《外台秘要》作"竟视"。

⑮ 发：原脱，据《千金要方》卷二十二《痈疽》、《外台秘要》卷二十四《瘭疽方》引《集验》补。

⑯ 暴：原作"螺"，据《千金要方》卷二十六《鸟兽》改。

二十七、肺痈候

肺痈者，由风寒伤于肺，其气结聚所成也。肺主气，候皮毛，劳伤血气，腠理则开，而受风寒，其气虚者，寒乘虚伤肺。寒搏于血，蕴结成痈。热又加之，积热不散，血败为脓。

肺处胸间，初肺伤于寒，则微嗽。肺痈之状，其人咳，胸内满，隐隐痛而战寒。诊其肺部脉紧为肺痈。

又，肺痈，喘而胸①满。

又，寸口脉数而实，咽干，口内辟辟燥，不渴，时时出浊唾腥臭，久久吐脓如粳米粥者，难治也。

又，肺痈有脓而呕者，不须治其呕，脓止自愈。

又，寸口脉微②而数，微则为风，数则为热，微则汗出，数则恶寒。风中于卫，呼气不入，热③过于荣，吸而不出。风伤皮毛，热伤血脉。风舍于肺，其人则咳④，口干喘满，咽燥不渴，唾而⑤浊沫，时时战寒。热之所过，血为凝滞，蓄结痈脓，吐如米粥。始萌可救，脓成即死⑥。

又，欲知有脓者，其脉紧数，脓为未成。其脉紧去但数，脓为已成。

又，肺病身当有热，咳嗽短气，唾出脓血，其脉当短涩，而反浮大，其色当白，而反赤者，此是火之克金，大逆不治也。

二十八、膈病候

膈⑦病者，由劳役，肢体热盛，自⑧取风冷，而为凉湿所折，入于肌肉筋脉，结聚所成也。其状，赤脉起，如编绳，急痛壮热。其发于脚⑨者，患从鼠髅⑩起，至踝，赤如编绳，故谓膈病也。发于臂者，喜腋下起，至手也。若不即治，其久溃脓，亦令人筋挛缩也⑪。其着脚，若置不治，不消复不溃，其热歇⑫，气不散，变作尰⑬。脉⑭缓涩相搏，肿膈已成脓也。

二十九、痤疖候

痤疖者，由风湿冷气搏于血，结聚所生也。人运役劳动，则阳气发泄，因而汗出，遇风冷湿气搏于经络，经络之血，得冷所折，则结涩不通，而生痤疖，

---

① 胸：原作"脚"，形误，据周本改。

② 微：疑是"浮"之讹。《医宗金鉴》卷十九按："脉微之三微字，当是三浮字。微字文气不属，必是传写之讹"。亦有认为"微"与"浮"为同类相转，可通假。

③ 热：原作"数"，据《金匮要略·肺痿肺痈咳嗽上气病脉证并治》、《脉经》卷八《平肺痿肺痈咳逆上气淡饮脉证》、《千金要方》卷十七《肺痈》改。

④ 咳：原作"呕"，据《金匮要略·肺痿肺痈咳嗽上气病脉证并治》改。

⑤ 唾而：《金匮要略·肺痿肺痈咳嗽上气病脉证并治》、《脉经》卷八《平肺痿肺痈咳逆上气淡饮脉证》、《千金要方》卷十七《肺痈》作"多唾"。

⑥ 脓成则死：《千金要方》卷十七《肺痈》作"脓已成则难治"。

⑦ 膈：《千金要方》卷二十二《瘭疽》作"瘑"，《医心方》卷十六《治编病方》作"编"。

⑧ 自：《医心方》卷十六《治编病方》作"因"。

⑨ 脚：周本作"骭"。

⑩ 鼠髅：原作"鼠髏"，据周本改。又，《千金要方》卷二十二《瘭疽》作"膈"，《医心方》卷十六《治编病方》作"鼠磲"。

⑪ 若不……筋挛缩也：原作"可即治，取消其溃，洗胜则筋挛也"，文句错误，据《千金要方》卷二十二《瘭疽》改、删、补全。

⑫ 歇：《千金要方》卷二十二《瘭疽》无此字。

⑬ 变作尰：《千金要方》卷二十二《瘭疽》作"多作蹠病"。"尰"，足肿。

⑭ 脉：原作"肿"，形误，据周本改。

肿结如梅李也。

又云，肿一寸、二寸，疖也。其不消而溃者，即宜熟捻去脓，至清血出。若脓汁未尽，其疮合者，则更发。其着耳下、颔、颈、腋下，若脓汁不尽，多变成瘘也。

养生方云：人汗入诸食中，食之作痈疖。

又云：五月，勿食不成核果及桃、枣，发痈疖也。

重刊巢氏诸病源候总论卷之三十四

瘘病诸候 凡三十五论

一、诸瘘候

诸瘘者，谓瘘病初发之由不同，至于瘘成，形状亦异，有以一方而治之者，故名诸瘘，非是诸病共成一瘘也。而方说九瘘者，是狼瘘、鼠瘘、蝼蛄瘘、蜂瘘、蚍蜉瘘、蛴螬瘘、浮疽瘘、瘰疬瘘、转脉瘘，此颈之九瘘也。

狼瘘者，年少之时，不自谨慎，或大怒，气上不下之所生也。始发之时，在于颈项①，有根，出缺盆，上转连耳本②。其根在肝③。

鼠瘘者，饮食之时不择，虫蛆④变化所生也。使人寒热，其根在肺⑤。

蝼蛄瘘者，食果蓏子，不避有虫，即便啖之，外绝于纲，内绝于肠⑥，有毒不去，变化所生也。始发之时，在于颈上，状如蜗形，瘾胗而出也。其根在大肠。

蜂瘘者，食饮劳倦，渴乏多饮流水，即得蜂毒不去，变化所生也。始发之时，其根在颈，历历三四处，俱肿，以溃生疮，状如痈形，瘥而复移⑦。其根在脾。

蚍蜉瘘者，因寒，腹中胪胀，所得寒毒不去，变化所生也。始发之时，在其颈项，使人壮热⑧若伤寒，有似疥癣，娄娄孔出。其根在肺。

蛴螬瘘者，恐惧，愁忧，思虑，哭泣不止，余毒变化所生也。始发之时，在其颈项，无头尾，如枣核，或移动皮中，使人寒热心满。其根在心。

浮疽瘘者，因恚结驰思，往返变化所生也。始发之时，在于颈，亦在腋下，如两指，无头尾，使人寒热，欲呕吐。其根在胆。

瘰疬瘘者，因强力入水，坐湿地，或新沐浴，汗入头中，流在颈上之所生也。始发之时，在其颈项，恒有脓⑨，使人寒热。其根在肾。

转脉瘘者，因饮酒大醉，夜卧不安，

----

① 项：《千金要方》卷二十三《九漏》作"肿无头"，义长。

② 本：此下《千金要方》卷二十三《九漏》、《外台秘要》卷二十三《九瘘方》有"肿大"二字。

③ 肝：《外台秘要》卷二十三《九瘘方》作"肺"。

④ 蛆：《太平圣惠方》卷六十六《治鼠瘘诸方》作"鼠"，其下并有"毒"字。本篇《鼠瘘候》此处亦有"毒"字。

⑤ 肺：《千金要方》卷二十三《九漏》、《外台秘要》卷二十三《九瘘方》作"胃"。

⑥ 外绝于纲内绝于肠：《医心方》卷十六《治蝼蛄方》无此八字，《太平圣惠方》卷六十六《治鼠瘘诸方》作"内伤于肠"，无"外绝于纲"四字，似较简明。

⑦ 移：《太平圣惠方》卷六十六《治鼠瘘诸方》作"生"。

⑧ 热：《医心方》卷十六《治蚍蜉方》无。

⑨ 恒有脓：《千金要方》卷二十三《九漏》作"有根初苦痛"，《外台秘要》卷二十三《九瘘方》作"有根初苦痛瘰疬溃之"。

惊，欲呕，转侧失枕之所生也。始发之时，在其颈项，濯濯①脉转，身如振，使人寒热。其根在小肠。

复有三十六种瘘，方不可②次第显其名，而有蛴螬、蚯蚓等诸瘘，非九瘘之名，此即应是三十六种瘘之数也。但瘘病之生，或因寒暑不调，故③血气壅结所作。或由饮食乖节，狼鼠之精，入于腑脏，毒流经脉，变化而生。皆能使血脉结聚，寒热相交，久则成脓而溃漏也。其生身体皮肉者，亦有始结肿，与石痈相似。所可异者，其肿之中，按之累累有数脉，喜发于颈边，或两边俱起，便是瘘证也。亦发两腋下，及两颊颔间。初作喜不痛不热，若失时治④，即生寒热也。

所发之处，而有轻重。重者有两种，一则发口上颚，有结核，大小无定，或如桃李大，此虫之窠窟，止在其中。二则发口之下，无有结核，而穿溃成疮。又虫毒之居，或腑脏无定，故瘘发身体，亦有数处，其相应通者多死。其瘘形状，起发之由，今辩于后章。

养生方云：六月勿食自落地五果，经宿蚰蜒、蝼蛄、蛴螬游上，喜为九瘘。

又云：十二月勿食狗、鼠残肉，生疮及瘘，出颈项及口里，或生咽内。

二、鼠瘘候

鼠瘘者，由饮食不择，虫蛆⑤毒变化，入于腑脏，出于脉，稽留脉内而不去，使人寒热。其根在肺⑥，出于颈腋之间。其浮于脉中，而未内着于肌肉，而外为脓血者，易去也。决其生死者，反其目视之，其中有赤脉，从上下贯瞳子，见一脉一岁死，见一脉半一岁半死，见二脉二岁死，见二脉半二岁半死，见三脉三岁死。赤脉而不下贯瞳子，可治也。

养生方云：正月勿食鼠残食，作鼠瘘，发于颈项。或毒入腹，下血不止。或口生疮，如有虫食。

三、蜂瘘候

蜂瘘者，由饮食劳倦，渴乏多饮流水，即得蜂毒，流入于脏。其根在脾，出发于颈项，历历三四处，或累累四五处蜂台，或发胸前，俱肿，以溃生疮，状如痈形，瘥而复移⑦。

四、蚁瘘候

蚁瘘者，由饮食有蚁精气，毒入于五脏，流出经络，多着颈项，戢戢然小肿核细，乃遍身体。

五、蚍蜉瘘候

蚍蜉瘘者，由饮食内有蚍蜉毒气，入于脏，流于经脉，使身寒似伤寒，腹虚胪胀。其根在肺⑧，发于颈项，如疥

---

① 濯濯：原脱一“濯”字，据《千金要方》卷二十三《九漏》、《外台秘要》卷二十三《九瘘方》及周本补。

② 可：《太平圣惠方》卷六十六《治鼠瘘诸方》作“依”。

③ 故：《医心方》卷十六《治诸瘘方》作“致”，义胜。

④ 治：此上周本有“不”字。

⑤ 蛆：《太平圣惠方》卷六十六《治鼠瘘诸方》作“鼠”。

⑥ 肺：《千金要方》卷二十三《九漏》、《外台秘要》卷二十三《九瘘方》作“胃”。

⑦ 移：《太平圣惠方》卷六十六《治鼠瘘诸方》作“生”。

⑧ 肺：《千金要方》卷二十三《九漏》、《外台秘要》卷二十三卷《九瘘方》作“肾”。

癣，娄娄孔出。初生痒，搔之生痕。不治，一百日生蚍蜉瘘。

六、蝇瘘候

此由饮食内有蝇窠子，因误食之，入于肠胃，流注于血脉，变化生瘘。发于颈下，初生痒，匝匝如蝇窠子状，使人寒热。久，其中化生蝇也。

七、蝼蛄瘘候

蝼蛄瘘者，由食果蓏子，不避有虫，即便啖之，有虫毒气入于腹内，外发于颈。其根在大肠。初生之时，其状如风矢，亦如蜗形，瘾胗而痒，搔之则引大如四寸。更其中生道，乃有数十，中生蝼蛄，亦有十数。不治，二年杀人。

八、蛴螬瘘候

此由恐惧、愁忧、思虑，哭泣不止，气毒变化所生。内动于脏，外发颈项[1]，其根在心。又方根在膀胱。初生之时无头尾，肿如枣核，或移动皮肉，使人寒热心满，状似蜂瘘而深坎，蜂瘘则高而圆。蛴螬瘘，方五寸，作坑，边有唇畔而痒，搔之则引大如六寸，更疼痛，日夜令人呻号。三年生孔道，乃有十数，中生蛴螬，乃有百数。不治，五年杀人。

九、鸜鸟鹤瘘候

鸜鸟鹤瘘者，初肿如覆手，疼痛，一年生孔道数十处，黄水出，二年化生鹤、水鸟首而生口觜是也。

十、尸瘘候

人皆有五尸，在人腹内发动，令心腹胀，气息喘急，冲击心胸，攻刺胁肋，因而寒热，颈腋之下结瘰疬，脓溃成瘘，时还冲击，腹内则胀痛，腰脊挛急是也。

十一、风瘘候

此由风邪在经脉，经脉结聚所成。或诸疮得风，不即瘥，变作其疮[2]。得风者，是因疮遇冷，脓汁不尽乃成也。其风在经脉者，初生之时，其状如肿，有似覆手，搔之则皮脱，赤汁出。乍肿乍减，渐渐生根结实，且附骨间，不知首尾，即溃成瘘。若至五十日不消不溃，变成石肿，名为石痈。久久不治，令寒热恶气入腹，绝闷刺心，及咽项悉皆肿，经一年不治者，死。

十二、鞠瘘候

肿痛初生痈，如大桃状，亦如瘤。脓溃为疮，不治成石瘘，化生鞠，作窍旁行，世呼为石鞠瘘。

十三、蜣螂瘘候

此由饮食居处有蜣螂毒气，入于脏腑，流于经脉所生也。初生之时，其状如鼠窍直下，肿如覆手而痒，搔之疼痹。

---

① 内动于脏外发颈项：原作"内动脏外藏于颈项"，据周本改。
② 其疮：《太平圣惠方》卷六十六《治风瘘诸方》作"瘘也"。

至百日，有十八窍①，深三寸，中生蜣螂，乃有一百数。蜣螂成尾，自覆刺入，大如盂升。至三年杀人。

十四、骨疽瘘候

骨疽瘘者，或寒热之气搏经脉所成，或虫蛆之气因饮食入人脏腑所生。以其脓溃，侵食于骨，故名骨疽瘘也。初肿，后乃破，破而还合，边旁更生，如是或六七度。中有脓血，至日西痛发，如有针刺。

十五、蚯蚓瘘候

蚯蚓瘘者，由居处饮食有蚯蚓之气，或饮食入腹内，流于经脉所生。其根在大肠。其状肿核溃漏②。

十六、花瘘候

花瘘者，风湿客于皮肤，与血气相搏，因而成疮。风湿气多，其肉突出，外如花开之状，世谓之反花疮。不瘥，生虫成瘘，故谓之花瘘也。

十七、蝎瘘候

此由饮食居处有蝎虫毒气，入于腑脏，流于经脉。或生腋下，或生颈边，肿起如蝎虫之形，寒热而溃成瘘。久则疮里生细蝎虫也。

十八、蛴瘘候

蛴瘘者，由饮食居处有蛴虫毒气，入于腑脏，流于经脉，变化而生。着面颊边即脱肉结肿，初如蛴虫之窠，后溃成瘘，而蛴生是也。

十九、脑瘘候

脑瘘，着③头颈，逐气上下疼痛，而后脑瘘。

二十、痛瘘候

痛瘘者，是痛溃疮后其不瘥，脓汁不尽，因变生虫成瘘，故为痛瘘也。

二十一、橛瘘候

橛瘘者，其疮横阔作头，状如杏子形，亦似瘰疬处出血是也。

二十二、虫瘘候

诸瘘皆有虫，而此独以虫为名者，是诸疮初本无虫，经久不瘥，而变生虫，故以为名也。

二十三、石瘘候

石瘘之状，初起两头如梅李核，鞕实，按之强如石而寒热，热后溃成瘘是也。

二十四、蛙瘘候

此由饮食居处有蛙之毒气，入于腑

---

① 十八窍：《医心方》卷十六《治蜣螂方》作"七八孔"。

② 溃漏：《医心方》卷十六《治蚯蚓方》作"溃汁漏之"。

③ 着：周本作"者"，属上读。

脏，流于①经脉而成瘘。因服药，随小便出物，状似蛙形是也。

二十五、虾蟆瘘候

此由饮食有虾蟆之毒气，入②腑脏，流于经脉，结肿寒热，因溃成瘘。服药，有物随小便出，如虾蟆之状，故谓之虾蟆瘘也。

二十六、蛇瘘候

蛇瘘者，由居处饮食有蛇毒气，入于腑脏，流于经脉，寒热结肿，出处无定，因溃成瘘。服药，有物随小便出，如蛇形状，谓之蛇瘘。

二十七、蝼蛄瘘候

蝼蛄瘘者，由居处饮食有蝼蛄毒气，入③腑脏，流于经脉所生。初得之时，如枣核许庋契。或满百日，或满周年，走不定一处，成窍而脓汁溃瘘也，故谓之蝼蛄瘘。

二十八、赤白瘘候

人有患疮，色赤白分明，因而成瘘，谓之赤白瘘。

二十九、内瘘候

人有发疮，色黑有结，内有脓，久乃积生④，侵食筋骨，谓之内瘘。

三十、雀瘘候

此由居处饮食有雀毒气，入于脏，流于脉，发无定处，肿，因溃成瘘。服药，有物随小便出，状如雀觳，故谓之雀瘘。

三十一、脓瘘候

诸瘘皆有脓汁，此瘘独以脓为名者，是诸疮久不瘥，成瘘，而重为热毒气停积生脓，常不绝，故谓之脓瘘也。

三十二、冷瘘候

冷瘘者，亦是谓疮得风冷，久不瘥，因成瘘，脓汁不绝，故为冷瘘也。

三十三、久瘘候

久瘘者，是诸瘘连滞，经久不瘥，或暂瘥复发，或移易三两处，更相应通，故为久瘘也。

三十四、瘰疬瘘候

此由风邪毒气客于肌肉，随虚处而停，结为瘰疬。或如梅、李、枣核等大小，两三相连，在皮间，而时发寒热是也。久则变脓，溃成瘘也。

其汤熨针石，别有正方，补养宣导，今附于后。

养生方导引法云：箕踞，以两手从曲脚入，据地，由脚加其上，举尻。其可用行气。愈瘰疬、乳痛。

---

① 于：原脱，据汪本、正保本及《医心方》卷十六《治蛙方》补。

② 入：此下疑脱"于"字。周本即有"于"字。

③ 入：此下疑脱"于"字。宋本及《医心方》卷十六《治蝼蛄方》即有"于"字。

④ 积生：《医心方》卷十六《治内方》作"溃出"，义胜。

三十五、癀瘘候

癀病之状，阴核肿大。有时小歇，歇时终大于常。劳冷阴雨便发，发则胀大，使人腰背挛急，身体恶寒，骨节沉重。此病由于损肾也。足少阴之经，肾之脉也，其气下通于阴。阴，宗筋之所聚，积阴之气也。劳伤举重，伤于少阴之经，其气下冲于阴，气胀不通，故成癀也。

其汤熨针石，别有正方，补养宣导，今附于后。

养生方导引法云：正偃卧，直两手两足，念胞①所在，令赤如油囊②裹丹。除癀、少腹重不便。腹中热，但口内气息，出之数十，不须小咽气。即肠中不热者，七息已温热，咽之十数。

痔病诸候　凡六论

一、诸痔候

诸痔者，谓牡痔、牝痔、脉痔、肠痔、血痔也。其形证各条如后章③。又有酒痔，肛边生疮，亦有血出。又有气痔，大便难而血出，肛亦出外，良久不肯入。

诸痔皆由伤风，房室不慎，醉饱合阴阳，致劳扰血气，而经脉流溢，渗漏肠间，冲发下部。有一方而治之者，名为诸痔，非为诸病共成一痔。痔久不瘥，变为瘘也。

其汤熨针石，别有正方，补养宣导，今附于后。

养生方云：忍大便不出，久作气痔。

养生方导引法云：一足踏地，一足屈膝，两手抱犊鼻下，急挽向身，极势。左右换易四七。去痔、五劳、三里气不下。

又云：踞坐，合两膝，张两足，不息两通。治五痔。

又云：两手抱足，头不动，足向口受气，众节气散，来去三七。欲得捉足④，左右侧身，各急挽，腰不动。去四肢腰上下髓内冷、血冷、筋急闷、痔。

又云：两足相踏，向阴端急蹙，将两手捧膝头，两向极势捺⑤之，二七竟，身侧两向取势二七，前后努腰七。去心劳、痔病。

二、牡痔候

肛边生鼠乳，出在外者，时时出脓血者是也。

三、牝痔候

肛边肿，生疮而出血者，牝痔。

四、脉痔候

肛边生疮，痒而复痛，出血者，脉痔也。

五、肠痔候

肛边肿核痛，发寒热而血出者，肠痔也。

六、血痔候

因便而清血随出者，血痔也。

---

① 胞：原作"月"，据《王子乔导引法》改。
② 囊：原脱，据《王子乔导引法》补。
③ 章：原作"竟"，据宋本改。
④ 足：原脱，据本书卷二十二《筋急候》补。
⑤ 捺：原作"捧"，据本书卷三《虚劳候》改。

重刊巢氏诸病源候总论卷之三十五

疮病诸候　凡六十五论

一、头面身体诸疮候

夫内热外虚，为风湿所乘，则生疮。所以然者，肺主气，候于皮毛，脾主肌肉。气虚则肤腠开，为风湿所乘，内热则脾气温，脾气温则肌肉生热也。湿热相搏，故头面身体皆生疮。其疮初如疱，须臾生汁。热盛者，则变为脓，随瘥随发。

二、头面身体诸久疮候

诸久疮者，内热外虚，为风湿所乘，则头面身体生疮。其脏内热实气盛，热结肌肉，其热留滞不歇，故疮经久不瘥。

三、诸恶疮候

诸疮生身体，皆是体虚受风热，风热与血气相搏，故发疮。若风热挟湿毒之气者，则疮痒痛焮肿，而疮多汁，身体壮热，谓之恶疮也。

其汤熨针石，别有正方，补养宣导，今附于后。

养生方云：铜器盖食，汗①入食，发恶疮、内疽也。

又云：醉而交接，或致恶疮。

又云：饮酒热未解，以冷水洗面，令人面发②恶疮，轻者皶疱。

又云：五月五日，取枣叶三升，井华水捣取汁浴，永不生恶疮。

又云：井华水和粉洗足③，不病恶疮。

又云：五月一日、八月二日、九月九日、十月七日、十一月四日、十二月十三日沐浴，除恶疮。

养生方导引法云：龙行气，低头④下视，不息十二通。愈风疥、恶疮，热不能入。

四、久恶疮候

夫体虚，受风热湿毒之气，则生疮。痒痛焮肿，多汁，壮热，谓之恶疮。而湿毒气盛，体外虚内热，其疮渐增，经久不瘥，为久恶疮。

五、瘑疮候

瘑疮者，由肤腠虚，风湿之气，折

---

① 汗：原作"汁"，形误，据本书卷三十二《痹候》养生方、《医心方》卷十七《治恶疮方》改。

② 人面发：原脱，据本书卷二十七《面疱候》养生方、《医心方》卷十七《治恶疮方》补。

③ 足：《医心方》卷十七《治恶疮方》作"之"。

④ 低头：原作"叩头"，据《宁先生导引法》改。

于血气，结聚所生。多着手足间，递相对①，如新生茱萸子。痛痒，抓搔成疮，黄汁出，浸淫生长，拆裂，时瘥时剧，变化生虫，故名痦疮。

六、燥痦疮候

肤腠虚，风湿搏于血气，则生痦疮。若湿气少，风气多者，其痦则干燥，但痒，搔之白屑出，干枯拆②痛。此虫毒气浅在皮肤，故名燥痦疮也。

七、湿痦疮候

肤腠虚，风湿搏于血气，生痦疮。若风气少，湿气多，其疮痛痒，搔之汁出，常濡湿者。此虫毒气深，在于肌肉内故也。

八、久痦疮候

痦疮积久不瘥者，由肤腠虚，则风湿之气停滞，虫在肌肉之间，则生长，常痒痛，故经久不瘥。

九、癣候

癣病之状，皮肉隐胗如钱文③，渐渐增长，或圆或斜，痒痛，有匡郭④，里生虫，搔之有汁。此由⑤风湿邪气，客于腠理，复值寒湿，与血气相搏，则血气否涩，发此疾也。

按《九虫论》云：蛲虫在人肠内，变化多端，发动亦能为癣，而癣内实有虫也。

养生方云：夏勿露面卧⑥。露下坠面上⑦，令面⑧皮厚，及喜成癣⑨。

十、干癣候

干癣，但有匡郭，皮枯索，痒，搔之白屑出是也。皆是风湿邪气，客于腠理，复值寒湿，与血气相搏所生。若其风毒气多，湿气少，故风沉⑩入深，故无汁，为干癣也。其中亦生虫。

十一、湿癣候

湿癣者，亦有匡郭，如虫行，浸淫，赤，湿痒，搔之多汁成疮。是其风毒气浅，湿多风少，故为湿癣也。其里亦有虫。

十二、风癣候

风癣，是恶风冷气客于皮，折于血气所生。亦作圆文匡郭，但抓搔顽痹，不知痛痒。其中亦有虫。

---

① 递相对：《医心方》卷十七《治痦疮方》作"匝匝相对"。

② 拆：宋本作"坼"，义同。

③ 文：正保本作"大"。

④ 匡郭：《太平圣惠方》卷六十五《治一切癣诸方》作"棱廓"，义同。

⑤ 由：原作"肉"，据周本、《外台秘要》卷三十二《癣疮方》改。

⑥ 夏勿露面卧：《医心方》卷十七《治癣疮方》作"夏不用屋而露面卧"。

⑦ 上：原脱，据本书卷二《头面风候》养生方、《医心方》卷十七《治癣疮方》补。

⑧ 令面：原脱，据本书卷二《头面风候》、《医心方》卷十七《治癣疮方》补。

⑨ 癣：此下本书卷二《头面风候》有"一云作面风"五字，《千金要方》卷二十七《道林养性》有"或作面风"四字。

⑩ 故风沉：《太平圣惠方》卷六十五《治干癣诸方》无"沉"字，周本"故"作"则"。

十三、白癣候

白癣之状，白色，硿硿然①而痒。此亦是腠理虚受风，风与气并，血涩而不能荣肌肉故也。

十四、牛癣候

俗云以盆器盛水饮牛，用其余水洗手、面，即生癣，名牛癣。其状皮厚，抓之硬强而痒是也。其里亦生虫。

十五、圆癣候

圆癣之状，作圆文隐起，四畔赤，亦痒痛是也。其里亦生虫。

十六、狗癣候

俗云：狗舐之水，用洗手、面，即生癣。其状微白，点缀相连，亦微痒是也。其里亦生虫。

十七、雀眼癣候

雀眼癣，亦是风湿所生。其文细似雀眼，故谓之雀眼癣。搔之亦痒。中亦生虫。

十八、刀癣候

俗云：以磨刀水用洗手、面而生癣，名为刀癣。其形无匡郭，纵斜无定是也。中亦生虫。

十九、久癣候

久癣，是诸癣有虫，而经久不瘥者

也。癣病之状，皮肉隐胗如钱文，渐渐增长，或圆或斜，痒痛，有匡郭，搔之有汁。又有干癣，皮②枯索，痒，搔之白屑出。又有湿癣，如虫行，浸淫，赤，湿痒，搔之多汁。又有风癣，搔抓顽痹，不知痛痒。又有牛癣，因饮牛余水洗手面③得之，其状皮厚，抓之硬强。又有圆癣，作圆文隐起，四面赤。又有狗癣，因以狗舐余水洗手、面得之，其状微白，点缀相连，亦微痒。又有雀眼癣，作细文似雀眼，搔之亦痒痛。又有刀癣，因以磨刀水洗手、面得之，其状无匡郭，纵邪无定。如此之癣，初得或因风湿客于肌肤，折于血气所生，或因用牛、狗所饮余水洗手、面得之。至其病成，皆有虫侵食，转深连滞不瘥，故成久癣。

二十、疥候

疥者，有数种，有大④疥、有马疥、有水疥、有干疥、有湿疥。多生手足，乃至遍体。大疥者，作疮，有脓汁，焮赤痒痛是也。马疥者，皮肉隐嶙起，作根墌，搔之不知痛⑤。此二者则重。水疥者，痦瘰如小瘭浆，摘破有水出。此一种小轻。干疥者，但痒，搔之皮起，作干痂。湿疥者，小⑥疮，皮薄，常有汁出，并皆有虫，人往往以针头挑得，状如水

---

① 硿硿然：《医心方》卷十七《治癣疮方》作"淀淀然"。

② 皮：原脱，据本卷《干癣候》补。

③ 洗手面：原脱，据本卷《牛癣候》补。

④ 大：《太平圣惠方》卷六十五《治一切疥诸方》作"火"。下同。

⑤ 痛：此下《太平圣惠方》卷六十五《治一切疥诸方》有"痒"字，义长。

⑥ 小：此上《医心方》卷十七《治疥疮方》有"起"字，《太平圣惠方》卷六十五《治一切疥诸方》有"作"字。

内痛虫。此悉由皮肤受风邪热气所致也。

按《九虫论》云：蛲虫多所，变化多端，或作痛、疥、痔、瘘，无所不为。

其汤熨针石，别有正方，补养宣导，今附于后。

养生方导引法云：龙行气，低头①下视，不息十二通。愈风疥、恶疮，热不能入。

二十一、干疥候

干疥但痒，搔之皮起，作干痂。此风热气深，在肌肉间故也。

二十二、湿疥候

湿疥，起小疮，皮薄常有水汁②出。此风热气浅，在皮肤间故也。

二十三、热疮候

诸阳气在表，阳气盛则表热，因运动劳役，腠理则虚而开，为风邪所客，风热相搏，留于皮肤，则生疮。初作瘭浆，黄汁出，风多则痒，热多则痛，血气乘之，则多脓血，故名热疮也。

二十四、冷疮候

凡身体发疮，皆是风热所为。然血虚者，亦伤于邪，若重触风寒，则冷气入于疮，令血涩不行，其疮则顽，令不知痛痒，亦经久难瘥，名为冷疮。

二十五、疽疮候

此疽疮，是瘑之类也，非痈疽之疽。世云瘑疽，即是此也。多发于指③节脚胫间，相对生④，匝匝作细孔如针头，其里有虫，痒痛，搔之黄汁出，随瘥随发。皆是风邪客于皮肤，血气之所变生。亦有因诸浅疮经久不瘥，痒痛，抓搔之，或衣揩拂之，其疮则经久不瘥，而变作疽疮者。里皆有细虫。

二十六、甲疽候

甲疽之状，疮皮厚，甲错剥起是也。其疮亦痒痛，常欲抓搔之，汁出。其初皆是风邪折于血气所生。而疮里亦有虫。

二十七、查疽候

查疽之状，隐胗赤起，如今查树子形是也。亦是风邪客于皮肤，血气之所变生也。其疮内有虫，亦痒痛，时焮肿汁出。

二十八、顽疽候

此由风湿客于皮肤，血气所⑤变，隐胗生疮，痒而不痛，故名顽疽。

二十九、根疽候

根疽，是诸杂疮带风湿，苦痒，数以手抓搔根触，便侵食，阔，久不瘥，

---

① 低头：原作"叩头"，据《宁先生导引法》改。

② 水汁：《太平圣惠方》卷六十五《治湿疥方诸方》作"黄水"，义长。

③ 指：原作"支"，据本书卷五十《疽疮候》、本卷《瘑疮候》改。

④ 生：原脱，据本书卷五十《疽疮候》、《医心方》卷十七《治疽疮方》补。又，"生"下本书卷五十《疽疮候》有"作细瘭瘰子"五字。

⑤ 所：原脱，据周本补。

乃变生虫，故名栉疽。

三十、月食疮候

月食疮，生于两耳及鼻、面间，并下部诸孔窍侧，侵食乃至筋骨。月初则疮盛，月末则疮衰，以其随月生死[1]，因名之为月食疮也。

又，小儿耳下生疮，亦名月食。世云小儿见月，以手指指之，则令病此疮也。其生诸孔窍，有虫，久不瘥，则变成瘘也。

三十一、天上病候

天上病者，人神采昏塞，身体沉重，下部生疮，上食五脏，甚者至死。世人隐避其名，故云天上病也。此是腑脏虚，肠胃之间虫动，侵食人五脏故也。

三十二、甜疮候

甜疮生面上，不痒不痛，常有肥汁出，汁所溜处，随即成疮。亦生身上。小儿多患之。亦是风湿搏于血气所生。以其不痒不痛，故名甜疮。

三十三、浸淫疮候

浸淫疮，是心家有风热，发于肌肤。初生甚小，先痒后痛而成疮。汁出，侵溃[2]肌肉，浸淫渐阔，乃遍体。其疮若从口出，流散四肢者，则轻。若从四肢生，然后入口者，则重。以其渐渐增长，因名浸淫也。

三十四、反花疮候

反花疮者，由风毒相搏所为。初生如饭粒，其头破则血出，便生恶肉，渐大有根，脓汁出。肉反散如花状，因名反花疮。凡诸恶疮，久不瘥者，亦恶肉反出，如反花形。

三十五、疮建候

人身上患诸疮，热气盛者，肿焮痛，附畔别结聚，状如瘰疬者，名为疮建。亦名疮根也。

三十六、王烂疮候　王，音旺

王烂疮者，由腑脏实热，皮肤虚而受风湿，与[3]热相搏，故初起作瘭浆，渐渐王烂[4]，汁流浸溃烂[5]，故名王烂疮[6]也。亦名王灼疮，其[7]初作瘭浆，如汤火所灼也。又名洪烛疮，初生如沸汤洒，作瘭浆，赤烂如火烛，故名洪烛也。

三十七、白头疮候

白头疮者，由体虚带风热，遍身生疮，疮似大疥，痒，渐白头而有脓，四边赤，疼痛是也。

―――――

① 死：原脱，据本书卷五十月《食疮候》、《医心方》卷十七《治月蚀疮方》补。

② 溃：《医心方》卷十七《治浸淫疮方》作"淫"。

③ 与：此上《医心方》卷十七《治王烂疮方》有"风湿"二字。

④ 渐渐王烂：本书卷五十《王灼恶疮候》作"须臾王大"，义长。

⑤ 汁流浸溃烂：本书卷五十《王灼恶疮候》无"浸"字，周本、《医心方》卷十七《治王烂疮方》作"汁流浸溃"。

⑥ 疮：原脱，据本候标题、周本补。

⑦ 其：此上《医心方》卷十七《治王烂疮方》有"以"字，义长。

三十八、无名疮候

此疮非痛非疸，非癣非疥，状如恶疮，或瘥或剧，人不能名，故名无名疮也。此亦是风热搏于血气所生也。

三十九、猪灰疮候

猪灰疮者，坐处生疮，赤黑有窍，深如大①豆许，四边青，中央坼作臼陷，而不甚痛，状如猪灰，因以为名。此亦是风热搏于血气所生也。

四十、不痛疮候

诸疮久不瘥，触风冷，有恶肉，则搔、针、灸不觉痛，因以不痛为名。

四十一、雁疮候

雁疮者，其状生于体上，如湿癣、病疡，多着四肢，乃遍身。其疮大而热，疼痛。得此疮者，常在春秋二月、八月，雁来时则发，雁去时便瘥，故以为名。亦云：②雁过荆汉之域，多有此病。

四十二、蜂窠疮候

其疮如疸、瘘之类，有小孔，象于蜂窠，因以为名。此亦风湿搏于血气之所生也。

四十三、断咽疮候

此疮绕颈而生，皮伤赤，若匝颈，则害人。此亦是风湿搏于血气之所生也。

四十四、毒疮候

此由风气相搏，变成热毒，而生疮于指节，或指头。初似疥，甚痒，经宿乃紫黑也。

四十五、瓠毒疮候

俗云，人有用瓠花上露水以洗手，遇毒即作疮，因以名之。

四十六、晦疮候

其疮生，皆两两相对，头戴白脓。俗云：人有误小便故灶处，即生此疮。小儿多患也。

四十七、集疮候

此疮十数个集生一处，因以为名。亦是皮肤偏有虚处，风湿搏于血气变生。

四十八、屋食疮候

方云：犯屋示所为，未详其形状。

四十九、乌啄疮候

乌啄疮，四畔起，中央空是也。此亦是风湿搏于血气之所变生。以其如乌鸟所啄，因以名之也。

---

① 大：原作"火"，形误，据汪本、周本改。
② 云：原脱，据周本补。

五十、摄领疮候

摄领疮，如癣之类，生于颈上，痒痛，衣领拂着即剧。云是衣领揩所作，故名摄领疮也。

五十一、鸡督疮候

鸡督疮，生胁傍。此疮亦是风湿搏于血气之所变生。以其形似鸡屎，因以为名也。

五十二、断耳疮候

断耳疮，生于耳边，久不瘥，耳乃取断。此亦月食之类，但不随月生长为异。此疮亦是风湿搏血气所生。以其断耳，因以为名也。

五十三、新妇疮候

此疮状绕腰生，如蠼螋尿，但不痛为异耳。此疮亦是风湿搏于血气所生，而世人呼之为新妇疮也。

五十四、土风疮候

土风疮，状如风胗而头破，乍发乍瘥，此由肌腠虚疏，风尘入于皮肤故也。俗呼之为土风疮也。

五十五、逸风疮候

逸风疮，生则遍体，状如癣疥而痒。此由风气散逸于皮肤，因名逸风疮也。

五十六、甑带疮候

甑带疮者，绕腰生。此亦风湿搏于血气所生。状如甑带，因以为名。又云：此疮绕腰匝，则杀人。

五十七、兔啮疮候

凡疽发于胫，名曰兔啮疮。一名血实疮。又随月生死，盖月食之类，非胫疮也。寻此疮，亦风湿搏于血气，血气实热所生，故一名血实。又名兔啮者，亦当以其形状似于兔啮，因以为名。

五十八、血疮候

血疮者，云诸患风湿搏于血气而生疮，其热气发逸，疮但出血者，名为血疮也。

五十九、疮中风寒水候

凡诸疮生之初，因风湿搏于血气，发于皮肤故生也。若久不瘥，多中风、冷、水气。若中风，则噤痓。中冷，则难瘥。中水，则肿也。

六十、露败疮候

凡患诸疮及恶疮，初虽因风湿搏于血气，蕴结生热[1]，蒸发皮肉成疮。若触水露气，动经，十数年不瘥，其疮瘀黑作痂，如被霜瓠皮，疮内肉似断，故名露败疮也。

---

[1]　热：原脱，据下文《疮恶肉候》、周本补。

六十一、疮恶肉候

诸疮及痈疽，皆是风湿搏于血气，血气蕴结生热，而发肌肉成疮。久不瘥者，多生恶肉，四边突起，而好肉不生。此由毒热未尽，经络尚壅，血气不到故也。

六十二、疮瘥复发候

诸恶疮，皆因风湿毒所生也。当时虽瘥，其风毒气犹在经络者，后小劳热，或食毒物，则复更发。

六十三、漆疮候

漆有毒，人有禀性畏漆，但见漆，便中其毒。喜面痒，然后胸、臂、䏶[①]、腨，皆悉瘙痒，面为起肿，绕眼微赤，诸所痒处，以手搔之，随手辇展，起赤瘖瘰。瘖瘰消已，生细粟疮甚微。有中毒轻者，证候如此。其有重者，遍身作疮，小者如麻豆，大者如枣杏，脓焮疼痛，摘破小定，或小瘥，随次更生。若火烧漆，其毒气则厉，着人急重。亦有性自耐者，终日烧煮，竟不为害也。

六十四、冻烂肿疮候

严冬之月，触冒风雪，寒毒之气，伤于肌肤，血气壅涩，因即瘃冻，焮赤疼肿，便成冻疮，乃至皮肉烂溃，重者肢节堕落。

六十五、夏日沸烂疮候

盛夏之月，人肤腠开，易伤风热，风热毒气，搏于皮肤，则生沸疮。其状如汤之沸。轻者匝匝如粟粒，重者热汗浸渍成疮，因以为名。世呼为沸子也。

伤疮病诸候　凡四论

一、汤火疮候

凡被汤火烧者，初慎勿以冷物及井下泥、尿泥及蜜淋[②]搨之，其热气得冷即却，深搏至骨，烂人筋也。所以人中汤火后，喜挛缩者，良由此也。

二、灸疮急肿痛候

夫灸疮，脓溃已后，更焮肿急痛者，此中风冷故也。

三、灸疮久不瘥候

夫灸之法，中病则止，病已则疮瘥。若病势未除，或中风冷，故久不瘥也。

四、针灸疮发洪候

夫针灸，皆是节、穴、俞、募之处。若病甚，则风气冲击于疮。凡血与气相随而行，故风乘于气，而动于血，血从灸疮处出，气盛则血不止，名为发洪。

---

① 䏶：湖本作"胫"。
② 淋：《太平圣惠方》卷六十八《治汤火疮诸方》作"涂"。

重刊巢氏诸病源候总论卷之三十六

兽毒病诸候　凡四论

一、马啮踏人候

凡人被马啮踏，及马骨所伤刺①，并马缰、鞯、勒所伤，皆为毒疮。若肿痛致烦闷，是毒入腹，亦毙人。

二、马毒入疮候

凡人先有疮而乘马，汗②并马毛垢，及马屎尿，及坐马皮鞯，并能有毒。毒气入疮，致焮肿、疼痛、烦热，毒入腹亦毙人。

三、猘狗啮候

凡猘狗啮人，七③日辄一发，过三七日不发，则无苦也。要过百日，方大兔耳④。当终身禁食犬肉及蚕蛹，食此，发则死不可救矣。疮未愈之间，禁食生鱼、猪、鸡、腻⑤，过一年禁之乃佳。但于饭下⑥蒸鱼，及于肥器中食⑦，便发。若人曾食落葵，得犬啮者，自难治。若疮瘥十数年后，食落葵便发。

四、狗啮重发候

凡被狗啮疮，忌食落葵及狗肉。云

虽瘥，经一二年，但⑧食此者必重发。重发者，与初被啮不殊。其猘狗啮疮，重发则令人狂乱，如猘狗之状。

---

① 伤刺：《医心方》卷十八《治马啮人方》无"伤"字，《太平圣惠方》卷五十七《治马咬及蹋伤人诸方》作"刺伤"。

② 汗：此上《肘后备急方》卷七《治卒毒及狐溺棘所毒方》有"马"字，义长。

③ 七：此上《太平圣惠方》卷五十七《治猘犬咬诸方》有"其疮"二字。

④ 方大兔耳：宋本"方"作"初"，义同。又，此句下《肘后备急方》卷七《治犬为所咬毒方》有"每到七日，辄当饮蘡汁三二升"二句，《千金要方》卷二十五《蛇虫等毒》有"每到七日，辄当捣蘡汁，饮之一二升"三句，《太平圣惠方》卷五十七《治猘犬咬诸方》有"每到七日，当捣韭汁五合，温饮之"三句。

⑤ 生鱼、猪、鸡、腻：《肘后备急方》卷七《治卒为犬所咬毒方》作"生物诸肥腻及冷"，《千金要方》卷二十五《蛇虫等毒》作"生鱼及诸肥腻冷食"，《医心方》卷十八《治犬啮人方》作"生鱼、猪、鸡、肥腻"，《太平圣惠方》卷五十七《治猘犬咬诸方》作"猪鱼及肥腻"。

⑥ 但于饭下："但"，《太平圣惠方》卷五十七《治猘犬咬诸方》作"若"，义长。"饭下"，原作"饮下饭"，据《肘后备急方》卷七《治卒为犬所咬毒方》、《千金要方》卷二十五《蛇虫等毒》、《医心方》卷十八《治犬啮人方》、《太平圣惠方》卷五十七《治猘犬咬诸方》改。

⑦ 食：原脱，据《肘后备急方》卷七《治卒为犬所咬毒方》、《千金要方》卷二十五《蛇虫等毒》、《医心方》卷十八《治犬啮人方》补。

⑧ 但：《太平圣惠方》卷五十七《治犬咬诸方》作"误"。

蛇毒病诸候 凡五论

一、蛇螫候

凡中蛇，不应言蛇，皆言虫，及云地索，勿正言其名也。

恶蛇之类甚多，而毒有瘥剧。时四月、五月，中青蝰①、三角②、苍虺、白颈、大蝎。六月、七月③，中竹狩、艾④蝮、黑甲、赤目、黄口、反钩、白蝰⑤、三⑥角。此皆蛇毒之猛者，中人不即治，多死。又有赤连、黄颔之类，复有六七种，而方不尽记其名。

水中黑色者，名公蛎。山中一种亦相似，不常闻⑦螫人。又有钩蛇，尾如钩，能倒牵人兽入水，没而食之。又，南方有呐蛇，人忽伤之，不死，终身伺觅其主不置⑧，虽百人众中，亦直来取之。惟远去出百里乃免耳。又有桅⑨蛇，长七八尺，如船桅状，毒人必死。即削取船桅，煮汁渍之便瘥。

但蛇例虽多，今皆以青条熇⑩尾、白颈艾蝮，其毒尤剧。大者中人，若不即治，一日间举体洪肿，皮肉坼烂。中者，尚可得二三日也。

凡被蛇螫，第一禁，第二药。无此二者，有全剂，雄黄、麝香可预办。故山居者，宜令知禁法也。

又，恶蛇螫者⑪，人即头解散，言此蛇名黑帝，其疮冷如冻凌，此大毒恶。不治，一日即死。若头不散，此蛇名赤帝，其毒小轻，疮上冷，不治，故得七日死。

凡蛇疮未愈，禁热食，热食便发。治之依初被螫法也。

二、蝮蛇螫候

凡蝮中人，不治，一日死。若不早治之，纵不死者，多残断人手足。

蝮蛇形不⑫乃长，头扁口尖，颈⑬斑，身亦艾斑，色青黑⑭。人犯之，颈腹帖着地者⑮是也。江东诸山甚多，其毒最烈，草行不可不慎。

又有一种，状如蝮而短，有四脚，能跳来啮人，名曰千岁蝮，中人必死。

---

① 蝰：原作"青蛙"，据《外台秘要》卷四十《辨蛇》引《肘后》改。

② 三角：《外台秘要》卷四十《辨蛇》无此二字。

③ 七月：《外台秘要》卷四十《辨蛇》无此二字。

④ 艾：《外台秘要》卷四十《辨蛇》作"文"。

⑤ 蝰：原作"蛙"，据《外台秘要》卷四十《辨蛇》改。

⑥ 三：《医心方》卷十八《治众蛇螫人方》作"青"。

⑦ 不常闻：《医心方》卷十八《治众蛇螫人方》作"并不闻"。

⑧ 不置：《外台秘要》卷四十《众蛇螫方》、《太平圣惠方》卷五十七《治蛇螫诸方》无此二字。

⑨ 桅：《太平圣惠方》卷五十七《治蛇螫诸方》作"桅"。

⑩ 熇：原作"矫"，据《外台秘要》卷四十《青蝰蛇螫方》引《肘后》、《医心方》卷十八《治青蝰蛇螫人方》改。

⑪ 者：《太平圣惠方》卷五十七《治蛇螫诸方》作"着"，属下读。

⑫ 不：原脱，据《外台秘要》卷四十《蝮蛇螫方》引文仲、《医心方》卷十八《治蝮蛇螫人方》补。

⑬ 颈：《外台秘要》卷四十《蝮蛇螫方》、《太平圣惠方》卷五十七《治蝮蛇螫诸方》作"头"。

⑭ 色青黑：《外台秘要》卷四十《蝮蛇螫方》作"亦有青黑色者"，《太平圣惠方》卷五十七《治蝮蛇螫诸方》作"斑色亦有青黑色者"。

⑮ 颈腹帖着地者：《外台秘要》卷四十《蝮蛇螫方》作"头腹贴相着"，《太平圣惠方》卷五十七《治蝮蛇螫诸方》作"头腹贴着地者"。

然其啮人竟，即跳上树，作声云斫木①者，但营棺具不可救。若云捣菽②者，犹可治，吴音呼药为菽故也。

三、虺螫候

虺，形短而扁，身亦青黑色，山草自不甚多。每六七月中，夕时出路上，喜入车轹③中，令车轹腹破而子出。人侵晨及冒昏行者，每倾意看之，其螫人亦往往有死者。

四、青蝰④蛇螫候

青蝰蛇者，正⑤绿色，喜缘树及竹上，自挂，与竹树色一种，人看不觉，若入林中行，有落人项背上者，然自不伤⑥啮人，啮人必死。而蛇无正形，极大者不过四五尺⑦，世人皆呼为青条蛇，言其与枝条同色，乍看难觉，其尾二三寸，色黑者名熇⑧尾，毒最猛烈，中人立死。

五、蚖毒候

此是诸毒蛇，夏日毒盛不泄，皆啮草木，及吐毒着草木上。人误犯着此者，其毒如被蛇螫不殊，但疮肿上有物如虫蛇眼状，以此别之，名为蚖毒。

杂毒病诸候 凡十四论

一、蜂螫候

蜂类甚多，而方家不具显其名，唯地中大土蜂最有毒，一螫中人，便即倒闷，举体洪肿，诸药治之，皆不能卒止。旧方都无其法。虽然，不肯⑨杀人，有禁术封唾，亦微效。又有瓠芦蜂，抑亦其次，余者犹瘥⑩。

二、蝎螫候

此虫五月、六月毒最盛，云有八节、九节者弥甚。螫人，毒势流行，多至牵引四肢皆痛，过一周时始定。

三、蚕螫候

陶隐居云：蚕虫，方家亦不能的辩正，云是蝘蜓子，或云是小乌虫，尾有两歧者。然皆恐非也，疑即是蝎。蝎尾歧而曲上，故《周诗》云：彼都人士，

----

① 斫木：《医心方》卷十八《治蝮蛇螫人方》、《太平圣惠方》卷五十七《治蝮蛇螫诸方》作"斫木斫木"。

② 捣菽：《外台秘要》卷四十《蝮蛇螫方》、《太平圣惠方》卷五十七《治蝮蛇螫诸方》作"博叔博叔"，《医心方》卷十八《治蝮蛇螫人方》作"博升博升"。

③ 轹：《医心方》卷十八《治蝮蛇螫人方》作"辙"，义近。

④ 蝰：原作"蛙"，形误，据《外台秘要》卷四十《青蝰蛇螫方》引《肘后》改。下同。

⑤ 正：原作"王"，形误，据宋本、汪本、正保本、周本、《外台秘要》卷四十《青蝰蛇螫方》引《肘后》、《医心方》卷十八《治青蝰蛇螫人方》改。

⑥ 伤：宋本、正保本、《外台秘要》卷四十《青蝰蛇螫方》引《肘后》、《医心方》卷十八《治青蝰蛇螫人方》作"甚"。

⑦ 尺：原作"寸"，与理不合，据《外台秘要》卷四十《青蝰蛇螫方》引《肘后》、《医心方》卷十八《治青蝰蛇螫人方》改。

⑧ 熇尾：原作"螨尾"，形误，据《外台秘要》卷四十《青蝰蛇螫方》引《肘后》、《医心方》卷十八《治青蝰蛇螫人方》改。

⑨ 肯：《医心方》卷十八《治蜂螫人方》作"能"，《太平圣惠方》卷五十七《治蜂螫人诸方》作"至"。

⑩ 瘥：《太平圣惠方》卷五十七《治蜂螫人诸方》作"善"。

拳发如蚔①。

四、蜈蚣螫候

此则百足虫也，虽复有毒，而不甚螫人。人误触之者，故时有中其毒。

五、蛜蟟着人候

江东及岭南，无处不有蛜、蟟。蛜、蟟乃是两种物。蛜者，在草里，名为山蛜。在水里，名马蛜。皆长四五寸许，黑色，身滑。人行涉山水，即着人肉，不甚痛而痒，两头皆能唼人血，血满腹，便自脱地。无甚毒害。蟟者，无不背作文理，粗涩，多着龟、螺壳上。若着人肉，即于肉里生子，乃至十数枚，经日便肿痒，隐轸起，久久亦成疮瘘。

六、石蛭螫人候

山中草木及路上、石上，石蛭着人，则穿唼肌皮，行人肉中，浸淫起疮。灸断其道则愈。凡行山草之中，常以膏和盐②涂足胫，则蛭不得着人。

七、蚕唼候

蚕既是人养之物，性非毒害之虫。然时有唼人者，乃令人增寒壮热，经时不瘥，亦有因此而致毙。斯乃一时之怪异，救解之方愈③。

八、甘鼠唼候

此即鼹鼠也。形小而口尖，多食伤牛马，不甚痛。云其口甜，故名甘鼠。时有唼人者。

九、诸鱼伤人候

鱼类甚多，其鲗鲡、鳜鮐之徒，鬐、骨、芒刺有毒，伤人则肿痛。

十、恶蚖啮候蚖，房中切

恶蚖，一名满，大如毒蜱，似蝗，无尾，前有两角。触后则傍后④，触前则却行。生于树皮内及屋壁间，又喜在纸书内。圆似榆荚，其色赤黑，背横理。二月生，十月蛰。螫人唯以三时：五月、六月、七月尤毒。初如疱状，中央紫黑，大如粟粒，四傍微肿，焮焮色赤，或有青色者。痒，喜搔之。若饮酒、房室，近不过八九日，远不过十余日，烂溃为脓汁，亦杀人。

十一、狐⑤尿刺候

云是野狐尿棘刺头，有人犯之者，则多中于人手指、足指⑥，肿痛焮热。有端居不出而着此毒者，则不必是狐尿刺也，盖恶毒气耳。故方亦云恶刺毒者也。

---

① 彼都人士，拳发如蚔：《诗·小雅·都人士》作"彼君子女，卷发如蚔"。

② 膏和盐："膏"，《千金要方》卷二十五《蛇虫等毒》作"腊月猪膏"；"盐"，原版空缺，据宋本、正保本、《千金要方》卷二十五《蛇虫等毒》、《医心方》卷十八《治蛭唼人方》补。汪本、周本"盐"作"药"。

③ 救解之方愈：《医心方》卷十八《治蝎蚕毒方》作"无适救解之方"。

④ 后：宋本作"行"，义长。

⑤ 狐：原作"狐"，据本书目录、本候原文、宋本改。

⑥ 则多中于人手指、足指：《医心方》卷十八《治狐尿毒方》作"则中其毒，多着手足指"。

十二、蚝虫螫候

此则树上蚝虫耳。以其毛刺能螫人，故名蚝虫。此毒[1]盖轻，不至深毙，然亦甚痛，螫处作疹起者是也。

十三、蠷螋尿候

蠷螋虫，云能尿人影，即令所尿之处，惨痛如芒刺，亦如蚝虫所螫，然后起细瘖瘰，作聚如茱萸子状。其瘖瘰遍赤[2]，中央有白脓如粟粒，亦令人皮肉拘急，恶寒壮热。极者连起，多着腰胁及胸，若绕腰匝遍者，重也。

十四、入井冢墓毒气候

凡古井、冢，及深坑阱中，多有毒气，不可辄入，五月、六月间最甚，以其郁气盛故也。若事辄必须入者，先下鸡、鸭毛试之，若毛旋转不下，即是有毒，便不可入。

金疮病诸候　凡二十三论

一、金疮初伤候

夫被金刃所伤，其疮多有变动。若按疮边干急，肌肉不生，青黄汁出，疮边寒清，肉消臭败，前出赤血，后出黑血，如熟烂者[3]，及血出不止，白汁随出，如是者多凶。若中络脉、髀内、阴股、天聪[4]、眉角，横断腓肠，乳上[5]及与鸠尾、攒毛、小腹，尿从疮出，气如贲豚，及脑出，诸疮如是者，多凶少愈。

诊金疮，血出太多，其脉虚细者生，数实大者死，小[6]者生，浮大者死。所伤在阳处者，去血四五斗，脉微缓而迟者生，急疾者死。

二、金疮血不止候

金疮血出不断，其脉大而止者，三七日死。金疮血出不可止，前赤后黑，或黄或白，肌肉腐臭，寒冷鞭急者，其疮难愈，亦死[7]。

三、金疮内漏候

凡金疮通内，血多内漏，若腹胀满，两胁胀，不能食者，死。瘀血在内，腹胀，脉牢大者生，沉细者死。

四、毒箭所伤候

夫被弓弩所伤，若箭镞有菵药，入人皮脉，令人短气，须臾命绝。口噤唇干，血为断绝，腹满不言，其人如醉，

---

① 故名蚝虫此毒：此六字原错置于"此则树上蚝虫耳"句下，据宋本、正保本、周本乙正。

② 遍赤：《千金要方》卷二十五《蛇虫等毒》、《太平圣惠方》卷五十七《治蠷螋尿疮诸方》作"四边赤"。

③ 者：原作"骨"，据《医心方》卷十八《治金疮方》、《太平圣惠方》卷六十八《治金疮诸方》改。

④ 天聪：《医心方》卷十八《治金疮方》、《太平圣惠方》卷六十八《治金疮诸方》作"天窗"。

⑤ 乳上：《医心方》卷十八《治金疮方》作"乳上乳下"，《太平圣惠方》卷六十八《治金疮诸方》作"乳上下"。

⑥ 小：此上《太平圣惠方》卷六十八《治金疮诸方》有"沉"字，义长。

⑦ 其疮难愈，亦死："疮"，原作"瘀"，据正保本、周本、《太平圣惠方》卷六十八《治金疮血不止诸方》改。"难愈，亦死"，《太平圣惠方》卷六十八《治金疮血不止诸方》作"虽愈，亦难疗也"。

未死之间，为不可治。若荣卫青瘀，血应时出，疮边温热①，口开能言，其人乃活。

毒箭有三种：岭南夷俚用焦铜作箭镞。次，岭北诸处以诸蛇虫毒螫物汁②着管中，渍箭镞。此二种才伤皮，便洪肿沸烂而死。唯射猪、犬，虽困得活，以其啖粪故也。人若中之，便即食粪，或饮粪汁，并涂疮即愈。不尔，须臾不可复救③。茵箭着宽处者，虽困渐治，不必④死。若近胸腹⑤，便宜速治，小缓，毒入内，则不可救。

五、金疮肠出候

此谓为矛、箭所伤，若中于腹⑥，则气激，气激则肠随疮孔出也。

六、金疮肠断候

夫金疮肠断者，视病深浅，各有死生。肠一头见者，不可连也。若腹痛短气，不得饮食者，大肠一日半死，小肠三日死。肠两头见者，可速续之。先以针缕如法，连续断肠，便取鸡血涂其际，勿令气泄，即推内之。肠但出不断者，当作大麦粥，取其汁，持洗肠，以水渍，内之。当作研米粥饮之。二十余日，稍作强糜食之。百日后，乃可进饭⑦耳。饱食者，令人肠痛决漏，常服钱屑散⑧。

若肠腹䐈音珊从疮出，有死者，有生者，但视病取之，各有吉凶。䐈出如手，其下牢核，烦满短气，发作有时，不过三日必死。䐈下不留，安定⑨不烦，喘息如故，但疮痛者，当以生丝缕系绝⑩其血脉，当令一宿，乃可截之。勿闭其口，膏稍导之。

七、金疮筋急相引痛 不得屈伸候

夫金疮愈已后，肌肉充满，不得屈伸者，此由伤绝经筋，荣卫不得循行也。其疮虽愈，筋急不得屈伸也。

八、金疮伤筋断骨候

夫金疮始伤之时，半伤其筋，荣卫不通，其疮虽愈合后⑪，仍令痹不仁也。若被疮截断诸解，身躯肘中，及腕、膝、髀，若踝际，亦可连续，须急及热⑫，其

---

① 温热：《医心方》卷十八《治毒箭所伤方》作"壮热"。

② 岭北诸处……物汁："北"，原作"比"，形误，据宋本、汪本、《外台秘要》卷二十九《被刀箭伤方》引《肘后》、《医心方》卷十八《治毒箭所伤方》改。"以诸蛇虫毒螫物汁"，原作"以蛇虫毒熬物汁"，据《外台秘要》卷二十九《被刀箭伤方》引《肘后》、《医心方》卷十八《治毒箭所伤方》改、补。

③ 涂疮即……不可复救：《外台秘要》卷二十九《被刀箭伤方》作"以涂疮上，须臾即定，不尔，不可救也"，义长。

④ 必：原作"二"，据宋本、正保本、周本、《医心方》卷十八《治毒箭所伤方》改。

⑤ 腹：原作"肠"，形误，据《医心方》卷十八《治毒箭所伤方》、《太平圣惠方》卷六十八《治毒箭所伤诸方》改。

⑥ 腹：《医心方》卷十八《治金疮肠出方》作"肠"。

⑦ 饭：原作"饮"，形误，据《医心方》卷十八《治金疮肠出方》改。

⑧ 常服钱屑散：《圣济总录》卷一三九《金刃肠出》作"宜常以汤散助之"。

⑨ 定：原作"足"，据周本改。

⑩ 绝：原作"之"，据宋本、周本改。

⑪ 虽愈合后：宋本、《医心方》卷十八《治金疮伤筋断骨方》作"虽愈已后"，《太平圣惠方》卷六十八《治金疮伤筋断骨诸方》作"难愈，已后"。

⑫ 热：此下《太平圣惠方》卷六十八《治金疮伤筋断骨诸方》有"疗之"二字。

血气未寒，即去①碎骨，便更缝连，其愈后直不屈伸。若碎骨不去，令人痛烦，脓血不绝，不绝者，不得安。诸中伤人神②，十死一生。

九、箭镞金刃入肉及骨不出候

箭镞、金刃中骨，骨破碎者，须令箭镞出，仍应除碎骨尽，乃傅药，不尔，疮永不合。纵合，常疼痛。若更犯触损伤，便惊血沸溃③，有死者。

十、金疮中风痓候

夫金疮痓④者，此由血脉虚竭，饮食未复，未满月日⑤，荣卫伤穿⑥，风气得入，五脏受寒，则痓。其状，口急背直，摇头马鸣，腰为反折，须臾十⑦发，气息如绝，汗出如雨，不及时救者，皆死。

凡金疮卒无汗者，中风也。边⑧自出黄汁者，中水也。并欲作痓，急治之。

又，痛不在疮处者，伤经络，亦死。

十一、金疮惊肿候

夫金疮愈闭后，忽惊肿，动起糜沸跳手，大者如盂，小者如杯，名为盗血。此由肌未定，里不满，因作劳、起早，故令盗血涌出，在人皮中，不肯自消，亦不成脓，反牢核。又有加血，加血者，盗血之满也。其血凝深，不可妄破，破之者，盗血前出，不可禁止，加血追之。出即满疮中，便留止，令人短气，须臾命绝。

十二、金疮因交接血惊出候

夫金疮多伤经络，去血损气。其疮未瘥，则血气尚虚，若因而房室，致情意感动，阴阳发泄，惊触于疮，故血汁重出。

十三、金疮惊悸候

金疮失血多者，必惊悸，以其损于心故也。心主血，血虚则心守不安，心守不安，则喜惊悸。悸者，心动也。

十四、金疮烦候

金疮损伤血气，经络空虚，则生热，热则烦痛不安也。

十五、金疮咳候

金疮伤血损气，气者，肺之所主，风邪中于肺，故咳也。

十六、金疮渴候

夫金疮失血，则经络空竭，津液不

① 即去：原脱，据下文"碎骨不去，令人痛烦"，《金疮成臃肿候》"碎骨不去，其人必凶"之文义补。

② 人神：《太平圣惠方》卷六十八《治金疮伤筋断骨诸方》作"脏者"。

③ 溃：原作"渍"，形误，据《医心方》卷十八《治箭镞不出方》改。

④ 痓：此上《太平圣惠方》卷六十八《治金疮中风痓诸方》有"风"字。

⑤ 未满月日：《太平圣惠方》卷六十八《治金疮中风痓诸方》无此四字。又，"月日"，本书卷四十三《产后中风痓候》作"日月"。

⑥ 穿：《太平圣惠方》卷六十八《治金疮中风痓诸方》作"损"。

⑦ 十：汪本、周本、《太平圣惠方》卷六十八《治金疮中风痓诸方》作"大"。

⑧ 边：此上《太平圣惠方》卷六十八《治金疮中风痓诸方》有"疮"字，义长。

足，肾脏虚燥，故渴也。

十七、金疮虫出候

夫金疮久不瘥，及裹缚不如法，疮内败坏，故生虫也。

十八、金疮着风候

夫金疮干无汁，亦不大肿者，中风也。寒气得大深者，至脏便发作痉，多凶少愈。中水者则肿，多汁或成脓。

十九、金疮着风肿候

此由疮着于风，风气相搏，故肿也。

二十、金疮成痈肿候

夫金疮，冬月之时，衣厚絮温，故裹欲薄。夏月之时，衣单日凉，故裹欲厚。重寒伤荣，重热伤卫，筋劳结急，肉劳惊肿，骨劳折沸，难可屈伸，血脉劳者，变化作脓，荣卫不通，留结成痈。

凡始缝其疮，各有纵横。鸡舌隔角，横不相当。缝亦有法，当次阴阳。上下逆顺，急缓相望。阳者附阴，阴者附阳。腠理皮脉，复令复常。但亦不晓，略作一行。阴阳闭塞，不必作脓。荣卫不通，留结为痈。昼夜不卧，语言不同。碎骨不去，其人必凶。鸡舌隔角，房不相当。头毛解脱，志①失故常。疮不再缝，膏不再浆。

二十一、金疮中风水候

夫金疮裹缚不密，为风水气所中，则疼痛不止，而肿痛②，内生青黄汁③。

二十二、金疮下血虚竭候

金刃中于经络者，下血必多，腑脏空虚，津液竭少，无血气荣养，故须补之。

二十三、金疮久不瘥候

夫金疮有久不瘥者，脓汁不绝，肌肉不生者，其疮内有破④骨、断筋、伏血、腐肉、缺刃、竹刺，久而不出，令疮不愈，喜出青汁⑤，当破出之，疮则愈。

腕伤病诸候　凡九论

一、被打头破脑出候

夫被打，陷骨伤头，脑⑥眩不举，戴眼直视，口不能语，咽中沸声如豚子喘，口急，手为妄取，即日⑦不死，三日小愈⑧。

---

① 志：原作"忘"，形误，据宋本改。

② 痛：《太平圣惠方》卷六十八《治金疮中风水诸方》作"硬"。

③ 汁：此下《太平圣惠方》卷六十八《治金疮中风水诸方》有"即难疗也"四字。

④ 破：《太平圣惠方》卷六十八《治金疮久不瘥方》作"碎"，义同。

⑤ 喜出青汁：宋本作"善出清汁"，《太平圣惠方》卷六十八《治金疮久不瘥方》作"喜出清汁"，义均同。

⑥ 头，脑：周本、《医心方》卷十八《治被打伤方》倒作"脑，头"。

⑦ 即日："即"字原脱，据《医心方》卷十八《治被打伤方》补。又，周本作"一日"，亦通。

⑧ 愈：原脱，据正保本、周本、《医心方》卷十八《治被打伤方》补。

二、腕折破骨伤筋①候

凡人伤折之法，即夜盗汗者，此髓断也，七日死。不汗者，不死。

三、卒被损瘀血候

夫有瘀血者，其人喜忘，不欲闻物声。病人胸满，唇萎舌青，口燥，但欲漱水不欲咽。无热②，脉微大来迟。腹不满，其人言我腹满，为有瘀血。汗当出不出，内结亦为瘀③。病人胸满，口干，髀痛，渴，无寒热，为有④瘀血。腹满，口燥不渴，唾如浆状，此有留血尔。

从高顿仆，内有血，腹胀满，其脉牢强者生，小弱者死。得笞掠，内有结血，脉实大者生，虚小者死。

其汤熨针石，别有正方，补养宣导，今附于后。

养生方导引法云：端坐，伸腰，举左手，仰掌，以右手承右胁，以鼻内气，自极七息。除瘀血、结气。

又云：鼻内气⑤，口闭，自⑥极七息。除两胁下积血气。

又云：端坐，伸腰，举左手，右手承右胁，鼻内气七息。除瘀血。

又云：端坐，右手持腰，鼻内气七息，左右戾头各三十止。除体瘀血，项颈痛。

又云：双手搦腰，手指相对向，尽势，前后振摇二七。又，将手大指向后，极势，振摇二七。不移手，上下对，与气下尽势，来去三七。去云门、腰腋血气闭塞。

四、压连坠堕内损候

此为人卒被重物压连，或从高坠下，致吐、下血，此伤五内故也。

五、腕伤初系缚候

夫腕伤重者，为断皮肉、骨髓，伤筋脉。皆是卒然致损，故血气隔绝，不能周⑦荣，所以须善系缚，按摩导引，令其血气复也。

六、被损久瘀血候

此为被损伤，仍为风冷搏，故令血瘀结在内，久不瘥也。

七、腕折中风痉候

夫腕折伤皮肉，作疮者，慎不可当风及自扇，若风入疮内，犯诸经络，所⑧致痉。痉者，脊背强直，口噤不能言也。

八、腕折中风肿候

此为风入疮内，而不入经络，其搏于气，故但肿也。

九、刺伤中风水候

此为竹木所刺伤，其疮中风水者，则肿痛，乃至成脓。

---

① 筋：原作"筋"，形误，据本书目录、宋本、汪本改。
② 热：《金匮要略》卷中《惊悸吐血下血胸满瘀血病脉证治》作"寒热"二字。
③ 瘀：此下《脉经》卷八《平惊悸衄吐下血胸满瘀血脉证》有"血"字，义长。
④ 有：原作"弱"，据宋本、正保本、周本改。
⑤ 气：原脱，据本书卷二十八《目风泪出候》养生方导引法、周本补。
⑥ 自：原作"有"，形误，据本书卷二十八《目风泪出候》、周本改。
⑦ 周：原作"同"，据周本改。
⑧ 所：周本作"即"，亦通。

重刊巢氏诸病源候总论卷之三十七

妇人杂病诸候 凡三十二论

一、风虚劳冷候

风虚劳冷者，是人体虚劳，而受于冷也。夫人将摄顺理，则血气调和，风寒暑湿，不能为害。若劳伤血气，便致虚损，则风冷乘虚而干之，或客于经络，或入于腹内。其经络得风冷，则气血冷涩①，不能自温于肌肤也。腹内得风冷，则脾胃弱②，不消饮食也。随其所伤而变成病，若大肠虚者，则变下利。若风冷入于子脏，则令脏冷，致使无儿。若搏于血，则血涩壅，亦令经水不利，断绝不通。

二、风邪惊悸候

风邪惊悸者，是风③乘于心故也。心藏神，为诸脏之主。若血气调和，则心神安定。若虚损，则心神虚弱，致风邪乘虚干之，故惊而悸动不定也。其惊悸不止，则变恍惚而忧惧。

三、虚汗候

人以水谷之精，化为血气津液，津液行于腠理。若劳伤损动，阳气外虚，腠理开，血气衰弱，故津液泄越，令④多汗也。其虚汗不止，则变短气。柴瘦而羸瘠也。亦令血脉减损，经水否涩，甚者闭断不通也。

四、中风候

中风者，虚风⑤中于人也。风是四时八方之气，常以冬至之日，候其八方之风。从其乡来者，主长养万物。若不从其乡来，名为虚风，则害万物⑥。人体虚者，则中之。当时虽不即发，停在肌肤，后或重伤于风，前后重沓，因体虚则发。人腑脏俞皆在背，中风多从俞入，随所中之俞而发病⑦。

若心中风，但得偃卧，不得倾侧，汗出⑧。若唇赤汗流者，可治，急灸心俞

————————

① 冷涩：《太平圣惠方》卷七十《治妇人风虚劳冷诸方》作"涩滞"。

② 脾胃弱：宋本作"脾冷弱"，《太平圣惠方》卷七十《治妇人风虚劳冷诸方》作"脾胃气弱"。

③ 风：原误作"为"，据《太平圣惠方》卷六十九《治妇人血风心神惊悸诸方》改。

④ 令：原作"冷"，形误，据宋本、周本改。

⑤ 虚风：本书卷一《中风候》作"风气"。

⑥ 则害万物：本书卷四十二《妊娠中风候》作"贼于人"。又，"则"，宋本、《太平圣惠方》卷六十九《治妇人中风诸方》作"贼"。

⑦ 病：此下《太平圣惠方》卷六十九《治妇人中风诸方》有"妇人气血虚损，故令中风也"句。

⑧ 汗出：此上《千金要方》卷八《论杂风状》有"闷乱冒绝"四字，义长。又，《外台秘要》卷十四《中风及诸风方》无此二字，《中藏经》卷上《风中有五生死论》作"汗自出"。

百壮。若唇①或青或白，或黄或黑②，此是心坏为水③，面目亭亭，时悚动者④，皆不复可治⑤，五六日而死。

若肝中风，踞坐，不得低头，若绕两目连额上⑥，色微有青，唇青而面黄者⑦，可治，急灸肝俞百壮。若大青黑，面一黄一白者，是肝已伤，不可复治，数日而死。

若脾中风，踞而⑧腹满，身通黄，吐咸水，汗出⑨者，可治，急灸脾俞百壮。若手足青者，不可复治。

肾中风，踞而腰痛，视胁左右，未有黄色如饼糍大者，可治，急灸肾俞百壮。若⑩齿黄赤，鬓发直，面土色，不可复治。

肺中风，偃卧⑪，而胸满短气，冒闷汗出，视目下鼻上下两边，下行至口，色白者⑫可治，急灸肺俞百壮。若色黄者⑬，为肺已伤，化为血，而不可复治。其人当妄⑭，掇空自拈衣⑮，此亦数日而死。

五、中风口噤候

中风口噤，是体虚受风，风入颔颊夹口之筋也。手三阳之筋，结入于颔颊。足阳明之筋，上夹于口。而风挟冷，乘虚而入其筋，则筋挛，故引牙关急而口噤。

六、角弓反张候

角弓反张，是体虚受风，风入诸阳之经也。人阴阳经络，周环于身。风邪乘虚入诸阳之经，则腰背反折，挛急如角弓之状。

七、偏风口㖞候

偏风口㖞，是体虚受风，风入于夹口

之筋也。足阳明之筋上夹于口，其筋偏虚，而风因乘之，使其经筋偏急不调，故令口㖞僻也。

八、贼风偏枯候

贼风⑯偏枯，是体偏受风，风客于半身也。人有劳伤血气，半身偏虚者，风

---

① 唇：此下《中藏经》卷上《风中有五生死论》有"面"字，义长，能与下文唇面同举诸词相应。

② 黑：此下《中藏经》卷上《风中有五生死论》有"其色不定，眼瞤动不休者"两句。

③ 此是心坏为水：《中藏经》卷上《风中有五生死论》作"心绝也"。

④ 面目亭亭，时悚动者："亭亭"，原作"亭而"，据本书卷一《中风候》、卷四十二《妊娠中风候》、卷四十八《中风候》改。"者"，原脱，据本书卷一《中风候》、卷四十二《妊娠中风候》补。

⑤ 不复可治：本书卷一《中风候》作"不可复治"。

⑥ 上：宋本作"面"，属下句读。

⑦ 者：原错置于上句末，据本书卷一《中风候》乙正。

⑧ 而：宋本作"坐"。

⑨ 吐咸水，汗出：本书卷一《中风候》、卷四十二《妊娠中风候》、卷四十八《中风候》作"吐咸汁出"。

⑩ 若：此下《千金要方》卷八第一有"目下青"三字。

⑪ 偃卧：原作"侧卧"，据本书卷一《中风候》、卷四十二《妊娠中风候》，卷四十八《中风候》改。

⑫ 者：原脱，据本候体例、《千金要方》卷八《论杂风状》、《外台秘要》卷十四《中风及诸风方》补。

⑬ 者：原脱，据《千金要方》卷八《论杂风状》补。

⑭ 妄：此下《千金要方》卷八《论杂风状》有"言"字。

⑮ 掇空自拈衣：本书卷一《中风候》、《千金要方》卷八《论杂风状》作"掇空指地，拈衣寻缝"，义长。

⑯ 贼风：《太平圣惠方》卷六十九《治妇人中风偏枯诸方》作"中风"。

乘虚入客，为偏风也。其风邪入深，真气①去，邪气独②留，则为偏枯。此由血气衰损，为风所客，令血气不相周荣于肌肉，故令偏枯也。

九、风眩候

风眩，是体虚受风，风入于脑也。诸腑脏之精，皆上注于目。其血气与脉，并上属于脑，循脉引于目系，目系急，故令眩也。其眩不止，风邪甚者，变颠倒③为癫疾。

十、癫狂候

癫者，卒发仆地④，吐涎沫，口喝，目急，手足缭戾，无所觉知，良久乃苏。狂者，或言语倒错，或自高贤，或骂詈，不避亲疏，亦有自定之时。皆由血气虚，受风邪所为。人禀阴阳之气而生，风邪入并于阴则为癫，入并于阳则为狂。阴之与阳，更有虚有实，随其虚时，为邪所并则发，故发癫又发狂。

又，人⑤在胎之时，其母卒大惊动，精气并居，亦令子发癫，此则小儿而发癫者，是非关长因血气虚损，受风邪所为。

又有五癫：一曰阳癫，二曰阴癫，三曰风癫，四曰湿癫，五曰劳癫，此盖随其感处之由立名。

又有牛、马、猪、鸡、狗之癫，皆以⑥其癫发之时，声形状似于牛、马等，故以为名也。俗云：病癫人忌食六畜之肉，食者癫发之状，皆悉象之。

十一、风瘙痒候

风瘙痒者，是体虚受风，风入腠理，与血气相搏，而俱往来在于皮肤之间。邪气微，不能冲击为痛，故但瘙痒也。

十二、风蛊候

风蛊⑦者，由体虚受风，风在皮肤之间。其状淫淫跃跃，若蛊物刺⑧，一身尽痛，侵伤血气，动作如蛊毒之状，谓之风蛊。

十三、癞候

癞病，是贼风入百脉，伤五脏，连注，骨髓俱伤，而发于外，使眉睫堕落，皮肉生疮，筋烂节断，语声嘶破。而毒风之变，冷热不同，故腠理发癞，形状亦异。

十四、气⑨候

气病，是肺虚所为。肺主气，五脏六腑皆禀气于肺。忧思恐怒，居处饮食不节，伤动肺气者，并成病。其气之病，有虚有实。其肺气实，谓之有余，则喘逆上气。其肺气虚，谓之不足，则短乏少气。而有冷有热，热则四肢烦热也，

---

① 真气：《外台秘要》卷十九《风偏枯方》作"生气"。

② 独：原脱，据本书卷一《风偏枯候》补。

③ 颠倒：《太平圣惠方》卷六十九《治妇人风眩头疼诸方》无此二字。

④ 卒发仆地：《太平圣惠方》卷六十九《治妇人风邪癫狂诸方》作"卒发意不乐，直视仆地"。

⑤ 人：原脱，据本书卷二《风癫候》补。

⑥ 以：原作"死"，据宋本、正保本改。

⑦ 风蛊：本书卷二《蛊风候》作"蛊风"。

⑧ 若蛊物刺：本书卷二《蛊风候》作"若画若刺"。

⑨ 气：此下疑脱"病"字。

冷则手足逆冷。

十五、心痛候

心痛，是脏虚受风，风冷邪气乘于心也。其痛发，有死者，有不死成疹者①。心为诸脏主而藏神，其正经不可伤，伤之而痛者，名为真心痛②，朝发夕死，夕发朝死。心之支③别络，为风冷所乘而痛者④，故痛发乍间乍甚，而成疹也⑤。

十六、心腹痛候

心腹痛者，腑脏虚弱，风邪客于其间⑥，与真气相击，故痛。其痛随气下上，或上冲于心，或下攻于腹，故心腹痛。

十七、腹中痛候

腹痛者，由脏腑虚弱，风冷邪气乘之，邪气与正气相击，则腹痛也。

十八、腹痛候

小腹痛者，此由胞络之间宿有风冷，搏于血气，停结小腹，因风虚⑦发动，与血相击，故痛。

十九、月水不调候

妇人月水不调，由劳伤气血，致体虚受风冷，风冷之气客于胞内，伤冲脉、任脉，损手太阳、少阴之经也。冲任之脉，皆起于胞内，为经络之海。手太阳小肠之经，手少阴心之经，此二经为表里，主上为乳汁，下为月水。然则月水是经络之余，若冷热调和，则冲脉、任脉气盛，太阳、少阴所主之血宣流，以时而下。若寒温乖适，经脉则虚，有风冷乘之，邪搏于血，或寒或温，寒则血结，温则血消，故月水乍多乍少，为不调也。

诊其脾脉，沉之而濡⑧，浮之而虚，苦腹⑨胀烦满，胃中有热，不嗜食，食不化，大便难，四肢苦痹，时不仁，得之房内，月事不来，来而频⑩并。

又，少阴脉涩，则血不来，此为居经，三月一来。又，脉微，血气俱虚，年少者，亡血之脉也，乳子，下利为可。不尔⑪者，此为居经，亦三月一来。又，经水一月再来者，经来时，其脉欲自如常，而反微者，不利、不汗出者，其经三月必来。

养生方云：病忧恚泣哭，以令阴阳结气不和，故令月水时少时多，内热苦渴，色恶，体肌枯，身重。

————————

① 有不死成疹者：本书卷十六《心痛候》作"有不死者，有久成疹者"，义长。

② 痛：此下《灵枢·厥病》有"手足青至节，心痛甚"八字。

③ 支：原作"肢"，音误，据本书卷十六《心腹痛候》、宋本、《太平圣惠方》卷七十一《治妇人血气心痛诸方》改。

④ 而痛者：本书卷十六作"不伤于正经者，亦令心痛"，义长。

⑤ 而成疹也：本书卷十六《心痛候》作"故成疹不死"。

⑥ 风邪客于其间："风邪"，本书卷十六《心腹痛候》作"风寒"。又，此下卷十六《心痛候》有"邪气发作"四字。

⑦ 虚：正保本无此字。

⑧ 沉之而濡：原作"沉沉而喘"，形误，据《脉经》卷六《脾足太阴经病证》改。

⑨ 苦腹：原作"若肠"，形误，据《脉经》卷六《脾足太阴经病证》改。

⑩ 频：原脱，据《脉经》卷六《脾足太阴经病证》补。

⑪ 尔：原作"调"，据周本改。

二十、月水不利候

妇人月水不利者，由劳伤血气，致令体虚而受风冷，风冷客于胞内，损伤冲、任之脉，手太阳、少阴之经故也。冲脉、任脉为经脉①之海，皆起于胞内。手太阳小肠之经也，手少阴心之经也，此二经为表里，主下为月水。风冷客于经络，搏于血气，血得冷则壅滞，故令月水来不宜利也。

诊其脉，从寸口邪入上者，名曰解脉，来至状如琴弦，苦小腹痛，经月不利，孔窍生疮。又，左手关上脉，足厥阴经也，沉为阴，阴虚者，主月经不利，腰腹痛。尺脉滑，血气实，经绝②不利。又，脉左手尺来而断绝者，月水不利也。又，脉寸关调如故，而尺脉绝而不至者，月经不利，当患小腹引腰绞痛，气积聚上又胸胁③。

二十一、月水来腹痛候

妇人月水来腹痛者，由劳伤血气，以致体虚，受风冷之气，客于胞络，损冲、任之脉，手太阳、少阴之经。冲脉、任脉皆起于胞内，为经脉之海也。手太阳小肠之经，手少阴心之经也，此二经共为表里，主下为月水。其经血虚，受风冷，故月水将下之际，血气动于风冷，风冷与血气相击，故令痛也。

二十二、月水不断候

妇人月水不断者，由损伤经血，冲脉、任脉虚损故也。冲、任之脉，为经脉之海，手太阳小肠之经也，手少阴心之经也，此二经为表里，主下为月水。劳伤经脉，冲、任之气虚损，故不能制

其经血，故令月水不断也。凡月水不止而合阴阳，冷气上入脏，令人身体面目萎黄，亦令绝子不产也。

二十三、月水不通候

妇人月水不通者，由劳损血气，致令体虚受风冷，风冷邪气客于胞内，伤损冲任之脉，并手太阳、少阴之经，致胞络内绝，血气不通故也。冲任之脉，起于胞内，为经脉之海，手太阳小肠之经也，手少阴心之经也，此二经为表里，主下为月水。风冷伤其经血，血性得温则宣流，得寒则涩闭，既为冷④所结搏，血结在内，故令月水不通。

又云：肠中鸣，则月事不来，病本于胃。所以然者，风冷干于胃气，胃气虚，不能分别⑤水谷，使津液不生，血气不成故也。

又云：醉以入房，则内气竭绝，伤肝，使月事衰少不来也。所以尔者，肝藏于血，劳伤过度，血气枯竭于内也。

又，先经唾血及吐血、下血，谓之脱血，使血枯，亦月事不来也。

又，利血，经水亦断，所以尔者，津液减耗故也。利止，津液生⑥，其经

---

① 为经脉：原脱，据文例、《太平圣惠方》卷七十二《治妇女月水不利诸方》补。

② 经绝：《太平圣惠方》卷七十二《治妇女月水不利诸方》作"经络"。

③ 气积聚上又胸胁：《太平圣惠方》卷七十二《治妇女月水不利诸方》作"气滞上攻胸膈也"。

④ 冷：《太平圣惠方》卷七十二《治妇人月水不通诸方》作"风冷"，义长。

⑤ 分别：《太平圣惠方》卷七十二《治妇人月水不通诸方》作"消化"。

⑥ 利止，津液生：此上周本有"须"字。全句《太平圣惠方》卷七十二《治妇人月水不通诸方》作"但益津液"。

自下。

诊其肾脉微涩，为不利者①，是月水不来也。又，左手关后尺内浮，为阳②，阳③绝者，无膀胱脉也，月事则闭。又，肝脉沉之而急，浮之亦然④，时小便难，苦头眩痛⑤，腰背痛，足为寒，时疼⑥，月事不来，时恐⑦，得之少之时有所堕坠也。

月水不通，久则血结于内，生块，变为血瘕，亦作血癥。血水相并，壅涩不宣通，脾胃虚弱，变为水肿也。所以然者，脾候身之肌肉，象于土，土主能克消于水，水血既并，脾气衰弱，不能克消，故水气流溢，浸渍肌肉，故肿满也。

二十四、带下候

带下者，由劳伤过度，损动经血，致令体虚受风冷，风冷入于胞络，搏其血之所成也。冲脉、任脉，为经络之海。任之为病，女子则带下。而手太阳为小肠之经也，手少阴心之经也，心为脏，主于里，小肠为腑，主于表。此二经之血⑧，在于妇人，上为乳汁，下为月水，冲、任之所统也。冲、任之脉，既起于胞内，阴阳过度，则伤胞络，故风邪乘虚而入于胞，损冲、任之经，伤太阳、少阴之血，致令胞络之间，秽液与血相兼，连带⑨而下。冷则多白，热则多赤，故名带下。

又，带下⑩有三门，一曰胞门，二曰龙门，三曰玉门。已产属胞门，未产属龙门，未嫁属玉门。

又，未嫁女亦有三病：一者经水初下，阴内热，或当风，或因扇得冷。二者或因以寒水洗之得病⑪。三者或见月水初下，惊恐得病，皆属带下也。

又，妇人年五十所，病下利，数十日不止，暮发热，小腹里急痛⑫，腹满，手掌烦热⑬，唇口干燥，此因曾经半产，瘀血在小腹不去，此疾必带下。所以知瘀血者，唇口燥，即是其证。

又，妇人年五十所，病但苦⑭背痛，时时腹中痛，少食多厌⑮。诊其脉，阳微，关尺小紧，形脉不相应，病如此，在下焦，此必带下。

又，妇人带下、六极之病，脉浮即肠鸣腹满，脉紧即腹⑯中痛，脉数则阴中痒痛生疮⑰，脉弦即阴疼掣痛。

---

① 为不利者：周本作"不下利者"，《太平圣惠方》卷七十二《治妇人月水不通诸方》无此句。

② 尺内浮，为阳：《脉经》卷二《平三关阴阳二十四气脉》、《千金要方》第二十《膀胱腑脉论》作"尺中"，无"浮，为阳"三字。

③ 阳：原脱，据周本、《太平圣惠方》卷七十二《治妇人月水不通诸方》补。

④ 然：此下《脉经》卷六《肝足厥阴经病证》有"苦胁下痛，有气支满、引少腹而痛"三句。

⑤ 头眩痛：《脉经》卷六《肝足厥阴经病证》作"目眩头痛"。

⑥ 足为寒，时疼：《脉经》卷六《肝足厥阴经病证》作"足为逆寒，时癃"。

⑦ 时恐：《脉经》卷六《肝足厥阴经病证》作"时无时有"。

⑧ 血：湖本作"脉"。

⑨ 连带：原作"带带"，据周本改。

⑩ 下：原脱，据本书卷四十四《产后带下候》、《脉经》卷九《平带下绝产无子亡血居经证》补。

⑪ 病：原脱，据周本补。又，正保本作"冷"，亦通。

⑫ 痛：《金匮要略》卷下《妇人杂病脉证并治》无此字。

⑬ 烦热：原倒作"热烦"，据《金匮》卷下《妇人杂病脉证并治》乙正。

⑭ 苦：原作"若"，形误，据宋本、周本、《脉经》卷九《平带下绝产无子亡血居经证》改。

⑮ 厌：此下《脉经》卷九《平带下绝产无子亡血居经证》有"喜瞋胀"三字，义长。

⑯ 腹：原作"肠"，形误，据《脉经》卷九《平带下绝产无子亡血居经证》改。

⑰ 痛生疮：《脉经》卷九《平带下绝产无子亡血居经证》作"洪则生疮"，义长。

二十五、带五色俱下候

带下病者，由劳伤血气，损动冲脉、任脉，致令其血与秽液兼带而下也。冲、任之脉，为经脉之海。经血之行，内荣五脏，五脏之色，随脏不同。伤损经血，或冷或热，而五脏俱虚损者，故其色随秽液而下，为带五色俱下。

二十六、带下青候

此由劳伤血气，损动冲脉、任脉。冲、任之脉，皆起于胞内，为经脉之海。手太阳小肠之经也，手少阴心之经也，此二经主下为月水。若经脉伤损，冲、任气虚，不能约制经血，则与秽液相兼而成带下。然五脏皆禀血气，其色则随脏而不同，肝脏之色青，带下青者，是肝脏虚损，故带下而挟青色。

二十七、带下黄候

劳伤血气，损动冲脉、任脉。冲、任之脉，皆起于胞内，为经脉之海。手太阳小肠之经也，手少阴心之经也，此二经主下为月水。若经脉伤损，冲、任气虚，不能约制经血，则血与秽液相兼而成带下。然五脏皆禀血气，其色则随脏不同，脾脏之色黄，带下黄者，是脾脏虚损，故带下而挟黄色。

二十八、带下赤候

劳伤血气，损动冲脉、任脉。冲、任之脉，皆起胞内，为经脉之海。手太阳小肠之经也，手少阴心之经也，此二经主下为月水，若经脉伤损，冲、任气

虚，不能约制经血，则与秽液相兼而成带下。然五脏皆禀血气，其色则随脏不同，心脏之色赤，带下赤者，是心脏虚损，故带下而挟赤色。

二十九、带下白候

劳伤血气，损动冲脉、任脉。冲、任之脉，皆起于胞内，为经脉之海。手太阳小肠之经也，手少阴心之经也，此二经主下为月水。若经脉伤损，冲、任气虚，不能约制经血，则血与秽液相兼而成带下。然五脏皆禀血气，其色则随脏不同，肺脏之色白，带下白者，肺脏虚损，故带下而挟白色。

三十、带下黑候

劳伤血气，损动冲脉、任脉。冲、任之脉，皆起于胞内，为经脉之海。手太阳小肠之经也，手少阴心之经也，此二经主下为月水。若经脉伤损，冲、任气虚，不能约制经血，则血与秽液相兼而成带下。然五脏皆禀血气，其色则随脏不同。肾脏之色黑，带下黑者，是肾脏虚损，故带下而挟黑色也。

三十一、带下月水不利候

带下之病，由劳伤血气，损动冲脉、任脉。冲、任之脉，起于胞内，为经脉之海。经血伤损，故血与秽液相兼而成带下。带下输泻则脏虚，而重被风冷乘之，入伤手太阳、少阴之经，则使月水不利。所以尔者，手太阳小肠之经也，为腑主表，手少阴心之经也，为脏主里，此二经共合，其经血上为乳汁，下为月水，血性得寒则涩，既为风冷所乘，故

带下，而血涩，所以月水不利也。

三十二、带下月水不通候

　　带下之病，由劳伤血气，损动冲脉、任脉。冲脉、任脉起于胞内，为经脉之海。经血伤损，故血与秽液相兼而成带下。带下输泻则脏虚，而重被风冷乘之，入伤手太阳、少阴之经，则使月水不通。所以尔者，手太阳小肠之经也，为腑主表，手少阴心之经也，为脏主里，此二经共合，其经血上为乳汁，下为月水，血性得寒则涩，既为风冷所乘，冷气沉积，故血结壅，所以带下月水不通。凡月水不通，血结积聚，变成血瘕，亦变面目浮肿也。

重刊巢氏诸病源候总论卷之三十八

妇人杂病诸候二　凡一十九论

一、漏下候

漏下者，由劳伤血气，冲任之脉虚损故也。冲脉、任脉为十二经脉之海，皆起于胞内。而手太阳小肠之经也，手少阴心之经也，此二经主上为乳汁，下为月水。妇人经脉调适，则月水以时①，若劳伤②者，以冲任之气虚损，不能制其经脉，故血非时而下，淋沥不断，谓之漏下也。

诊其寸口脉弦而大，弦则为减③，大则为芤，减即为寒，芤即为虚，寒虚④相搏，其脉为革⑤。妇人即半产而漏下⑥。又，尺寸脉虚者，漏血。漏血脉浮，不可治也。

养生方云：怀娠未满三月，服药自伤下血。下血未止而合阴阳，邪气结，因漏胎⑦不止，状如腐肉，在于子脏，令内虚。

二、漏下五色俱下⑧候

漏下之病，由劳伤血气，冲任之脉虚损故也。冲脉、任脉为经脉之海，起于胞内。手太阳小肠之经也，手少阴心之经也，此二经之血，主上为乳汁，下为月水。冲任之脉虚损，不能约制其经

血，故血非时而下，淋沥成漏也。五脏皆禀血气，虚则淋沥漏下⑨，致五脏伤损。五脏之色，随脏不同，若五脏皆虚损者，则漏五色，随血而下。

诊其尺脉急而弦大者，风邪入少阴，女子漏下赤白。又，漏下赤白不止，脉小虚滑者生，脉大紧实数者死也。又，漏血下赤白，日下血数斗⑩，脉急疾者死，迟者生。

———————

① 月水以时：周本作"月下以时"，《太平圣惠方》卷七十三《治妇人漏下诸方》作"月水依时"。

② 伤：原作"复"，据宋本、正保本、周本、《太平圣惠方》卷七十三《治妇人漏下诸方》改。

③ 减：原作"藏"，据《金匮要略·妇人杂病脉证并治》、《脉经》卷九《平郁冒五崩漏下经闭不利腹中诸病证》、周本改。

④ 虚：原作"芤"，据《金匮要略·妇人杂病脉证并治》、《脉经》卷九《平郁冒五崩漏下经闭不利腹中诸病证》、《太平圣惠方》卷七十三《治妇人漏下诸方》改。

⑤ 革：原作"牢"，据《金匮要略·妇人杂病脉证并治》、《脉经》卷九《平郁冒五崩漏下经闭不利腹中诸病证》、《太平圣惠方》卷七十三《治妇人漏下诸方》改。

⑥ 漏下：原倒作"下漏"，据《金匮要略·妇人杂病脉证并治》、《脉经》卷九《平郁冒五崩漏下经闭不利腹中诸病证》、《太平圣惠方》卷七十三《治妇人漏下诸方》乙正。

⑦ 胎：原作"治"，据湖本改。

⑧ 下：原脱，据宋本补。

⑨ 下：原脱，据《太平圣惠方》卷七十三《治妇人漏下五色诸方》补。

⑩ 斗：《脉经》卷九《平妇人病生死证》、《太平圣惠方》卷七十三《治妇人漏下五色诸方》作"升"。

养生方云：夫妇自共诤讼，讼意未和平，强从，子脏闭塞，留结为病，遂成漏下，黄白如膏。

三、漏下青候

劳伤血气，冲脉、任脉虚损。冲、任之脉，皆起于胞内，为经脉之海。手太阳小肠之经也，手少阴心之经也，此二经主下为月水。伤损经血，冲任之气虚，故血非时而下，淋沥不断，而成漏下。五脏皆禀血气，肝脏之色青，漏下青者，是肝脏之虚损，故漏下而挟青色也。

四、漏下黄候

劳伤血气，冲脉、任脉虚损①。冲、任之脉，皆起于胞内，为经脉之海。手太阳小肠之经也，手少阴心之经也，此二经主下为月水。伤损经血，冲、任之气虚，故血非时而下，淋沥不断，而成漏下。五脏皆禀血气，脾脏之色黄，漏下黄者，是脾脏之虚损，故漏下而挟黄色也。

五、漏下赤候

劳伤血气，冲脉、任脉虚损。冲脉、任脉皆起于胞内，为经脉之海。手太阳小肠之经也，手少阴心之经也，此二经者，主下为月水。伤损经血，冲任之气虚，故血非时而下，淋沥不止，而成漏下。五脏皆禀血气，心脏之色赤，漏下赤者，是心脏之虚损，故漏下而挟赤色也。

六、漏下白候

劳伤血气，冲脉、任脉虚损。冲、任之脉，皆起于胞内，为经脉之海。手太阳小肠之经也，手少阴心之经也，此二经②，主下为月水。伤损经血，冲任之气虚，故血非时而下，淋沥不断，而成漏下。五脏皆禀血气，肺脏之色白，漏下白者，是肺脏之虚损，故漏下而挟白色也。

七、漏下黑候

劳伤血气，冲脉、任脉虚损。冲、任之脉，皆起于胞内，为经脉之海。手太阳小肠之经也，手少阴心之经也，此二经，主下为月水。伤损经血，冲、任之气虚，故血非时而下，淋沥不断，而成漏下。五脏皆禀血气，肾脏之色黑，漏下黑者，是肾脏之虚损，故漏下而挟黑色也。

八、崩中候

崩中者，腑脏伤损，冲脉、任脉血气俱虚故也。冲、任之脉，为经脉之海。血气之行，外循经络，内荣腑脏。若无伤，则腑脏平和，而气调适，经下以时。若劳动过度，致腑脏俱伤，而冲任之气虚，不能约制其经血，故忽然暴下，谓之崩中。

诊其寸口脉微迟，尺脉微于寸③，寸迟为寒在上焦，但吐耳，今尺脉迟而

---

① 冲脉任脉虚损：原脱，据文例补。以下《漏下赤候》、《漏下白候》、《漏下黑候》均援例补。

② 也手少阴心之经也此二经：此十一字原脱，据文例补。

③ 于寸：《太平圣惠方》卷七十三《治妇人崩中下血不止诸方》作"弦"。

弦①，如此小腹②痛，腰脊③痛者，必下血也。

九、白崩候

白崩者，是劳伤胞络，而气极所为。肺主气，气极则肺虚冷也。肺脏之色白，虚冷劳极，其色与胞络之间秽液相挟，崩伤而下，为白崩也。

十、崩中五色俱下候

崩中之病，是伤损冲、任之脉。冲、任之脉，皆起于胞内，为经脉之海。劳伤过度，冲、任气虚，不能统制经血，故忽然崩下，谓之崩中。五脏皆禀血气，五脏之色，随脏不同，伤损之人，五脏皆虚者，故五色随崩俱下。其状，白崩形如涕，赤崩形如红汁④，黄崩形如烂瓜汁，青崩形如蓝色，黑崩形如干血色⑤。

十一、崩中漏下候

崩中之病⑥，是伤损冲、任之脉。冲、任之脉，皆起于胞内，为经脉之海。劳伤过度，冲任气虚，不能约制经血，故忽然崩下，谓之崩中。崩而内有瘀血，故时崩时止，淋沥不断，名曰崩中漏下。

十二、崩中漏下五色候

崩中之病，是劳伤冲、任之脉。冲、任之脉，起于胞内，为经脉之海。劳伤过度，冲任气虚，不能统制经血，故忽然崩下，谓之崩中。而有瘀血在内，遂淋沥不断，谓之漏下。漏下不止，致损于五脏，五脏之色，随脏不同，因虚而五色与血俱下。其状，白者如涕，赤者

如红汁，黄者如烂瓜汁，青者如蓝色，黑者如干血色⑦，相杂⑧而下也。

十三、积聚候

积者，五脏所生⑨。聚者，六腑所成。五脏之气积，名曰积。六腑之气聚，名曰聚也。积者，其⑩痛不离其部。聚者，其痛无有常处。皆由阴阳不和，风冷搏于脏腑，而生积聚也。妇人病积，经久则令无子，亦令月水不通。所以然者，积聚起于冷气⑪，结入子脏，故令无子。若冷气入于胞络，冷搏于血，血冷则涩结，故令月水不通。

────────

① 迟而弦：宋本作"迟为弦"，《太平圣惠方》卷七十三《治妇人崩中下血不止诸方》作"微弦"。

② 腹：原作"肠"，据《脉经》卷九《平妊娠胎动血分水分吐下腹痛证》、《太平圣惠方》卷七十三《治妇人崩中下血不止诸方》改。

③ 腰脊：此上《太平圣惠方》卷七十三《治妇人崩中下血不止诸方》有"引"字。

④ 红汁：《脉经》卷九《平郁冒五崩漏下经闭不利腹中诸病证》、《太平圣惠方》卷七十三《治妇人崩下五色诸方》作"红蓝汁"。

⑤ 干血色：《脉经》卷九《平郁冒五崩漏下经闭不利腹中诸病证》作"虾血"，《太平圣惠方》卷七十三《治妇人崩下五色诸方》作"豆汁"。又，此下周本有"相杂而下也"五字。

⑥ 病：原作"状"，据宋本、《医心方》卷二十一《治妇人崩中漏下方》、《太平圣惠方》卷七十三《治妇人崩中漏下不止诸方》改。

⑦ 干血色：《医心方》卷二十一《治妇人崩中漏下方》作"虾血"。

⑧ 杂：此下原重一"杂"字，据正保本、周本删。

⑨ 生：原作"积"，据本书卷十九《积聚候》、周本、《太平圣惠方》卷七十一《治妇人积聚诸方》改。

⑩ 者，其：原脱，据本书卷十九《积聚心腹痛候》、《太平圣惠方》卷七十一《治妇人积聚诸方》补。

⑪ 气：原脱，据文例、《太平圣惠方》卷七十一《治妇人积聚诸方》补。

十四、癖病候

癖病者，由冷气结聚，饮食不消，停积于胁下，则成癖病。其状，弦急刺痛，得冷则发作也。

十五、疝瘕候

疝瘕之病，由饮食不节，寒温不调，气血劳伤，脏腑虚弱，受于风冷，冷入①腹内，与血气相结所生。疝者，痛也。瘕者，假也。其结聚浮假而痛，推移而动。妇人病之，有异于丈夫者，或因产后脏虚受寒，或因经水往来，取冷过度，非独关饮食失节，多挟有血气所成也。

诊妇人疝瘕，其脉弦急者生，虚弱小者死。又，尺脉涩而牢②，为血实气虚也，其发腹痛逆满，气上行，此为妇人胞中绝伤，有恶血，久成结瘕，得病以冬时，黍穄赤而死③。

十六、癥痞候

癥痞者，由冷热不调，饮食不节，积在腹内，或肠胃之间，与脏相结搏。其牢强推之不移，名曰癥，言其病形征可验也。气壅塞为痞，言其气痞涩不宣畅也。皆得冷则发动刺痛。癥痞之病，其形冷结，若冷气入于子脏，则使无子。若冷气入于胞络，搏于血气，血得冷则涩，令月水不通也。

十七、八瘕候

八瘕者，皆胞胎生产，月水往来，血脉精气不调之所生也。肾为阴，主开闭，左为胞门，右为子户，主定月水，

生子之道。胞门、子户，主子精、神气所出入，合于中黄门、玉门四边，主持关元，禁闭子精。脐下三寸，名曰关元，主藏魂魄，妇人之胞，三焦之腑，常所从止。然妇人经脉俞络合调，则月水以时来至，故能生子而无病。妇人荣卫经络断绝不通，邪气便得住入，合于子④脏，若经血未尽⑤，而合阴阳，即令妇人血⑥脉挛急，小腹重急⑦，支满，胸、胁、腰、背相引⑧，四肢酸痛，饮食不调，结牢。恶血不除，月水不时，或月前月后⑨，因生积聚，如怀胎状。邪气甚盛者，令人恍惚多梦，寒热，四肢不欲动，阴中生气，肿内生风，甚者害小便涩，涩而痛，淋沥⑩，面黄黑，成病，则不复生子。

---

① 冷入：原作"令人"，形误，据本卷《癥痞候》，"冷气入于子脏"，"冷气入于胞络"之文义改。

② 牢：此上原衍"浮"字，据《脉经》卷四《诊百病死生决》、《千金要方》卷二十八《诊百病死生要诀》删。

③ 穄赤而死：原作"其来鼻则赤"，误。据《脉经》卷四《诊百病死生决》、《千金要方》卷二十八《诊百病死生要诀》改。

④ 子：原脱，据《外台秘要》卷三十四《八瘕方》引《素女经》补；《太平圣惠方》卷七十一《治妇人八瘕诸方》作"其"，亦通。

⑤ 经血未尽："经"，原作"生"，据周本、《普济方》卷三二四《八瘕》改。又，"经血未尽"，《外台秘要》卷三十四《八瘕方》作"生后恶露未已"，亦通。

⑥ 血：《外台秘要》卷三十四《八瘕方》引《素女经》作"经"。

⑦ 重急：《外台秘要》卷三十四《八瘕方》引《素女经》作"里急"，《太平圣惠方》卷七十一《治妇人八瘕诸方》作"重疼"。

⑧ 引：此下《外台秘要》卷三十四《八瘕方》引《素女经》有"痛苦"二字。

⑨ 月前月后：此下《外台秘要》卷三十四《八瘕方》引《素女经》有"乍久不止"。

⑩ 害小便涩，涩而痛，淋沥：《外台秘要》卷三十四《八瘕方》引《素女经》作"小便不利，苦痛如淋状"。

其八瘕者，黄瘕、青瘕、燥瘕、血瘕、脂瘕、狐瘕、蛇瘕、鳖瘕也。

黄瘕者，妇人月水始下，若新伤堕，血气未止，卧寤①未定，五脏六腑虚羸，精神不治。因以当②向大风便利，阴阳开，关节四边中于风湿③，气从下上入阴里，稽留不去，名为阴阳虚，则生黄瘕之④聚，令人苦四肢寒热，身重淋露，不欲食，左胁下有血气结牢，不可得而⑤抑，苦腰背相引痛，月水不利，令人不产。小腹急⑥，下引⑦阴中如刀刺，不得小便，时苦寒热，下赤黄汁⑧，病苦如此⑨，令人无子。

青瘕者，妇人新产，未满十日起行，以汤⑩浣洗太早，阴阳虚，玉门四边皆解散，子户未安，骨肉皆痛，手臂不举，饮食未复，内脏吸吸。又当风卧，不自隐蔽，若居湿席，令人苦寒洒洒，入腹，烦⑪闷沉淖。恶血不除，结热不得前后⑫，便化生青瘕。瘕聚左右胁⑬，藏于背膂，上与髇，髀⑭腰下挛，两足肿⑮，面目黄，大小便难。其后⑯月水为之不通利，或不复禁，状如崩中。此自其⑰过所致，令人少子。

燥瘕者，妇人月水下，恶血未尽，其人虚急，而已夏月热行疾走，若举重移轻，汗出交流，气力未平，而卒以恚怒⑱，致猥⑲咽不泄，经脉挛急，内结不舒，烦满少气，上达胸膈背膂，小腹为急⑳，月水与气俱不通，而反以饮清水快心，月水横流，衍㉑入他脏不去，有热，

① 寤：《外台秘要》卷三十四《八瘕方》引《素女经》、《太平圣惠方》卷七十一《治妇人八瘕诸方》作"寝"。

② 以当：《外台秘要》卷三十四《八瘕方》引《素女经》、《太平圣惠方》卷七十一《治妇人八瘕诸方》无。

③ 关节四边中于风湿："关"，原作"阖"，形误，据宋本、正保本、《太平圣惠方》卷七十一《治妇人八瘕诸方》改。"边"，《外台秘要》卷三十四《八瘕方》引《素女经》作"远"，宋本、《太平圣惠方》卷七十一《治妇人八瘕诸方》作"达"。"风湿"，原倒作"湿风"，据《外台秘要》卷三十四《八瘕方》乙正。

④ 之：此上原重一"瘕"字，据文例、《外台秘要》卷三十四《八瘕方》、《太平圣惠方》卷七十一《治妇人八瘕诸方》删。

⑤ 而：宋本、《外台秘要》卷三十四《八瘕方》无此字。

⑥ 急：原脱，据《外台秘要》卷三十四《八瘕方》引《素女经》补。

⑦ 引：原脱，据《外台秘要》卷三十四《八瘕方》引《素女经》补。

⑧ 汁：原脱，据《外台秘要》卷三十四《八瘕方》引《素女经》、《太平圣惠方》卷七十一《治妇人八瘕诸方》补。

⑨ 苦如此：原脱，据《外台秘要》卷三十四《八瘕方》引《素女经》补。

⑩ 汤：原脱，据《外台秘要》卷三十四《八瘕方》引《素女经》补。

⑪ 烦：此上《外台秘要》卷三十四《八瘕方》引《素女经》有"中，心腹"三字，义长。

⑫ 前后：《外台秘要》卷三十四《八瘕方》引《素女经》作"散"，义长。

⑬ 左右胁：周本作"在左右胁"，《外台秘要》卷三十四《八瘕方》引《素女经》作"左右胁下"。

⑭ 髇，髀：《外台秘要》卷三十四《八瘕方》引《素女经》作"肩甲"，《太平圣惠方》卷七十一《治妇人八瘕诸方》作"肩髇"。

⑮ 肿：《外台秘要》卷三十四《八瘕方》引《素女经》无此字，此下有"腹下有气起，喜唾，不可多食，四肢不欲动摇，恍惚善梦，手足肿"数句，义长。

⑯ 后：《外台秘要》卷三十四《八瘕方》引《素女经》、《太平圣惠方》卷七十一《治妇人八瘕诸方》作"候"。

⑰ 其：《外台秘要》卷三十四《八瘕方》引《素女经》、《太平圣惠方》卷七十一《治妇人八瘕诸方》无此字。

⑱ 卒以恚怒：原作"率以急悉以喜"，据《外台秘要》卷三十四《八瘕方》引《素女经》、《太平圣惠方》卷七十一《治妇人八瘕诸方》改。

⑲ 猥：此上《外台秘要》卷三十四《八瘕方》引《素女经》有"腹中"两字，义长。

⑳ 小腹为急：《外台秘要》卷三十四《八瘕方》引《素女经》作"少腹壅急"。

㉑ 衍：《外台秘要》卷三十四《八瘕方》引《素女经》作"溢"，义同。

因生燥瘕之聚。大如半杯①，上下腹中苦痛，还②两胁下，上引心而烦，害饮食，欲吐，胸及腹中不得大息，腰背重，喜卧盗汗③，足酸疼痛④，久立而痛，小便失时，居然⑤自出若失精。月水闭塞，大便难⑥。病如此者，其人少子。

血瘕病，妇人月水新下，未满日数而中止，饮食过度，五谷气盛，溢入他脏。若大饥寒，汲汲⑦不足，呼吸未调，而自劳动⑧，血下未定，左右⑨走肠胃之间，留络不去，内有寒热，与月水合会，为血瘕之聚。令人腰痛，不可以俯仰，横骨⑩下有积气，牢如石，小腹里急苦痛，背膂疼，深达腰腹下挛⑪，阴里若生风冷，子门辟，月水不时，乍来乍不来。此病令人无子。

脂瘕者，妇人月水新来，若生⑫未满三十日，其人未复⑬，以合阴阳，络脉分，胞门伤，子户失禁，关节⑭散，五脏六腑，津液流行，阴道瞤动，百脉关枢四解，外不见其形。子精⑮与血气相遇，犯禁，子精化，不足成子，则为脂瘕之聚。令人支满，里急痛痹⑯，引小腹重，腰背如刺状，四肢不举，饮食不甘，卧不安席，左右走，腹中切痛，时瘥时甚，或时⑰少气头眩，身体解堕⑱，苦寒恶风，膀胱胀，月水乍来乍去，不如常度⑲，大小便血不止。如此者，令人无子。

狐瘕者，妇人月水当月⑳数来，而反悲哀忧恐，以㉑远行逢暴风疾雨，雷电惊恐，衣被沉湿，疲倦少气，心中怳怳㉒未

---

① 杯：《外台秘要》卷三十四《八瘕方》引《素女经》作"柸"。

② 还：《外台秘要》卷三十四《八瘕方》引《素女经》、《太平圣惠方》卷七十一《治妇人八瘕诸方》作"在"。

③ 盗汗：原作"血汗"，据宋本、《外台秘要》卷三十四《八瘕方》引《素女经》、《太平圣惠方》卷七十一《治妇人八瘕诸方》改。

④ 疼痛：《外台秘要》卷三十四《八瘕方》引《素女经》作"削"，义同。

⑤ 居然：《外台秘要》卷三十四《八瘕方》引《素女经》、《太平圣惠方》卷七十一《治妇人八瘕诸方》作"忽然"，义同。

⑥ 难：此上《外台秘要》卷三十四《八瘕方》引《素女经》、《太平圣惠方》卷七十一《治妇人八瘕诸方》有"涩"字。

⑦ 汲汲：《外台秘要》卷三十四《八瘕方》引《素女经》作"吸吸"，义同。本书卷三《虚劳候》作"少气翕翕"，义亦同。

⑧ 动：原脱，据《外台秘要》卷三十四《八瘕方》引《素女经》、《太平圣惠方》卷七十一《治妇人八瘕诸方》补。

⑨ 未定左右：《外台秘要》卷三十四《八瘕方》引《素女经》无此四字。

⑩ 骨：《外台秘要》卷三十四《八瘕方》引《素女经》作"胁"。

⑪ 深达腰腹下挛：《外台秘要》卷三十四《八瘕方》引《素女经》作"腰股下痛"，《太平圣惠方》卷七十一《治妇人八瘕诸方》作"腰胯下挛痛"。

⑫ 生：《太平圣惠方》卷七十一《治妇人八瘕诸方》作"产"，义同。

⑬ 其人未复：原脱，据《外台秘要》卷三十四八瘕方引《素女经》补。

⑭ 关节：原作"开即"，据正保本、《外台秘要》卷三十四《八瘕方》引《素女经》、《太平圣惠方》卷七十一《治妇人八瘕诸方》改。

⑮ 精：原作"积"，形误，据周本、《外台秘要》卷三十四《八瘕方》引《素女经》、《太平圣惠方》卷七十一《治妇人八瘕诸方》改。

⑯ 痹：此上原衍"疾"字，据《外台秘要》卷三十四《八瘕方》引《素女经》、《太平圣惠方》卷七十一《治妇人八瘕诸方》删。

⑰ 或时：原作"作者"，据《外台秘要》卷三十四《八瘕方》引《素女经》改。

⑱ 堕：原作"以"，据周本改。

⑲ 度：原脱，据《外台秘要》卷三十四《八瘕方》引《素女经》补。

⑳ 月：原作"日"，形误，据《太平圣惠方》卷七十一《治妇人八瘕诸方》改。

㉑ 以：周本作"或"。又，此上《外台秘要》卷三十四《八瘕方》引《素女经》有"若"字，《太平圣惠方》卷七十一《治妇人八瘕诸方》有"或"字。

㉒ 怳怳：《外台秘要》卷三十四《八瘕方》引《素女经》、《太平圣惠方》卷七十一《治妇人八瘕诸方》作"恍惚"。义近。

定，四肢懈惰，振寒，脉①气绝，精神游亡，邪②气入于阴里不去，生狐瘕之聚。食人脏③，令人月水闭不通，小腹瘀滞④，胸胁腰背痛，阴中肿，小便难，胞门子户不受男精。五脏气盛，令嗜食，欲呕，喜唾⑤，多所思，如有娠状，四肢不举。有此病者，终身无子。其瘕有手足成形者，杀人也，未成者可治。

蛇瘕者，妇人月水已下新止，适闭未复，胞门、子户劳伤，阴阳未平复，荣卫分行，若其中风，暴病羸劣，饮食未调。若已起，当风行⑥，及⑦度泥涂，用清寒⑧太早，若坐湿地，名阴阳乱。腹中虚，且未饮食，若远道之余，饮⑨污井之水，不洁之食，吞蛇鼠之精，留络⑩不去，因生蛇瘕之聚，上食心肝，长大，其形若漆⑪，在脐上下，还疗左右胁，不得吐⑫气，两股胫间苦疼⑬，小腹疾⑭，小便赤黄，膀胱引阴中挛急⑮，腰背⑯痛，难以动作，苦寒热，之后月水有多有少。有此病者，不复生子。其瘕⑰手足成形者杀人，未成者可治。

鳖瘕者，妇人月水新至，其人剧吐疲劳⑱，衣服沉⑲湿，不以时去。若当风睡，两足践湿地，恍惚觉悟，跐立未安，颜色未平，复见所好，心为开荡⑳，魂魄感动，五内脱消。若以入水浣洗沐浴，不以时出，神不守，水精㉑与邪气俱入，

① 脉：此上《外台秘要》卷三十四《八瘕方》引《素女经》有"若瘖痹"三字。

② 邪：原作"胞"，据《外台秘要》卷三十四《八瘕方》引《素女经》、《太平圣惠方》卷七十一《治妇人八瘕诸方》改。

③ 脏：此上《外台秘要》卷三十四《八瘕方》引《素女经》、《太平圣惠方》卷七十一《治妇人八瘕诸方》有"子"字。

④ 滞：原作"与"，据《外台秘要》卷三十四《八瘕方》引《素女经》、《太平圣惠方》卷七十一《治妇人八瘕诸方》改。

⑤ 喜唾：原作"若睡"，据《外台秘要》卷三十四《八瘕方》引《素女经》改。

⑥ 若已起，当风行：《外台秘要》卷三十四《八瘕方》引《素女经》、《太平圣惠方》卷七十一《治妇人八瘕诸方》作"若起行当风"，义长。

⑦ 及：原作"厥"，据《外台秘要》卷三十四《八瘕方》引《素女经》、《太平圣惠方》卷七十一《治妇人八瘕诸方》改。

⑧ 用清寒：《外台秘要》卷三十四《八瘕方》引《素女经》、《太平圣惠方》卷七十一《治妇人八瘕诸方》作"因冲寒"。

⑨ 饮：原脱，据《外台秘要》卷三十四《八瘕方》引《素女经》、《太平圣惠方》卷七十一《治妇人八瘕诸方》补。

⑩ 络：正保本、周本作"结"。

⑪ 长大，其形若漆：宋本作"长大，若漆若漆"，《外台秘要》卷三十四《八瘕方》引《素女经》、《太平圣惠方》卷七十一《治妇人八瘕诸方》作"若病长大，条条"，《妇科玉尺》作"长成蛇形"。

⑫ 吐：原脱，据《外台秘要》卷三十四《八瘕方》引《素女经》、《太平圣惠方》卷七十一《治妇人八瘕诸方》补。

⑬ 苦疼：原作"若漆疾"，据《外台秘要》卷三十四《八瘕方》引《素女经》、《太平圣惠方》卷七十一《治妇人八瘕诸方》改。

⑭ 小腹疾：《外台秘要》卷三十四《八瘕方》引《素女经》作"少腹多热"，周本作"小腹急"。

⑮ 急：原脱，据《外台秘要》卷三十四《八瘕方》引《素女经》、《太平圣惠方》卷七十一《治妇人八瘕诸方》补。

⑯ 背：原作"目"，据周本、《外台秘要》卷三十四《八瘕方》引《素女经》改。

⑰ 瘕：原脱，据《外台秘要》卷三十四《八瘕方》引《素女经》补。

⑱ 剧吐疲劳：《外台秘要》卷三十四《八瘕方》引《素女经》作"剧作疲劳汗出"。

⑲ 沉：《外台秘要》卷三十四《八瘕方》引《素女经》、《太平圣惠方》卷七十一《治妇人八瘕诸方》作"润"。

⑳ 荡：原脱，据《外台秘要》卷三十四《八瘕方》引《素女经》、《太平圣惠方》卷七十一《治妇人八瘕诸方》补。

㉑ 精：《外台秘要》卷三十四《八瘕方》引《素女经》、《太平圣惠方》卷七十一《治妇人八瘕诸方》作"气"，义长。

至①三焦之中募，玉门先闭，津液妄行，留络②不去，因生鳖瘕之聚。大如小盘，令人小腹切痛，恶③气走上下，腹中苦痛，若存若亡，持之跃手，下引④阴里，腰背亦痛，不可以息，月水喜败⑤不通，面目黄黑，脱声少气。有此病者，令人绝子。其瘕有手足成形者杀人，未成者可治。

十八、带下三十六疾候

诸方说三十六疾者，是十二症、九痛、七害、五伤、三固⑥，谓之三十六疾也。

十二症者，是所下之物，一者如膏⑦，二者如青⑧血，三者如紫汁，四者如赤皮⑨，五者如脓痂，六者如豆汁，七者如葵羹，八者如凝血，九者如清血，血似水，十者如米汁⑩，十一者如月浣⑪，十二者经度不应期也。

九痛者，一者阴中痛伤，二者阴中淋痛，三者小便即痛，四者寒冷痛，五者月水来腹痛，六者气满并⑫痛，七者汁出，阴中如虫啮痛，八者胁下皮⑬痛，九者腰⑭痛。

七害者⑮，一者害食，二者害气，三者害冷，四者害劳，五者害房，六者害妊，七者害睡。

五伤者⑯，一者穷孔痛，二者中寒热痛，三者小腹急牢痛，四者脏不仁，五者子门不正，引背痛。

三固⑰者，一者月水闭塞不通，其余二固者，文阙不载。而张仲景所说三十六种疾，皆由子脏冷热劳损，而挟带下，起于阴内。条目混漫，与诸方不同，但仲景义最玄深，非愚浅能解，恐其文虽异，其义理实同也。

① 至：此下原衍"上"字，据《外台秘要》卷三十四《八瘕方》引《素女经》、《太平圣惠方》卷七十一《治妇人八瘕诸方》、《证治准绳·女科·鳖瘕》删。

② 络：周本、《普济方》卷三二四《八瘕》作"结"，义同。

③ 恶气：此上原衍"痛"字，据正保本、《外台秘要》卷三十四《八瘕方》引《素女经》、《太平圣惠方》卷七十一《治妇人八瘕诸方》删。又，此下《外台秘要》卷三十四《八瘕方》引《素女经》有"左右"二字。

④ 下引：原作"不利"，据《外台秘要》卷三十四《八瘕方》引《素女经》、《太平圣惠方》卷七十一《治妇人八瘕诸方》改。

⑤ 喜败：《外台秘要》卷三十四《八瘕方》引《素女经》无此二字。

⑥ 固：正保本、《千金要方》卷四《赤白带下崩中漏下》作"痼"，义同。

⑦ 膏：此下《医心方》卷二十一《治妇人下三十六疾方》有"白"字。

⑧ 青：《千金要方》卷四《赤白带下崩中漏下》作"黑"。

⑨ 皮：《千金要方》卷四《赤白带下崩中漏下》、《医心方》卷二十一《治妇人下三十六疾方》作"肉"，义长。

⑩ 米汁：《千金要方》卷四《赤白带下崩中漏下》作"米泔"，义同。

⑪ 月浣：此下《千金要方》卷四《赤白带下崩中漏下》有"乍前乍却"四字。

⑫ 并：《千金要方》卷四《赤白带下崩中漏下》无此字，《医心方》卷二十一《治妇人下三十六疾方》作"崩"。

⑬ 皮：《医心方》卷二十一《治妇人下三十六疾方》作"引"，义长。

⑭ 腰：此下《千金要方》卷四《赤白带下崩中漏下》有"胯"字。

⑮ 七害：《千金要方》卷四《赤白带下崩中漏下》所载七害为："一曰穷孔痛不利，二曰中寒热痛，三曰小腹急坚痛，四曰脏不仁，五曰子门不端引背痛，六曰月浣乍多乍少，七曰害吐"。与此有异。

⑯ 五伤：《千金要方》卷四《赤白带下崩中漏下》所载五伤为："一曰两胁支满痛，二曰心痛引胁，三曰气结不通，四曰邪思泄利，五曰前后痼寒"。与此有异。

⑰ 三固：《千金要方》卷四《赤白带下崩中漏下》所载"三痼"为："一曰羸瘦不生肌肤，二曰绝产乳，三曰经水闭塞"。

十九、无子候

妇人无子者，其事有三也。一者坟墓不祀，二者夫妇年命相克，三者夫病妇疹，皆使无子。其若是坟墓不祀，年命相克，此二者，非药能益。若夫病妇疹，须将药饵，故得有效也。然妇人挟疾无子，皆由劳伤血气，冷热不调，而受风寒，客于子宫，致使胞内生病，或月经涩闭，或崩血带下，致阴阳之气不和，经血之行乖候，故无子也。

诊其右手关后尺脉，浮则为阳，阳脉绝，无子也。又，脉微涩①，中年得此，为绝产也。少阴脉如浮紧，则绝产。恶寒，脉尺寸俱微弱，则绝嗣不产也。

其汤熨针石，别有正方，补养宣导，今附于后。

养生方云：月初出时、月中时②、月③入时，向月正立，不息八通。仰头吸月光精，八④咽之，令人阴气长。妇人吸之，阴气益盛，子道通。阴气长，益精髓脑。少小者妇人，至四十九已上，还生子。断绪者，即有子。久行不已，即成仙矣。

---

① 微涩：《脉经》卷九《平带下绝产无子亡血居经证》作"微弱而涩"，此下又有"年少者得之，为无子"二句。

② 月中时：原脱，据《宁先生导引养生法》补。

③ 月：原作"日"，形误，据《宁先生导引养生法》改。

④ 八：原作"人"，形误，据宋本、汪本、《宁先生导引养生法》改。

重刊巢氏诸病源候总论卷之三十九

妇人杂病诸候三　凡四十论

一、月水不利无子候

月水不利而无子者，由风寒邪气客于经血，则令月水否涩，血结子脏，阴阳之气不能施化，所以无子也。

二、月水不通无子候

月水不通而无子者，由风寒邪气客于经血。夫血得温则宣流，得寒则凝结，故月水不通①。冷热血结，搏子脏而成病，致阴阳之气不调和，月水不通而无子也。

月水久不通，非止令无子，血结聚不消，则变为血瘕。经久盘结成块，亦作血癥②。血水相并，津液壅涩，脾胃衰弱者，水气流溢，变为水肿。如此③难可复治，多致毙人。

养生方云：少时，若新产后，急带举重，子阴挺出或倾邪，月水不泻，阴中激痛，下寒④，令人无子。

三、子脏冷无子候

子脏冷无子者，由将摄失宜，饮食不节，乘风取冷，或劳伤过度，致风冷之气乘其经血，结于子脏，子脏则冷，故无子。

四、带下无子候

带下无子者，由劳伤于经血，经血受风邪则成带下，带下之病，白⑤沃与血相兼带而下也。病在子脏，胞内受邪，故令无子也。

诊其右手关后尺中脉，浮为阳，阳绝者，无子脉也。苦足逆冷，带下故也⑥。

五、结积无子候

五脏之气积，名曰积。脏积之生，皆因饮食不节，当风取冷过度。其子脏劳伤者，积气结搏于子脏，致阴阳血气不调和，故病结积而无子。

养生方云：月水未绝，以合阴阳，精气入内，令月水不节，内生积聚，令绝子，不复产乳。

---

① 故月水不通：《太平圣惠方》卷七十二《治妇人月水不通无子诸方》无此句，义长。

② 癥：原作"瘕"，据《太平圣惠方》卷七十二《治妇人月水不通无子诸方》改。

③ 如此：《太平圣惠方》卷七十二《治妇人月水不通无子诸方》作"如此之候"，文气较顺。

④ 寒：原作"塞"，形误，据周本改。

⑤ 白：原作"曰"，形误，据文义改。

⑥ 带下故也：《脉经》卷二《平三关阴阳二十四气脉》作"绝产，带下，无子，阴中寒"。

六、数失子候

妇人数失子者，或由乖阴阳之理，或由触犯禁忌，既产之后，而数失儿，乃非腑脏生病，故可以方术防断之也。

七、腹满少气候

腹满少气者，由脏虚而触风冷，风冷搏于血气，故腹满。腹满则气壅在内，而呼吸不足，常如少气之状①，故云少气腹满也。

八、胸胁胀满候

胸胁胀满者，由劳伤体虚，而风冷之气乘之，客于脏腑肠胃之间，搏于血气，血气壅之不宣。气得冷则逆，与血饮②相搏，上抢胸胁，所以令胸胁胀满也。

九、客热候

人血气有阴阳，脏腑有虚实。实则生热，虚则受寒，互相乘加，此人身内阴阳冷热，自相乘也。此云客热者，是体虚而将温过度，外热加之，非腑脏自生，故云客热也。其状，上焦胸膈之间虚热，口燥③，或手足烦热，肠胃之内无实热也。

十、烦满候

烦满者，由体虚受邪，使气血相搏而气逆，上乘于心胸，气否不宣，故令烦满。烦满者，心烦，胸间气满急也。

十一、身体卒痛候

身体卒痛者，由劳动血气而体虚，受于风冷，客其经络。邪气与正气交击于肌肉之间，故身体卒痛也。

十二、左胁痛如刀刺候

左胁偏痛者，由经络偏虚，受风④邪故也。人之经络，循环于身，左右表里皆周遍。若气血调和，不生虚实，邪不能伤。偏虚者，偏受风邪。今此左⑤胁痛者，左边偏受病也。但风邪在于经络，与血气相乘，交争冲击，故痛发如刀刺。

十三、痰候

痰者，由水饮停积在于胸膈所成，人皆有痰，少者不能为害，多则成患。但胸膈饮渍于五脏，则变令眼痛，亦令⑥目眩头痛也。

十四、嗽候

嗽者，肺伤微寒故也。寒之伤人，先伤肺者，肺主气，候皮毛，故寒客皮毛，先伤肺也。其或寒微者，则咳嗽也。

---

① 状：原作"故"，据周本改。
② 饮：《太平圣惠方》卷七十一《治妇人胸胁胀满诸方》无此字。
③ 燥：此下《太平圣惠方》卷七十《治妇人客热诸方》有"心烦"二字。
④ 受风：原脱，据正保本补。
⑤ 左：原作"云"，据周本改。
⑥ 眼痛，亦令：汪本、周本无此四字。

十五、咽中如炙肉脔候

咽中如炙肉脔者，此是胸膈痰结，与气相搏，逆上咽喉之间，结聚，状如炙肉之脔也。

十六、喉痛候

喉痛者，风热毒客于其间故也。十二经脉，有循喉咙者。五脏在内，而经脉循于外。脏气虚，则经络受邪。邪气搏于脏气，则生热。热乘[1]其脉，热[2]搏咽喉，故令喉痛也。

十七、瘿候

瘿病者，是气结所成。其状，颈下及皮宽膇膇然[3]，忧恚思虑，动于肾气，肾气逆，结宕[4]所生。

又，诸山州县人，饮沙[5]水多者，沙搏于气，结颈下，亦成瘿也。

十八、吐血候

吐血者，皆由伤损腑脏所为。夫血外行经络，内荣腑脏。若伤损经络[6]，脏腑[7]则虚，血行失其常理，气逆者吐血。又，怒则气逆，甚则呕血，然忧思惊怒，内伤腑脏，气逆上者，皆吐血也。

十九、口舌出血候

口舌出血者，心脾伤损故也。脾气通于口，心气通于舌，而心主血脉，血荣于脏腑，通于经络。若劳损脏腑，伤动经脉，随其所伤之经虚者，血则妄行。然口舌出血，心脾二脏之经伤也。

二十、汗血候

汗血者，肝心二脏虚故也。肝藏血，而心主血脉，心之液为汗。肝是木，心是火，母子也。血之行，内在腑脏，外通经络。劳伤肝心，其血脉虚者，随液发为汗而出也。

二十一、金疮败坏候

妇人金疮未瘥而交会，动于血气，故令疮败坏。

二十二、耳聋候

耳聋者[8]，风冷伤于肾。肾气通于耳，劳伤肾气，风冷客之，邪与正气相搏，使经气不通，故耳聋也。

二十三、耳聋风肿候

耳聋风肿者，风邪搏于肾气故也。肾气通于耳，邪搏其经，血气壅涩，不得宣发，故结肿也。

---

① 乘：原作"禾"，据汪本、周本改正。
② 热：周本作"而"。
③ 膇膇然：本书卷三十一《瘿候》作"捶捶然"。义通。
④ 宕：正保本作"实"。
⑤ 沙：原脱，据本书卷三十一《瘿候》补。
⑥ 经络：《太平圣惠方》卷七十《治妇人吐血诸方》作"气血"。
⑦ 脏腑：《太平圣惠方》卷七十《治妇人吐血诸方》作"经络"。
⑧ 者：原脱，据周本补。

二十四、眼赤候

眼眦赤者，风冷客于眦[①]间，与血气相搏，而泪液乘之，挟热者，则令眦赤。

二十五、风眩鼻塞候

风眩而鼻塞者，风邪乘腑脏，入于脑也。五脏六腑之精气，皆上注于目，血与气并属于脑。体虚为风邪入脑，则引目。目系急，故令头眩。而腑脏皆受气于肺，肺主气，外候在鼻，风邪入脑，又搏肺气，故头眩而鼻塞。

二十六、鼻衄候

鼻衄者，由伤动血气所为。五脏皆禀血气，血气和调，则循环经络，不涩不散。若劳伤损动，因而生热，气逆流溢入鼻者，则成鼻衄也。

二十七、面黑皯候

面黑皯者，或脏腑有痰饮，或[②]皮肤受风邪，皆令血气不调，致生黑皯。五脏六腑，十二经血，皆上于面。夫血之行，俱荣表里。人或痰饮渍脏，或腠理受风，致血气不和，或涩或浊，不能荣于皮肤，故变生黑皯。若皮肤受风，外[③]治则瘥，腑脏有饮，内疗方愈也。

二十八、面黑子候

面黑子者，风邪搏血气变化所生。夫人血气充盛，则皮肤润悦[④]。若虚损，疵点变生。黑子者，是风邪变其血气所生。若生而有之者，非药可治也。

二十九、蛇皮候

蛇皮者，由风邪客于腠理也。人腠理受于风则闭密，使血气涩浊，不能荣润，皮肤斑剥，其状如蛇鳞，世呼蛇体也。亦谓之蛇皮也。

三十、手逆胪候

手逆胪者，经脉受风邪，血气否涩也。十二经筋脉，有起手指者，其经虚，风邪客之，使血气否涩，皮胪枯剥逆起，谓之逆胪。

三十一、白秃候

头疮有虫，痂白而发秃落，谓之白秃。云是人腹内九虫内蛲虫，值血气虚发动所作也。

三十二、耳后附骨痈候

附骨痈，是风寒搏血脉入深，近附于骨也。十二经之筋脉，有络耳后完骨者，虚则风寒客之，寒气折血，血否涩不通，深附于骨，而成痈也。其状，无头但肿痛。

三十三、肿满水气候

水病，由体虚受风湿，入皮肤，搏津液，津液否涩，壅滞在内不消，而流

---

① 眦：原作"肾"，据宋本、周本改。
② 或：原作"感"，形误，据正保本、周本改。
③ 外：原作"水"，形误，据周本改。
④ 润悦：此下本书卷三十一《黑痣候》有"不生疵瘢"四字。

溢皮肤。所以然者，肾主水，与膀胱合。膀胱为津液之府，津液不消，则水停蓄。其外候，目下如卧蚕，颈边人迎脉动甚也。脾为土，主克水，而脾候肌肉。肾水停积，脾土衰微，不能消之[①]，令水气流溢，浸渍皮肤而肿满。

三十四、血分候

血分病者，是经血先断，而后成水病。以其月水壅塞不通，经血分而为水，故曰血分。妇人月经[②]通流，流[③]则水血消化，若风寒搏于经脉，血结不通，血水而蓄积，成水肿病也。

三十五、卒肿候

夫肿，或风冷，或水气，或热毒。此卒肿，由腠理虚而风冷搏于血气，壅结不宣，故卒然而肿。其状，但结肿而不热是也。

三十六、赤流肿候

赤流肿者，由体虚腠理开，而风热之气客之。风热与血气相搏，挟热毒。其状，肿起色赤，随气流行移易，故云流肿。

三十七、瘀血候

此或月经否涩不通，或产后余秽未尽，因而乘风取凉，为风冷所乘，血得冷则结成瘀也。血瘀在内，则时时体热面黄，瘀久不消，则变成积聚癥瘕也。

三十八、伤寒候

此谓人触冒于寒气而成病。冬时严寒，摄卫周密者，则寒不能伤人。若辛苦劳役，汗出触冒寒气，即发成病，谓之伤寒也。其轻者，微咳嗽，鼻塞，啬啬小寒，嗡嗡微热，数日而歇。重者，头痛体疼，恶寒壮热。而膏腴之人，肌肤脆弱，虽不大触冒，其居处小有失宜，则易伤于寒也。自有四时节内，忽有暴寒伤于人成病者，亦名伤寒，谓之时行伤寒，非触冒所致，言此时通行此气，故为时行也。

三十九、时气候

此谓四时之间，忽有非节之气，伤人而成病也。如春时应暖而反[④]寒，夏时应热而反冷[⑤]，秋时应凉而反热，冬时应寒而反温，言此四时通行此气。一气之至，无问少长，病皆相似，故名为时气也。但言其病，若[⑥]风寒所伤，则轻，状犹如伤寒，小[⑦]头痛，壮热也。若挟毒厉之气则重，壮热烦毒，或心腹胀满，多死也。

四十、疟候

夫疟病者，由夏伤于暑，客在皮肤，至秋因劳动血气，腠理虚而风邪乘之，动前暑热，正邪相击，阴阳交争，阳盛

---

① 之：原脱，据《太平圣惠方》卷六十九《治妇人水气肿满诸方》补。

② 月经：《太平圣惠方》卷六十九《治妇人血分诸方》作"经脉"。

③ 流：正保本、周本、《太平圣惠方》卷六十九《治妇人血分诸方》无此字。

④ 反：原脱，据本书卷九《时气候》补。以下三个"反"字同。

⑤ 冷：《伤寒论·伤寒例》作"凉"。

⑥ 若：原作"名"，形误，据正保本、周本改。

⑦ 小：周本作"少"。义同。

则热，阴盛则寒，阴阳更虚更盛，故发寒热。阴阳相离，则寒热俱歇。若邪动气至，交争复发，故疟休作有时。

其发时节渐晏者，此由邪客于风府，邪循膂而下，卫气一日一夜常大会于风府，其明日日下一节，故其作日晏。其发日早者，卫气之行风府，日下一节，二十一日下至尾骶，二十二日入脊内，上注于伏冲之脉，其行九日，出于缺盆之内，其气既上，故其病发更早。

其间日发者，由邪气内薄五脏，横连募原，其道远，其气深，其行迟，不能日作，故间日作，蓄积乃发。

凡病疟多渴引饮，饮不消，乃变为癖。大肠虚引饮，水入肠胃，则变为利也。

重刊巢氏诸病源候总论卷之四十

妇人杂病诸候四　凡五十论

一、霍乱候

阴阳清浊相干，谓之气乱。气乱在肠胃，为霍乱也。多因饮食过度，冒触风冷，冷气入于腹内，脾气得冷则不消水谷，胃气得冷则吐逆，肠气得冷则下利。其先心痛者先①吐，先腹痛者先利，心腹俱痛，吐利并发。其有头痛壮热而吐利者，由体盛而挟风之气搏之外，与血气交争，故头痛发热也，内乘肠胃，故霍乱吐利也。

二、呕吐候

胃气逆则呕吐。胃为水谷之海，其气不调，而有风冷乘之，冷搏于胃气，胃气逆则呕吐也。

三、婴子小儿注车船候

无问男子、女人，乘车船则心闷乱，头痛吐逆，谓之注车、注船。特由质性自然，非关宿挟病也。

四、与鬼交通候

人禀五行秀气而生，承五脏神气而养。若阴阳调和，则脏腑强盛，风邪鬼魅不能伤之。若摄卫②失节，而血气虚衰，则风邪乘其虚，鬼干其正。然妇人与鬼交通者，脏腑虚，神守弱③，故鬼气得病之也。其状，不欲见人，如有对忤④，独言笑，或时悲泣是也⑤。脉来迟伏，或如鸟⑥啄，皆邪物病也。又，脉来绵绵，不知度数，而颜色不变，此亦病也⑦。

五、梦与鬼交通候

夫脏虚者喜梦。妇人梦与鬼交，亦由腑脏气弱，神守虚衰，故乘虚因梦与鬼交通也。

六、脚气痛⑧弱候

脚气之病，由人体虚，温湿风毒之

----

① 先：原脱，据本书卷二十二《霍乱候》、卷四十二《妊娠霍乱候》补。下一个"先"字同。

② 卫：《太平圣惠方》卷七十《治妇人与鬼交通诸方》作"理"。

③ 神守弱：《太平圣惠方》卷七十《治妇人与鬼交通诸方》作"神不守"。

④ 如有对忤：《太平圣惠方》卷七十《治妇人与鬼交通诸方》作"如在对晤"。

⑤ 也：原脱，据《太平圣惠方》卷七十《治妇人与鬼交通诸方》补。

⑥ 鸟啄：本书卷二《鬼邪候》作"鸡啄"。

⑦ 此亦病也：本书卷二《鬼邪候》作"此邪病也"，《太平圣惠方》卷七十《治妇人与鬼交通诸方》作"亦皆此候也"，义均长。

⑧ 痛：本书卷十三《脚气缓弱候》作"缓"。

气先客于脚，从下而上，动于气，故名
脚气也。江东岭南，土地卑下，风湿之
气易①伤于人。初得此病，多不即觉，或
先无他疾，而忽得之，或因众②病后得
之。此病初甚微，饮食嬉戏，气力如故，
当熟察之。其状：自膝至脚有不仁，或
若③痹，或淫淫如虫行④，或微肿，或酷
冷，或疼痛，或缓纵不随，或挛急，或
有至困能饮食，或有不能食者，或有见
饮食而呕吐⑤、恶闻食臭者，或有物如
指⑥，发于腨⑦肠，逆上冲心，气上者，
或有举体转筋者，或壮热头痛者，或心
胸冲悸，寝处不欲见明，或腹内苦痛而
兼下者，或言语错乱，喜忘误者，或眼
浊，精神昏愦者。此皆其证候也，治之
缓者，便上入腹，腹或肿，胸胁满，上
气贲便死。急者不全日，缓者二三日也。
其病既入脏，证皆相似，但脉有三品。
若脉浮大而缓，宜服续命汤两剂。若风
盛者，宜作越婢汤加术四两。若脉转快
而紧，宜服竹沥汤。若脉微而弱，宜服
风引汤二三剂。其紧快之脉，是三品之
最恶脉也。脉浮大者病在外，沉细者病
在内，皆当急治之。治之缓慢，则上气
便死也。

七、脚气肿满候

　　温湿风毒，从脚而上，故令四肢
懈惰，缓弱疼痹，甚则上攻，名脚气。
而津液为风湿所折，则津液否涩，而
蓄积成水，内则浸渍脏腑，外则流溢
皮肤，故令腠理胀密，水气积不散，
故肿也。

八、淋候

　　淋⑧，肾虚而膀胱热也。膀胱与肾为

表里，俱主水，行于胞⑨者，为小便也。
腑脏不调，为邪所乘，肾虚则小便数，
膀胱热则小便涩。其状，小便痛疼涩数，
淋沥不宣，故谓之淋也。

九、石淋候

　　淋而出石，谓之石淋。肾主水，水
结则化为石，故肾客沙石。肾⑩为热所
乘，则成淋。肾虚则不能制石，故淋而
出石。细者如麻如豆，大者亦有结如皂
荚核状者，发则燥⑪痛闷绝，石出乃歇。

十、胞转候

　　胞转之病，由胞为热⑫所迫，或忍小
便，俱令水气还迫于胞，屈辟不得充张，
外水应入不得入，内溲应出不得出，内
外壅胀⑬不通，故为胞转。其状，小腹急
痛，不得小便，甚者至死。
　　张仲景云：妇人本肥盛，豆举自满，

----

　　① 易：原脱，据本书卷十三《脚气缓弱候》补。
　　② 众：本书卷十三《脚气缓弱候》作"重"。
　　③ 若：《医心方》卷八《脚气形状》作"苦"。
　　④ 行：本书卷十三《脚气缓弱候》作"所缘"，其下并有"或脚指及膝胫洒洒尔或脚屈弱不能行"十六字。
　　⑤ 吐：此下原衍"者"，据本书卷十三《脚气缓弱候》删。
　　⑥ 指：原作"脂"，据本书卷十三《脚气缓弱候》改。
　　⑦ 腨：原作"踹"，形误，据本书卷十三《脚气缓弱候》改。
　　⑧ 淋：本书卷十四《诸淋候》作"诸淋者"。
　　⑨ 行于胞：本书卷十四《诸淋候》作"水入小肠，下于胞，行于阴"。
　　⑩ 肾：此下本书卷十四《石淋候》有"虚"，义长。
　　⑪ 燥：本书卷十四作"塞"。
　　⑫ 热：本书卷十四《胞转候》作"寒热"。
　　⑬ 胀：本书卷十四作"塞"。

今反①羸瘦，豆举空减，胞系了戾，亦致胞转。

十一、小便不利候

肾与膀胱为表里，俱主水。水行小肠，入胞为小便。热搏其脏，热气蕴积，水行则涩，故小便不利也。

十二、小便不通候

水行于小肠，入胞为小便。肾与膀胱俱主水，此二经为脏腑，若内生大热，热气入小肠及胞，胞内热，故小便不通，令小腹胀满，气喘息②也。

十三、大便不通候

三焦五脏不调和，冷热之气结于肠胃③，津液竭燥，大肠壅涩，故大便不通。

张仲景云：妇人经水过多，亡津液者，亦大便难也。

十四、大小便不利候

冷热不调，大小肠有游气，壅在大小肠，不得宣散，蓄积结生热，故大小便涩，不流利也。

十五、大小便不通候

脏腑不和，荣卫不调，阴阳不相通，大小肠否结，名曰关格。关格，故大小便不通。自有热结于大肠，则大便不通，热结于小肠，则小便不通。今大小便不通者，是大小二肠受客热结聚，则大小便不通。此止客热暴结，非阴阳不通流，

故不称④关格，而直云大小便不通。

十六、遗尿候

肾与膀胱为表里，而俱主水。肾气通于阴，而小便，水液之下行者也。肾虚冷，冷气入胞，胞虚冷，不能制小便，故遗尿。

十七、小便数候

肾与膀胱为表里，俱主于水。肾气通于阴，此二经虚，而有热乘之，热则小便涩，虚则小便数，热⑤涩数也。

十八、下利候

肠胃虚弱，为风邪冷热之气所乘，肠虚则泄，故变为利也。此下利是水谷利也。热色黄，冷色白。

十九、滞利候

滞利，由冷热不调，大肠虚，冷热气客于肠间。热气乘之则变赤，冷气乘之则变白，冷热相交，则赤白相杂而连滞不止，名为滞利也。其状，白脓如涕，而有血杂，亦有少血者。如白脓涕而有赤脉如鱼脑，又名鱼脑利。

---

① 今反：原作"全"，据周本、《脉经》卷九《平阴中寒转胞阴吹阴生疮脱下证》改。

② 息：周本作"急"。

③ 三焦……结于肠胃：本书卷十四《大便不通候》作"三焦五脏不和，冷热之气不调，热气偏入肠胃"，义胜。

④ 称：原作"瘅"，据正保本、周本改。

⑤ 热：疑"故"字讹。

二十、血利候

热乘血，入于大肠，为血利也。血之随气，外行经络，内通脏腑，皆无滞积。若冒触劳动，生于热，热乘血散，渗入大肠，肠虚相化①，故血利也。

二十一、阴痒候

妇人阴痒，是虫食所为。三②虫、九虫，在肠胃之间，因脏虚虫动作，食于阴，其虫作势③，微则痒，重者乃痛。

二十二、脱肛候

肛门，大肠候也。大肠虚冷，其气下冲者，肛门反出。亦有因产用力努偃，气冲其肛，亦令反出也。

二十三、阴肿候

阴肿者，是虚损受风邪所为。胞络④虚，而有风邪客之，风气乘于阴，与血气相搏，令气血否涩，腠理壅闭，不得泄越，故令阴肿也。

二十四、阴痛候

阴痛之病，由胞络伤损，致脏虚受风邪。而三虫、九虫因虚动⑤作，食阴则痛者，其状成疮。其风邪乘气⑥冲击而痛者，无疮，但疼痛而已。

二十五、阴疮候

阴疮者，由三虫、九虫动作，侵食所为也。诸虫在人肠胃之间，若腑脏调和，血气充实，不能为害。若劳伤经络，肠胃虚损，则动作侵食于阴，轻者或痒或痛，重者生疮也。

诊其少阴之脉，滑而数者，阴中生疮也。

二十六、阴挺出下脱候

胞络伤损，子脏虚冷，气下冲，则令阴挺出，谓之下脱。亦有因产而用力偃气⑦而阴下脱者。

诊其少阴脉浮动，浮则为虚，动则为悸⑧，故令下脱也。

二十七、阴冷候

胞络劳伤，子脏虚损，风冷客之，冷乘于阴，故令冷也。

二十八、阴中生息肉候

此由胞络虚损，冷热不调，风邪客之，邪气乘于阴，搏于血气，变而生息肉也。其状如鼠乳。

---

① 相化：本书卷十七《血痢候》作"则泄"，义较明。

② 三虫：原作"二虫"，形误，据汪本、周本、本卷《阴痛候》《阴疮候》改。

③ 作势：《太平圣惠方》卷七十三《治妇人阴痒诸方》作"作热"，又，此上《医心方》卷二十一《治妇人阴痒方》有"动"字。

④ 络：原作"经"，形误，据本卷《阴痛候》、《太平圣惠方》卷七十三《治妇人阴肿诸方》改。

⑤ 动：原作"气"，据正保本、周本改。

⑥ 气：此上原衍"风"字，据正保本、周本删。

⑦ 偃气：与本书卷十七《脱肛候》"气嗝"、卷五十《脱肛候》"躯气"义同。

⑧ 悸：《脉经》卷九《平阴中寒转胞阴吹阴生疮脱下证》作"痛"。

二十九、瘕候

此或因带下，或举重，或因产时用力，损于胞门，损于子脏，肠①下乘而成瘕。

三十、痔病候

痔病，由劳伤经络，而血流渗之所成也。而有五种：肛边生疮，如鼠乳出在外，时出脓血者，牡痔也。肛边肿，生疮而出血者，牝痔也。肛边生疮，痒而复痛者，为血脉痔也②。

三十一、寸白候

寸白，是九虫内之一虫也。凡九虫在人腹内，居肠胃之间，腑脏气实，则虫不动，不为人害。虚者，虫便发动滋长，乃至毙人。

又③云：饮白酒，以桑枝贯牛肉炙食④，食生栗、生鱼，仍饮奶酪，能变生寸白者也。

三十二、阴臭候

阴臭，由子脏有寒，寒搏于津液。蕴积，气冲于阴，故变臭也。

三十三、尿血候

血性得寒则凝，得热则流散。若劳伤经络，其血虚热渗入胞，故尿血也。

三十四、大便血候

劳伤经脉则生热，热乘于血，血得热则流散，渗入于大肠，故大便血也。

三十五、失精候

肾与膀胱合，而肾藏精。若劳动膀胱，伤损肾气，则表里俱虚，不收制于精，故失精也。

三十六、乳肿候

足阳明之经，胃之脉也，其直者，从缺盆下于乳。因劳动则腠理⑤虚，受风邪，入于荣卫，荣卫否涩，血气不流，热结于乳，故令乳肿。其结肿不散，则成痈。

三十七、妒乳候

此由新产后，儿未能饮之，及饮不泄，或断儿乳，捻其乳汁不尽，皆令乳汁蓄积，与血气相搏，即壮热大渴引饮，牢强掣痛，手不得近是也。

初觉便以手助捻去其汁，并令傍人助嗍引之，不尔，成疮有脓。其热势盛，则成痈。

三十八、乳痈候

肿结皮薄以泽，是痈也。足阳明之经脉，有从缺盆下于乳者，劳伤血气，其脉虚，腠理虚，寒客于经络，寒搏于

---

① 肠：原作"阳"，据宋本、汪本、正保本、周本改。

② 痒而复痛者为血脉痔也：本书卷三十四《脉痔候》作"痒而复痛出血者脉痔也"。

③ 又云：本书卷十八《寸白虫候》作"或"。

④ 炙食：原脱，据本书卷十八《寸白虫候》补。

⑤ 腠理：此上原衍"足"字，据正保本删。

血，则血涩不通，其气①又归之，气积不散，故结聚成痈。痈气不宣，与血相搏，则生热，热盛乘于血，血化成脓。亦有因乳汁蓄结，与血相搏，蕴积生热，结聚而成乳痈者。

年四十已还，治之多愈。年五十已上，慎，不当治之，多死，不治，自当终年②。又，怀娠③发乳痈肿及体结痈，此无害也。盖④怀胎之痈，病起阳明，阳明胃之脉也，主肌肉，不伤脏，故无害。

诊其右手关上脉，沉则为阴，虚者则病乳痈。乳痈久不瘥，因变为瘘。

养生方云：热食汗出，露乳伤风，喜发乳肿，名吹乳，因喜作痈。

三十九、发乳溃后候

此谓痈疽发于乳，脓溃之后，或虚惙，或疼痛，或渴也。凡发乳溃后，出脓血多，则腑脏虚燥，则渴而引饮。饮入肠胃，肠胃虚，则变下利也。

四十、乳疮候

此谓肤腠理虚，有风湿之气乘虚客之，与血气相搏，而热加之，则生疮也。

四十一、疽发乳候

肿而皮强，上如牛领之皮，谓之疽也。足阳明之脉，有从缺盆下于乳者，其脉虚则腠理开，寒气客之，寒搏于血，则血涩不通，故结肿。而气又归之，热气淳⑤盛，故成疽也。热久不散，则肉败⑥为脓也。

四十二、乳结核候

足阳明之经脉，有从缺盆下于乳者，其经虚，风冷乘之，冷折于血，则结肿⑦。夫肿，热则变败血为脓，冷则核不消。又重疲劳，动气而生热，亦焮烊。

其汤熨针石，别有正方，补养宣导，今附于后。

养生方导引法⑧云：跂踞，以两手从曲脚内入，据地，曲脚加其上，举尻。其可用行气。愈瘰疬、乳痛⑨。交两脚，以两手从曲脚极挽，举十二通，愈瘰疬、乳痛也。

四十三、乳⑩石痈候

乳石痈之状，微强不甚大，不赤，微痛热，热自歇⑪。是足阳明之脉，有下于乳者，其经虚，为风寒气客之，则血

---

① 气：原作"血"，据本卷《疽发乳候》、宋本、《太平圣惠方》卷七十一《治妇人乳痈诸方》改。

② 慎不……自当终年：《太平圣惠方》卷七十一《治妇人乳痈诸方》作"宜速治之，即差。若不治者，多死。"义长。《医心方》卷二十一《治妇人乳痈方》无"不治，自当终年"六字。

③ 怀娠：此上《太平圣惠方》卷七十一《治妇人乳痈诸方》有"中年又"三字。

④ 盖：原作"兼"，据周本、《太平圣惠方》卷七十一《治妇人乳痈诸方》改。

⑤ 淳：周本作"洪"，义同。

⑥ 肉败："肉"，原作"内"，据周本改。又，此二字宋本作一个"故"字。

⑦ 结肿：《太平圣惠方》卷七十一《治妇人乳结核诸方》作"生结核"。

⑧ 导引法：原脱，据周本、本书卷三十一《嗜眠候》、卷三十四《瘰疬候》补。

⑨ 痛：《外台秘要》卷二十三《治寒热瘰疬方·养生方导引法》作"痈"。

⑩ 乳：原脱，据本书目录和本候内容补。下同。

⑪ 自歇：此上本书卷三十二《石痈候》有"时"字。

涩结成痈肿。而寒多热少者，则无大热，但结核如石，谓之乳石痈。

四十四、发背候

五脏不调则致疽。疽者，肿结皮强，如牛领之皮。六腑不和则致痈，痈者，肿结薄以泽是也。腑与脏为表里，其经脉循行于身，俞皆在背。腑脏不调和，而腠理开，受于风寒，折于血，则结聚成肿。深则为疽，浅乃为痈。随寒所客之处，血则否涩不通，热又加之，故成痈疽发背也。

四十五、改訾候

此为内痈发于胁，名为改訾①。由邪气聚在下管，与经络血气相搏所生也。至其变败，状如痈疽。

四十六、发乳后渴候

此谓发乳脓溃之后，血气虚竭，腑脏焦燥，故令渴也。渴引饮不止，饮②入肠胃，则变为下利也。

四十七、发乳下利候

此谓发乳而肠胃虚，受冷则下利也。大肠为金，水谷之道，胃为土，水谷之海也。金、土，子、母。而足阳明为胃之经，其脉有从缺盆下于乳者，因劳伤，其脉虚而受风寒，风寒搏血，气血否涩不通，故结痈肿。肿结皮薄以泽者，为痈。而风气乘虚入胃，则水谷槽粕变败不结聚，肠虚则泄为利。金土、子母俱虚，故发乳而复利也。又，发乳渴引饮多，亦变利也。

四十八、发乳久不瘥候

此谓发乳痈而有冷气乘之，故痈疽结，经久不消不溃，而为冷所客，则脓汁出不尽，而久不瘥。

四十九、发乳余核不消候

此谓发乳之后，余热未尽，而有冷气乘之，故余核不消，复遇热，蕴积为脓。亦有淋沥不瘥，而变为瘘也。

五十、发乳瘘候

此谓因发痈疮，而脓汁未尽，其疮暴瘥，则恶汁内食，后更发，则成瘘者也。

---

① 改訾：《灵枢·痈疽》《太素》卷二十六《痈疽》、《针灸甲乙经》卷十一《寒气客于经络之中发痈疽风成发厉浸淫》作"败疵"。

② 饮：此上本书卷三十三《痈发背渴候》《疽发背渴候》均有"冷"字，义长。

重刊巢氏诸病源候总论卷之四十一

妇人妊娠病诸候上 凡二十论

一、妊娠候

经云：阴搏阳别，谓之有子。此是气血和调，阳施阴化也。

诊其手少阴脉动甚者，任子也。少阴，心脉也，心主血脉。又，肾名胞门、子户。尺中，肾脉也，尺中之脉，按之不绝者，妊娠脉也。三部脉①沉浮正等，按之无断绝者，有娠也。

又，左手沉实为男，右手浮大为女，左右俱沉实，生二男，左右俱浮大，生二女。又，尺脉左偏大为男，右偏大为女，左右俱大，产二子。又，左右手尺脉俱浮，为产二男，不尔②，女作男生。俱沉，为产二女，不尔，男作女生。又，左手尺中脉浮大者，男，右手尺脉沉细者，女。又，得太阴脉为男，得太阳脉为女。太阴脉沉，太阳脉浮。

欲知男女，遣面南行，还复呼之，左回首是男，右回首是女。又，看上圊时，夫从后急呼之，左回首是男，右回首是女。妇人妊娠，其夫左边乳房有核是男，右边乳房有核是女。

妊娠一月，名曰始形③，饮食精熟，酸美受御，宜食大麦④，无食腥辛之物，是谓才贞⑤，足厥阴养之⑥。足厥阴者，肝之脉也。肝主血，一月之时，血流涩，

如不出⑦，故足厥阴养之。足厥阴穴，在足大指歧间白肉际是。

妊娠二月，名曰始膏。无食腥辛之物，居必静处，男子勿劳，百节皆痛，是谓始藏也⑧，足少阳养之。足少阳者，胆之脉也，主于精。二月之时，儿精成于胞里，故足少阳养之。足少阳穴，在足小指间本节后附骨上一寸陷中者是。

妊娠三月，名⑨始胎。当此之时，血

---

① 脉：原脱，据《脉经》卷九《平妊娠分别男女将产诸证》、《千金要方》卷二《妊娠恶阻》补。

② 不尔：此下《脉经》卷九《平妊娠分别男女将产诸证》有"则"字，连下句读。下一个"不尔"同。

③ 始形：《千金要方》卷二《养胎》引《徐之才逐月养胎方》作"始胚"。

④ 酸美受御，宜食大麦："酸美"，《太平圣惠方》卷七十六《妊娠逐月十二经脉养胎慎护法》作"甘美"。"受御"，《医心方》卷二十二《妊妇脉图月禁法》引《产经》作"无御丈夫"，无"宜食大麦"四字。

⑤ 才贞：《千金要方》卷二《养胎》引《徐之才逐月养胎方》作"才正"，义同。

⑥ 养之：此下《千金要方》卷二《养胎》引《徐之才逐月养胎方》有"不可针灸其经"一句。以下七个"养之"下均有此句。

⑦ 如不出：《千金要方》卷二《养胎》引《徐之才逐月养胎方》作"不为力事，寝必安静，无令恐畏"。"如"，周本作"始"，义同。

⑧ 始藏：《千金要方》卷二《养胎》引《徐之才逐月养胎方》作"胎始结"。

⑨ 名：原脱，据文例、《千金要方》卷二《养胎》引《徐之才逐月养胎方》补。

不流，形象始化①，未有定仪，见物而变。欲令见贵盛公王，好人端正庄严，不欲令见伛偻②侏儒，丑恶形人，及猿猴之类。无食姜、兔，无怀刀、绳。欲得男者，操弓矢，射雄鸡，乘肥马于田野，观虎豹及走犬。其欲得女者，则着簪珥环佩，弄珠玑。欲令子美好端正者，数视白璧美玉，看孔雀，食鲤鱼。欲令儿多智有力，则啖牛心，食大麦。欲令子贤良盛德，则端心正坐，清虚和一，坐无邪席，立无偏倚，行无邪径，目无邪视，耳无邪听，口无邪言，心无邪念，无妄喜怒，无得思虑，食无邪③脔，无邪卧，无横足。思欲果瓜，啖味酸菹，好芬芳，恶见秽臭，是谓外象而变④者也。手心主养之。手心主者，脉中精神，内属于心，能混神，故手心主养之。手心主穴，在掌后横文是。

诊其妊娠脉滑疾，重以手按之散者，胎已三月也。

妊娠四月⑤，始受水精，以成血脉。其食宜稻粳，其羹宜鱼雁，是谓盛荣⑥，以通耳目，而行经络。洗浴远避寒暑，是手少阳养之。手少阳者，三焦之脉也，内属于腑。四月之时，儿六腑顺成，故手少阳养之。手少阳穴，在手小指间本节后二寸是也。

诊其妊娠四月，欲知男女，左脉疾为男，右脉疾为女，左右俱疾，为生二子。当此之时，慎勿泻之，必致产后之殃。何谓也？是手少阳三焦之脉，内属于三焦，静形体，和心志，节饮食。

妊娠五月，始受火精，以成其气。卧必晏起，洗浣衣服⑦，深其屋室，厚其衣裳，朝吸天光，以避寒殃。其食宜稻、麦，其羹宜牛、羊，和以茱萸，调以五味，是谓养气，以定⑧五脏者也。一本

云：宜食鱼鳖。足太阴养之。足太阴脾之脉，主四季。五月之时，儿四肢皆成⑨，故足太阴养之。足太阴穴，在足内踝上三寸是⑩也。

诊其妊娠脉，重手按之不散，但疾不滑者，五月也。又，其脉数者，必向坏⑪。脉紧者，必胞阻⑫。脉迟者，必腹满喘。脉浮者，必水坏为肿。

妊娠六月，始受金精，以成其筋。身欲微劳，无得静处，出游于野，数观走犬，及视走马，宜食鸷鸟、猛兽之肉，是谓变腠理筋，以养其爪⑬，以牢其背膂，足阳明养之。足阳明者，胃之脉，

---

① 血不流，形象始化：《千金要方》卷二《养胎》引《徐之才逐月养胎方》无此二句，《太平圣惠方》卷七十六《妊娠逐月十二经脉养胎慎护法》无"血不流"一句。

② 伛偻：此上《太平圣惠方》卷七十六《妊娠逐月十二经脉养胎慎护法》有"贫穷残疾"一句。

③ 邪：原作"到"，形误，据《太平圣惠方》卷七十六《妊娠逐月十二经脉养胎慎护法》改。

④ 变：《千金要方》卷二《养胎》引《徐之才逐月养胎方》作"内感"，义长。

⑤ 四月：此下原衍"之时"二字，据《千金要方》卷二《养胎》引《徐之才逐月养胎方》及上下文例删。

⑥ 盛荣：《千金要方》卷二《养胎》引《徐之才逐月养胎方》作"盛血气"。

⑦ 洗浣衣服：《千金要方》卷二《养胎》引《徐之才逐月养胎方》作"沐浴浣衣"。

⑧ 定：《太平圣惠方》卷七十六《妊娠逐月十二经脉养胎慎护法》作"成"。

⑨ 成：此下《千金要方》卷二《养胎》引《徐之才逐月养胎方》有"无大饥，无甚饱，无食干燥，无自炙热，无劳倦"等句。

⑩ 是：原脱，据文例补。

⑪ 坏：原作"杯"，形误，据周本、《脉经》卷九《平妊娠胎动血分水分吐下腹痛证》改。

⑫ 胞阻：《脉经》卷九《平妊娠胎动血分水分吐下腹痛证》作"胞漏"。

⑬ 爪：《千金要方》卷二《养胎》引《徐之才逐月养胎方》作"力"。

主其口目。六月之时，儿口目皆成①，故足阳明养之。足阳明穴，在太冲上二寸是也。

妊娠七月，始受木精，以成其骨。劳躬摇肢，无使定止，动作屈伸，以运血气②，居处必燥，饮食避寒，常宜食稻粳，以密腠理，是谓养骨牢齿者也。手太阴养之。手太阴者，肺脉，主皮毛。七月之时，儿皮毛已成③，故手太阴养之。手太阴穴，在手大指本节后，白肉际陷中是。

诊其妊娠七月脉，实大牢强者生，沉细者死。怀躯七月，而不可知，时时㽲而转筋者，此为躯㽲。时嚏而动者，非躯也。怀躯七月，暴下斗余水，其胎必倚而堕，此非时孤浆预下故也。

妊娠八月，始受土精，以成肤革。和心静息，无使气极，是谓密腠理而光泽颜色。手阳明养之。手阳明者，大肠脉，大肠主九窍。八月之时，儿九窍皆成④，故手阳明养之。手阳明穴，在大指本节后宛宛中是。

诊其妊娠八月脉，实大牢强弦紧者生，沉细者死。

妊娠九月，始受石精，以成皮毛，六腑⑤百节，莫不毕备。饮醴食甘，缓带自持而待之，是谓养毛发，多⑥才力。足少阴养之。足少阴者，肾之脉，肾主续缕。九月之时，儿脉续缕皆成⑦，故足少阴养之。足少阴穴，在足内踝后微近下前动脉是也。

妊娠十月，五脏俱备，六腑齐通，纳天地气于丹田，故使关节人神咸备，然可预修滑胎方法也⑧。

二、妊娠恶阻候

恶阻病者，心中愦闷，头眩⑨，四肢烦疼⑩，懈惰不欲执作，恶闻食气，欲啖咸酸果实，多睡少起，世云恶食，又云恶字是也⑪。乃至三四月日以上，大剧⑫者，不能自胜举也。此由妇人元本虚羸，血气不足，肾气又弱，兼当风饮冷太过，心下有痰水挟之，而有娠也。经血既闭，水渍⑬于脏，脏气不宣通，故心烦愦闷，气逆而呕吐也。血脉不通，经络否涩，则四肢沉重。挟风则头目眩。

——————

① 皆成：此下《千金要方》卷二《养胎》引《徐之才逐月养胎方》有"调五味，食甘美，无大饱"之句。

② 以运血气：原脱，据《千金要方》卷二《养胎》引《徐之才逐月养胎方》补。

③ 已成：此下《千金要方》卷二《养胎》引《徐之才逐月养胎方》有"无大言，无号哭，无薄衣，无洗浴，无寒饮"数句。

④ 皆成：此下《千金要方》卷二《养胎》引《徐之才逐月养胎方》有"无食燥物，无辄失食，无忍大起"三句。

⑤ 六腑：此上《太平圣惠方》卷七十六《妊娠逐月十二经脉养胎慎护法》有"五脏"二字。

⑥ 多：《千金要方》卷二《养胎》引《徐之才逐月养胎方》作"致"。

⑦ 皆成：此下《千金要方》卷二《养胎》引《徐之才逐月养胎方》有"无处湿冷，无着炙衣"二句。

⑧ 然可预修滑胎方法也：《千金要方》卷二《养胎》引《徐之才逐月养胎方》作"但俟时而生"。

⑨ 头眩：《千金要方》卷二《妊娠恶阻》、《医心方》卷二十二《治妊妇恶阻方》、《太平圣惠方》卷七十五《治妊娠阻病诸方》作"头重眼眩"。

⑩ 烦疼：《千金要方》卷二《妊娠恶阻》、《医心方》卷二十二《治妊妇恶阻方》、《太平圣惠方》卷七十五《治妊娠阻病诸方》作"沉重"，义长。

⑪ 又云恶字是也：《千金要方》卷二《妊娠恶阻》、《太平圣惠方》卷七十五《治妊娠阻病诸方》无此六字。

⑫ 剧：此下《千金要方》卷二《妊娠恶阻》、《医心方》卷二十二《治妊妇恶阻方》有"吐逆"二字，义长。

⑬ 渍：原作"溃"，形误，据《千金要方》卷二《妊娠恶阻》、《医心方》卷二十二《治妊妇恶阻方》、《太平圣惠方》卷七十五《治妊娠阻病诸方》改。

故欲有胎，而病恶阻，所谓欲有胎者，其人月水尚来，而颜色皮肤如常，但苦沉重愦闷，不欲食饮，又不知其患所在，脉理顺时平和，即是欲有胎也。如此经二月日后，便觉不通，则结胎也。

三、妊娠转女为男候

阴阳和调，二气相感，阳施阴化，是以有娠。而三阴所会，则多生女。但妊娠二月，名曰始藏①，精气成于胞里②。至于三月，名曰始胎，血脉不流，象形而变，未有定仪，见物而化，是时男女未分，故未满三月者，可服药方术转之，令生男也。

四、妊娠养胎候

妊娠之人，有宿挟痼疹，因而有娠，或有娠之时，节适乖理，致生疾病，并令腑脏衰损，气力虚羸，令胎不长。故须服药去其疾病，益其气血，以扶养胎也。

五、妊娠禁忌候

妊娠男女未分之时，未有定仪，见物而化，故须端正庄严，清静和一③，无倾视，无邪听。儿在胎，日月未满，阴阳未备，腑脏骨节，皆未成足，故自初讫于将产，饮食居处，皆有禁忌。

六、妊娠胎间水气子满体肿候

胎间水气，子满体肿者，此由脾胃虚弱，腑脏之间有停水，而挟以妊娠故也。妊娠之人，经血壅闭，以养于胎。若挟有水气，则水血相搏，水渍于胎，兼伤腑脏。脾胃主身之肌肉，故气虚弱，肌肉则虚，水气流溢于肌，故令体肿。水渍于胞，则令胎坏。

然妊娠临将产之月，而脚微肿者，其产易。所以尔者，胞藏水血俱多，故令易产，而水乘于外，故微肿，但须将产之月耳。若初妊而肿者，是水气过多，儿未成具，故坏胎也。怀胎脉浮者，必腹满而喘，怀娠为水肿。

七、妊娠漏胞候

漏胞者，谓妊娠数月，而经水时下。此由冲脉、任脉虚，不能约制太阳、少阴之经血故也。冲任之脉，为经脉之海、皆起于胞内。手太阳小肠脉也，手少阴心脉也，是二经为表里，上为乳汁，下为月水。有娠之人，经水所以断者，壅之以养胎，而蓄之为乳汁。冲任气虚，则胞内泄漏，不能制其经血，故月水时下，亦名胞阻。漏血尽，则人毙也。

八、妊娠胎动候

胎动不安者，多因劳役气力，或触冒冷热，或饮食不适，或居处失宜。轻者止转动不安，重者便致伤堕。若其母有疾以动胎，治母则胎安。若其胎有不牢固，致动以病母者，治胎则母瘥。若伤动甚者，候其母，面赤舌青者，儿死母活。母唇口青，口两边沫出者，母子俱死。母面青舌赤，口中沫出，母死子活。

---

① 藏：本卷《妊娠候》作"膏"。
② 里：原作"裹"，形误，据本卷《妊娠候》、周本、《千金要方》卷二《妊娠恶阻》改。
③ 和一：周本作"和平"。

九、妊娠僵仆胎上抢心下血候

此谓行动倒仆，或从高堕下，伤损胞络，致血下动胎，而血伤气逆者，胎随气上抢心。其死生之候，其母舌青者，儿死母活。唇口无沫，儿生。唇青沫出者，母子俱死。唇口青舌赤[1]者，母死儿活。若下血不住，胞燥胎枯，则令胎死。

十、妊娠胎死腹中候

此或因惊动倒仆，或染温疫、伤寒，邪毒入于胞脏，致令胎死。其候，当胎处冷，为胎已死也。

十一、妊娠腹痛候

腹痛，皆由风邪入于腑脏，与血气相击搏所为。妊娠之人，或宿挟冷疹，或新触风邪，疠结而痛。其腹痛不已，邪正相干，血气相乱，致伤损胞络，则令动胎也。

十二、妊娠心痛候

夫心痛，多是风邪痰饮乘心之经络，邪气搏于正气，交结而痛也。若伤心正经而痛者，为真心痛。心为神，统领诸脏，不可受邪。邪若伤之，朝发夕死，夕发朝死。若伤心支别络而痛者，则乍间乍盛，休作有时。妊娠之人，感其病者，痛不已，气乘胞络，伤损子脏，则令动胎。凡胎动，则胎转移不安，不安而动于血者，则血下也。

十三、妊娠心腹痛候

妊娠心腹痛者，或由腹内宿有冷疹，或新触风寒，皆因脏虚而致发动。邪正相击，而并于气，随气下上，上冲于心则心痛，下攻于腹则腹痛，故令心腹痛也[2]。妊娠而痛[3]之者，正邪二气，交击于内，若不时瘥者，其痛冲击胞络，必致动胎，甚则伤堕。

十四、妊娠腰痛候

肾主腰脚，因劳损伤动，其经虚，则风冷乘之，故腰痛。妇人肾以系胞，妊娠而腰痛甚者，多堕胎也。

十五、妊娠腰腹痛候

肾主腰脚，其经虚，风冷客之，则腰痛。冷气乘虚入腹，则腹痛，故令腰腹相引而痛不止。多动胎。腰痛甚者，则胎堕也。

十六、妊娠小腹痛候

妊娠小腹痛者，由胞络宿有冷，而妊娠血不通，冷血相搏，故痛也。痛甚亦令动胎也。

十七、妊娠卒下血候

此谓卒有损动，或冷热不调和，致

---

[1] 唇口青舌赤：原作"唇口赤舌青"，据上《妊娠胎动候》文例、周本改。

[2] 故令心腹痛也：本书卷十六《心腹痛候》作"上下相攻，故心腹绞痛，气不得息"。

[3] 痛：正保本、周本作"病"，义长。

伤于胎，故卒痛，下血不止者，堕胎也。

十八、妊娠吐血候

吐血，皆由腑脏伤所为。忧思惊怒，皆伤脏腑，气逆故吐血。吐血而心闷胸满，未欲止。心闷甚者死。妊娠病之，多堕胎也。

十九、妊娠尿血候

尿血，由劳伤经络而有热，热乘于血，血得热流溢，渗入于胞，故尿血也。

二十、妊娠数堕胎候

阳施阴化，故得有胎。荣卫和调，则经养周足，故胎得安，而能成长。若血气虚损者，子脏为风冷所居，则血气不足，故不能养胎，所以致①胎数堕。候其妊娠而恒腰痛者，喜堕胎也。

---

① 致：原作"故"，形误，据汪本、周本改。

重刊巢氏诸病源候总论卷之四十二

妇人妊娠病诸候下　凡四十一论

一、妊娠伤寒候

冬时严寒，人体虚而为寒所伤，即成病，为伤寒也。轻者啬啬恶寒，噏噏发热，微咳鼻塞，数日乃止。重者头痛体疼，增寒壮热[1]。久不歇，亦伤胎也。

二、妊娠伤寒后复候

冬时严寒，人体虚，触冒之得病，名伤寒。其状，头痛、体疼、壮热。瘥后体虚，尚未平复，或起早，或饮食过度，病更如初，故谓之复也。

三、妊娠时气候

四时之间，忽有非节之气，如春时应暖而反寒，夏时应热而反冷，秋时应凉而反热，冬时应寒而反温，非其节而有其气。一气之至，无人不伤，长少虽殊，病皆相似者，多挟于毒。言此时普行此气，故云时气也。妊娠遇之，重者伤胎也。

四、妊娠温病候

冬时严寒，人有触冒之，寒气伏藏肌骨，未即病，至春而发，谓之温也。亦壮热，大体与伤寒相似。又，冬时应寒而反温，温气伤人即病，亦令壮热，谓之温病。妊娠遇此病热搏于胎，皆损胎也。

五、妊娠热病候

冬时严寒，触冒伤之，藏于肌骨，夏至乃发，壮热，又为暑病。暑病即热病也。此寒气蕴积，发即有毒[2]。妊娠遇之，多致堕胎也。

六、妊娠寒热候

妊娠寒热病者，犹是时气之病也。此病起于血气之损，风邪乘之，致阴阳并隔，阳胜则热，阴胜则寒，阴阳相乘，二气交争，故寒热。其妊娠而感此病者，热甚则伤胎也。

七、妊娠疟[3]候

夫疟者，由夏伤于暑，客于皮肤，

————

① 增寒壮热：《太平圣惠方》卷七十四《治妊娠伤寒诸方》作"先寒后热"。又，"增"，《圣济总录》卷一百五十六《妊娠伤寒》作"憎"。
② 有毒：《太平圣惠方》卷七十四《治妊娠热病诸方》作"为病"。
③ 疟：此上原衍"寒"字，据本书目录及宋本删。本书卷三十九亦作"疟候"，内容与本候同。

至秋因劳动血气，腠理虚，而风邪乘之，动前暑热，正邪相击，阴阳交争，阳盛则热，阴盛则寒，阴阳更虚更盛，故发寒热。阴阳相离，寒热俱歇。若邪动气至，交争则复发，故疟休作有时。

其发时节渐晏者，此由风邪客于风府，循膂而下，卫气一日一夜常大会于风府，其明日日下一节，故其作发日晏。其发日早者，卫气之行风府，日下一节，二十一日下至尾骶，二十二日入脊内，上注于伏冲之脉，其行九日，出于缺盆之内，其气既上，故其病发更早。

其间日发者，由风邪内薄五脏，横连募原，其道远，其气深，其行迟，不能日作，故间日蓄积乃发。

八、妊娠下利候

春伤于风，邪气留连，遇肠胃虚弱，风邪因而伤之，肠虚则泄，故为下利，然此水谷利也。

九、妊娠滞利候

冷热不调，肠虚者，冷热之气客于其间。热气乘之则赤，冷气乘之则白，冷热相交连滞，故赤白如鱼脑鼻涕相杂，为滞利也。

十、妊娠胸胁支满候

妊娠经血不通，上为乳汁，兼以养胎。若宿有停饮者，则血饮相搏，又因冷热不调，动于血饮，血饮乘气逆上，抢于胸胁，胸胁胀满，而气小喘，谓之支满。

十一、妊娠痰候

水饮停积，结聚为痰，人皆有之。少者不能为害，若多则成病，妨害饮食，乃至呕吐。妊娠病之，若呕吐甚者，伤胎也。

十二、妊娠子烦候

脏虚而热，气乘于心，则令心烦。停痰积饮，在于心胸，其冲于[1]心者，亦令烦也。若虚热而烦者，但烦热而已。若有痰饮而烦者，则呕吐涎沫。妊娠之人，既血饮[2]停积，或虚热相搏，故亦烦。以其妊娠而烦，故谓之子烦也。

十三、妊娠霍乱候

阴阳清浊相干，谓之气乱，气乱于肠胃之间，为霍乱也。但饮食过度，冒触风冷，使阴阳不和，致清浊相干，肠胃虚者受之，故霍乱也。先心痛则先吐，先腹痛则先利，心腹俱痛，吐利并发。

有头痛体疼，发热而吐利者，亦为霍乱。所以然者，挟风而有实故也。风折血气，皮肤闭密，血气不得宣，故令壮热。风邪乘其经脉，气上冲于头，则头痛。风气入于肠胃，肠虚则泄利，胃逆则呕吐，故吐利也。吐利甚则烦，腑脏虚故也。又手足逆冷，阳[3]气暴竭，谓

[1] 其冲于："其"，《太平圣惠方》卷七十四《治妊娠心烦热诸方》作"若"，义同。"冲于"，原作"冲冷"，据宋本、《太平圣惠方》卷七十四《治妊娠心烦热诸方》改。
[2] 血饮：《太平圣惠方》卷七十四《治妊娠心烦热诸方》作"饮食"。
[3] 阳：此上周本有"阴"字。

之四逆也。妊娠而病之，吐利甚者，则伤损胎也。

十四、妊娠中恶候

人有忽然心腹刺痛，闷乱欲死，谓之中恶。言恶邪之气，中伤于人也。所以然者，人之血气自养，而精、神为主，若血气不和，则精、神衰弱，故厉毒鬼气①得中之。妊娠病之，亦致损胎也。

十五、妊娠腹满候

妊娠腹满者，由腹内宿有寒冷停饮，挟以妊娠，重因触冷，则冷饮发动，燠②气相干，故令腹满也。

十六、妊娠咳嗽候

肺感于微寒，寒伤于肺，则成咳嗽。所以然者，肺主气，候皮毛，寒之伤人，先客皮毛，故肺受之。又，五脏六腑，俱受气于肺，以四时更王。五脏六腑亦皆有咳嗽，各以其时感于寒，而为咳嗽也。秋则肺受之，冬则肾受之，春则肝受之，夏则心受之。其诸脏咳嗽不已，各传于腑。妊娠而病之者，久不已，伤于胎也。

十七、妊娠胸痹候

胸痹者，由寒气客于脏腑③，上冲胸心④，愊愊如满，噎塞不利⑤，习习如痒⑥而痹痛，胸中栗栗然，饮食不下，谓之胸痹也。而脾胃渐弱，乃至毙人。妊娠而病之，非直妊妇为患，亦伤损于胎也。

十八、妊娠咽喉身体着毒肿候

毒肿者，是风邪厉毒之气，客人肌肉，搏于血气，积聚所成。然邪毒伤人，无有定处，随经络虚处而留止之，故或着身体，或着咽喉。但毒之所停，血则否涩，血气与邪相搏，故成肿也。其毒发于身体，犹为小缓，若着咽喉最急，便肿塞痹痛，乃至水浆不通。毒入攻心，心烦闷。妊娠者，尤宜急救，不尔，子母俱伤也。

十九、妊娠中蛊毒候

蛊毒者，人有以蛇、蝘、蜣螂诸虫，合着一处，令其自相残食，余一个在者，名之为蛊。诸山县人多作而敬事之，因饮食里以毒毙人。又或吐血利血，是食人脏腑则死。又云有缓急，缓者延引日月，急者止在旦夕。以法术知其主，呼之虫去乃瘥。平人遇之尚死，况妊娠者，故子母俱伤也。

二十、妊娠飞尸入腹候

飞尸者，是五尸中一尸也。其游走皮肤，贯穿脏腑，每发刺痛，变作无常，为飞尸也。妊娠病之者，亦损胎也。

---

① 鬼气：《太平圣惠方》卷七十七《治妊娠中恶诸方》无此二字。

② 燠：周本作"邪"，《太平圣惠方》卷七十五《治妊娠心腹胀满诸方》作"与"。

③ 脏腑：此下本书卷三十《胸痹候》有"因虚而发"四字。

④ 心：本书卷三十《胸痹候》作"间"。

⑤ 不利：原脱，据本书卷三十《胸痹候》补。

⑥ 如痒：原脱，据本书卷三十《胸痹候》补。

二十一、妊娠患子淋候

淋者，肾虚膀胱热也。肾虚不能制水则小便数也，膀胱热则水行涩，涩而且数，淋沥不宣。妊娠之人，胞系于肾，肾患虚热成淋，故谓子淋也。

二十二、妊娠大小便不通候

人有腑脏气实，而生于热者，随停积之处成病。若热结大肠，大便不通。热结小肠，小便不通。若大小肠俱为热所结，故烦满，大小便不通也。凡大小便不通则内热，肠胃气逆，令①变干呕也。

二十三、妊娠大便②不通候

三焦五脏不调和，冷热痞结，津液竭燥，肠胃痞涩，蕴积结于肠间，则大便不通，令腹③痞满烦热，甚者变干呕。所以然者，胃内热气逆也。

二十四、妊娠大小便不利候

冷热之气不调，乘于大小肠，则谓之为游气，壅痞而生热，或热病热入大小肠，并令大小便不利也。凡大小便不利，则心胁满，食不下，而烦燥不安也。

二十五、妊娠小便利候

小便利者，肾虚胞冷，不能温制于小便，故小便利也。

二十六、妊娠小便数候

肾与膀胱合，俱主水，肾气通于阴。

肾虚而生热，热④则小便涩，虚则小便数，虚热相搏，虽数起而不宣快也。

二十七、妊娠小便不利候

肾与膀胱合，俱主水，水行入胞为小便。脏腑有热，热入于胞，故令小便不利也。

二十八、妊娠小便不通候

小肠有热，热入于胞，内热结甚者，故小便不通，则心胁小肠⑤俱满，气喘急也。

二十九、妊娠惊胎候

惊胎者，见⑥怀妊月将满，或将产，其胎神识已具，外有劳伤损动，而胎在内惊动也。

三十、妊娠中风候

四时八方之气为风，常以冬至之日候之，风从其乡来者，长养万物。若不从乡来者，为虚风，贼于人⑦，人体虚者

---

① 令：原为"今"，据宋本、周本改。

② 便：此下原衍"秘"字，据本书目录改。

③ 腹：原作"肠"，形误，据周本改。

④ 热：原脱，据《医心方》卷二十二《治妊妇小便数方》及文例补。

⑤ 则心胁小肠：此上《太平圣惠方》卷七十四《治妊娠小便不通诸方》有"若不通"三字；宋本无"小肠"二字。

⑥ 见：《太平圣惠方》卷七十七《治妊娠惊胎诸方》作"是"。

⑦ 贼于人：本书卷三十七《中风候》作"则害万物"。

则中之①。五脏六腑，俞皆在背，脏腑虚，风邪皆从其俞入，人中之，随腑脏所感而发也。

心中风，但偃卧，不得倾侧②，汗出③，若唇赤汗流者④，可治，急灸心俞百壮。若唇⑤或青或白，或黄或黑⑥，此是心坏为水⑦，面目亭亭，时悚动者⑧，皆不可治，五六日而死。

若肝中风，但踞坐，不得低头，若绕两目连额上⑨色微有青，唇青面黄可治，急灸肝俞百壮。若大青⑩黑，面一黄一白者，是肝已伤，不可治，数日而死。

若脾中风，踞而腹满，身通黄，吐咸汁出⑪者，可治，急灸脾俞百壮。若⑫手足青者，不可治。

若肾中风，踞而腰痛，视胁左右，未有黄色⑬如饼粢大者，可治，急灸肾俞百壮，若齿黄赤，鬓发直，面土色者，不可治也。

若肺中风，偃卧而胸满短气，冒闷汗出，视目下鼻上下⑭两边下行至口，色白者⑮可治，急灸肺俞百壮。若色黄者⑯，为肺已伤，化为血，不可治，其人当妄⑰，掇空，或自拈衣⑱，如此数日而死。

妊娠而中风，非止妊妇为病，甚者损胎也。

三十一、妊娠痉候

体虚受风，而伤太阳之经，停滞经络，后复遇寒湿⑲相搏，发则口噤背强，名之为痉。妊娠而发者，闷冒不识人，须臾醒，醒复发，亦⑳是风伤太阳之经作痉也。亦名子痫，亦名子冒也。

三十二、妊娠鬼胎候

夫人腑脏调和，则血气充实，风邪鬼魅不能干之。若荣卫虚损，则精神衰弱，妖魅鬼精，得入于脏，状如怀娠，

① 之：此下《太平圣惠方》卷七十四《治妊娠中风诸方》有"若风邪客于皮肤，入于经络，即顽痹不仁。若入于筋脉，挟寒则挛急歪僻，挟热则弛纵。若入脏腑，则恍惚惊悸"一段。

② 倾侧：《中藏经》卷上《风中有五生死论》作"转侧"。

③ 汗出：此上《千金要方》卷八《论杂风状》有"闷乱冒绝"四字，义长。又，《外台秘要》卷十四《中风及诸风方》无此二字。《中藏经》卷上《风中有五生死论》作"汗自出"。

④ 若唇赤汗流者：《千金要方》卷八《论杂风状》作"若唇正赤，尚"。

⑤ 唇：此下《中藏经》卷上《风中有五生死论》有"面"字，义长。

⑥ 黑：此下《中藏经》卷上《风中有五生死论》有"其色不定，眼瞤动不休者"两句。

⑦ 此是心坏为水：《中藏经》卷上《风中有五生死论》作"心绝也"。

⑧ 面目亭亭，时悚动者：《中藏经》卷上《风中有五生死论》作"眼悚动不休者"。

⑨ 上：原脱，据本书卷三十七《中风候》、卷四十八《中风候》、《医心方》卷三《风病证候》补。

⑩ 青：原作"胸"，据本书卷一《中风候》、卷三十七、卷四十八、周本改。

⑪ 吐咸汁出：本书卷三十七《中风候》作"吐咸水，汗出"，义长。汁，《医心方》作"汗"。

⑫ 若：此下《千金要方》卷八《论杂风状》有"目下青"三字。

⑬ 色：原脱，据本书卷一《中风候》、卷三十七《中风候》、卷四十八《中风候》补。

⑭ 下：《千金要方》卷八《论杂风状》无。

⑮ 者：原脱，据本候体例、《千金要方》卷八《论杂风状》、《外台秘要》卷十三《中风及诸风方》补。

⑯ 者：原脱，据《千金要方》卷八《论杂风状》补。

⑰ 妄：此下《千金要方》卷八《论杂风状》有"言"字。

⑱ 掇空或自拈衣：本书卷一《中风候》、《千金要方》卷八《论杂风状》作"掇空指地，或自拈衣寻缝"。

⑲ 寒湿：《太平圣惠方》卷七十四《治妊娠中风痉诸方》作"风寒"。

⑳ 亦是《太平圣惠方》卷七十四《治妊娠中风痉诸方》作"此是"。

故曰鬼胎也。

三十三、妊娠两胎一生一死候

阳施阴化，精盛有余者，则成两胎。胎之在胞，以血气资养，若寒温节适，虚实调和，气血强盛，则胎无伤夭。若冷热失宜，气血损弱，则胎翳燥不育。其两胎而一死者，是血遇于寒，其经养不调，故偏夭死也。候其胎上冷，是胎已死也。

三十四、妊娠胎痿燥候

胎之在胞，血气资养。若血气虚损，胞脏冷者，胎则翳燥，委伏不长。其状，儿在胎都不转动，日月虽满，亦不能生，是其候也。而胎在内痿燥，其胎多死。

三十五、妊娠过年久不产候

过年不产，由挟寒冷宿血在胞而有胎，则冷血相搏，令胎不长，产不以时。若其胎在胞，日月虽多，其胎翳小，转动劳赢，是挟于病，必过时乃产。

三十六、妊娠堕胎后血出不止候

堕胎损经脉，损经脉，故血不止也。泻血多者，便致烦闷，乃至死也。

三十七、妊娠堕胎后血不出候

此由宿有风冷，因堕胎，血冷相搏，气虚逆上者，则血结不出也。其血逆上抢心，则亦烦闷，甚者致死。

三十八、妊娠堕胎衣不出候

此由堕胎初下，妇人力赢，不能更用气产胞，便遇冷，冷则血涩，故胞衣不出也。若胞上掩心，烦闷，乃至于死也。

三十九、妊娠堕胎后腹痛虚乏候

此由堕胎之时，血下过[1]少，后余血不尽，将摄未复，而劳伤气力，触冒风冷，风冷搏于血气，故令腹痛。劳伤血气不复则虚乏。而余血不尽，结搏于内，多变成血瘕，亦令月水不通也。

四十、妊娠堕胎后着风候

堕胎后荣卫损伤，腠理虚疏，未得平复，若起早当风取凉，即着于风。初止赢弱，或饮食减少，气力不即平复。若风挟冷入腹，内搏于血，结成刺痛。若入肠胃，亦下利。入经络，或痹或疼痛。若入太阳之经，则腰背强直成痉，或角弓反张，或口㖞僻，或缓弱不随，或一边挛急，各随所伤处而成病也。

四十一、妊娠欲去胎候

此谓妊娠之人赢瘦，或挟疾病[2]，既不能养胎，兼害妊妇，故去之[3]。

---

[1] 过：原作"遇"，形误，据周本改。
[2] 病：此下《太平圣惠方》卷七十七《治妊娠胎动安不得却须下诸方》有"脏腑虚损，气血枯竭"句。
[3] 兼害妊妇，故去之：《太平圣惠方》卷七十七《治妊娠胎动安不得却须下诸方》作"致胎动而不坚固，终不能安者，则可下之，免害妊妇也"。

重刊巢氏诸病源候总论卷之四十三

妇人将产病诸候　凡三论

一、产法

人处三才之间，禀五行之气，阳施阴化，故令有子。然五行虽复相生，而刚柔刑杀，互相害克。至于将产，则有日游、反支禁忌，若犯触之，或横致诸病。故产时坐卧产处，须顺四时五行之气，故谓之产法也。

二、产防运法

防运者，诸临产若触犯日游、反支诸所禁忌，则令血气不调理，而致运也。其运之状，心烦闷，气欲绝是也，故须预以法术防之。

三、胞衣不出候

有产儿下，苦胞衣不落者，世谓之息胞。由产妇初时用力，比①产儿出而体已疲顿，不能更用气②产胞，经停之间，外冷乘之，则血道否涩，故胞久不出。弥须急以方药救治，不尔，害于儿。所以尔者，胞系连儿脐，胞不出，则不得以时断脐浴洗，冷气伤儿，则成病也。

旧方胞衣久不出，恐损儿者，依法截脐，而以物系其带一头。亦有产而看

产人不用意慎护，而挽牵甚，胞系断者，其胞上掩心，则毙人也。纵令不死，久则成病也。

妇人难产病诸候　凡七论

一、产难候

产难者，或先因漏胎③，去血脏燥④，或子脏宿挟疹病，或触禁忌，或始觉腹痛，产时未到，便即惊动，秽露早下，致子道干涩，产妇力疲，皆令难也。

候其产妇，舌青者，儿死母活。唇青口青，口两边沫出者，子母俱死。面青舌赤，沫出者，母死子活。故将产坐卧产处，须顺四时方面，并避五行禁忌，若有犯触，多令产难。

产妇⑤腹痛，而腰不痛者，未产也。若腹痛连腰甚者，即产。所以然者，肾候于腰，胞系于肾故也。

诊其尺脉，转急⑥如切绳转珠者，即产也。

---

① 比：宋本作"故"。

② 气：此下《太平圣惠方》卷七十七《治胞衣不出诸方》有"力"字，义长。

③ 胎：《医心方》卷二十三《治产难方》、《太平圣惠方》卷七十七《治产难诸方》作"漏"，义同。

④ 脏燥：《医心方》卷二十三《治产难方》作"子脏干燥"。

⑤ 妇：原作"难"，据周本改。

⑥ 转急：原作"转急"，形误，据周本、《太平圣惠方》卷七十七《治产难诸方》改。

二、横产候

横产由初觉腹痛，产时未至，惊动伤早，儿转未竟，便用力产之，故令横也。或触犯禁忌所为。将产坐卧产处，须顺四时方面，并避五行禁忌，若触犯，多致灾祸也。

三、逆产候

逆产者，初觉腹痛，产时未至，惊动伤早，儿转未竟，便用力产之，则令逆也。或触犯禁忌所为[1]。故产处及坐卧，须顺四时方面，并避五行禁忌，若触犯，多致灾祸也。

养生方云：妊娠，大小便勿至非常之去处，必逆产杀人也。

四、产子上逼心候

妊娠将养得所，则气血调和，故儿在胎则安，当产亦易。若节适失宜，则血气乖理，儿在胎则蚝动，至产育亦难。产而子上迫于心者，由产难用力，胎动气逆，胎上冲迫[2]于心也。凡胎上迫于心，则暴闷绝，胎下乃苏，甚者至死。凡产处及坐卧，须顺四时方面，并避五行禁忌，若有触犯，多致灾祸也。

五、产子但趁后孔候

产子但趁后孔者，由[3]坐卧未安，匆遽强㖞，气暴冲击，故儿失其道。妇人产有坐有卧，若坐产者，须正坐，傍人扶抱肋腰持捉之，勿使倾斜，故儿得顺其理。卧产者，亦待卧定，背平着席，体不伛曲，则儿不失其道。若坐卧未安，

身体斜曲，儿正[4]转动，忽遽强㖞，气暴冲击，则令儿趁后孔，或横或逆，皆由产时匆遽，或触犯禁忌，坐卧不安。审所为，故产坐卧须平正，顺四时方面，避五行禁忌，若有触犯，多致灾祸也。

六、产已死而子不出候

产妇已死，而子不出，或触犯禁忌，或产时未到，惊动伤早，或傍看产人抱腰持捉失理，皆令产难，而致胎上掩心，闷绝故死也。候其妇将困乏际，面青舌赤，口沫出者，则母死儿活也。故产处坐卧，须顺四时方面，避五行禁忌，若有触犯，多招灾祸也。

七、产难子死腹中候

产难子死腹中者，多因惊动过早，或触犯禁忌，致令产难。产难则秽沃下，产时未到，秽露已尽，而胎枯燥，故子死腹中。候其产妇舌青黑，及胎上冷者，子已死也。故产处坐卧，须顺四时方面，避五行禁忌，若有触犯，多招灾祸也。

妇人产后病诸候上　凡三十论

一、产后血运闷候

运闷之状，心烦气欲绝是也。亦有去血过多，亦有下血极少，皆令运。若

---

① 所为：原脱，据本卷《横产候》、《医心方》卷二十三《治逆产方》补。

② 迫：宋本、《太平圣惠方》卷七十七《治妊娠胎上逼心诸方》作"逼"，义同。

③ 由：原作"内"，形误，据文义改。

④ 正：原作"心"，据《太平圣惠方》卷七十七《治妊娠胎上逼心诸方》改。又，周本作"身"。

产去血过多，血虚气极，如此而运闷者，但烦闷而已。若下血过少，而气逆者，则血随气上掩于心，亦令运闷，则烦闷而心满急①。二者为异。亦当候其产妇血下多少，则知其产后应运与不运也。然烦闷不止，则毙人。凡产时当向坐卧②，若触犯禁忌，多令运闷，故血下或多或少。是以产处及坐卧，须顺四时方面，避五行禁忌，若有触犯，多招灾祸也。

二、产后血露不尽候

凡妊娠当风取凉，则胞络有冷，至于产时，其血下必少。或新③产而取风凉，皆令风冷搏于血，致使血不宣消，蓄积在内，则有时血露淋沥下不尽。

三、产后恶露不尽腹痛候

妊娠取风冷过度，胞络有冷，比产血下则少。或新产血露未尽，而取风凉，皆令风冷搏于血，血则壅滞不宣消，蓄积在内，内有冷气，共相搏击，故令痛也。甚者，则变成血癥，亦令月水不通也。

四、产后血上抢心痛候

产后气虚挟宿④寒，寒搏于血，血则凝结不消，气逆上者，则血随气⑤上抢，冲击而心痛也。凡产，余血不尽，得冷则结，与气相搏则痛。因重遇于寒，血结弥甚，变成血癥，亦令月水否涩不通。

五、半产候

半产，谓妊娠儿骨节腑脏渐具，而日月未足，便产也。多因劳役惊动所致，

或触犯禁忌亦然也。

六、产后血癥痛候

新产后，有血气相击而痛者，谓之癥痛。癥之言假也，谓其痛浮假无定处也。此由宿有风冷，血气不治，至产血下少，故致此病也。不急治，多成积结，妨害月水，轻则否涩，重则不通。

七、产后风虚肿候

夫产伤血劳气，腠理则虚，为风邪所乘。邪搏于气，不得宣泄⑥，故令虚肿。轻浮如吹者⑦，是邪搏于气，气肿也。若皮薄如熟李状，则变为水肿也。气肿发汗即愈，水肿利小便即瘥。

八、产后腹中痛候

产后脏虚，或宿挟风寒，或新触冷，与气相击搏，故腹痛。若气逆上者，亦令心痛、胸胁痛也。久则变成疝瘕。

九、产后心腹痛候

产后气血俱虚，遇风寒乘之，与血

① 急：《太平圣惠方》卷八十《治产后血运闷绝诸方》作"气满"，义长。
② 坐卧：此下《太平圣惠方》卷八十《治产后血运闷绝诸方》有"之处"二字。
③ 新：湖本作"将"。
④ 宿：《太平圣惠方》卷八十《治产后恶血冲心诸方》作"于"。
⑤ 气：原脱，据《太平圣惠方》卷八十《治产后恶血冲心诸方》补。
⑥ 泄：《太平圣惠方》卷七十九《治产后风虚浮肿诸方》作"越"，义长。
⑦ 如吹者：《太平圣惠方》卷七十九《治产后风虚浮肿诸方》无此三字。

气相击，随气而上冲于心，或下攻于腹，故令心腹痛。若久痛不止，则变成疝瘕。

十、产后心痛候

产后脏虚，遇风冷客之，与血气相搏，而气逆者，上攻于心之络则心痛。凡心痛，乍间乍甚，心之支别络为邪所伤也。若邪伤心之正经，为真心痛，朝发夕死，夕发朝死。所以然者，心为诸脏之主，不受邪，邪伤即死也。

十一、产后小腹痛候

此由产时恶露下少，胞络之间有余血者，与气相击搏，令小腹痛也。因重遇冷则血结，变成血瘕，亦月水不利也。

十二、产后腰痛候

肾主腰脚，而妇人以肾系胞。产则劳伤肾气，损动胞络，虚未平复，而风冷客之。冷气乘腰者，则令腰痛也。若寒冷邪气连滞腰脊，则痛久不已。后有娠，喜堕胎。所以然者，胞系肾，肾主腰脊也。

十三、产后两胁腹满痛候

膀胱宿有停水，因产恶露下少，血不宣消，水血壅否，与气相搏，积在膀胱，故令胁腹俱①满，而气动②与水血相击，则痛也，故令两胁腹满痛，亦令月水不利，亦令成血瘕也。

十四、产后虚烦短气候

此由产时劳伤重者，血气虚极，则

其后未得平和，而气逆乘心，故心烦也。气虚不足，故短气也。

十五、产后上气候

肺主气，五脏六腑，俱禀气于肺。产则气血俱伤，脏腑皆损，其后肺气未复，虚竭逆上，故上气也。

十六、产后心虚候

肺主气，心主血脉，而血气通荣腑脏，遍循经络。产则血气伤损，脏腑不足，而心统领诸脏，其劳伤不足，则令惊悸恍惚，是心气虚也。

十七、产后虚烦候

产，血气俱伤，脏腑虚竭，气在内不宣，故令烦也。

十八、产后虚热候

产后腑脏劳伤，血虚不复，而风邪乘之，搏于血气，使气不宣泄，而否涩生热，或肢节烦愦，或唇干燥。但因虚生热，故谓之虚热也。

十九、产后虚羸候

夫产损动腑脏，劳伤气血。轻者，节养将摄，满月便得平复。重者，其日月虽满，气血犹未调和，故虚羸也。然

---

① 俱：《太平圣惠方》卷八十一《治产后两胁胀满诸方》作"胀"。

② 动：《太平圣惠方》卷八十一《治产后两胁胀满诸方》无。

产后虚羸，将养失所，多沉滞劳瘠，乍起乍卧。风冷多则辟瘦，颜色枯黑，食饮不消。风热多则腿退虚乏，颜色无异于常，食亦无味。甚伤损者，皆着床，此劳瘠也。

二十、产后风冷虚劳候

产则血气劳伤，腑脏虚弱，而风冷客之，风冷搏于血气，血气不能自温于肌肤，使人虚乏疲顿，致羸损不平复，谓之风冷虚劳。若久不瘥，风冷乘虚而入腹，搏于血则否涩，入肠则下利不能养①，或食不消，入②子脏，并③胞脏冷，亦使无子也。

二十一、产后汗出不止候

夫汗，由阴气虚，而阳气加之。里虚表实，阳气独发于外，故汗出也。血为阴，产则伤血，是为阴气虚也。气为阳，其气实者，阳加于阴，故令汗。汗④出而阴气虚弱不复者，则汗出不止也。凡产后皆血虚，故多汗，因之遇风，则变为痉。纵不成痉，则虚乏短气，身体柴瘦，唇口干燥，久变经水断绝，津液竭故也。

二十二、产后汗血候

肝藏血，心主血脉。产则劳损肝、心，伤动血气。血为阴，阴虚而阳气乘之，即令汗血。此为阴气大虚，血气伤动，故因汗血出，乃至毙人。

二十三、产后虚渴候

夫产水血俱下，腑脏血燥，津液不足，宿挟虚热者，燥竭则甚，故令渴。

二十四、产后余疾候

产后余疾，由产劳伤腑脏，血气不足，日月未满，而起早劳役，虚损不复，为风邪所乘，令气力疲乏，肌肉柴瘦。若风⑤冷入于肠胃，肠胃虚冷，时变下利。若入搏于血，则经水否涩。冷搏气血，亦令腹痛。随腑脏虚处，乘虚伤之，变成诸疾。以其因产伤损，余势不复，致羸瘠疲顿，乍瘥乍甚，故谓产后余疾也。

二十五、产后中风候

产则伤动血气，劳损腑脏，其后未平复，起早劳动，气虚而风邪乘虚伤之，致发病者，故曰中风。若风邪冷气，初客皮肤经络，疼痹不仁，若乏少气。其人筋脉挟寒，则挛急喎⑥僻。挟湿则强，脉缓弱⑦。若入伤诸脏腑，恍惚惊悸。随其所伤腑脏经络，而为诸疾。

凡中风，风先客皮肤，后因虚入伤五脏，多从诸脏俞入。

若心中风，但得偃卧，不得倾⑧侧，

---

① 养：疑为"食"之形误。

② 入：原作"人"，形误，据周本、《太平圣惠方》卷八十一《治产后风虚劳损诸方》改。

③ 并：《太平圣惠方》卷八十一《治产后风虚损诸方》作"则"。

④ 汗：周本无此字。

⑤ 风：原作"气"，据正保本改。

⑥ 喎：原作"过"，据周本、《太平圣惠方》卷七十八《治产后中风诸方》改。

⑦ 挟湿则强，脉缓弱："湿"，原作"渴"，据周本、《太平圣惠方》卷七十八《治产后中风诸方》改。"脉缓弱"，《太平圣惠方》卷七十八《治产后中风诸方》作"纵缓虚弱"，无"强"字。

⑧ 倾：《中藏经》卷上《风中有五生死论》作"转"。

汗出①。若唇赤汗流者②可治，急灸心俞百壮。若唇③或青或白，或黄或黑④，此是心坏为水⑤，面目亭亭，时悚动者⑥，皆不可复治，五六日而死。

若肝中风，踞⑦坐，不得低⑧头，若绕两目⑨连额上，色微有青⑩，唇青面黄，可治，急灸肝俞百壮。若大青黑，面一黄一白者，是肝已伤，不可复治，数日而死。

若脾中风，踞而腹满，体通黄，吐咸水出⑪，可治，急灸脾俞百壮。若⑫手足青者，不可复治也。

肾中风，踞而腰痛，视胁左右，未有黄色如饼䊉大者，可治，急灸肾俞百壮。若齿黄赤，鬓发直⑬，面土色，不可复治也。

肺中风，偃卧，而胸⑭满短气，冒闷汗出，视目下鼻上⑮两边下行至口，色白者⑯，可治，急灸肺俞百壮。若色黄者⑰，为肺已伤，化为血，而不可复治。其人当妄⑱，掇空，或自拈衣⑲，如此数日而死。

二十六、产后中风口噤候

产后中风口噤者，是血⑳气虚，而风入于颔㉑颊夹口之筋也。手三阳之筋㉒，结入于颔颊㉓，产则劳损腑脏，伤动筋脉，风乘之者，其三阳之筋偏虚，则风偏搏之，筋得风冷则急，故令口噤也。

二十七、产后中风痉候

产后中风痉者，因产伤动血脉，脏腑虚竭，饮食未复，未满日月，荣卫虚伤，风气得入五脏，伤太阳之经。复感寒湿，寒搏于筋则发痉。其状，口急噤，背强直，摇头马鸣，腰为反折，须臾十

① 汗出：此上《千金要方》卷八《论杂风状》有"闷乱冒绝"四字，义长。又，《外台秘要》卷十四《中风及诸风方》无此二字。《中藏经》卷上《风中有五生死论》作"汗自出"。

② 若唇赤汗流者：《千金要方》卷八《论杂风状》作"若唇正赤，尚"。

③ 若唇："若"字原脱，据本书卷一、卷三十七、卷四十二、卷四十八等《中风候》补。又，"唇"下《中藏经》卷上《风中有五生死论》有"面"字，义长。

④ 黑：此下《中藏经》卷上《风中有五生死论》有"其色不定，眼睛动不休者"两句。

⑤ 此是心坏为水：《中藏经》卷上《风中有五生死论》作"心绝也"。

⑥ 面目亭亭，时悚动者："动"，原作"听"，据本书卷一、卷三十七、卷四十二、卷四十八诸卷《中风候》、周本改。又，全句《中藏经》卷上《风中有五生死论》作"眼悚动不休者"。

⑦ 踞：原作"视"，据本书卷一、卷三十七、卷四十二、卷四十八等《中风候》及周本改。

⑧ 低：原作"眩"，据本书卷一、卷四十二、卷四十八诸卷《中风候》及周本改。

⑨ 目：原作"日"，形误，据本书卷一、卷三十七、卷四十二、卷四十八诸卷《中风候》及汪本、周本改。

⑩ 色微有青：原作"灸微指青"，据本书卷一、卷三十七、卷四十二、卷四十八诸卷《中风候》及周本改。

⑪ 吐咸水出：本书卷一、卷四十二、卷四十八诸卷《中风候》作"吐咸汁出者"，卷三十七《中风候》作"吐咸水，汗出者"。"水"，《医心方》卷三《风病证候》作"汗"。

⑫ 若：此下《千金要方》卷八《论杂风状》有"目下青"三字。

⑬ 直：原脱，据本书卷一、卷三十七、卷四十二、卷四十八诸卷《中风候》及宋本、汪本、周本补。

⑭ 胸：原作"胁"，据本书卷一、卷三十七、卷四十二、卷四十八诸卷《中风候》及宋本补。

⑮ 下：《千金要方》卷八《论杂风状》无此字。

⑯ 者：原脱，据本候体例，《千金要方》卷八《论杂风状》、《外台秘要》卷十三《中风及诸风方》补。

⑰ 者：原脱，据《千金要方》卷八《论杂风状》补。

⑱ 妄：此下《千金要方》卷八《论杂风状》"言"字。

⑲ 掇空，或自拈衣：本书卷一、《千金要方》卷八《论杂风状》作"掇空指地，或自拈衣寻缝"。

⑳ 血：原作"其"，据《医心方》卷二十三《治产后中风口噤方》、《太平圣惠方》卷七十八《治产后中风口噤诸方》改。

㉑ 颔：原作"额"，形误，据本书卷一《风口噤候》、卷三十七《中风口噤候》，及本候文例改。

㉒ 筋：原作"节"，形误，据本书卷一、卷三十七、卷四十八诸卷《中风口噤候》、周本、《太平圣惠方》卷七十八《治产后中风口噤诸方》改。

㉓ 颊：原脱，据本书卷一、卷三十七、卷四十八诸卷《中风口噤候》补。

发。气急如绝，汗出如雨，手拭不及者，皆死。

二十八、产后中柔风候

柔风者，四肢不收，或缓或急，不得俯仰也。由阴阳俱虚，风邪乘之，风入于阳则表缓，四肢不收也。入于阴则里急，不得俯仰①也。产则血气皆损，故阴阳俱虚，未得平复，而风邪乘之故也。

二十九、产后中风不随候

产后腑脏伤动，经络虚损，日月未满，未得平复，而起早劳动，风邪乘虚入。邪搏于阳经者，气行则迟，机关缓纵，故令不随也。

三十、产后风虚癫狂候

产后血气俱虚，受风邪，入并于阴则癫。忽发，卧地吐涎，口㖞目急，手足缭左②，又无所觉知，良久乃苏是也。邪入并于阳则狂，发则言语倒错，或自高贤，或骂詈不避尊卑是也。产则伤损血气，阴阳俱虚，未平复者，为风邪所乘，邪乘血气，乍并于阳，乍并于阴，故癫狂也。

---

① 俯仰：《外台秘要》卷十四《柔风方》作"伸息者"，《医心方》卷三《治柔风方》作"仰息也"。

② 缭左：本书卷三十七《癫狂候》作"缭戾"。义同。

重刊巢氏诸病源候总论卷之四十四

妇人产后病诸候下　凡四十一论

一、产后月水不利候

手太阳、少阴之经，主下为月水。太阳，小肠之经，少阴，心之经也。心主血脉，因产伤动血气，其后虚损未复，而为风冷客于经络，冷搏于血，则血凝涩，故令月水不利也。

二、产后月水不调候

夫产伤动血气，虚损未复，而风邪冷热之气，客于经络，乍冷乍热，冷则血结，热则血消，故令血或多或少，乍在月前，乍在月后，故为不调也。

三、产后月水不通候

夫产伤动血气，其后虚损未平复，为风冷所伤。血之为性，得冷则凝结。故风冷伤经血，结于胞络之间，故令月水不通也。凡血结月水不通，则变成血瘕。水血相并，后遇脾胃衰弱，肌肉虚者，变水肿也。

四、产后带下候

带下之病，由任脉虚损。任脉为经络之海，产后血气劳损未平复，为风冷所乘，伤于任脉，冷热相交，冷多则白多，热多则赤多也，相兼为带下也[1]。

又云：带下有三门，一曰胞门，二曰龙门，三曰玉门。产后属胞门，谓因产伤损胞络故也。

五、产后崩中恶露不尽候

产伤于经血，其后虚损未平复，或劳役损动，而血暴崩下，遂因淋沥不断时来，故谓崩中恶露不尽。

凡崩中，若小腹急满，为内有瘀血，不可断之，断之终不断[2]，而加小腹胀满，为难矣[3]。若无瘀血，则可断，易治也。

六、产后利候

产后虚损未平复而起早，伤于风冷，风冷乘虚入于大肠，肠虚则泄，故令利也。产后利若变为血利，则难治，世谓之产子利也。

---

［1］　相兼为带下也：本书卷三十七《带下候》作"致令胞络之间秽液与血相兼，连带而下"。

［2］　断：《太平圣惠方》卷七十九《治产后崩中诸方》作"能瘥"。

［3］　矣：正保本、《太平圣惠方》卷七十九《治产后崩中诸方》作"治"，汪本、周本作"愈"。

七、产后利肿候

因产劳伤荣卫，脾胃虚弱，风冷乘之，水谷不结，大肠虚则泄成利也。利而肿者，脾主土，候肌肉，土性本克水，今脾气衰微，不能克消①于水，水气流溢，散在皮肤，故令肿也。

八、产后虚冷洞利候

产劳伤而血气虚极，风冷乘之，入于肠胃，肠胃虚而暴得冷，肠虚则泄，遇冷极虚，故变洞利也。

九、产后滞利候

产后虚损，冷热之气客于肠间②，热乘血，血渗于肠则赤。冷搏肠间，津液则变白。其冷热相交，故赤白相杂，连滞不止，故谓滞利也。

十、产后冷热利候

产后脏虚，而冷热之气入于肠胃，肠虚则泄，故成冷热利。凡利色青与白，为冷，黄与赤，为热。不止③，热甚则变生血痢④，冷极则生白脓。脓血相杂，冷热不调，则变滞利也。

十一、产后客热利候

产后脏虚，而热气乘之，热入于肠，肠虚则泄，故为客热利，色黄是也。热甚，则黄赤而有血也。

十二、产后赤利候

赤利，血利也。因产后血虚，为热气所乘，热搏，血渗入肠，肠虚而泄，为血利。凡血利皆是多热，热血不止，蕴瘀成脓血利也。

十三、产后阴下脱候

产而阴脱者，由宿有虚冷，因产用力过度，其气下冲，则阴下脱也。

十四、产后阴道痛肿候

脏气宿虚，因产风邪乘于阴，邪与血气相搏，在其腠理，故令痛。血气为邪所壅否，故肿也。

十五、产后阴道开候

子脏宿虚，因产冷气乘之，血气得冷，不能相荣，故令开也。

十六、产后遗尿候

因产用气，伤于膀胱，而冷气入胞囊，胞囊缺漏，不禁小便，故遗尿。多因产难所致。

十七、产后淋候

因产虚损，而热气客胞内，虚而起

---

① 消：本书卷十七《痢兼肿候》作"制"，义同。

② 肠间：汪本、周本作"肠胃"。

③ 不止：此上周本有"久"字。

④ 痢：原脱，据文义补。

数，热则泄①少，故成淋也。

十八、产后渴利候

渴利者，渴而引饮，随饮随小便，而谓之渴利也。膀胱与肾为表里，膀胱为津液之府。妇人以肾系胞，产则血水俱下，伤损肾与膀胱之气，津液竭燥，故令渴也。而肾气下通于阴，肾虚则不能制水，故小便数，是为渴利也。

十九、产后小便数候

胞内宿有冷，因产气虚，而冷发动，冷气入胞，虚弱不能制其小便，故令数。

二十、产后尿血候

夫产伤损血气，血气则虚，而挟于热，搏于血，血得热流散，渗于胞，故血随尿出，是为尿血。

二十一、产后大小便血候

夫产伤动血气，腑脏劳损，血伤未复，而挟于热，血得热则妄行。大肠及胞囊虚者，则血渗入之，故因大小便而血出也。

二十二、产后大小便不通候

大小肠宿有热，因产则血水俱下，津液暴竭，本挟于热，大小肠未调和，故令大小便涩②结不通也。

二十三、产后大便不通候

肠胃本挟于热，因产又水血俱下，

津液竭燥，肠胃否涩，热结肠胃，故大便不通也。

二十四、产后小便不通候

因产动气，气冲于胞，胞转屈辟，不得小便故也。亦有小肠本挟于热，因产水血俱下，津液竭燥，胞内热结，则小便不通也。然胞转则小腹胀满，气急绞痛，若虚热津液竭燥者，则不甚胀急，但不通。津液生，气和，则小便也。

二十五、产后小便难候

产则津液空竭，血气皆虚，有热客于胞者，热停积，故小便否涩而难出。

二十六、产后呕候

胃为水谷之海，水谷之精，以为血气，血气荣润腑脏。因产则腑脏伤动，有血虚而气独盛者，气乘肠胃，肠胃燥涩，其气则逆，故呕，不下食也。

二十七、产后咳嗽候

肺感微寒，则成咳嗽。而肺主气，因产气虚，风冷伤于肺，故令咳嗽也。

二十八、产后时气热病候

四时之间，忽有非节之气而为病者，谓之时气。产后体虚，而非节之热气伤

---

① 泄：《医心方》卷二十三《治产后淋病方》作"溲"，《太平圣惠方》卷七十九《治产后小便淋涩诸方》作"小便"二字。

② 涩：宋本作"秘"。

之，故为产后时气热病也。

诊其脉，弦小者，足温则生，足寒则死。凡热病，脉应浮滑，而①悬急，以②为不顺，手足应温而反冷，为四逆，必死也。

二十九、产后伤寒候

触冒寒气而为病，谓之伤寒。产妇血气俱虚，日月未满，而起早劳动，为寒所伤，则啬啬恶寒，吸吸微热，数日乃歇，重者，头及骨节皆痛，七八日乃瘥也。

三十、产后寒热候

因产劳伤血气，使阴阳不和，互相乘克，阳胜则热，阴胜则寒，阴阳相加，故发寒热。

凡产，余血在内，亦令寒热，其腹时刺痛者是也。

三十一、产后疟候

夫③疟者，由夏伤于暑，客在皮肤，至秋因劳动血气，腠理虚，而风邪乘之，动前暑热，正邪相击，阴阳交争，阳盛则热，阴盛则寒，阴阳更盛④，故发寒热。阴阳相离，则寒热俱歇。若邪动气至，交争复发，故疟休作有时。

其发时节渐晏者，此由邪客于风府，邪循膂而下，卫气一日一夜常大会于风府，其明日下一节，故其作日晏。其发早者，卫气之行风府，日下一节，二十一日至尾骶，二十二日入脊内，上注于伏冲之脉，其行九日，出于缺盆之内，其气既上，故其病发更早。

其间日发者，由邪气内薄五脏，横连募原，其道远，其气深，其行迟，不能日作，故间日蓄积乃发。

三十二、产后积聚候

积者阴气，五脏所生，聚者阳气，六腑所成。皆由饮食失节，冷热不调，致五脏之气积，六腑之气聚。积者，痛不离其部。聚者，其痛无有常处。所以然者，积为阴气，阴性沉伏，故痛不离其部。聚为阳气，阳性浮动，故痛无常处。产妇⑤血气伤损，腑脏虚弱，为风冷所乘，搏于脏腑，与气血相结，故成积聚也。

三十三、产后癥候

癥病之候，腹内块，按之牢强，推之不移动是也。产后而有癥者，由脏虚，余血不尽，为风冷所乘，血则凝结而成癥也。

三十四、产后癖候

癖病之状，胁下弦急刺痛是也。皆由饮食冷热不调，停积不消所成。产后脏虚，为风冷搏于停饮，结聚故成癖也。

三十五、产后内极七病候

产后血气伤竭，为内极七病，则旧

---

① 而：此下周本有"反"字，义长。

② 以：周本无此字。"以"，在此作"此"解。

③ 夫：原作"大"，据宋本、正保本、汪本、周本改。

④ 更盛：本书卷三十九《疟候》、卷四十二《妊娠疟候》作"更虚更盛"。

⑤ 产妇：《太平圣惠方》卷七十九《治产后积聚癥块诸方》作"产后"。

方所云七害也。一者害食，二者害气，三者害冷，四者害劳，五者害房，六者害任，七者害睡。皆产时伤动血气，其后虚极未平复，犯此七条，而生诸病。

凡产后气血内极，其人赢疲萎黄，冷则心腹绞痛，热则肢体烦疼，经血否涩，变为积聚癥瘕也。

三十六、产后目𥄔候

目不痛不肿，但视物不明，谓之目𥄔。肝藏血，候应于目，产则血虚，肝气不足，故目𥄔也。

三十七、产后耳聋候

肾气通耳，而妇人以肾系胞。因产血气伤损，则肾气虚。其经为风邪所乘，故令耳聋也。

三十八、产后虚热口生疮候

产后口生疮者，心脏虚热。心开窍于口，而主血脉。产后血①虚，脏有客热，气上冲胸膈，熏发于口，故生疮也。

三十九、产后身生疮候

产则血气伤损，腠理虚，为风所乘，风邪与血气相搏，脏腑生②热，重发肌肤，故生疮也。

四十、产后乳无汁候

妇人手太阳、少阴之脉，下为月水，上为乳汁。妊娠之人，月水不通，初以养胎，既产则水血俱下，津液暴竭，经血不足者，故无乳汁也。

四十一、产后乳汁溢候

妇人手太阳少阴之脉，上为乳汁。其产虽血水俱下，其经血盛者，则津液有余，故乳汁多而溢出也。

---

① 血：此下汪本、周本有"气"字。
② 生：原作"上"，形误，据周本改。

重刊巢氏诸病源候总论卷之四十五

小儿杂病诸候一　凡二十九论

一、养小儿候

经说①：年六岁已上为小儿，十八②已上为少年，三十已上为壮年③，五十已上为老年也。其六岁已还④者，经所不载，是以乳下婴儿⑤病难治者，皆无所承按故也⑥。中古有巫方⑦，立小儿《颅囟经》以占夭寿，判疾病死生，世所相传，始⑧有小儿方焉。逮乎晋宋，推⑨诸苏家，传袭⑩有验，流于人间。

小儿始生，肌肤未成，不可暖衣，暖衣则令筋骨缓弱。宜时见风日，若都不见风日，则令肌肤脆软，便易伤损。皆当以故絮着衣⑪，莫用新绵也。天和暖无风之时，令母将抱日中嬉戏，数见风日，则血凝气刚，肌肉硬密，堪耐风寒，不致疾病。若常藏在帏帐之内，重衣温暖，譬如阴地之草木，不见风日，软脆不任风寒。又当薄衣，薄衣之法，当从秋习之，不可以春夏卒减其衣，则令中风寒。从秋习之，以渐稍寒，如此则必耐寒。冬月但当着两薄襦，一复裳耳，非不忍见其寒⑫，适当佳耳。爱而暖之，适所以害之也⑬。又当消息，无令汗出，汗出则致虚损，便受风寒。昼夜寤寐，皆当慎之。

其饮乳食哺，不能无痰癖，常当节

适乳哺。若微不进乳⑭，仍当将护之。凡不能进乳哺，则宜下之，如此则终不致

---

① 经说：《千金要方》卷五上《序例》引《小品方》作"《小品方》云"。

② 十八：《千金要方》卷五上《序例》引《小品方》作"十六"。

③ 三十已上为壮年："三十"，原作"二十"，形误，据《针灸甲乙经》卷六《内外形诊老壮肥瘦病且慧夜甚大论》、《千金要方》卷五上《序例》引《小品方》改。"壮年"，原作"少年"，据宋本、汪本、周本、《千金要方》卷五上《序例》引《小品方》、《医心方》卷二十五《小儿方例》改。

④ 已还：《千金要方》卷五上《序例》引《小品方》《太平圣惠方》卷八十二《小儿序论》作"以下"，义同。

⑤ 儿：此下《千金要方》卷五上《序例》引《小品方》有"有"字。

⑥ 皆无所承按故也：《千金要方》卷五上《序例》引《小品方》作"皆为无所承据也"。

⑦ 巫方：《千金要方》卷五上《序例》引《小品方》作"巫妨"。

⑧ 始：原脱，据《千金要方》卷五上《序例》引《小品方》补。

⑨ 推：此上《千金要方》卷五上《序例》引《小品方》有"江左"二字。

⑩ 袭：《千金要方》卷五上《序例》引《小品方》作"习"。

⑪ 着衣：《千金要方》卷五上《序例》作"衣之"。

⑫ 非不忍见其寒："非"，宋本作"令"。全句《太平圣惠方》卷八十二《小儿初生将护法》作"常令不忍其寒"。

⑬ 适所以害之："适"，《医心方》卷二十五《小儿调养方》作"过"。"之"，原脱，据《医心方》卷二十五《小儿调养方》、《太平圣惠方》卷八十二《小儿初生将护法》补。

⑭ 乳：原脱，据《太平圣惠方》卷八十二《小儿初生将护法》补。

寒热也。

又，小儿始生，生气尚盛，无有虚劳，微恶则须下之，所损不足言①，及其愈病，则致深益。若不时下，则成大疾，疾成则难治矣。其冬月下之，难将护，然有疾者，不可不下。夏月下之后，腹中常当小胀满，故当节哺乳，将护之，数日间，又节哺之②，当令多少有常剂。

儿稍大，食哺亦当稍增。若减少者，此是腹中已有小不调也，便当微将③药，勿复哺之，但当乳之，甚者十许日，轻者五六日，自当如常。若都不肯食哺，而但饮乳者，此是有癖，为疾重，要当下之。不可不下，不下则致寒热，或吐而发痫，或致下利，此皆病重，不早下之所为也，则难治。先治其轻时，儿不耗损，而病速除矣。

小儿所以少病痫者，其母怀娠，时时劳役，运动骨血，则气强，胎养盛故也。若侍御多，血气微，胎养弱，则儿软脆易伤，故多病痫。

儿皆须着帽、项衣，取燥，菊花为枕枕之。儿母乳儿，三时摸儿项风池，若壮热者，即须熨，使微汗。微汗不瘥，便灸两风池及背第三椎、第五椎、第七椎、第九椎，两边各二壮，与风池凡为十壮④。一岁儿七壮，儿大者，以意节度，增壮数可至三十壮，惟风池特令多，七岁以上可百壮。小儿常须慎护风池，谚云：戒养小儿，慎护风池。风池在颈项筋两辕之边，有病乃治之。疾微，慎不欲妄针灸，亦不用辄吐下，所以然者，针灸伤经络，吐下动腑脏故也。但当以除热汤浴之，除热散粉之，除热赤膏摩之，又以脐中膏涂之⑤。令儿在凉处，勿禁水洗⑥，常以新水洗⑦。

新生无疾，慎不可逆针灸。逆针灸则忍痛动其五脉⑧，因喜⑨成痫。河洛间土地多寒，儿喜病痉。其俗生儿三日，喜逆灸以防之，又灸颊以防噤。有⑩噤者，舌下脉急，牙车筋急，其土地寒，皆决舌下去血，灸颊以防⑪噤。江东⑫地温无此疾。古方既传有逆针灸之法，今人不详南北之殊，便按方用之，多害于小儿。是以田舍小儿，任⑬自然，皆得无横夭⑭。

又云：春夏决定不得下小儿⑮，所以尔者，小儿腑脏之气软弱，易虚易实，下则下焦必益虚，上焦生热，热则增痰，

---

① 所损不足言：《太平圣惠方》卷八十二《小儿初生将护法》作"所下勿虑虚损"。

② 又节哺之：《千金要方》卷五上《序例》作"又乳哺小儿"，义长。

③ 将：《太平圣惠方》卷八十二《小儿初生将护法》作"与"，义同。

④ 各二壮，与风池凡为十壮：《太平圣惠方》卷八十二《小儿初生将护法》作"各二穴，其灸炷如麦粒大"。

⑤ 又以脐中膏涂之：《千金要方》卷五上《序例》作"又以膏涂脐中"，义长。

⑥ 洗：宋本、《千金要方》卷五上《序例》、《太平圣惠方》卷八十二《小儿初生将护法》作"浆"。

⑦ 洗：《千金要方》卷五上《序例》、《太平圣惠方》卷八十二《小儿初生将护法》作"饮之"。

⑧ 动其五脉：原作"动则脉"，宋本作"动其脉"，周本作"动经脉"。据《千金要方》卷五上《序例》、《太平圣惠方》卷八十二《小儿初生将护法》改、补。

⑨ 因喜：原倒作"喜因"，据周本、《千金要方》卷五上《序例》乙正。

⑩ 有：周本作"凡"。

⑪ 防：宋本作"治"。

⑫ 江东：《千金要方》卷五上《序例》作"吴蜀"。

⑬ 任：此下《千金要方》卷五上《序例》、《太平圣惠方》卷八十二《小儿初生将护法》有"其"字。

⑭ 无横夭：宋本作"无此疾"，《千金要方》卷五上《序例》作"无有夭横也"。

⑮ 儿：此下《太平圣惠方》卷八十二《小儿初生将护法》有"则任其自然"一句。

痰则成病，自非当病，不可下也。

二、变蒸候

小儿变蒸者，以长血气也。变[1]者上气，蒸者体热。变蒸有轻重，其轻者，体热而微惊，耳冷髋[2]亦冷，上唇头白泡[3]起，如死[4]鱼目珠子，微汗出，而近者五日而歇，远者八九日乃歇。其重者，体壮热而脉乱，或汗或不汗，不欲食，食辄吐哯，无所苦也。变蒸之时，目白睛微赤，黑睛微白，亦无所苦。蒸毕，自明了矣。

先变五日，后蒸五日，为十日之中热乃除。变蒸之时，不欲惊动，勿令傍边多人。变蒸或早或晚，依时如法者少也。

初变之时，或热甚者，违日数不歇。审计日数，必是变蒸，服黑散发汗[5]。热不止者，服紫双丸，小瘥便止，勿复服之。其变蒸之时，遇寒加之，则寒热交争，腹痛夭矫，啼不止者，熨之则愈。

变蒸与温壮、伤寒相似，若非变蒸，身热，耳热，髋亦热，此乃为他病，可为余治。审是变蒸，不得为余治。

其变日数，从初生至三十二日一变。六十四日再变，变且蒸。九十六日三变[6]。一百二十八日四变，变且蒸。一百六十日五变。一百九十二日六变，变且蒸。二百二十四日七变。二百五十六日八变，变且蒸。二百八十八日九变。三百二十日十变，变且蒸。积三百二十日小变[7]蒸毕，后六十四日复大蒸[8]，后百二十八日复大蒸[9]，积五百七十六日，大小蒸毕也[10]。

三、温壮候

小儿温壮者，由腑脏不调，内有伏热，或挟宿寒，皆搏于胃气。足阳明为胃之经，主身之肌肉。其胃不和调，则气行壅涩，故蕴积体热，名为温壮。

候小儿大便，其粪黄而臭，此腹内有伏热，宜将服龙胆[11]汤。若粪白而酢臭，则挟宿寒不消，当服紫双丸。轻者少服药，令默除之。甚者小增药，令微利。皆当节乳哺数日，令胃气和调。若不节乳哺，则病易复，复则伤其胃气，令腹满。再三利尚可，过此则伤小儿矣。

四、壮热候

小儿壮热者，是小儿血气盛，五脏

---

① 变：此上《千金要方》卷五上《序例》、《外台秘要》卷三十五《小儿变蒸论》、《太平圣惠方》卷八十二《治小儿变蒸诸方》有"其变蒸之候"五字。

② 髋：《千金要方》卷五上《序例》、《外台秘要》卷三十五《小儿变蒸论》、《太平圣惠方》卷八十二《治小儿变蒸诸方》作"尻"。下同。

③ 泡：宋本作"疣"。

④ 死：《千金要方》卷五上《序例》无此字。

⑤ 服黑散发汗：《千金要方》卷五上《序例》作"当其时有热微惊，慎不可治及灸刺，但和视之"。

⑥ 变：此下原衍"变者丹孔出而泄也，至"九字，据《千金要方》卷五上《序例》、《外台秘要》卷三十五《小儿变蒸论》、《太平圣惠方》卷八十二《治小儿变蒸诸方》删。

⑦ 二十日小变："二"原作"三"，据《千金要方》卷五上《序例》改。"变"，原脱，据《外台秘要》卷三十五《小儿变蒸论》、《太平圣惠方》卷八十二《治小儿变蒸诸方》补。

⑧ 后六十四日复大蒸：原脱，据《千金要方》卷五上《序例》补。

⑨ 复大蒸："大"字原脱，据《千金要方》卷五上《序例》、《外台秘要》卷三十五《小儿变蒸论》、《太平圣惠方》卷八十二《治小儿变蒸诸方》补。又，此下《千金要方》卷五上《序例》有"凡小儿自生三十二日一变，再变为一蒸。凡十变而五小蒸，又三大蒸"一段文字。

⑩ 也：此下《千金要方》卷五上《序例》有"乃成人。小儿所以变蒸者，是荣其血脉，改其五脏。故一变竟，辄觉情态有异"一段文字。

⑪ 胆：原作"须"，据《千金要方》卷五上《惊痫》改。

生热，熏发于外，故令身体壮热。大体与温壮相似，而有小异。或挟伏热，或挟宿寒。其挟伏热者，大便黄而臭。挟宿寒者，粪白而有酸气。

此二者，腑脏不调，冷热之气，俱乘肠胃。蕴积染渐而发，温温然热不甚盛，是温壮也。其壮热者，是血气盛，熏发于外，其发无渐，壮热甚，以此为异。若壮热不歇，则变为惊。极重者，亦变痫也。

五、惊候

小儿惊者，由血气不和，热实在内，心神不定，所以发惊，甚者掣缩，变成痫。

又，小儿变蒸亦微惊，所以然者，亦由热气①所为。但须微发惊，以长血脉，不欲大惊。大惊乃灸惊脉，若五六十日灸者，惊复更甚，生百日后，灸惊脉，乃善耳。

六、欲发痫候

夫小儿未发痫欲发之候，或温壮连滞，或摇头弄舌，或睡里惊掣，数啮齿，如此是欲发痫之证也。

七、痫候

痫者，小儿病②也。十岁已上为癫，十岁已下为痫。其发之状，或口眼相引，而目睛上摇③，或手足掣纵④，或背脊强直，或颈项反折，或屈指如数⑤。诸方说痫⑥，名证不同，大体其发之源，皆因三种。三种者，风痫、惊痫、食痫是也。风痫者，因衣厚汗出，而风入为之。惊痫者，因惊怖大啼乃发。食痫者，因乳哺不节所成。然小儿气血微弱，易为伤动，因此三种，变作诸痫。

凡诸痫正发，手足掣缩，慎勿捉持之，捉则令曲突不随也。

八、发痫瘥后身体头面悉肿满候

凡痫发之状，或口眼相引，或目睛上摇，或手足掣纵，或背脊强直，或头项反折，或屈指如数。皆由以儿当风取凉，乳哺失节之所为也。其痫瘥后而肿满者，是风痫。风痫，因小儿厚衣汗出，因风取凉而得之。初发之状，屈指如数，然后掣缩是也。其痫虽瘥，气血尚虚，而热未尽，在皮肤与气相搏，致令气不宣泄，故停并成肿也。

九、发痫瘥后六七岁不能语候

凡痫发之状，口眼相引，或目睛上摇，或手足瘛疭，或背脊强直，或头项反折，或⑦屈指如数。皆由以儿当风取

---

① 气：此下《太平圣惠方》卷八十五《治小儿惊热诸方》有"盛"字。

② 病：《太平圣惠方》卷八十五《治小儿一切痫诸方》作"恶病"。

③ 摇：《太平圣惠方》卷八十五《治小儿一切痫诸方》作"戴"。

④ 掣纵：《太平圣惠方》卷八十五《治小儿一切痫诸方》作"瘛纵"，义同。

⑤ 或屈指如数：原脱，据本卷《发痫瘥后身体头面悉肿满候》《发痫瘥后六七岁不能语候》《发痫瘥后更发候》补。

⑥ 痫：原作"癫"，形误，据《医心方》卷二十五《治小儿痫病方》、《太平圣惠方》卷八十五《治小儿一切痫诸方》改。

⑦ 或：原脱：据本卷《发痫瘥后身体头面悉肿满候》《发痫瘥后更发候》补。

凉，乳哺失节之①所为也。而痫发瘥后不能语者，是风痫。风痫，因儿衣厚汗出，以儿乘风取凉太过，为风所伤得之。其初发之状，屈指如数，然后发瘛疭是也。心之声为言，开窍于口②，其痫发虽止，风冷之气，犹滞心之络脉，使心气不和，其声不发，故不能言也。

十、惊痫候

惊痫者，起于惊怖大啼，精神伤动，气脉不定，因惊而发作成痫也。初觉儿欲惊，急持抱之，惊自止。故养小儿常慎惊，勿闻大声。每持抱之间③，常当安徐，勿令怖。又，雷鸣时常塞儿耳，并作余细声以乱之。

惊痫当按图灸之，摩膏④，不可大下。何者？惊痫心气不定⑤，下之内虚，则甚难治⑥。凡诸痫正发，手足掣缩，慎不可捉持之，捉之则令曲突不随也。

十一、风痫候

风痫者，由乳养失理，血气不和，风邪所中。或衣厚汗出，腠理开，风因而入⑦。初得之时，先屈指如数，乃发掣缩是也。当与猪心汤。

又，病先身热，瘛疭惊啼叫⑧唤，而后发痫，脉浮者，为阳痫，内在六腑，外在肌肤，犹易治。病先身冷，不惊瘛，不啼唤⑨，乃成病，发时脉沉者，为阴痫，内在五脏，外在骨髓，极者难治。

病发时，身软时醒者，谓之痫。身强直，反张如弓⑩，不时醒者，谓之痉。

诊其心脉满大，痫瘛⑪筋挛，肝脉小急，亦痫瘛筋挛。尺寸脉俱浮，直上直下，此为督脉，腰背强直，不得俯仰。小儿风痫，三部脉紧急，其⑫痫可治。小

儿脉多似雀斗⑬，要以三部脉为主，若紧者，必风痫。

凡诸痫发，手足掣缩，慎勿捉⑭持之，捉则令曲突不随也。

十二、发痫瘥后更发⑮候

痫发之状，或口眼相引，或⑯目睛上摇，或手足瘛疭，或背脊强直，或头项反折，或屈指如数。皆由以儿⑰当风取凉，乳哺失节之所为。其瘥之后而更发者，是余势未尽，小儿血气软弱，或因

---

① 之：原脱，据汪本补。

② 口：疑"舌"字之误。

③ 间：《太平圣惠方》卷八十五《治小儿惊痫诸方》作"时"字。

④ 摩膏：《太平圣惠方》卷八十五《治小儿惊痫诸方》作"或摩膏治之"。

⑤ 定：宋本、《太平圣惠方》卷八十五《治小儿惊痫诸方》作"足"。

⑥ 则甚难治：《千金要方》卷五上《惊痫》作"益令甚尔，惊痫甚者，特为难治"。

⑦ 风因而入：《太平圣惠方》卷八十五《治小儿风痫诸方》作"腠理开张，当风解脱，风邪因兹而入"。

⑧ 叫：原脱，据《千金要方》卷五上《惊痫》补。

⑨ 唤：《太平圣惠方》卷八十五《治小儿风痫诸方》作"笑"。

⑩ 弓：原作"尸"，据《千金要方》卷五上《惊痫》、《太平圣惠方》卷八十五《治小儿风痫诸方》改。

⑪ 痫瘛：《太平圣惠方》卷八十五《治小儿风痫诸方》作"瘛疭"。

⑫ 其：原脱，据《太平圣惠方》卷八十五《治小儿风痫诸方》补。

⑬ 斗：《太平圣惠方》卷八十五《治小儿风痫诸方》作"啄"。

⑭ 捉：原脱，据本卷痫候及惊痫候补。

⑮ 发：原作"患"，据本书目录改。

⑯ 或：原脱，据本卷《发痫瘥后身体头面悉肿满候》《发痫瘥后六七岁不能语候》补。

⑰ 以儿：原脱，据本卷《发痫瘥后身体头面悉肿满候》《发痫瘥后六七岁不能语候》补。

乳食不节，或风冷不调，或更惊动，因而重发。如此者，多成常瘀。凡诸痫正发，手足掣缩，慎勿捉①持之，捉则令曲突不随也。

十三、伤寒候

伤寒者，冬时严寒，而人触冒之，寒气入腠理，搏于血气，则发寒热，头痛体疼，谓之伤寒。又，春时应暖而反寒，此非其时有其气，伤人即发病，谓之时行伤寒者②。小儿不能触冒寒气，而病伤寒者，多由大人解脱之时久，故令寒气伤之，是以小儿亦病之。

诊其脉来，一投③而止者，便是得病一日，假令六投而止者，便是得病六日。其脉来洪者易治，细微者难治也。

十四、伤寒解肌发汗候

伤寒，是寒气客于皮肤，寒从外搏于血气，腠理闭密，冷气在内，不得外泄，蕴积生热④，故头痛、壮热、体疼。所以须解其⑤肌肤，令腠理开，津液为汗，发泄其气，则热歇。

凡伤寒，无问长幼男女，于春夏宜发汗。又，脉浮大宜发汗，所以然者，病在表故也。

十五、伤寒挟实壮热候

伤寒，是寒气客于皮肤，搏于血气，腠理闭密，气不宣泄，蕴积生热，故头痛、体疼而壮热。其人本脏气实者，则寒气与实气相搏，而壮热者，谓之挟实。实者有二种，有冷有热，其热实，粪黄而臭。其冷实，食不消，粪白而酸气。比⑥候知之。其内虽有冷热之殊，外皮肤

皆壮热也。

十六、伤寒兼惊候

伤寒，是寒气客于皮肤，搏于血气，使腠理闭密，气不宣泄，蕴积生热，故头疼、体痛而壮热也。其兼惊者，是热乘心，心主血脉，小儿血气软弱，心神易动，为热所乘，故发惊。惊不止，则变惊痫也。

十七、伤寒大小便不通候

伤寒，是寒气客于皮肤，搏于血气，使腠理闭密，气⑦不宣泄，蕴积生热，故头痛、体疼而壮热。其大小⑧便不通，是寒搏于气而生热，热流入大小肠，故涩结不通。凡大小便不通，则内热不歇，或干呕，或言语。而气还逆上，则心腹胀满也。

十八、伤寒腹满候

伤寒，是寒气客于皮肤，搏于血气，使腠理闭密，气不宣泄，蕴积生热，故头痛、体疼而壮热。其腹满者，是热入腹，传于脏，脏气结聚，故令腹满。若挟毒者，则腹满，心烦，懊闷，多死。

---

① 捉：原脱，据本卷痫候及惊痫候、《太平圣惠方》卷八十五《治小儿患痫病瘥后复发诸方》补。

② 者：《太平圣惠方》卷八十四《治小儿伤寒诸方》作"也"。

③ 投：《太平圣惠方》卷八十四《治小儿伤寒诸方》作"动"，义同。

④ 生热：原脱，据文例补。

⑤ 其：原作"共"，形误，据汪本、周本改。

⑥ 比：原作"此"，形误，据汪本改。

⑦ 气：原脱，据文例补。

⑧ 小：原脱，据本候标题补。

十九、伤寒咽喉痛候

伤寒，是寒气客于皮肤，搏于血气，使腠理闭密，气不宣泄，蕴积生热，故头痛，体疼，壮热。其咽喉痛者，是心胸热盛，气上冲于咽喉，故令痛。若挟毒，则喉痛结肿，水浆不入。毒还入心，烦闷者死。

二十、伤寒嗽候

伤寒，是寒气客于皮肤，搏于血气，使腠理闭密，气不宣泄，蕴积生热，故头痛，体疼而壮热。其嗽者，邪在肺。肺候身之皮毛，而主气。伤寒邪气先客皮肤，随气入肺，故令嗽，重者，有脓血也。

二十一、伤寒后嗽候

伤寒，是寒气客于皮肤，搏于血气，使腠理闭密，气不宣泄，蕴积生热，故头痛、壮热、体疼也。瘥后而犹嗽者，是邪气犹停在肺未尽也。寒之伤人，先客皮毛。皮毛肺之候，肺主气，寒搏肺气，入五脏六腑，故表里俱热。热退之后，肺尚未和，邪犹未尽，邪随气入肺，与肺气相搏，故伤寒后犹病嗽也。

二十二、伤寒汗出候

伤寒者，是寒气客于皮肤，搏于血气，使腠理闭密，气不宣泄，蕴积生热，故头痛、体疼、壮热也。而汗出者，阳虚受邪，邪搏于气，故发热。阴气又虚，邪又乘于阴，阴阳俱虚，不能制其津液，所以伤寒而汗出也。

二十三、伤寒余热往来候

伤寒，是寒气客于皮肤，搏于血气，腠理闭密，气不宣泄，蕴积生热，使头痛、体疼而壮热也。其余热往来者，是邪气与正气交争。正气胜，则邪气却散，故寒热俱歇。若邪气未尽者，时干于正气，正气为邪气所干，则壅否还热，故余热往来不已也。

二十四、伤寒已得下后热不除候

伤寒，是寒气客于皮肤，搏于血气，使腠理闭密，气①不得宣泄，蕴积生热，故头痛、体疼而壮热也。若四五日后，热归入里，则宜下之。得利②后，热犹不除者，余热未尽故也③。其状，肉常温温而热也。

二十五、伤寒呕候

伤寒，是寒气客于皮肤，搏于血气，腠理闭密，气不宣泄，蕴积生热，故头痛，体疼而壮热。其呕者，是胃气虚，热乘虚入胃，胃得热则气逆，故呕也。

二十六、伤寒热渴候

伤寒，是寒气客于皮肤，搏于血气，腠理闭密，气不宣泄，蕴积生热，故头痛，体疼而壮热。其渴者，是热入脏，

―――

① 气：原脱，据文例补。
② 得利：此上《太平圣惠方》卷八十四《治小儿伤寒余热不退诸方》有"下之"二字。
③ 也：原脱，据《太平圣惠方》卷八十四《治小儿伤寒余热不退诸方》补。

脏得热则津液竭燥，故令渴也。

二十七、伤寒口内生疮候

伤寒，是寒气客于皮肤，搏于血气，腠理闭塞，气不宣泄，蕴结生热，故头痛体疼而壮热。其口生疮，热毒气在脏，上冲胸膈，气发于口，故生疮也。

二十八、伤寒鼻衄候

伤寒，是寒气客于皮肤，搏于血气，腠理闭塞，气不得宣泄，蕴结毒气，故头痛体疼而壮热。其鼻衄，是热搏于气而乘于血也。肺候身之皮毛，其[①]气开窍于鼻。蕴[②]寒先客皮肤，搏于气而成热。热乘于血，血得热而妄行，发从鼻出者，名鼻衄也。

凡候热病而应衄者，其人壮热，频发汗不出，或未及发汗，而鼻燥喘息，鼻气鸣即衄。凡衄，小儿止一升[③]数合，则热因之得歇[④]，若一升二升者，死。

二十九、伤寒后下利候

伤寒，是寒气客于皮肤，搏于血气，使腠理闭密，气不宣泄，蕴积毒气[⑤]，头痛，体疼而壮热也。其热歇后而利者，是热从表入里故也。表热虽得解，而里热犹停肠胃，与水谷相并，肠胃虚则泄利。其状，利色黄。若壮热不止，则变为血利。若重遇冷，则冷热相加，则变赤白泻利也。

---

① 其：原作"口"，据周本改。
② 蕴：《太平圣惠方》卷八十四《治小儿伤寒鼻衄诸方》作"伤"；周本无此字。
③ 升：此下周本有"或"字。
④ 得歇：原作"为然"，据本书卷四十六《治小儿伤寒鼻衄诸方》及《太平圣惠方》卷八十四《治小儿伤寒鼻衄诸方》改。又，周本"然"作"减"。
⑤ 毒气：此上诸候均作"生热"。

重刊巢氏诸病源候总论卷之四十六

小儿杂病诸候二　凡三十四论

一、时气病候

时气病者，是四时之间，忽有非节之气，如春时应暖而反①寒，夏时应热而反冷，秋时应凉而反热，冬时应寒而反温。其气伤人，为病亦头痛壮热，大体与伤寒相似，无向长幼，其病形证略同。言此时通行此气，故名时气，亦呼为天行。

二、天行病发黄候

四时之间，忽有非节之气伤人，谓之天行，大体似伤寒，亦头痛壮热。其热入于脾胃，停滞则发黄也。脾与胃合，俱象土，其色黄，而候于肌肉。热气蕴积，其色蒸发于外，故发黄也。

三、时气腹满候

时气之病，是四时之间，忽有非节之气伤人，其病状似伤寒，亦头痛壮热也。而腹满者，是热入腹，与脏气相搏，气否涩在内，故令腹满。若毒而满者，毒气乘心，烦懊者死。

四、时气病②结热候

时气之病，是四时之间，忽有非节之气伤人，其病状似伤寒，亦头痛壮热。热入腹内，与腑脏之气相结，谓之结热。热则大小肠否涩，大小便难而苦烦热是也。

五、败时气病候

时气之病，是四时之间，忽有非节之气伤人，其病状似伤寒，亦头痛壮热。若施治早晚失时，投药不与病相会，致令病连滞不已，乍瘥乍剧，或寒或热，败坏之证，无常是也。

六、时气病兼疟候

时气之病，是四时之间，忽有非节之气伤人，其病状似伤寒，亦头痛壮热。而又兼疟者，是日数未满，本常壮热，而邪不退，或乘于阴，或乘于阳。其乘于阳，阳争则热。其乘于阴，阴争则寒。阴阳之气为邪所并，互相乘加，故发寒热成疟也。

七、时气病得吐下后犹热候

时气之病，是四时之间，忽有非节之气伤人，其病似伤寒，亦头痛壮热。

---

① 反：原脱，据本书卷九《时气候》、《太平圣惠方》卷八十四《治小儿时气诸方》补。下同。

② 病：原脱，据本书目录、宋本补。

而得吐下之后，壮热犹不歇者，是肠胃宿虚，而又吐利，则为重虚。其热乘虚而入里，则表里俱热，停滞不歇，故虽吐下而犹热也。

八、时气病后不嗜食面青候

时气之病，是四时之间，忽有非节之气伤人，客于肌肤，与血气相搏，故头痛壮热。热歇之后，不嗜食而面青者，是胃内余热未尽，气满，故不嗜食也。诸阳之气，俱上荣于面。阳虚未复，本带风邪，风邪挟冷，冷搏于血气，故令面青也。

九、时气病发复候

时气之病发复者，是四时之间，忽有非节之气伤人，客于肌肤，搏于血气，蕴积则变壮热头痛。热退之后，气血未和，腑脏热势未尽，或起早劳动，或饮食不节，故其病重发，谓之复也。然发复多重于初病者，血气已虚，重伤故也。

十、温病候

温病者，是冬时严寒，人有触冒之，寒气入肌肉，当时不即发，至春得暖气而发，则头痛壮热，谓之温病。又，冬时应寒而反暖，其气伤人即发，亦使人头痛壮热，谓之冬温病。凡邪之伤人，皆由触冒，所以感之。小儿虽不能触冒，其乳毋抱持解脱，不避风邪冷热之气，所以感病也。

十一、温病下利候

温病者①，是冬时严寒，人有触冒之，寒气入肌肉，当时不即发，至春成病，得暖气而发，则头痛壮热，谓之温病。又，冬时应寒而反暖，其气伤人，即发成病，使人头痛壮热，谓之冬温病也。其下利者，是肠胃宿虚，而感于温热之病，热气入于肠胃，与水谷相搏，肠虚则泄，故下利也。

十二、温病鼻衄候

温病者，是冬时严寒，人有触冒之，寒气入肌肉，当时不即发，至春得暖气而发，则头痛壮热，谓之温病。又冬时应寒而反温，其气伤人，即发成病，谓之冬温病，并皆头痛壮热。气鼻衄者，热乘于气，而入血也。肺候身之皮毛，主于气，开窍于鼻。温病则邪先客皮肤，而搏于气，结聚成热，热乘于血，血得热则流散，发从鼻出者，为衄也。

凡候热病鼻欲衄，其数发汗，汗不出，或初染病已来都不汗，而鼻燥喘息，鼻气有声，如此者必衄也。小儿衄，止至一升数合，热因得歇。若至一斗数升，则死矣。

十三、温病结胸②候

温病，是冬时严寒，人有触冒之，寒气入肌肉，当时不即发，至春得暖气而发，则头痛壮热，谓之温病。又，冬时应寒而反温，其气伤人，即发成病，谓之冬温病，并皆头痛壮热。凡温热之病，四五日之后，热入里，内热腹满者，宜下之。若热未入里，而下之早者，里

① 者：原脱，据本卷《温病候》《温病鼻衄候》补。
② 结胸：原倒作"胸结"，据宋本目录及文义乙正。

虚气逆，热结胸上，则胸痞满短气，谓之结胸也。

十四、患斑毒病候

斑毒之病，是热气入胃。而胃主肌肉，其热挟毒，蕴积于胃，毒气熏发于肌肉。状如蚊蚤所啮，赤斑起，周匝遍体。此病或是伤寒，或时气，或温病，皆由热不时歇，故热入胃，变成毒，乃发斑也。凡发赤斑者，十生一死，黑者，十死一生。

十五、黄病候

黄病者，是热入脾胃，热气蕴结，与谷气相搏，蒸发于外，故皮肤悉黄，眼亦黄。脾与胃合，俱象土，候肌肉，其色黄，故脾胃内热积蒸发，令肌肤黄。此或是伤寒，或时行，或温病，皆有热不时解，所以入胃也。

凡发黄而下利，心腹满者死，诊其脉沉细者死。

又有百日半岁小儿，非关伤寒、温病，而身微黄者，亦是胃热，慎不可灸也，灸之则热甚。此是将息过度所为，微薄其衣，数与除热粉散，粉之自歇，不得妄与汤药及灸也。

十六、黄疸病候

黄疸之病，由脾胃气实，而外有温气乘之，变生热。脾与胃合，候肌肉，俱象土，其色黄。胃为水谷之海，热搏水谷气，蕴结成黄。蒸发于外，身疼膊背强，大小便涩，皮肤面目齿爪皆黄，小便如屋尘色，着物皆黄是也。小便宣利者易治，若心腹满，小便涩者，多难

治也。不渴者易治，渴者难治。脉沉细而腹满者，死也。

十七、胎疸候

小儿在胎，其母脏气有热，熏蒸于胎，至生下小儿体皆黄，谓之胎疸也。

十八、疟病候

疟病者，由夏伤于暑，客于皮肤，至秋因劳动血气，腠理虚而邪[1]乘之，动前暑热，正邪相击，阴阳交争，阳盛则热，阴盛则寒，阴阳更盛更虚，故发寒热。阴阳相离，则寒热俱歇。若邪动气至，交争复发，故疟休作有时。

其发时节渐晏者，此由邪客于风府，邪[2]循膂而下，卫气一日一夜常大会于风府，其明日日下一节，故其作日晏。其发早者，卫气之行风府，日下一节，二十一日下至尾骶，二十二日入脊内[3]，上注于伏冲之脉，其行九日，出于缺盆之内，其气之[4]上，故其病发更早。

其间日发者，由邪气内薄五脏，横连募原，其道远，其气深，其行迟，不能日作，故间日蓄积乃发也。

小儿未能触冒于暑，而亦病疟者，是乳母抱持解脱，不避风者也。

---

① 邪：此上本书卷三十九《疟候》、卷四十二《妊娠疟候》有"风"字。

② 邪：疑为衍文；本书卷十一《疟病候》、卷四十二《妊娠疟候》均无。

③ 内：原作"肉"，据本书卷十一《疟病候》、卷三十九《疟候》、卷四十二《妊娠疟候》及汪本、周本改。

④ 之：本书卷十一《疟病候》、卷三十九《疟候》、卷四十二《妊娠疟候》均作"既"。

十九、疟后余热候

夫风邪所伤，是客于皮肤，而痰饮渍于脏腑，致令血气不和，阴阳交争。若真气胜，则邪气退，邪气未尽，故发疟也。邪气虽退，气血上[1]虚，邪气干于真气，脏腑壅否，热气未散，故余热往来也。

二十、患疟后胁内结硬候

疟是夏伤于暑热，客于皮肤，至秋复为风邪所折，阴阳交争，故发寒热。其病正发，寒热交争之时，热气乘脏，脏则燥而渴，渴而引饮，饮停成癖，结于胁下，故瘥后胁内生结硬也。

二十一、疟后内热渴引饮候

疟病者，是夏伤于暑热，客于皮肤，至秋复为风邪所折，阴阳交争，故发寒热成疟。凡疟发欲解则汗，汗则津液减耗。又热乘于脏，脏[2]虚燥。其疟瘥之后，腑脏未和，津液未复，故内犹热渴而引饮也。若引饮不止，小便涩者，则变成癖[3]也。

二十二、寒热往来候

风邪外客于皮肤，内而痰饮渍于腑脏，致令血气不和，阴阳更相乘克，阳胜则热，阴胜则寒。阴阳之气，为邪所乘，邪与正相干，阴阳交争，时发时止，则寒热往来也。

二十三、寒热往来五脏烦满候

风邪外客于皮肤，内而痰饮渍于腑脏，致令血气不和，阴阳交争，故寒热往来。而热乘五脏，气积不泄，故寒热往来，而五脏烦满。

二十四、寒热往来腹痛候

风邪外客于皮肤，内而痰饮渍于腑脏，血气不和，则阴阳交争，故寒热往来。而脏虚本挟宿寒，邪入于脏，与寒相搏，而击于脏气，故寒热往来而腹痛也。

二十五、寒热结实候

外为风邪客于皮肤，内而痰饮渍于腑脏，使血气不和，阴阳交争，则发寒热。而脏气本实，复为寒热所乘，则积气在内，使人胸胁心腹烦热而满，大便苦难，小便亦涩，是为寒热结实。

二十六、寒热往来食不消候

风邪外客于皮肤，内有痰饮渍于腑脏，使血气不和，阴阳交争，则寒热往来。其脾胃之气，宿挟虚冷，表虽寒热，而内冷发动，故食不消也。

二十七、寒热往来能食不生肌肉候

风邪外客于皮肤，内而痰饮渍于腑脏，使血气不和，阴阳交争，故发寒热往来。胃气挟热，热则消谷，谷消则引食。阴阳交争，为血气不和，血气不和，则不能充养身体。故寒热往来，虽能食

---

① 上：汪本、周本即作"尚"，义通。

② 脏：《太平圣惠方》卷八十四《治小儿疟疾诸方》作"则生"二字。

③ 癖：此上《太平圣惠方》卷八十四《治小儿疟疾诸方》有"饮"字。

而不生肌肉也。

二十八、胃中有热候

小儿血气俱盛者，则腑脏皆实，故胃中生热。其状，大便则黄，四肢温壮，翕然体热者是也①。

二十九、热烦候

小儿脏腑实，血气盛者，表里俱热，则苦烦躁②不安，皮肤壮热也。

三十、热渴候

小儿血气盛者，则腑脏生热，热则脏燥，故令渴③。

三十一、中客忤候

小儿中客忤者，是小儿神气软弱，忽有非常之物，或未经识见之人触之，与鬼神气相忤而发病，谓之客忤也，亦名中客，又名中人。其状，吐下青黄白色，水谷解离，腹痛反倒夭矫，面变易五色，其状似痫，但眼不上摇耳，其脉弦急数者是也。若失时不治，久则难治。若乳母饮酒过度，醉及房劳喘后乳者，最剧，能杀儿也。

三十二、为鬼所持候

小儿神气软弱，精爽微羸，而神魂被鬼所持录④。其状，不觉有余疾，直尔萎黄，多大啼唤，口气常⑤臭是也。

三十三、卒死候

小儿卒死者，是三虚而遇贼风，故无⑥病仓卒而死也。三虚者，乘年之衰，一也。逢月之空，二也。失时之和，三也。有人因此三虚，复为贼风所伤，使阴气偏竭于内，阳气阻隔于外，而⑦气壅闭，阴阳不通，故暴绝而死也。若腑脏气⑧未竭，良久乃苏。亦有兼挟鬼神气者，皆有顷邪退，乃生也。

凡中客忤及中恶卒死，而邪气不尽，停滞心腹，久乃发动，多变成注也。

三十四、中恶候

小儿中恶者，是鬼邪之气卒中于人也。无问大小，若阴阳顺理，荣卫平和⑨，神守⑩则强，邪不干正。若精气衰弱，则鬼毒恶气中之。其状，先无他病，卒然心腹刺痛，闷乱欲死是也。

凡中恶腹大而满，脉紧大而浮者死，紧细而微者生。余势不尽，停滞脏腑之间，更发⑪后，变为注也。

---

① 者是也：原脱，据《太平圣惠方》卷八十三《治小儿胃中有热诸方》补。

② 躁：原作"燥"，据周本改。

③ 故令渴：《太平圣惠方》卷八十三《治小儿热渴不止诸方》作"故令热渴不止也"。

④ 持录：本书卷二十三《卒魇候》"执录"义同。

⑤ 常：湖本无此字。

⑥ 无：《太平圣惠方》卷八十三《治小儿卒死诸方》无此字。

⑦ 而：本书卷二十三《卒死候》作"二"。

⑧ 气：原脱，据本书卷二十三《卒死候》补。

⑨ 平和：宋本作"平调"，本书卷二十三《中恶候》、《太平圣惠方》卷八十三《治小儿中恶诸方》作"调平"，义均同。

⑩ 神守：《太平圣惠方》卷八十三《治小儿中恶诸方》作"神气相守"。

⑪ 更发：《太平圣惠方》卷八十三《治小儿中恶诸方》作"时更发动"。

重刊巢氏诸病源候总论卷之四十七

小儿杂病诸候三　凡四十五论

一、注候

注之言住也，谓其风邪鬼①气留人身内也。人无问大小，若血气虚衰，则阴阳失守，风邪鬼气因而客之，留在②肌肉之间，连滞腑脏之内。或皮肤瞤动，游易无常，或心腹刺痛，或体热皮肿，沉滞至死，死又注易傍人，故为注也。

小儿不能触冒风邪，多因乳母解脱之时，不避温凉暑湿，或抱持出入，早晚其神魂③软弱，而为鬼气所伤，故病也。

二、尸注候

尸注者，是五尸之中一尸注也。人无问大小④，腹内皆有尸虫，尸虫为性忌恶⑤，多接引外邪，共为患害。小儿血气衰弱者，精神亦羸，故尸注因而为病。其状沉默，不的知病⑥处，或寒热淋沥，涉引岁月，遂至于死。死又注易傍人，故名之为尸注也。

三、蛊注候

人聚虫蛇杂类，以器皿盛之，令相啖食，余一存者，即名为蛊。能变化⑦，或随饮食入腹，食人五脏。小儿有中者，病状与大人、老子无异，则心腹刺痛，懊闷。急者即死，缓者涉历岁月，渐深羸困，食心脏尽⑧利血，心脏烂乃至死。死又注易傍人，故为蛊注也。

四、阴肿候

足少阴为肾之经，其气下通于阴。小儿有少阴之经虚而受风邪者，邪气冲于阴，与血气相搏结，则阴肿也。

五、腹胀候

腹胀，是冷气客于脏⑨故也。小儿腑脏嫩弱，有风冷邪气客之，搏于脏气，

———

① 鬼：原脱，据文例、《永乐大典》卷一〇三六《小儿疰》引《巢元方病源》补。

② 在：宋本作"住"。

③ 魂：《永乐大典》卷一〇三六《小儿疰》引《巢元方病源》作"魄"。

④ 大小：原倒作"小大"，据《永乐大典》卷一〇三六《小儿尸注》引《巢元方病源》乙正。

⑤ 忌恶：《永乐大典》卷一〇三六《小儿尸注》引《巢元方病源》作"最恶"。

⑥ 病：此下《永乐大典》卷一〇三六《小儿尸注》因《巢元方病源》有"之"字。

⑦ 变化：本书卷二十五《蛊毒候》、《太平圣惠方》卷八十八《治小儿蛊注诸方》作"变惑"。

⑧ 尽：《太平圣惠方》卷八十八《治小儿蛊注诸方》作"则"，义长。

⑨ 客于脏：《太平圣惠方》卷八十三《治小儿腹胀诸方》作"结于腑脏"。

则令腹胀。若脾虚，冷移入于胃，食则不消。若肠虚，冷气乘之，则变下利。

六、霍乱候

霍乱者，阴阳清浊二气相干，谓之气乱。气①乱于肠胃之间，为霍乱也。小儿肠胃嫩弱，因解脱逢风冷，乳哺不消，而变吐利也。或乳母触冒风冷，食饮生冷物，皆冷气流入乳，令乳变败，儿若饮之，亦成霍乱吐利。皆是触犯腑脏，使清浊之气相干，故霍乱也。挟风而络②实者，则身发热，头痛体③疼，而复吐利。

凡小儿霍乱，皆须暂断乳，亦以药与乳母服，令血气调适，乳汁温和故也。小儿吐利不止，血气变乱，即发惊痫也。

七、吐利候

吐利者，由肠虚而胃气逆故也。小儿有解脱，而风冷入肠胃，肠胃虚则泄利，胃气逆则呕吐。此大体与霍乱相似而小轻，不剧闷顿，故直云吐利，亦不呼为霍乱也。

八、服汤中毒毒气吐下候

春夏以汤下小儿，其肠胃脆嫩，不胜药势，遂吐下不止，药气熏脏腑，乃烦懊顿乏者，谓此为中毒，毒气吐下也。

九、呕吐逆候

儿啼未定，气息未调，乳母匆遽以乳饮之，其气尚逆，乳不得下，停滞胸膈，则胸满气急，令儿呕逆变吐。

又，乳母将息取冷，冷气入乳，乳变坏，不捴④除之，仍以饮儿，冷乳入腹，与胃气相逆，则腹胀痛，气息喘急，亦令呕吐。

又，解脱换易衣裳及洗浴，露儿身体，不避风冷，风冷因客肤腠，搏血气，则冷⑤入于胃，则腹胀痛而呕逆⑥吐也。凡如此，风冷变坏之乳，非直令呕吐，胃虚冷入于大肠⑦，则为利也。

十、哕候

小儿哕，由哺乳冷，冷气入胃，与胃气相逆，冷折胃气不通，则令哕也。

十一、吐血候

小儿吐血者，是有热气盛而血虚，热乘于血，血性得热则流散妄行，气逆即血随气上，故令吐血也。

十二、难乳候

凡小儿初生，看产人见儿出，急以手料拭儿口，无令恶血得入儿口，则儿腹内调和，无有疾病。若料拭不及时，则恶血秽露儿咽入腹，令心腹痞满短气，

① 气：本书卷二十二《霍乱候》作"乱"。
② 络：本书卷二十二无此字。《太平圣惠方》卷八十四《治小儿霍乱诸方》作"若"。
③ 体：原作"骼"，据本书卷二十二、《太平圣惠方》卷八十四《治小儿霍乱诸方》改。
④ 捴：《太平圣惠方》卷八十四《治小儿呕吐不止诸方》作"捏"，义同。
⑤ 冷：原作"热"，据周本改。
⑥ 逆：汪本、周本、《太平圣惠方》卷八十四《治小儿呕吐不止诸方》无。
⑦ 虚冷入于大肠：原作"虚入于胃大肠"，据周本补"冷"字，据周本、《太平圣惠方》卷八十四《治小儿呕吐不止诸方》删"胃"字。

儿不能饮乳，谓之难乳。

又云：儿在胎之时，母取冷过度，冷气入胞，令儿着冷，至儿生出，则喜腹痛，不肯饮乳，此则胎寒，亦名难乳也。

十三、吐哯候

小儿吐哯者，由乳哺冷热不调故也。儿乳哺不调，则停积胸膈，因更饮乳哺，前后相触，气不得宣流，故吐哯出。诊其脉浮者，无苦也。

十四、百病候

小儿百病者，由将养乖节，或犯寒温，乳哺失时，乍伤饥饱，致令血气不理，肠胃不调。或欲发惊痫，或欲成伏热。小儿气血脆弱，病易动变，证候百端，故谓之百病也①。若见其微证，即便治之，使不成众病。治之若晚，其病则成。

凡诸病，至于困者，汗出如珠，着身不流者，死也。病如胸②陷者，其口唇干，目上反③，口中气出冷，足与头相柱④卧，不举手足⑤，四肢垂，其卧正直如缚得⑥，其掌中冷，至十日必死，不可治也。

十五、头身喜汗出候

小儿有血气未实者，肤腠则疏，若厚衣温卧，腑脏生热，蒸发腠理，津液泄越，故令头身喜汗也。

十六、盗汗候

盗汗者，眠睡而汗自出也。小儿阴阳之气嫩弱，腠理易开，若将养过温，因睡卧阴阳气交，津液发泄，而汗自出也。

十七、痰候

痰者，水饮停积胸膈之间，结聚⑦痰也。小儿饮乳，因冷热不调，停积胸膈之间，结聚成痰，痰多则令儿饮乳不下，吐涎沫，变结，而微壮热也。痰实，壮热不止，则发惊痫。

十八、胸膈有寒候

三焦不调，则寒气独留，膈上不通，则令儿乳哺不得消下，噫气酸臭，胸膈痞满，甚则气息喘急。

十九、癥瘕癖结候

五脏不和，三焦不调，有寒冷之气客之，则令乳哺不消化，结聚成癥瘕癖结⑧也。其状，按之不动，有形段者，癥也。推之浮移者，瘕也。其弦急牢强，或在左，或在右，癖也。皆由冷气、痰

---

① 故谓之百病也：原错置于"使不成众病"句下，据文义乙正。

② 胸：《小儿卫生总微论方》卷二《诸死绝候》、《证治准绳·幼科·证治通论》作"囟"，义长。

③ 目上反：宋本、正保本作"目皮反"，汪本、周本作"目反张"。

④ 柱：周本、《太平圣惠方》卷八十八《治小儿百病诸方》作"抵"。

⑤ 不举手足：宋本作"不敢下足"，义长。

⑥ 得：周本、《太平圣惠方》卷八十八《治小儿百病诸方》作"状"，义长。

⑦ 聚：此下《太平圣惠方》卷八十四《治小儿痰实诸方》有"为"字，义长。

⑧ 癥瘕癖结：原作"癥癖"，据本候标题、《医心方》卷二十五《治小儿癥瘕方》补。

水、食饮结聚所成，故云癥瘕癖结也。

二十、痞结候

痞者，塞也。小儿胸膈热实，腹内有留饮，致令荣卫否塞，腑脏之气不宣通，其病[1]腹内气结胀满，或时壮热是也。

二十一、宿食不消候

小儿宿食不消者，脾胃冷故也。小儿乳哺饮食，取冷过度，冷气积于脾胃，脾胃则冷。胃为水谷之海[2]，脾气磨而消之，胃气[3]和调，则乳哺消化。若伤于冷，则宿食不消。诊其三部脉沉者，乳不消也。

二十二、伤饱候

小儿食不可过饱，饱则伤脾。脾伤不能磨消于食，令小儿四肢沉重，身体苦热，面黄腹大是也。

二十三、食不知饱候

小儿有嗜食，食已仍不知饱足，又不生肌肉，其亦[4]腹大，其大便数而多泄，亦呼为豁泄[5]，此肠胃不守故也。

二十四、哺露候

小儿乳哺不调，伤于脾胃，脾胃衰弱，不能饮食，血气减损，不荣肌肉，而柴辟羸露。其腑脏之不宣，则吸吸苦热，谓之哺露也。

二十五、大腹丁奚候

小儿大腹[6]丁奚病者，由哺食过度，而脾胃尚弱，不能磨消故也。哺食不消，则水谷之精减损，无以荣其气血，致肌肉消瘠。其病腹大颈小，黄瘦是也。若久不瘥，则变成谷症。

伤饱，一名哺露，一名丁奚，三种大体相似，以其[7]轻重立名也。

二十六、洞泄下利候

春伤于风，夏为洞泄。小儿有春时解脱衣服，为风冷所伤，藏在肌肉，至夏因饮食居处不调，又被风冷入于肠胃，先后重沓，为风邪所乘，则下利也。其冷气盛，利甚为洞泄，洞泄不止，为注下也。

凡注下不止者，多变惊痫。所以然者，本挟风邪，因利脏虚，风邪乘之故也。亦变眼痛生障，下焦偏冷，热结上焦，熏[8]于肝故也。

二十七、利后虚羸候

肠胃虚弱，受风冷则下利。利断之后，脾胃尚虚，谷气犹少，不能荣血气，故虚羸也。

---

① 病：原作"痛"，据本书卷二十《诸痞候》改。

② 海：此下《太平圣惠方》卷八十八《治小儿宿食不消诸方》有"与脾为表里"一句。

③ 胃气：《太平圣惠方》卷八十八《治小儿宿食不消诸方》作"其二气"。

④ 亦：周本作"治"，义长。

⑤ 泄：原作"治"，据周本改。

⑥ 大腹：原脱，据本候标题、《医心方》卷二十五《治小儿大腹丁奚方》补。

⑦ 以其：原脱，据《太平圣惠方》卷八十八《治小儿丁奚腹大干瘦诸方》补。

⑧ 熏：此上宋本有"热"字。

则色青白，若冷热相交，则变为赤白滞利也。

二十八、赤白滞下候

小儿体本挟热，忽为寒所折，气血不调，大肠虚弱者，则冷热俱乘之。热搏血，渗肠间，其利则赤。冷搏肠，津液凝，其利则白。冷热相交，血滞相杂，肠虚者泄，故为赤白滞下也。

二十九、赤利候

小儿有挟客热，客热入于经络，而血得热则流散，渗入大肠，肠虚则泄，故为赤利也。

三十、热利候

小儿本挟虚热，而为风①所乘，风热俱入于大肠，而为热利②。是水谷利而色黄者，为热利也。

三十一、冷利候

小儿肠胃虚，或解脱遇冷，或饮食伤冷，冷气入于肠胃而利，其色白，是为冷利也。冷甚，则利青也。

三十二、冷热利候

小儿先因饮食，有冷气在肠胃之间，而复为热气所伤，而肠胃宿虚，故受于热，冷热相交，而变下利，乍黄乍白，或水或谷，是为冷热利也。

三十三、卒利候

小儿卒利者，由肠胃虚，暴为冷热之气所伤，而为卒利。热则色黄赤，冷

三十四、久利候

春伤于风，至夏为洞泄。小儿春时解脱，为风所伤，藏在肌肉，至夏因为水谷利，经久连滞不瘥也。

凡水谷利久，肠胃虚，易为冷热。得冷则变白脓，得热则变赤血，若冷热相加，则赤白相杂。利久则变肿满，亦变病蛊，亦令呕哕，皆由利久脾胃虚所为也。

三十五、重下利候

重下利者，此是赤白滞下，利而挟热多者，热结肛门，利不时下，而久噫气，谓之重下利也。

三十六、利如膏血候

此是赤利肠虚极，肠间脂与血俱下，故谓利如膏血也。

三十七、蛊毒利候

岁时寒暑不调，而有毒厉之气，小儿解脱，为其所伤，邪与血气相搏，入于肠胃，毒气蕴积，值大肠虚者，则变利血③。其利状，血色蕴瘀④如鸡鸭肝片，

---

① 风：《太平圣惠方》卷九十三《治小儿热痢诸方》作"风热"。

② 为热利：原倒作"利为热"，据《太平圣惠方》卷九十三《治小儿热痢诸方》乙正。

③ 利血：本书卷十七《蛊注痢候》、《太平圣惠方》卷九十三《治小儿蛊毒痢诸方》倒作"血利"。

④ 蕴瘀：本书卷十七《蛊注痢候》作"瘀黑"。

随利下。此是毒气盛热，食于人脏，状如中蛊，故谓之蛊毒利也。

三十八、利兼渴候

此是水谷利，津液枯竭，腑脏虚燥则引饮。若小便快者，利断，渴则止。若小便涩，水不行于小肠，渗入肠胃，渴亦不止，利亦不断。凡如此者，皆身体浮肿，脾气弱，不能克水故也。亦必眼痛生障。小儿上焦本热，今又利，下焦虚，上焦热气转盛，热气熏肝故也。

三十九、被魅候

小儿所以有魅病者，妇人怀娠，有恶神导其腹中胎，妒嫉而制伏他小儿令病也。妊娠妇人，不必悉能致①魅，人时有此耳。魅之为疾，喜微微下，寒热有去来，毫毛发鬈鬈不悦，是其证也。

四十、惊啼候

小儿惊啼者，是于眠睡里忽然啼而惊觉也。由风热邪气乘于心，则心脏生热，精神不定，故②卧不安，则惊而啼也。

四十一、夜啼候

小儿夜啼者，脏冷故也。夜阴气盛，与冷相搏则冷动，冷动与脏气相并，或烦或痛，故令小儿夜啼也。然亦有犯触禁忌，亦令儿夜啼，则可法术断之。

四十二、躯啼候

小儿在胎时③，其母将养伤于风冷，邪气入胞，伤儿脏腑。故儿生之后，邪

犹在儿腹内，邪动与正气相搏，则腰痛，故儿躯张蹙气而啼。

四十三、胎寒候

小儿在胎时，其母将养，取冷过度，冷气入胞，伤儿肠胃。故儿生之后，冷气犹在肠胃之间。其状，儿肠胃冷，不能消乳哺，或腹胀，或时谷利，令儿颜色素皅④，时啼者，是胎寒故也。

四十四、腹痛候

小儿腹痛，多由冷热不调，冷热之气与脏腑相击，故痛也。其热而痛者，则面赤，或壮热，四肢烦，手足心热是也。冷而痛者，面色或青或白，甚者乃至面黑，唇口爪⑤皆青是也。

四十五、心腹痛候

小儿心腹痛者，肠胃宿挟冷，又暴为寒气所加，前后冷气重沓，动与脏气相搏，随气上下，冲击心腹之间，故令心腹痛也。

---

① 致：原作"制"，据周本改。

② 故：《太平圣惠方》卷八十二《治小儿惊啼诸方》作"睡"。

③ 时：原作"则"，形误，据本卷下文《胎寒候》、周本、《太平圣惠方》卷八十二《治小儿躯啼诸方》改。

④ 素皅：正保本作"青皅"，《太平圣惠方》卷八十二《治小儿胎寒诸方》作"青白"。

⑤ 爪：此下《太平圣惠方》卷八十三《治小儿腹痛诸方》有"甲"字。

重刊巢氏诸病源候总论卷之四十八

小儿杂病诸候四　凡四十六论

一、解颅候

解颅者，其状，小儿年大，囟应合而不合，头缝开解是也。由肾气不成故也。肾主骨髓，而脑为髓海，肾气不成，则髓脑不足，不能结成，故头颅开解也。

二、囟①填候

小儿囟填，由乳哺不时，饥饱不节，或热或寒，乘于脾胃，致腑脏不调，其气上冲所为也，其状，囟张如物填其上，汗出，毛发黄而短者是也。若寒气上冲，即牢鞭，热气上冲，即柔软。

又，小儿胁下有积，又气满而体热，热气乘于脏，脏气上冲于脑囟，亦致囟填。又，咳且啼，而气乘脏上冲，亦病之。啼甚久，其气未定，因而乳之，亦令囟填。所以然者，方啼之时，阴阳气逆上冲故也。

三、囟陷候

此谓囟陷下不平也。由肠②内有热，热气熏脏，脏热即渴引饮。而小③便泄利者，即脏腑血气衰弱，不能上充髓脑，故囟陷也。

四、重舌候

小儿重舌者，心脾热故也。心候于舌，而主于血。脾之络脉，又出舌下。心火脾土二脏，母子也，有热即血气俱盛。其状，附舌下，适舌根，生形如舌而短，故谓之重舌。

五、滞颐候

滞颐之病，是小儿多涎唾流出，渍于颐下，此由脾冷液多故也。脾之液为涎，脾气冷，不能收制其津液，故令涎流出，滞渍于颐也。

六、中风候

小儿血气未定④，肌肤脆⑤弱，若将养乖宜，寒温失度，腠理虚开，即为风所中也。凡中风，皆从背诸脏俞入。

若心中风，但得偃卧，不得倾⑥侧，

---

① 囟：原作"胸"，据本书目录及内容改。
② 肠：《太平圣惠方》卷八十二《治小儿囟陷诸方》作"腹"。
③ 小：此上疑脱"大"字。
④ 定：《太平圣惠方》卷八十三《治小儿中风诸方》作"足"。
⑤ 脆：《太平圣惠方》卷八十三《治小儿中风诸方》作"嫩"。
⑥ 倾：《中藏经》卷上《风中有五生死论》作"转"。

汗出①，若唇赤汗流者②可治，急灸心俞。若唇③或青或白，或黄或黑④，此是心坏为水⑤，面目亭亭，时悚动者⑥，皆不复可治，五六日而死。

若肝中风，踞坐，不得低头，若绕两目连额上，色微有青，唇色青而面黄，可治，急灸肝俞。若大青黑，面一黄一白者，是肝已伤，不可复治，数日而死。

若脾中风，踞而腹满，身通黄，吐咸汁出⑦者可治，急灸脾俞。若⑧手足青者，不可复治也。

若肾中风，踞而腰痛，视胁左右，未有黄色如饼糁大者，可治，急灸肾俞。若齿黄赤，鬓发直，面土色，不可治也。

肺中风，偃卧而胸满短气，冒闷汗出，视目下鼻上下⑨两边下行至口，色白者⑩，可治，急灸肺俞。若色黄者⑪，为肺已伤，化为血，不可复治也。其人当妄⑫，掇空，或自拈衣⑬，如此数日而死。

此五脏之中风也。其年长成童者，灸皆百壮。若五六岁已下，至于婴儿灸者，以意消息之。凡婴儿若中于风，则的成癫痫也。

七、中风四肢拘挛候

小儿肌肉脆弱，易伤于风。风冷中于肤腠，入于经络，风冷搏于筋脉，筋脉得冷即急，故使四肢拘挛也。

八、中风不随候

夫风邪中于肢节，经于筋脉，若风挟寒气者，即拘急挛痛。若挟于热，即缓纵不随。

九、白虎候

按《堪舆历游年图》有白虎神，云太岁在卯，即白虎在寅，准此推之，知其神所在。小儿有居处触犯此神者，便能为病。其状，身微热，有时啼唤，有时身小冷，屈指如数，似风痫，但手足不瘛疭耳。

————————

① 汗出：此上《千金要方》卷八《论杂风状》有"闷乱冒绝"四字，义长。又，《外台秘要》卷十四《中风及诸风方》无此二字。《中藏经》卷上《风中有五生死论》作"汗自出"。

② 若唇赤汗流者："若"，原错置于"唇赤"之下，据本书卷一、卷三十七、卷四十二诸卷《中风候》乙正。又，此句《千金要方》卷八《论杂风状》作"若唇正赤，尚"。

③ 唇：此下《中藏经》卷上《风中有五生死论》有"面"字，义长。

④ 黑：此下《中藏经》卷上《风中有五生死论》有"其色不定，眼眴动不休者"两句。

⑤ 此是心坏为水：《中藏经》卷上《风中有五生死论》作"心绝也"。

⑥ 面目亭亭时悚动者："者"字原脱，据本书卷一《中风候》、卷四十二《中风候》补。全句《中藏经》卷上《风中有五生死论》作"眼悚动不休者"。

⑦ 吐咸汁出：本书卷三十七《中风候》作"吐咸水，汗出"，义长。汁，《医心方》卷三《风病证候》作"汗"。

⑧ 若：此下《千金要方》卷八《论杂风状》有"目下青"三字。

⑨ 下：《千金要方》卷八《论杂风状》无此字。

⑩ 者：原脱，据本候体例、《千金要方》卷八《论杂风状》、《外台秘要》卷十四《中风及诸风方》补。

⑪ 色黄者：原作一个"黄"字。据本书卷一、卷三十七、卷四十二诸卷《中风候》补"色"字，据《千金要方》卷八《论杂风状》补"者"字。

⑫ 妄：原作"要"，据本书卷一、卷三十七、卷四十二诸卷《中风候》改。又，此下《千金要方》卷八《论杂风状》有"言"字。

⑬ 掇空或自拈衣：本书卷一《中风候》、《千金要方》卷八《论杂风状》作"掇空指地，或自拈衣寻缝"。

十、卒失音不能语候

喉咙者，气之道路，喉厌①者，音声之门户。有暴寒气客于喉厌，喉厌得寒，即不能发声，故卒然失音也。不能语者，语声不出，非牙关噤也。

十一、中风口噤候

小儿中风口噤者，是风入额颊夹口②之筋故也。手三阳之筋，入结额颊。足阳明之筋，上夹于口。肤腠虚，受风冷，客于诸阳之筋，筋得寒冷则挛急，故机关不利，而口噤也。

十二、中风口㖞邪僻候

小儿中风，口㖞邪僻，是风入于颔颊夹口③之筋故也。足阳明之筋，上夹于口，手三阳之脉偏急，而口㖞邪僻也。

十三、中风痉候

小儿风痉之病，状如痫，而背脊项颈强直，是风伤太阳之经。小儿解脱之④，脐疮未合，为风所伤，皆令发痉。

十四、羸瘦候

夫羸瘦不生肌肤，皆为脾胃不和，不能饮食，故血气衰弱，不能荣于肌肤。凡小儿在胎，而遇寒冷，或生而挟伏热，皆令儿不能饮食，故羸瘦也。挟热者，即温壮身热，肌肉微黄。其挟冷者，即时时下利，唇口青㿠。

十五、虚羸候

此谓小儿经诸大病，或惊痫，或伤寒，或温壮，而服药或吐利发汗，病瘥之后，血气尚虚，脾胃犹弱，不能传化谷气，以荣身体，故气力虚而羸也。

十六、嗽候

嗽者，由风寒伤于肺也。肺主气，候皮毛，而俞在于背。小儿解脱，风寒伤皮毛，故因从肺俞入伤肺，肺感微寒即嗽也。故小儿生须常暖背，夏月亦须用⑤单背裆。若背冷得嗽，月内不可治，百日内嗽者，十中一两瘥耳。

十七、咳逆候

咳逆，由乳哺无度，因挟风冷伤于肺故也。肺主气，为五脏上盖，在胸间。小儿啼，气未定，因而饮乳，乳与气相逆，气则引乳射于肺，故咳而气逆，谓之咳逆也。冷乳、冷哺伤于肺，搏于肺气，亦令咳逆也。

十八、病气候

肺主气。肺气有余，即喘咳上气。若又为风冷所加，即气聚于肺，令肺胀，

---

① 喉厌：本书卷一《风失音不语候》作"会厌"，义同。

② 夹口：原脱，据本书卷三十七《中风候》、卷四十三《中风口噤候》补。

③ 夹口：原脱，据文例补。

④ 之：《太平圣惠方》卷八十三《治小儿中风痉诸方》作"或"。

⑤ 用：原作"生"，据《圣惠方》卷八十三《治小儿咳嗽诸方》改。

即胸满气急也。

十九、肿满候

小儿肿满，由将养不调，肾脾二脏俱虚也。肾主水，其气下通于阴。脾主土，候肌肉而克水。肾虚不能传其水液，脾①虚不能克制于水，故水气流溢于皮肤，故令肿满。其挟水肿者，即皮薄如熟李之状也。若皮肤②受风，风搏于③气致肿者，但虚肿如吹，此风气肿也。

二十、毒肿候

毒肿，是风热湿气搏于皮肤，使血气涩不行，蕴积成毒，其肿赤而热是也。

二十一、耳聋候

小儿患耳聋，是风入头脑所为也。手太阳之经入于耳内，头脑有风，风邪随气入乘其脉，与气相搏，风邪停积，即令耳聋。

二十二、耳鸣候

手太阳之经脉入于耳内，小儿头脑有风者，风入乘其脉，与气相击，故令耳鸣。则邪气与正气相击，久即邪气停滞，皆成聋也。

二十三、耳④中风掣痛候

小儿耳鸣及风掣痛，其风染而皆起于头脑有风。其风入经脉，与气相动而作，故令掣痛。其风染而渐至，与正气相击，轻者动作几微，故但鸣也。其风暴至，正气又盛，相击则其动作疾急，故掣痛也。

若不止，则风不散，津液壅聚，热气加之，则生黄汁，甚者亦有薄脓也。

二十四、聤耳候

耳，宗脉之所聚，肾气之所通。小儿肾脏盛而有热者，热气上冲于耳，津液壅结，即生脓汁。亦有因沐浴，水入耳内，而不倾沥令尽，水湿停积，搏于血气，蕴结成热，亦令脓汁出。皆为之聤耳。久不瘥，即变成聋也。

二十五、目赤痛候

肝气通于目。脏内客热，与胸膈痰饮相搏，熏渍于肝，肝热气冲发于目，故令目赤痛也。甚则生翳。

二十六、眼障翳候

眼是腑脏之精华，肝之外候，而肝气通于眼也。小儿腑脏痰热，熏渍于肝，冲发于眼，初只热痛，热气蕴积，变生障翳。热气轻者，止生白翳结聚，小者如黍粟，大者如麻豆。随其轻重，轻者止生一翳，重者乃至两三翳也。

若不生翳，而生白障者，是疾重极，遍覆黑睛，满眼悉白，则失明也。其障亦有轻重，轻者黑睛边微有白膜，来侵黑睛，渐染散漫。若不急治，热势即重，满目并生白障也。

———————

① 脾：原作"肝"，形误，据汪本、周本、《太平圣惠方》卷八十八《治小儿水气肿满诸方》改。
② 肤：此下《太平圣惠方》卷八十八《治小儿水气肿满诸方》有"虚"字。
③ 于：原作"而"，据《太平圣惠方》卷八十八《治小儿水气肿满诸方》改。
④ 耳：原脱，据本书目录补。

二十七、目青①盲候

眼无障翳，而不见物，谓之青盲。此由小儿脏内有停饮而无热，但有饮水积渍于肝也。目是五脏之精华，肝之外候也。肝气通于目，为停饮所渍，脏气不宣和，精华不明审，故不赤痛，亦无障翳，而不见物，故名青盲也。

二十八、雀目候

人有昼而睛明，至瞑便不见物，谓②之雀目。言其③如鸟雀，瞑便无所见也。

二十九、缘目生疮候

风邪客于睑④眦之间，与血气相搏，挟热即生疮，浸渍缘目，赤而有汁，时瘥时发。世云小儿初生之时，洗浴儿⑤不净，使秽露⑥浸渍眼睑睫眦，后遇风邪，发即目赤烂生疮，喜⑦难瘥，瘥后还发成疹，世人谓之胎赤。

三十、鼻衄候

小儿经脉血气有热，喜令鼻衄。夫血之随气，循行经脉，通游腑脏。若冷热调和，行依其常度，无有壅滞，亦不流溢也。血性得寒即凝涩结聚，得热即流散妄行。小儿热盛者，热乘于血，血随气发，溢于鼻者，谓之鼻衄。凡人血虚受热，即血失其常度，发溢漫⑧行，乃至发于七窍，谓之大衄也。

三十一、齇鼻候

齇鼻之状，鼻下两边赤，发时微有疮而痒是也。亦名赤鼻，亦名疳鼻。然鼻是肺气所通，肺候皮毛。其气不和，风邪客于皮毛，次于血气。夫邪在血气，随虚处而入停之。其停于鼻两边，与血气相搏成疮者，谓之齇鼻也。

三十二、鼽鼻候

肺主气而通于鼻。而气为阳，诸阳之气上荣头面。若气虚受风冷，风冷客于头脑，即其气不和。冷气停滞，搏于津液，脓涕结聚，即鼻不闻香臭，谓之鼽鼻⑨。

三十三、鼻塞候

肺气通于鼻。而气为阳，诸阳之气上荣头面。其气不和，受风冷，风冷邪气入于脑，停滞鼻间，即气不宣和，结聚不通，故鼻塞也。

三十四、喉痹候

喉痹，是风毒之气客于咽喉之间，与血气相搏，而结肿塞。饮粥不下，乃

① 青：原脱，据本书卷二十八《目青盲候》、《太平圣惠方》卷八十九《治小儿青盲诸方》补。下同。

② 谓：此上本书卷二十八《雀目候》有"世"字。

③ 其：原脱，据本书卷二十八《雀目候》补。

④ 睑：原作"脸"，形误，据周本改。下同。

⑤ 浴儿：本书卷二十八《目胎赤候》作"目"。

⑥ 露：此下原衍"津液"二字，据本书卷二十八、《太平圣惠方》卷八十九《治小儿缘目生疮诸方》删。

⑦ 喜：《太平圣惠方》卷八十九《治小儿缘目生疮诸方》无此字。

⑧ 漫：汪本、周本作"妄"。

⑨ 鼻：原脱，据本候标题补。

成脓血。若毒入心，心即烦闷懊侬，不可堪忍，如此者死。

三十五、马痹候

马痹与喉痹相似，亦是风热毒气客于咽喉颔颊之间，与血气相搏，结聚肿痛。其状，从颔下肿连颊，下应喉内痛，肿塞，水浆不下，甚者脓溃。毒若攻心，则心烦懊闷至死。

三十六、齿不生候

齿是骨之所终，而为髓之所养也。小儿有禀气不足者，髓即不能充于齿骨，故齿久不生。

三十七、齿痛风龋候

手阳明、足阳明①之脉，并入于齿。风气入其经脉，与血气相搏，齿即肿痛，脓汁出，谓之风龋。

三十八、齿根血出候

手阳明、足阳明②之脉，并入于齿。小儿风气入其经脉，与血相搏，血气虚热，即齿根血出也。

三十九、数岁不能行候

小儿生，自变蒸至于能语，随日数血脉骨节备成。其髌骨成，即能行。骨是髓之所养。若禀生血气不足者，即髓不充强，故其骨不即成，而数岁不能行也。

四十、鹤节候

小儿禀生血气不足，即肌肉不充，肢体柴瘦，骨节皆露，如鹤之膝节也。

四十一、头发黄候

足少阴为肾之经，其血气华于发。若血气不足，则不能润悦于发，故发黄也。

四十二、头发不生候

足少阴为肾之经，其华在发。小儿有禀性少阴之血气不足，即发疏薄不生。亦有因头疮而秃落不生者。皆由伤损其气③血，血气损少，不能荣于发，故令发不生④也。

四十三、昏塞候

人有禀性阴阳不和，而心神昏塞者，亦有因病而精采暗钝，皆由阴阳之气不足，致神识不分明。

四十四、落床损瘀候

血之在身，随气而行，常无停积。若因堕落损伤，即血行失度，随伤损之处即停积，若流入腹内，亦积聚不散，皆成瘀血。凡瘀血在内，颜色萎黄，气

---

① 阳明：原作"太阳"，据湖本改。
② 阳明：原作"太阳"，据湖本改。
③ 气：原脱，据《太平圣惠方》卷八十九《治小儿发不生诸方》补。
④ 故令发不生：原脱，据本候目录、《太平圣惠方》卷八十九《治小儿发不生诸方》补。

息微喘，涩涩小寒，噏噏微热，或时损①
痛也。

四十五、唇青候

小儿脏气不和，血虚为冷所乘，即
口唇青吧。亦有脏气热，唇生疮，而风
冷之气入，疮虽瘥，之后血色不复，故
令唇青。

四十六、无辜病候

小儿面黄发直，时壮热，饮食不生
肌肤，积经日月，遂致死者，谓之无辜。
言天上有鸟，名无辜，昼伏夜游。洗浣
小儿衣席，露之经宿，此鸟即飞从上过，
而取此衣与小儿着，并席与小儿卧，便
令儿着此病。

---

① 损：《太平圣惠方》卷九十三《治小儿落床损
瘀诸方》、《永乐大典》卷一〇三六《小儿颠扑损瘀》
引《巢元方病源》作"刺"，义长。

重刊巢氏诸病源候总论卷之四十九

小儿杂病诸候五　凡五十论

一、丹候

风热毒气，客于腠理，热毒搏于血气，蒸发于外，其皮上热而赤，如丹之涂，故谓之丹也。若久①不瘥，即肌肉烂伤②。

二、五色丹候

五色丹，发而变改③无常，或青、黄、白、黑、赤。此由风毒之热，有盛有衰，或冷或热，故发为五色丹也。

三、赤黑丹候

丹病，本是毒热折于血气，蕴蒸色赤，而复有冷气乘之，冷热互交，更相积瘀，令色赤黑。

四、白丹候

丹④，初是热毒挟风，热搏于血，积蒸发赤也，热轻而挟风多者，则其色微白也。

五、丹火候

丹火之状，发赤，如火之烧，须臾

熛浆起是也。

六、天火丹候

丹发竟身体，斑赤如火之烧，故谓之天火丹也。

七、伊火丹候

丹发于髂⑤，青黑色，谓之伊火丹也。

八、熛火丹候

丹发于臂、背、谷道者，谓之熛火丹也。

九、骨火丹候

丹发初在臂起，正赤若黑，谓之骨火丹也。

十、厉火丹候

丹发初从骼下起，皆赤，能移走，

────────

① 久：原作“人”，据汪本、周本改。
② 伤：此下《太平圣惠方》卷九十一《治小儿一切丹诸方》有“若毒气入腹，则杀人也”之句。
③ 变改：汪本、周本倒作“改变”。
④ 丹：此下《永乐大典》卷一〇三七《白丹》引《巢元方病源》有“发”字。
⑤ 髂：此下原衍“骨”字，据周本删。

谓之厉火丹也。

十一、火丹候

火丹之状，往往如伤赤着身，而日渐大者，谓之火丹也。

十二、飞火丹候

丹着两臂及背、膝，谓之飞火丹也。

十三、游火丹候

丹发两臂及背，如火炙者，谓之游火丹也。

十四、殃火丹候

丹发两胁及腋下、髂上，谓之殃火丹也。

十五、尿灶火丹候

丹发膝上，从两股起及脐间，走入阴头，谓之尿灶火丹也。

十六、风火丹候

丹初发，肉黑，忽肿起，谓之风火丹也。

十七、暴火丹候

暴火丹之状，带黑皅色，谓之暴火丹也。

十八、留火丹候

留火丹之状，发一日一夜，便成疮，如枣大，正赤色，谓之留火丹也。

十九、朱田火丹候

丹先发背起，遍身，一日一夜而成疮，谓之朱田火丹也。

二十、郁火丹候

丹发从背起，谓之郁火丹也。

二十一、神火丹候

丹发两髀，不过一日便赤黑，谓之神火丹也。

二十二、天灶火丹候

丹发两髀①里，尻间正赤，流阴头，赤肿血出，谓之天灶火丹也。

二十三、鬼火丹候

丹发两臂，赤起如李子，谓之鬼火丹也。

二十四、石火丹候

丹发通身，似缬目②，突起如细粟

————————

① 髀：本书卷三十一《天灶火丹候》作"股"。
② 似缬目："似缬"二字原脱，据本书卷三十一《石火丹候》补，"目"，原作"自"，形误，据本书卷三十一《石火丹候》改。

大，色青黑，谓之石火丹也。

二十五、野火丹候

丹发赤，斑斑如梅子，竟背腹，谓之野火丹也。

二十六、茱萸火丹候

丹发初从背起，遍身如细缬，谓之茱萸火丹也。

二十七、家火丹候

丹初发，着两①腋下、两髀上，名之曰家火丹也。

二十八、废灶火丹候

丹发从足跌起，正赤者，谓之废灶火丹也。

二十九、萤火丹候

丹发如灼，在胁下，正赤，初从髂起，而长上，痛②，是萤火丹也。

三十、赤丹候

此谓丹之纯赤色者，则是热毒搏血气所为也。

三十一、风瘑隐胗候

小儿因汗解脱衣裳，风入腠理，与血气相搏，结聚起，相连成隐胗③。风气止在腠理，浮浅，其势微，故不肿不痛，但成隐胗瘑痒耳。

三十二、卒腹皮青黑候

小儿因汗，腠理则开，而为风冷所乘，冷搏于血，随肌肉虚处停之，则血气沉涩，不能荣其皮肤，而风冷客于腹皮，故青黑。

三十三、蓝注候

小儿为风冷乘其血脉，血得冷则结聚成核，其皮肉色如蓝，乃经久不歇，世谓之蓝注。

三十四、身有赤处候

小儿因汗，为风邪毒气④所伤，与血气相搏，热气蒸发于外，其肉色赤，而壮热是也。

三十五、赤游肿候

小儿有肌肉虚者，为风毒热气所乘，热毒搏于血气，则皮肤赤而肿起，其风随气行游不定，故名赤游肿也。

三十六、大便不通候

小儿大便不通者，腑脏有热，乘于大肠故也。脾胃为水谷之海，水谷之精华，化为血气，其糟粕行于大肠。若三

① 两：此上《太平圣惠方》卷九十一《治小儿家火丹诸方》有"两颊"二字。

② 初从髂起……痛：本书卷三十一萤火丹候作"发于髀至胁"。

③ 结聚起，相连成隐胗：《太平圣惠方》卷九十一《治小儿风瘑隐疹诸方》作"结聚相连，遂成隐疹"。

④ 毒气：原倒作"气毒"，据汪本、周本乙正。

焦五脏不调和，热气归于大肠。热实，故大便燥涩不通也。

三十七、大小便不利候

小儿大小便不利者，腑脏冷热不调，大小肠有游气，气壅在大小肠，不得宣散，故大小便涩，不流利也。

三十八、大小便血候

心主血脉。心脏有热，热乘于血，血性得热流散，妄行不依常度。其流渗于大小肠者，故大小便血也。

三十九、尿血候

血性得寒则凝涩，得热则流散。而心主于血，小儿心脏有热，乘于血，血渗于小肠，故尿血也。

四十、痔候

痔有牡痔、牝痔、脉痔、肠痔、血痔、酒痔，皆因劳伤过度，损动血气所生。小儿未有虚损，而患痔，止是大便有血出，肠内有结热故也。

四十一、小便不通利候

小便不通利者，肾与膀胱热故也。此二经为表里，俱主水。水行于小肠，入胞为小便。热气在其脏腑，水气则涩，故小便不通利也。

四十二、大小便数候

脾与胃合，胃为水谷之海。水谷之精化为血气，以行经脉，其糟粕水液，行之于大小肠。若三焦平和，则五脏调适，虚实冷热不偏。其脾胃气弱，大小肠偏虚，下焦偏冷，不能制于水谷者，故令大小便数也。

四十三、诸淋候

小儿诸淋者，肾与膀胱热也。膀胱与肾为表里，俱主水。水入小肠，下于胞，行于阴，为小便也。肾气下通于阴，阴，水液之道路。膀胱，津液之府，膀胱热，津液内溢，而流于泽，水道不通，水不上不下，停积于胞，肾气不通于阴，肾热，其气则涩，故令水道不利，小便淋沥，故谓为淋。其状，小便出少，起数，小腹急痛引脐是也。又有石淋、气淋、热淋、血淋、寒淋。诸淋形证，随名具说于后章，而以一方治之者，故谓诸淋也。

四十四、石淋候

石淋者，淋而出石也。肾主水，水结则化为石，故肾客①沙石。肾为热所乘，热则成淋。其状，小便茎中痛，尿不得卒出，时自痛引小腹②，膀胱里急，沙石从小便道出，甚者水道塞痛，令闷绝。

四十五、气淋候

气淋者，肾虚，膀胱受肺之热气，

----

① 客：原作"容"，据本书卷十四《石淋候》改。

② 腹：原作"肠"，据本书卷十四《石淋候》改。

气在膀胱，膀胱则胀。肺主气，气为热
所乘，故流入膀胱。膀胱与肾为表里，
膀胱热则气壅不散，小腹气满，水不宣
利，故小便涩成淋也。其状，膀胱小腹
满，尿涩，常有余沥是也。亦曰气癃。

诊其少阴脉数者，男子则气淋也。

四十六、热淋候

热淋者，三焦有热气，传与肾与膀
胱，而热气流入于胞，而成淋也。

四十七、血淋候

血淋者，是热①之甚盛者，则尿血，
谓之血淋。心主血，血之行身，通遍经
络，循环腑脏。其热甚者血即散，失其
常经，溢渗入胞，而成血淋矣。

四十八、寒淋候

寒淋者，其病状先寒战，然后尿是
也。小儿取冷过度，下焦受之，冷气入
胞，与正气交争，寒气胜则战寒②，正气
胜则战寒解，故得小便也。

四十九、小便数候

小便数者，膀胱与肾俱有客热乘之
故也。肾与膀胱为表里，俱主水。肾气
下通于阴。此二经既受客热，则水行涩，
故小便不快而起数也。

五十、遗尿候

遗尿者，此由膀胱有③冷，不能约于
水故也。足太阳为膀胱之经，足少阴为
肾之经，此二经为表里。肾主水，肾气
下通于阴。小便者，水液之余也。膀胱
为津液之腑，既冷，气衰弱④，不能约
水，故遗尿也。

---

① 热：本书卷十四《血淋候》作“热淋”二
字。

② 寒：此下本书卷十四《寒淋候》有“而成
淋”三字。

③ 有：本书卷十四《遗尿候》作“虚”。

④ 既冷气虚弱：本书卷十四《遗尿候》作“腑
既虚冷，阳气衰弱”。

重刊巢氏诸病源候总论卷之五十

小儿杂病诸候六　凡五十一论

一、三虫候

三虫者，长虫、赤虫、蛲虫也①，为三虫，犹是九虫之数也。长虫，蛔虫也，长一尺。动则吐清水而心痛，贯心即死。赤虫，状如生肉，动则肠鸣。蛲虫，至细微，形如菜虫也，居胴肠间，多则为痔，剧则为癞，因人疮处，以生诸痈、疽、癣、瘘、痼、疥、齱虫，无所不为。

此既九虫之内三者，而今则别立名，当以其三种偏发动成病，故谓之三虫也。

二、蛔虫候

蛔虫者，九虫内之一虫也。长一尺，亦有长五六寸者。或因腑脏虚弱而动，或因食甘肥而动。其发②动则腹中痛，发作肿聚，行③来上下，痛有休止，亦攻心痛，口喜吐涎及清水，贯伤心者，则死。

诊其脉，腹中痛，其脉法当沉弱而④弦，今反脉洪而大，则是蛔虫也。

三、蛲虫候

蛲虫者，九虫内之一虫也。形甚细小，如今之痼虫⑤状。亦因腑脏虚弱而致发动⑥，甚者，则成痔、瘘、痼、疥也。

四、寸白虫候

寸白者，九虫内之一虫也。长一寸，而色白，形小褊。因腑脏虚弱而能发动。或云饮白酒，以⑦桑树枝贯串牛肉炙食⑧，并食生栗所作⑨。

或云，食生鱼后，即饮⑩奶酪，亦令生之。其发动则损人精气，腰脚疼弱。

又云：此虫生长一尺，则令人死也⑪。

————

① 也：原错置于"为三虫"之下，据本书卷十八《三虫候》乙正。

② 发：原脱，据本书卷十八《蛔虫候》补。

③ 行：本书卷十八作"去"，义同。

④ 弱而：宋本、《金匮要略》卷下《趺蹶手指臂肿转筋阴狐疝蛔虫病脉证治》作一个"若"字。

⑤ 痼虫：本书卷十八《九虫候》、《三虫候》作"菜虫"，《外台秘要》卷二十六《蛲虫方》、《太平圣惠方》卷九十二《治小儿蛲虫诸方》作"蜗虫"。

⑥ 动：原脱，据本书卷十八《九虫候》补。

⑦ 以：此上原衍"一云"二字，据本书卷十八寸《白虫候》、宋本、《外台秘要》卷二十六《寸白虫方》删。

⑧ 食：原脱，据本书卷十八《九虫候》、宋本、《外台秘要》卷二十六《寸白虫方》补。

⑨ 生栗所作：《外台秘要》卷二十六《寸白虫方》作"生鱼所成"。

⑩ 饮：原作"食"，据本书卷十八《九虫候》改。

⑪ 此虫……令人死也：《太平圣惠方》卷九十二《治小儿寸白虫诸方》作"若虫长一尺，则能害人"。

五、脱肛候

脱肛者，肛门脱出也。肛门，大肠之候。小儿患肛门脱出，多因利，大①肠虚冷，兼用䘆气，故肛门脱出，谓之脱肛也。

六、病㿗候

㿗者，阴核气结肿大也。小儿患此者，多因啼怒②，䘆气不止，动于阴气，阴气而③击，结聚不散所成也。

七、差㿗候

差㿗者，阴核偏肿大，亦由啼怒④䘆气，击于下所致。其偏肿者，气偏乘虚而行，故偏结肿也。

八、狐臭候

人有血气不和，腋下有如野狐之气，谓之狐臭。而此气能染易着于人。小儿多是乳养之人先有此病，染着小儿。

九、四五岁不能语候

人之五脏有五声，心之声为言。小儿四五岁不能言者，由在胎之时，其母卒有惊怖，内动于儿脏，邪气乘其心，令心气不和，至四五岁不能言语也。

十、气瘿候

气瘿之状，颈下皮宽，内结突起，腿腿然，亦渐长大，气结所成也。小儿啼未止，因以乳饮之，令气息喘逆，不

得消散，故结聚成瘿也。

十一、胸胁满痛候

看养小儿，有失节度，而为寒冷所伤，寒气入腹内，乘虚停积，后因乳哺冷热不调，触冒宿寒，与气相击不散，在于胸胁之间，故令满痛也。

十二、服汤药中毒候

小儿有疹患，服汤药，其肠胃脆嫩，不胜药气，便致烦毒也，故谓之中毒。

十三、蠷螋毒绕腰痛候

蠷螋虫，长一寸许，身有毛如毫毛，长五六分，脚多⑤而甚细，多⑥处屋壁之间。云其游走遇人，则尿人影，随所尿着影处，人身即应之生疮。世病之者，多着腰。疮初生之状，匝匝起，初结瘰瘰，小者如黍粟，大者如麻豆，染渐生长阔大，绕腰，生脓汁成疮也。

十四、疣目候

人有附皮肉生，与肉色无异，如麦

---

① 大：原作"方"，形误，据正保本、《医心方》卷二十五《治小儿脱肛方》改。周本作"久"，亦通。

② 怒：周本作"哭"，《太平圣惠方》卷九十二《治小儿阴㿗诸方》作"努"，均义长。

③ 而：《医心方》卷二十五《治小儿阴㿗方》、《太平圣惠方》卷九十二《治小儿阴㿗诸方》作"下"，义长。

④ 怒：汪本、周本作"哭"，义长。

⑤ 多：周本作"长"。

⑥ 多：原作"足"，据周本改。

豆大，谓之疣子，即疣目也。亦有三数个^①相聚生者。割破，里状如筋而强，亦微有血，而亦^②复生。此多由风邪客于皮肤，血气变化所生。故亦有药治之瘥者，亦有法术治之瘥者，而多生于手足也。

十五、头疮候

腑脏有热，热气上冲于头，而复有风湿乘之，湿热相搏，折于^③血气，而变生疮也。

十六、头多虱生疮候

虱者，按《九虫论》云，蛲虫多所变化，亦变为虱。而小儿头栉沐不时，则虱生。滋长偏多，啮头，遂至生疮，疮处虱聚也，谓之虱窠。然人体性自有偏多虱者。

十七、白秃候

白秃之候，头上白点斑剥，初似癣而上有白皮屑，久则生痂疕成疮，遂至遍头。洗刮除其痂，头皮疮孔如箸头大，里有脓汁出，不痛而有微痒，时其里有虫，甚细微难见。《九虫论》亦云：是蛲虫动作而成此疮，乃至自小及长大不瘥，头发秃落，故谓之白秃也。

十八、头面身体诸疮候

腑脏热甚，热气冲发皮肤，而外有风湿折之，与血气相搏，则生疮。其状^④，初赤起痞瘰，后乃生脓汁，随瘥随发。或生身体，或出^⑤头面，或身体头面皆有也。

十九、恶疮候

夫人身体生疮，皆是脏热冲外，外有风湿相搏所生。而风湿之气，有挟热毒者，其疮则痛痒肿焮，久不瘥，故名恶疮也。

二十、瘭疮候

小儿为风热毒气所伤，客于皮肤，生瘭浆，而溃成疮，名为瘭疮也。

二十一、瘰疬候

小儿身生热疮，必生瘰疬。其状作结核，在皮肉间，三两个相连累也。是风邪搏于血气，焮结所生也。

二十二、恶核候

恶核者，是风热毒气与血气相搏，结成核，生颈边。又遇风寒所折，遂不消不溃，名为恶核也。

二十三、漆疮候

人无问男女大小，有禀性不耐漆者，见漆及新漆器，便着漆毒，令头面身体肿，起隐胗，色赤，生疮痒痛是也。

---

① 个：原脱，据《太平圣惠方》卷九十一《治小儿疣目诸方》补。

② 而亦：原作"面小"，形误，据周本改。

③ 于：原脱，据周本、《太平圣惠方》卷九十《治小儿头疮诸方》补。

④ 其状：原作"甚壮"，形误，据宋本、湖本、《医心方》卷二十五《治小儿头面身体疮方》改。

⑤ 出：湖本、《太平圣惠方》卷九十《治小儿头面身体生疮诸方》作"生"。

二十四、痈疮候

六腑不和，寒气客于皮肤，寒搏于血，则壅遏不通，稽留于经络之间，结肿头①成痈。其状，肿上皮薄而泽是也。热气乘之，热胜于寒，则肉血腐败，化为脓。脓溃之后，其疮不瘥，故曰痈疮。

二十五、肠痈候

肠痈之状，小腹②微强而痛是也。由寒热气搏于肠间，血气否结所生也。

二十六、疖候

肿结长一寸至二寸，名之为疖。亦如痈热痛，久则脓溃，捻脓血尽便瘥。亦是风寒③之气客于皮肤，血气壅结所成。

凡痈疖，捻脓血不尽，而疮口便合，其恶汁在里，虽瘥，终能更发，变成漏也。

二十七、疽候

五脏不调，则生疽。亦是寒④客于皮肤，折于血气，血气否涩不通，结聚所成。大体与痈相似，所可为异，其上如牛领之皮而硬是也。痈则浮浅，疽则深也。至于变败脓溃，重于痈也，伤骨烂筋，遂至于死。

二十八、疽疮候

此疽疮者，非痈疽也，是瘑之类，世谓之瘑疽。多发于指节脚胫间，相对生，作细瘖瘰子，匝匝而细孔⑤，疮里有虫，痒痛，搔之有黄汁出，随瘥随发也。

二十九、瘘候

寒热邪气，客于经络，使血气否涩。初生作细瘰疬，或如梅李核大，或如蔺干，或圆或长，长⑥者至五六分，不过一寸。或一或两三相连，时发寒热，仍⑦脓血不止，谓之漏也。皆是五脏六腑之气不和，致血气不足，而受寒热邪气⑧。然瘘者，有鼠瘘、蝼蛄瘘、蚯蚓瘘、蛴螬等瘘。以其于当病名处说之也。

三十、瘑候

瘑者，风湿搏于血气所成，多着手足节腕间，匝匝然，搔之痒痛，浸淫生长，呼谓之瘑。以其疮有细虫，如瘑虫故也。

三十一、疥候

疥疮，多生手足指间，染渐生至于

---

① 头：周本、《太平圣惠方》卷九十《治小儿痈疮诸方》作"而"。

② 腹：原作"肠"，形误，据本书卷三十三《肠痈候》改。

③ 寒：周本作"热"，义长。

④ 寒：此下汪本、周本有"气"字。

⑤ 匝匝而细孔：本书卷三十五《疽疮候》作"匝匝作细孔，如针头"。

⑥ 长：原脱，据《太平圣惠方》卷九十《治小儿瘘疮诸方》补。

⑦ 仍：《太平圣惠方》卷九十《治小儿瘘疮诸方》作"溃"。

⑧ 而受寒热邪气："而"，原作"不"，据《太平圣惠方》卷九十《治小儿瘘疮诸方》改。"邪气"下，《太平圣惠方》卷九十《治小儿瘘疮诸方》有"所为也"三字。

身体，痒，有脓汁①。按《九虫论》云，蛲虫多所变化，亦变作疥。其疮里有细虫，甚难见。小儿多因乳养之人病疥，而染着小儿也。

三十二、癣候

癣病，由风邪与血气相搏于皮肤之间不散，变生隐轸。轸上如粟粒大，作匡郭，或邪②或圆，浸淫长大，痒痛，搔之有汁，名之为癣。

小儿面上癣，皮如甲错起，干燥，谓之乳癣。言儿饮乳，乳汁渍污儿面，变生此，仍以乳汁洗之便瘥。

三十三、赤疵候

小儿有血气不和，肌肉变生赤色，染渐长大无定，或如钱大，或阔三数寸是也。

三十四、脐疮候

脐疮，由初生断脐，洗浴不即拭燥，湿气在脐中，因解脱遇风，风湿相搏，故脐疮久不瘥也。脐疮不瘥，风气入伤经脉，则变为痫也。

三十五、虫胞候

小儿初生，头即患疮，乃至遍身，其疮有虫，故因名虫胞也。

三十六、口疮候

小儿口疮，由血气盛，兼将养过温，心有客热，熏上焦，令口生疮也。

三十七、鹅口候

小儿初生，口里白屑起，乃至舌上生疮，如鹅③口里，世为之鹅口。此由在胎时，受谷气盛，心脾热气熏发于口故也。

三十八、燕口生疮候

此由脾胃有客热，热气熏发于口，两吻生疮。其疮白色，如燕子之吻，故名为燕口疮也。

三十九、口下黄肥疮候

小儿有涎唾多者，其汁流溢，浸渍于颐，生疮，黄汁出，浸淫肥烂。挟热者，疮汁则多也。

四十、舌上疮候

心候于舌。若心脏有热，则舌上生疮也。

四十一、舌肿候

心候舌，脾之络脉出舌下。心脾俱热，气发于口，故舌肿也。

四十二、噤候

小儿初生，口里忽结聚，生于舌上，

———————

① 痒，有脓汁：《太平圣惠方》卷九十一《治小儿疥疮诸方》作"瘙痒，有脓血汁出"。
② 邪：本书卷三十五《癣候》作"斜"，义同。
③ 鹅：此下宋本有"之"。

如黍粟大，令儿不能取乳，名之曰噤。此由在胎时，热入儿脏，心气偏受热故也。

四十三、冻烂疮候

小儿冬月，为寒气伤于肌肤，搏于血气，血气壅涩①，因即生疮。其疮亦㿠肿而难瘥，乃至皮肉烂，谓之为冻烂疮也。

四十四、金疮候

小儿为金刃所伤，谓之金疮。若伤于经脉，则血出不止，乃至闷顿。若伤于诸脏俞募，亦不可治。自余腹破肠出，头碎脑露，并亦难治。其伤于肌肉②，浅则成疮，终不虑死。而金疮得风，则变痉。

四十五、卒惊疮候

此由金疮未瘥，忽为外物所触，及大啼呼，谓为惊疮也。凡疮惊，则更血出也。

四十六、月食疮候

小儿耳鼻口间生疮，世谓之月食疮。随月生死，因以为名也。世云小儿见月初生，以手指指之，则令耳下生疮，故呼为月食疮也。

四十七、耳疮候

疮生于小儿两耳，时瘥时发，亦有脓汁。此是风湿搏于血气所生，世亦呼之为月食疮也。

四十八、浸淫疮候

小儿五脏有热，熏发皮肤，外为风湿所折，湿热相搏身体，其疮初出甚小，后有脓汁，浸淫渐大，故谓之浸淫疮也。

四十九、王灼疮③候　王，音旺

腑脏有热，热熏皮肤，外为湿气所乘，则变生疮。其热偏盛者，其疮发势亦盛。初生如麻子，须臾王大，汁流溃烂，如汤火所灼，故名王灼疮。

五十、疳湿疮候

疳湿之病，多因久利，脾胃虚弱，肠胃之间虫动，侵蚀五脏，使人心烦懊闷。其上蚀者，则口鼻齿龈④生疮。其下蚀者，则肛门伤烂。皆难治。或因久利，或因脏热，嗜眠，或好食甘美之食，并令虫动，致生此病也。

五十一、阴肿成疮候

小儿⑤下焦热，热气冲阴，阴头忽肿合⑥，不得小便，乃至生疮。俗云尿灰火所为也。

---

① 涩：汪本、周本作"滞"。义同。
② 肌肉：周本作"肌肤"。
③ 疮：此上原有"恶"字，据本书目录、《医心方》卷二十五《治王灼疮方》删。
④ 龈：原作"断"，形误，据周本改。
⑤ 小儿：周本作"阴肿"。
⑥ 合：《医心方》卷二十五《治小儿阴肿方》作"令"，属下句读，义长。